LA MEDECINE DESINCARNEE

Éthique et pratique médicale
fondée par Richard Moreau
Collection dirigée par Roger Teyssou

La collection « Éthique et pratique médicale » est une tribune qui permet à tous les acteurs du monde de la santé, professionnels, enseignants, administrateurs, économistes et patients d'exposer leurs opinions, de décrire leur expérience et de proposer des solutions aux problèmes posés par une profession en pleine mutation, et ce en toute indépendance et en conformité avec la déontologie et les bonnes pratiques médicales.

Dernières parutions

Philippe NICLOT, *La médecine désincarnée*, 2021.
Jacques MORNAT, *Choix et médecine*, 2021.
Philippe VIARD, *On n'est jamais assez vieux pour faire un mort, Repenser les soins pour les personnes dans les services de longue durée*, 2021.
Justine DIEHL, *Vaccins, Entre méfiance et adhésion*, 2021.
Jean-Yves DE LA CAFFINIERE, *50 ans de pratique chirurgicale. Pensées parallèles,* 2021.
David LERICHE, *Equilibre et motricité chez les personnes âgées, la liaison œil-pied*, 2020.
Bernard JURTH, *Vivre mieux à tout âge grâce à l'ostéopathie, Suivi de Journal d'un voyage aux sources de l'ostéopathie*, 2020.
Claire GRAND, *Les maladies expliquées aux enfants. Microbes et compagnie,* 2020.
Khadija Chahraoui & Antoine Bioy, *Corps et Traumatismes Théories et sens de la maladie*, 2018.
Jean-Yves DE LA CAFFINIERE, *La prise de décision médicale, Un art ou une science ? Essai*, 2019.
Élodie PETITJEAN et Olivier PETITJEAN (dir.), *Histoire de la relation médecin-malade. Analyse autour des concepts d'information, de consentement et d'autonomie du patient*, 2018.
Philippe LIVERNEAUX, *Live Surgery. Alerte sur une pratique médicale dangereuse*, 2018.
Dr Jean-Marc ISRAËL, *L'information du patient en médecine nucléaire. Dire et comprendre*, 2018.

Philippe NICLOT

LA MEDECINE DESINCARNEE

L'Harmattan

5-7, rue de l'École-Polytechnique – 75005 Paris
www.editions-harmattan.fr
ISBN : 978-2-343-23215-7
EAN : 9782343232157

A ma mère, qui n’a jamais douté

En mémoire de Demba, un homme juste

Ma gratitude va à Marion, Salimata, Maryam, Penda et Aïssata, qui m'ont prodigué leurs encouragements, ont relu et amendé le texte, aidé à sa mise en forme.

Je remercie mes collègues Corinne, Roxana, Veronica, Victoria, Lamia, Laura, Diana, Savvas et Taras, neurologues à l'hôpital de Pontoise. Les idées défendues ici doivent beaucoup à nos discussions, menées pour le bien des malades.

AVANT PROPOS

L'exercice médical est désincarné. L'omniprésence du discours scientifique et les changements techniques incessants éloignent inexorablement le médecin du malade. Le modèle hippocratique, vieux de vingt-cinq siècles, qui a consacré la médecine comme une science et un art, un savoir autant qu'une pratique, n'est plus. Le savant est devenu un expert, raisonnant sur des certitudes, un technicien corrigeant les processus pathologiques. La médecine humaniste, centrée sur la personne malade, est remplacée par un exercice professionnel limité à l'application de procédures intangibles. L'obsession de la maitrise des événements, traduite dans la primauté accordée à la prévention, conduit à la planification des soins, en ville comme à l'hôpital. Le contrôle de l'activité par les bien-nommées tutelles est toujours plus contraignant. Le formalisme impersonnel de l'éducation thérapeutique remplace l'approfondissement d'une relation qui permettait le bien-fondé des choix du malade. Bientôt, l'apprentissage de quelques mécanismes cognitifs suffira au médecin pour annoncer une maladie mortelle ou l'échec d'un traitement. Le malade se passera de celui qui se tenait à ses côtés avant l'apparition de tout savoir scientifique, dont la fonction soignante reposait autant sur son expérience et ses dispositions d'esprit que sur le savoir. Les contradictions d'une époque tiraillée entre un système totalitaire prévoyant dans le moindre détail le parcours de soins et un libertarisme extrême, glorifiant la faculté de décision d'individus enfin affranchis du pouvoir médical, mettent à mal une conception deux fois millénaire du soin. La médecine humaniste, cette construction harmonieuse mêlant l'observation clinique et les faits scientifiques, la collégialité médicale et le travail avec les paramédicaux, l'écoute du malade et le respect de sa parole, est aujourd'hui menacée.

Les raisons de ce changement peuvent être cherchées dans la sécularisation de notre société, la réduction des solidarités et la montée de l'individualisme. Mais sans nier l'importance des facteurs extérieurs sur l'exercice d'un métier aussi dépendant des relations humaines, les bouleversements de la pratique médicale survenus dans les vingt dernières années sont prépondérants. Je rappellerai cette évolution et la replacerai dans l'histoire de la médecine occidentale : le long voyage que médecins et malades ont parcouru pendant vingt-cinq siècles éclaire les transformations en cours. Puis je décrirai le monde médical d'aujourd'hui, sans nier ses succès ni masquer ses échecs. Je montrerai sans complaisance les ambivalences de la médecine actuelle, devenue un colosse aux pieds d'argile, toute puissante, mais d'autant plus fragile qu'elle tend à s'éloigner de ses fondements humanistes pour ne s'appuyer que sur les assises de la technique et de la science. J'appuierai mon propos par des exemples choisis parmi les maladies neurologiques que je soigne quotidiennement ; les maladies vasculaires, les cancers et les infections, auxquels tout médecin est confronté. Parce que les conditions d'exercice de la médecine sont devenues déterminantes dans l'évolution de la santé de la population, je décrirai l'organisation du système de santé, ses forces et ses faiblesses. Le monde hospitalier avance à marche forcée vers la normalisation des pratiques soignantes. Je montrerai les conséquences de cette évolution sur l'exercice quotidien. Je décrirai la situation des malades laissés à eux-mêmes face à la maladie, sans l'aide de médecins cantonnés au rôle d'experts et sans l'appui d'un système qui néglige ce qu'il n'a pas prévu.

Cette évolution n'est pas inéluctable. Je suis convaincu que l'humanisme reste le fondement de la relation médecin-malade. C'est pourquoi j'emploierai toujours ce mot de malade, dont l'étymologie renvoie à la souffrance. Mettre en avant le mal que subit la personne, c'est dire que la rencontre est au cœur de l'activité médicale, ce dont l'expression de « prise en charge », centrée sur les aspects techniques du soin, ne rend pas compte. La rencontre avec le malade nécessite de la part du médecin un questionnement approfondi - un interrogatoire en langage médical - ainsi qu'une écoute attentive et respectueuse. Elle requiert de dépasser l'exercice formel que représentent la démarche diagnostique et la mise en œuvre d'un traitement. Il s'agit de répondre aux interrogations du malade : en effet, en plus de comprendre comment la maladie l'a frappé, celui-ci cherche à savoir pourquoi. Cette quête du sens, fondamentale face à une maladie grave, s'avère aussi importante pour la guérison que l'intervention médicale. La maladie n'a pas qu'un impact physique : elle peut engendrer une souffrance psychologique plus importante encore. Autrefois menace permanente, subie comme une fatalité, elle est aujourd'hui considérée comme prévisible et évitable. Son irruption inattendue est ressentie comme une injustice. Autrefois partie prenante de l'existence, elle est désormais inacceptable. Le temps nécessaire à la guérison, l'incertitude quant à des séquelles éventuelles, contribuent à en faire une crise, bouleversant l'existence du malade bien au-delà de ce que peut percevoir le médecin. Signe irréfutable de notre fragilité, elle nous oblige à la sollicitude : c'est dire que la relation entre le médecin et son malade est plus importante que jamais.

J'écris pour défendre cette conception de la médecine, aujourd'hui en péril. Les changements en cours ne traduisent pas une dérive qu'il serait possible de corriger par des ajustements dans l'organisation des soins ou la réglementation des activités. Il s'agit d'une transformation complète, que ma carrière m'a permis d'observer. Médecin des hôpitaux, j'ai vécu les bouleversements que ceux-ci ont subit depuis trente ans. Neurologue, j'ai vu ma spécialité passer d'une phase contemplative, où les soins restaient symptomatiques, à une période d'activisme thérapeutique souvent justifié, parfois excessif, en même temps que la qualité des évaluations cliniques cédait le pas à une profusion d'examens complémentaires performants. Membre du conseil d'administration d'une société savante, j'ai mesuré l'influence de l'industrie pharmaceutique et l'emprise croissante des organismes étatiques sur la pratique médicale et le discours scientifique. Chef de pôle et membre du directoire, j'ai connu les responsabilités que la « nouvelle politique de management public » a voulu mettre en œuvre dans les hôpitaux. Chef de service, j'assume tant bien que mal la responsabilité d'une équipe médicale, à l'heure des restructurations hospitalières à marche forcée. Sans illusions, je suis revenu à l'essentiel : la relation avec mes malades. Mes certitudes vacillent, les valeurs sur lesquelles j'ai fondé mon engagement dans la médecine sont remises en cause. Ferais-je aujourd'hui le même choix qu'il y a trente-cinq ans, quand j'ai quitté ma ville natale pour Paris, afin d'obtenir la meilleure formation possible pour ce qui me semblait être le plus beau métier du monde ? Je n'en suis plus certain. Ce livre est le récit d'une déception, un cri d'alarme et un appel pour que l'humanisme médical ne meure pas.

I

UNE BREVE HISTOIRE DE LA MEDECINE

La vie est courte, l'art est long, l'occasion fugitive, l'expérience trompeuse, le jugement difficile.

Hippocrate

Certaines espèces animales développent des interactions sociales où les individus s'enlèvent mutuellement les parasites présents sur leur peau, accomplissant ainsi une fonction d'hygiène non dépourvue d'altruisme[1]. Les primates vivant en société font preuve d'empathie en prenant soin de leurs congénères blessés[2]. L'homme seul cherche continuellement à soulager la souffrance de ses semblables : « Comme l'agriculture fournit les aliments aux bien portants, la médecine offre la santé aux malades. Il n'est pas de lieu d'où la médecine soit absente, puisque même les peuples ignorants connaissent des herbes et d'autres remèdes qu'on a sous la main pour soigner les blessures et les maladies[3] ». Ces mots de l'historien romain Celse, écrits au premier siècle, témoignent de la pérennité et de l'universalité de la médecine. Signe du refus de subir le mal et de la volonté d'affronter la souffrance, témoignage de la solidarité des communautés humaines, preuve tangible de l'engagement de l'esprit cherchant les meilleurs remèdes afin d'assurer sa survie : ainsi apparaît l'entreprise médicale dans toute sa complexité[4].

L'histoire de la médecine est une histoire de la vie. La pensée de la mort conduit l'homme à l'affronter, en invoquant la protection divine ou en agissant par lui-même. Religion et médecine sont ainsi intimement liées dans toutes les civilisations : chaman, prêtre, médecin, tous ont tenté de guérir, au moins d'atténuer les conséquences de la maladie. La relation entre les croyances et la pratique médicale est propre à chaque culture et s'inscrit dans son histoire. Comprendre l'état actuel de la médecine en France nécessite de décrire le chemin qu'a suivi la médecine occidentale depuis sa naissance. Les changements en cours de l'exercice médical sont mieux appréciés par cette mise en perspective. Les évolutions diagnostiques et thérapeutiques survenues au cours de l'histoire sont un étalon de mesure adéquat pour mesurer les succès récents de la médecine. Enfin, la permanence des grandes questions éthiques et philosophiques permet de relativiser la nouveauté des interrogations actuelles. La réflexion des Anciens peut être une aide précieuse pour le médecin sommé de prendre position face aux avancées fulgurantes de la science et de la technique.

1

L'APPARITION DE LA MEDECINE CLINIQUE

Le temps des médecins

Les tablettes en écriture cunéiforme découvertes à Sumer montrent que le traitement par les plantes, la cure des hémorroïdes et de la cataracte, appelée le nuage de l'œil, étaient pratiqués près de deux mille ans avant Jésus-Christ[1]. Pour autant, le savoir accumulé reste empirique : les médecins traitent uniquement des symptômes. La maladie telle que la conçoit la médecine contemporaine, regroupement de signes expliqués par une cause dûment identifiée, leur est inconnue. En Mésopotamie, le malade est la victime d'une malédiction envoyée par les dieux. La maladie est nécessairement extérieure au sujet. Sa cause et ses effets sont confondus, comme peuvent l'être la flèche occasionnant une blessure et la blessure elle-même. Le médecin s'interroge sur la faute commise par l'homme, qui rend compte de ce qui lui arrive. Il est donc proche du devin, qui interroge les entrailles des bêtes sacrifiées et interprète les rêves, comme du prêtre, qui dévoile la volonté des dieux en lisant dans les astres. Une telle conception n'est guère éloignée de celle mentionnée dans la Bible où le prêtre est seul consulté en cas d'éruption : « Quand un homme aura sur la peau de son corps une tumeur, une dartre ou une tache, et que sur la peau de son corps il y a symptôme de plaie de lèpre (...) le prêtre le constatera et déclarera l'homme impur »[2]. La maladie est signe du péché que Dieu seul peut remettre, accordant ainsi la guérison au lépreux. Cette conception peut nous sembler archaïque : pourtant, combien de malades et de familles perçoivent aujourd'hui la maladie comme une punition, le châtiment d'une vie déréglée, la sanction d'excès de toute sorte ? A notre époque de toute-puissance médicale, la quête du sens de la maladie demeure et les réponses apportées restent parfois très proches de ces représentations antiques.

En Egypte, les médecins font partie des scribes et non de la caste sacerdotale[3]. Toutefois, ils se distinguent encore mal des prêtres, comme le montre la persistance de pratiques divinatoires. Dans la religion égyptienne, les dieux ont une action bienfaisante : ainsi Thot aide à la guérison des maladies, qui ne sont pas, comme en Mésopotamie, le signe d'une malédiction divine. Le savoir empirique des médecins égyptiens, révélé par plusieurs papyrus de l'Ancien et du Moyen Empire, est considérable : il existe de nombreux traitements par les plantes des maladies des yeux et de la peau rencontrées sur les bords du Nil ; la réduction des fractures et des luxations, comme la trépanation, sont déjà pratiquées. Pour autant, les médecins égyptiens n'ont pas un savoir cohérent et organisé : les maladies ne sont que rarement nommées, les prêtres conservent une place importante dans la guérison, grâce à leurs prières. L'interprétation des maladies fait encore appel aux démons, que l'on doit chasser par des incantations, autant que par des remèdes.

La Grèce des âges obscurs n'a pas une conception différente de la maladie. Dans *Œdipe Roi*, le mal est infligé par « la plus odieuse déesse, la Peste-porte-feu », même si la supplique du prêtre à Œdipe témoigne qu'une place est accordée à l'homme dans la guérison : « Très puissant, très cher Œdipe, tous prosternés nous t'en supplions, trouve-nous un remède, qu'importe qui te l'enseigne, un oracle divin ou un simple mortel, car je sais que souvent sont efficaces aussi les conseils des hommes d'expérience »[4]. C'est au cinquième siècle avant Jésus-Christ, que naît réellement la médecine, en même temps qu'apparaissent les règles démocratiques dans la cité, lorsque les croyances aux mythes cèdent la place à l'établissement du droit. La médecine figure en bonne place parmi les arts (*technè*) que Prométhée apporte aux hommes : « Si quelqu'un tombait malade il n'avait aucun médicament dont manger ou s'oindre ou boire et, faute de remède, périssait avant que je leur enseigne les mixtures d'ingrédients salutaires qui écartent toutes les maladies »[5]. Au principe d'isonomie des premiers législateurs établissant l'égalité entre citoyens, répond le principe d'équilibre de la santé mis en avant par Alcméon de Crotone. « La maladie survient d'une part du fait d'un excès de chaleur ou de froid, (...) d'une abondance ou d'un manque de nourriture, des causes externes comme certaines qualités des eaux, certains climats, la fatigue ou la violence subie (...) La bonne santé (...) est le mélange harmonieux des qualités »[6]. Progressivement, la pensée médicale se distingue de la philosophie : l'observation raisonnée du corps malade, réagissant aux régimes proposés par le médecin et aux traitements qu'il administre, fonde la connaissance de la nature humaine. La médecine se révèle ainsi comme une *technè* privilégiée, ayant pour objet l'homme et pour fin le rétablissement de la santé.

La médecine hippocratique : entre éthique et savoir

Au Vème siècle avant Jésus-Christ, Hippocrate de Cos est le premier à élaborer un système médical cohérent, que nous ont transmis les écrits regroupés dans la *Collection Hippocratique*. La rationalité hippocratique apparaît en pleine lumière dans le traité sur la « maladie sacrée », nom sous lequel était connue l'épilepsie. Alors que ses crises soudaines et violentes, inexplicables, la faisaient considérer comme la conséquence d'une action divine, l'auteur dénie l'intervention des dieux et lui attribue des causes exclusivement naturelles, qu'il est possible de découvrir et de vaincre. Il rejette la médiation de ceux qu'il qualifie de mages, de charlatans ou d'imposteurs, qui se servent de la divinité pour abriter leur ignorance et prescrire des remèdes inefficaces et dangereux : « Celui qui est capable, par des purifications (...) et des opérations magiques, d'éloigner une telle affection, celui-là pourrait aussi l'attirer par d'autres artifices, et avec un tel raisonnement, le divin disparaît (...) Toutes les maladies sont divines et toutes sont humaines (...) il n'y en a aucune face à laquelle on soit sans ressources et sans moyens »[7]. On ne saurait mieux affirmer la séparation entre médecine et religion ou croyance, et placer la médecine entièrement du côté du savoir à acquérir et de la pratique à maîtriser.

Hippocrate formalise le déroulement de la consultation. Le médecin doit d'abord établir l'histoire de la maladie. Ainsi, dans les affections aiguës, se succèdent l'incubation, la phase de crudité (ou coction c'est-à-dire cuisson), terminée par une crise résolutive, enfin la phase finale d'apostase, où l'organisme domine la maladie. L'importance de l'interrogatoire du malade sera soulignée quelques cinq siècles plus tard par Rufus d'Ephèse : « Vous serez renseignés sur l'acuité et la grandeur de la maladie, si les phénomènes fâcheux éclatent rapidement tous ensemble, ou si, au contraire, ils arrivent lentement et successivement »[8]. Non seulement le déroulement des faits peut être précisé, mais « on apprendra ainsi jusqu'à quel point son esprit est troublé » à travers les réponses à côté ou les propos sans suite du malade, signes du « délire », ainsi que « le degré de force ou de faiblesse » qui rend son élocution laborieuse, la surdité qui altère sa compréhension : l'interrogatoire est déjà le commencement de l'examen. Celui-ci se fait au moyen des cinq sens, aidés par la raison ; il s'agit de « prendre le corps du malade comme objet d'examen : vue, ouïe, odorat, toucher goût, raison »[9]. La vue est le premier des cinq sens à être cité, parce qu'il est celui qui permet le plus d'observations et qu'il est sollicité dès la rencontre avec le malade. L'examen est dit *clinique* parce que le plus souvent, le malade est allongé, incliné sur un lit. La posture du corps, la disposition et les mouvements des membres, la respiration, la couleur de la peau, mais aussi la qualité du sommeil, l'aspect et l'expression du visage : d'un seul regard, le médecin embrasse l'état du malade, dans lequel tout fait sens. Telle est la description étonnante de précision du « faciès hippocratique », annonciateur d'une mort prochaine : « nez effilé, yeux enfoncés, tempes affaissées, oreilles froides et contractées, lobes des oreilles écartés ; peau du front sèche, tendue et aride, teint de l'ensemble du visage jaune ou noir »[10].

La maladie est un processus dont le médecin reconstitue l'histoire et suit le déroulement dans le temps : ayant identifié les stades par lesquels est passé le malade, il est en mesure de prédire l'évolution ultérieure, soit d'établir un *pronostic.* En prévoyant l'issue des symptômes, il appliquera le meilleur traitement, « car on ne peut guérir tous les malades ». La notion est capitale : le médecin doit accomplir ce qui est possible. La reconnaissance de ce qui adviendra, mort ou guérison, est primordiale, parce qu'elle lui permet d'agir à bon escient, atteignant ainsi le but de la médecine : « être utile, ou du moins, ne pas nuire »[11]. A une époque où ce qui survient à l'intérieur du corps humain est invisible et pour longtemps inaccessible, alors que la thérapeutique est balbutiante, la médecine hippocratique est faite d'humilité. Les dizaines de descriptions cliniques du *Traité sur le Pronostic* ou des *Epidémies*, si novatrices soient-elles, débouchent sur une leçon de modestie. Le médecin rationaliste grec du Vème siècle dénonce les discours dogmatiques des charlatans et guérisseurs de toute sorte auxquels il se confronte, pour tenir une parole de prudence. Plus, il est conscient que dans certains cas l'action médicale est sans effet, l'issue de la maladie fatale : qui s'en souvient, à l'époque des chimiothérapies « compassionnelles » et des réanimations « d'attente » ?

Les médecins de l'Antiquité sont conscients des effets incertains, sinon contradictoires, des traitements qu'ils proposent. « Tantôt les purgatifs font vomir, et tantôt les vomitifs évacuent par le bas ; en un mot, aucune de ces substances n'a une propriété tellement constante que le médecin puisse les ranger dans des catégories toujours identiques » écrit Rufus d'Ephèse, qui fait appel au vécu des malades pour guider la prescription : « s'ils ont l'expérience manifeste de quelque médicament, cette expérience n'est pas à négliger ; en effet on réussira dans le traitement si on s'enquiert auprès du malade de ce qui lui arrive d'une façon extraordinaire ». Nous souvenons-nous de cette ambivalence de l'action médicale ? Combien parmi nous savent que le mot *pharmacos,* dont nous avons tiré pharmacien et pharmacologie, désigne le remède mais aussi le poison ? Nous enquerrons-nous toujours des effets secondaires des traitements antérieurement administrés à nos malades ? Notre époque semble au contraire dévorée par la démesure ; la médecine moderne est orgueilleuse au point de ne plus connaître ses limites. Pressés d'agir, nous oublions le principe d'Hippocrate, « ne pas nuire », traduction de l'impérieuse nécessité de connaître le stade de la maladie et l'état du malade, mais aussi l'historique des traitements reçus et de leur tolérance, avant toute prescription.

On a pu dire que le corps minutieusement décrit par les médecins hippocratiques et leurs successeurs est dépersonnalisé et que cette intellectualisation est le premier signe d'une abstraction de la maladie, conduisant à repousser le malade à l'arrière-plan[12]. Est-ce bien le cas ? La reconstitution soigneuse de l'histoire particulière du malade, la connaissance de son tempérament, de son lieu de vie, permet au contraire au médecin d'assurer des soins adaptés à celui qui lui fait face. A l'époque romaine, Rufus d'Ephèse ne dit pas autre chose : « Je tiens pour très bon de s'informer, pour toute chose, quelle est la nature de chacun, attendu que nous ne sommes pas formés de la même manière (…) Il n'importe pas moins au médecin d'être versé dans la connaissance des habitudes que dans celle de la nature de chacun ». La « médecine personnalisée » tant vantée depuis quelques années n'est pas une nouveauté !

Le médecin hippocratique est membre d'une école, comme le prouve le serment qu'il prête, signe de son appartenance à un groupe fondé sur un savoir partagé et non plus sur la seule hérédité des Asclépiades, la famille dont était issu Hippocrate, et dont le fondateur légendaire Asclépios était vénéré comme le dieu de la médecine. Cette reconnaissance est importante à une époque où le médecin est itinérant, intervient au domicile des malades, protégé par sa seule réputation, mais reste difficile à distinguer des guérisseurs de toutes sortes qui parcourent les routes. Les connaissances acquises auprès du maître lui donnent une légitimité nouvelle et le font apparaître comme un savant. Les traités hippocratiques décrivent l'esprit qui doit l'animer : « Le médecin est le serviteur de l'art ; le malade doit s'opposer à la maladie avec le médecin »[14]. La consultation médicale est une relation entre deux personnes. Le malade lutte avec le médecin contre la maladie, désignée comme un adversaire que l'on combat. On peut juger surannée cette image guerrière, mais elle reste très utilisée dans l'évocation des souffrances du malade, qui accumule les blessures et parfois succombe après une lutte inégale. Pour autant, n'oublions-nous pas trop souvent que nous ne sommes que ses auxiliaires ? Allié du malade, le médecin lui apporte son savoir, son dévouement et sa compréhension. Il ne doit pas revendiquer la première place dans ce qui reste son combat. Le *Serment* mentionne en effet qu'il agit dans le seul intérêt du malade, se refuse à tout acte dangereux et respecte le secret sur ce qu'il pourrait entendre pendant la consultation[15]. Vingt-cinq siècles plus tard, il est toujours prononcé par les médecins soutenant leur thèse dans les pays de tradition hippocratique, mais il l'est également dans les pays africains de culture francophone, preuve de son universalité. Texte fixant des règles d'exercice communes à ceux qui l'ont professé - ce qu'on appelle aujourd'hui une déontologie - le *Serment* est aussi le tout premier texte d'éthique médicale : confronté à l'angoisse, à la souffrance et à la mort, le médecin ne fait pas qu'appliquer des principes et doit sans cesse délibérer pour faire le bon choix avec et pour le malade, signe que la médecine reste un art c'est-à-dire un savoir-faire (*technè*), autant qu'une science (*épistémè*)[16]. Certains des préceptes qu'il contient, comme l'interdiction de donner du poison, et même de suggérer son emploi, ne vont pas de soi dans la société grecque de l'époque. Le caractère sacré de la vie humaine est un des aspects novateurs du *Serment* qui ne doit pas être oublié. Comment se positionnent aujourd'hui les médecins, dans les pays où l'assistance médicale au suicide est légalisée : se souviennent-ils du serment prononcé à l'orée de leur carrière ?

Le médecin doit avoir bonne apparence, exercer avec probité et être tempérant, c'est-à-dire maître de soi dans son rapport au malade. Les *Traités* mettent l'accent sur la modestie du discours et les risques d'être contredit par les faits, en particulier lorsque le médecin établit le pronostic de la maladie. Le savoir médical, placé au centre de l'exercice professionnel par Hippocrate, est toujours en question et le médecin sommé de se distinguer des charlatans. Sa sincérité et son honnêteté sont souvent contestées. Aussi doit-il dispenser ses soins également aux riches et aux pauvres, qui le consultent gratuitement[17]. Signe que la santé est déjà considérée dans le Grèce Antique comme un bien commun dont la responsabilité relève de l'assemblée citoyenne, les médecins publics apparaissent dans les cités et les médecins militaires dans les armées, où ils doivent autant prévenir les maladies que guérir les blessures. Les médecins publics reçoivent une indemnité versée par la cité, en dédommagement des activités plus lucratives qu'ils délaissent pour soigner les citoyens pauvres[18]. Ainsi deux modes d'exercice médical coexistent : solitaire, soumis aux pérégrinations, au service des individus ; public et collectif, attaché au service de la cité. La tension entre la médecine libérale, individualiste, où médecin et malade se choisissent, et la médecine collective, où les soins s'adressent à tous sans discrimination et sans choix préalable n'est pas nouvelle, tout comme les différences de revenu et de considération qui en résultent.

La théorie des humeurs : une médecine globale

A la période hellénistique, les découvertes anatomiques permises par l'étude des cadavres débouchent sur les premières théories physiologiques du fonctionnement du corps humain. Les médecins alexandrins ouvrent la voie à une conception scientifique de la médecine, dépassant la seule analyse des signes cliniques. Au IIème siècle après Jésus-Christ, Galien effectue la synthèse harmonieuse de l'ensemble des connaissances médicales ; ses œuvres seront inlassablement recopiées et traduites jusqu'à la Renaissance. C'est lui qui édicte l'adage, jamais démenti, selon lequel « la médecine marche sur deux jambes, l'expérience et le raisonnement »[19]. S'il reconnaît l'existence de maladies affectant « les parties semblables » disséminées dans l'ensemble du corps, comme les nerfs, qu'il a remarquablement décrits, et celles affectant un organe en particulier, Galien reste célèbre pour avoir porté à son plus haut point de développement la doctrine des humeurs, progressivement élaborée depuis Hippocrate, et qui devait être ressassée jusqu'à l'âge classique[20]. En chaque homme existe un mélange de quatre fluides ou humeurs : le sang, la bile jaune, la bile noire et le flegme. Ce mélange est appelé la crase. L'équilibre des humeurs est propre à chacun : c'est l'idiosyncrasie. La prédominance d'une humeur sur les autres crée un déséquilibre ou dyscrasie, à l'origine du tempérament du sujet : sanguin, flegmatique, colérique ou mélancolique, les expressions nous sont restées. A chaque saison, du printemps à l'hiver, comme à chaque âge de la vie, de l'enfance à la vieillesse, une humeur prédomine. Ainsi la bile noire amène la mélancolie, à l'automne comme à l'âge adulte. Il existe donc une continuité entre la santé parfaite, idéal rarement observé, de multiples états intermédiaires changeant avec les saisons et l'âge de la vie, prédisposant aux maladies, et la maladie elle-même. Celle-ci fait suite à un déséquilibre interne des humeurs, dû aux changements du climat (température, vents, humidité) ou de l'hygiène de vie (alimentation, boissons, activité physique). Les manifestations de la maladie signent la tentative de l'organisme pour rétablir l'équilibre perturbé. L'action du médecin consiste à identifier l'humeur en excès et grâce à la connaissance approfondie du malade, à déterminer ce qui doit être modifié dans son mode de vie : régime alimentaire, sommeil, activité physique, lieu de résidence. Il est ainsi impliqué dans la définition d'une hygiène de vie, d'une voie moyenne particulière à chacun, qui sera mise en œuvre au-delà de la période de la maladie, pour éviter sa réapparition. Alors que nous revendiquons une prise en charge globale supposée novatrice, nous ne faisons que retrouver un concept aussi vieux que la médecine elle-même.

La théorie humorale des maladies s'est avérée particulièrement féconde pour la conception des affections psychiatriques et singulièrement de la dépression. La reconnaissance d'un tempérament mélancolique, disposition permanente de la nature de l'individu, distincte des moments d'abattements auquel chacun est sujet, comme des accès maladifs de mélancolie, date des écrits aristotéliciens : « Souvent en effet nous sommes tout chagrin, et à propos de quoi, nous ne saurions le dire (…) ces affections se produisent un peu chez tout le monde (...) mais ceux-là chez qui elle va plus profond ont déjà le caractère en question. Que cet habitus soit fortement concentré, ils sont mélancoliques à l'extrême (…) ils s'exposent, faute d'y prendre garde, aux maladies de mélancolie (…) certains sont sujets à d'excessifs découragements ou à de grandes frayeurs ; d'autres à des audaces folles »[21]. C'est avec la bile noire que la théorie galénique trouve un champ d'application. Dès l'Antiquité, la relation existant entre le caractère ou le tempérament mélancolique, qu'on désignera finalement comme l'humeur du sujet, et la dépression, a fait l'objet de réflexions sans fin. Le héros, l'artiste, et plus généralement l'homme de génie, est décrit comme un sujet porté à la mélancolie. Apparaît ici l'ambiguïté fondamentale des affections psychiatriques, aux frontières du normal et du pathologique, qui requièrent de la part du médecin une subtilité mise à mal par la tendance actuelle de la psychiatrie à décrire sans cesse de nouveaux « troubles ». Le nombre d'affections à traiter croit indéfiniment alors que la part qui revient au tempérament se réduit à rien. Nous donnons une image de l'homme dépourvue de caractère, bien loin de l'équilibre revendiqué par les Anciens, entre des tendances contraires inégalement réparties, que le médecin apprenait à connaître et dont il devait jouer pour traiter son malade. En transformant en traits pathologiques les aspérités de la personnalité, nous aboutissons à nier la rupture entre le normal et le pathologique, à transformer la société en une communauté de malades. Au contraire, en s'inscrivant dans la conception hippocratique de la maladie, Galien soutient que la santé est une succession d'équilibres et que la santé parfaite est un idéal rarement atteint. Nous ne percevons plus la force de cette affirmation émise il y a près de deux mille ans, dans un monde où vivre sans maladie était l'exception plus que la règle.

La médecine des premiers siècles : entre prière pour les pécheurs et assistance aux pauvres

Pendant le Haut Moyen-Age, sous l'influence de l'Eglise, revient en force l'antique conception de la maladie, signe visible d'une âme pécheresse. La maladie est mise sur le même plan que la pauvreté. L'*infirmus* désigne en effet le malade, mais aussi le pauvre, l'orphelin ou le pèlerin, que chaque chrétien doit accueillir, faisant à la fois acte de charité pour autrui et de pénitence pour lui-même. La charité établit ainsi un lien entre riches et pauvres, nécessiteux ou malades. Il ne s'agit pas tant de guérir le corps que de sauver l'âme de celui qui est justement frappé pour ses fautes. Alors que Dieu seul sauve le pécheur par sa grâce, le chrétien doit faire acte de charité en accomplissant les sept œuvres de miséricorde : visiter les malades mais aussi donner à boire aux assoiffés, nourrir les affamés, s'occuper des prisonniers, habiller ceux qui vont nus, accueillir les étrangers et les pèlerins, ensevelir les morts[22]. D'où l'ambiguïté de la situation du malade, perçu comme un rejeté en même temps qu'un élu, haïssable parce qu'il est signe du péché mais digne d'amour parce qu'il est à l'image du Christ souffrant[23]. La maladie est autant signe de la justice de Dieu que de sa miséricorde, qui renforce l'âme du pécheur en le corrigeant dans sa chair. La *patientia* est la vertu par excellence du pauvre et du malade : le patient est bien celui qui supporte le malheur et la souffrance. Le malade est ainsi à l'image du Christ qui vit sa Passion, traduction de *passio* : souffrance, maladie, issu de *pati* : souffrir, endurer, subir. Acceptation de la situation vécue, résignation devant ce qui arrive, espérance en une vie meilleure après la mort : ces différents concepts se mêlent dans ces termes et témoignent d'une perception de la maladie fortement marquée par les limites de la médecine de l'époque. Alors même que les malades sont partout présents dans l'espace public, qu'il n'existe pas de lieu spécifique pour les soigner, parce qu'épidémies et famines peuvent frapper chacun indistinctement, l'*infirmitas,* état de maladie ou de pauvreté, n'est pas une rupture momentanée par rapport à un état naturel de bonne santé : elle est l'état naturel de l'homme après le Péché Originel. Dieu n'a-t-il pas dit à la femme : « C'est dans la souffrance que tu enfanteras » et à l'homme : « C'est dans la souffrance que tu te nourriras (...) tous les jours de ta vie »[24] ?

Dans l'empire byzantin apparaissent les premiers hospices, accueillant indifféremment blessés de guerre, pauvres, vieillards et malades. Tenu par l'évêque, l'hospice est le sanctuaire où Dieu agit et guérit. Cette institutionnalisation du service du prochain, se substituant à l'accueil des pauvres par chacun, a été vue comme une régression de l'exercice de la charité chrétienne[25]. Ainsi l'hospice, où seuls officient les religieux, participe à une délimitation nouvelle de l'espace social : la pauvreté n'est plus une condition économique, elle est un statut social[26] et les relations entre riches et pauvres ont changé, ce qu'Ivan Illich résume d'une formule : « L'aumône évinça l'hospitalité »[27]. Le médecin n'intervient pas dans l'hospice et reste itinérant, allant de maison en maison, soignant essentiellement les malades qui peuvent le payer. Signe de l'ambiguïté de l'Eglise vis-à-vis de la médecine, celle-ci est néanmoins pratiquée dans les monastères, où l'infirmerie accueille malades et pèlerins ; les moines cultivent les simples dans leur herboristerie, composent les complexes et les administrent aux malades. Mais n'ayant pas le droit de léser le corps humain, ils n'exercent pas la chirurgie. C'est aux califes de Bagdad que l'on doit l'organisation des premiers hôpitaux accueillant les malades, avant que cette pratique ne diffuse lentement en Occident. Si le mot *hospitale* apparaît en effet en Italie dès le IXème siècle, les hôpitaux ne deviennent des lieux de soins qu'à la fin du Moyen Age, après la grande épidémie de Peste Noire.

Les premières universités de médecine et la formalisation du savoir

La coupure entre l'empire byzantin de culture grecque et l'occident latin ayant réduit la transmission du savoir médical, c'est par l'intermédiaire des philosophes persans (Avicenne), arabes (Averroès) et juifs (Maïmonide) que l'Occident découvre à partir du XIIème siècle les écrits d'Hippocrate et de Galien. La conception de l'*infirmus* évolue : malades et pauvres ne sont plus confondus, la maladie pouvant frapper chacun, qu'il soit pauvre ou riche, jeune ou vieux. Elle apparaît désormais comme un état temporaire et non permanent, que le savoir médical permet de reconnaître. Le prêtre, médecin de l'âme, laisse progressivement la place au médecin pour soigner les corps. Les premières universités sont créées, à Salernes en Sicile, puis à Bologne, Montpellier et Paris. Elles assurent un enseignement pratique, de maître à élève, et formalisent un savoir théorique, obéissant aux règles de la scolastique. Pour autant les pratiques médicales évoluent peu : on se contente d'utiliser les remèdes de Galien et de ses continuateurs, sans les renouveler. L'uroscopie (examen de la couleur, de l'odeur, du goût et de l'abondance des urines) et la saignée (dont on dispute pour savoir si elle doit s'effectuer par la veine basilique ou céphalique, du côté du corps où la maladie se manifeste ou de l'autre) symbolisent un diagnostic et une thérapeutique figés dans le galénisme[28]. Néanmoins la possession d'un savoir confère au médecin un statut intellectuel. En délivrant des diplômes, les facultés contrôlent les conditions d'exercice et distinguent les médecins des mages et des charlatans qui les concurrencent. En revanche, l'exercice de la chirurgie, privé du soutien universitaire, reste confiné aux barbiers ou aux pragmatiques, tels ces praticiens itinérants qui extraient - rarement avec succès - les calculs vésicaux. Dans les faits, rares sont les médecins qui sont passés par l'université ; nombreux sont ceux qui pratiquent sans autre recommandation que leur renommée. Dans les campagnes, les malades seront longtemps soignés par des praticiens variés : les rares médecins diplômés côtoient barbiers, mages, sorciers, astrologues et rebouteux. L'emprise du corps médical sur l'exercice du soin ne se manifestera pleinement qu'à partir du XIXème siècle et ne sera jamais complète, comme en témoigne encore aujourd'hui le succès des médecines douces.

Les régimes de santé, signe de l'équilibre entre l'homme et la nature

Pourtant la médecine galénique, avec sa théorie du déséquilibre des humeurs, accorde une grande importance à l'hygiène de vie et ne se focalise pas sur les médicaments. D'ailleurs ce n'est qu'au XIVème siècle que leur préparation devient du ressort d'une profession particulière, lorsque les apothicaires se séparent des épiciers. Jusque-là, la sélection et la composition d'un remède sont aussi aléatoires qu'à l'époque de Galien. Ces limites expliquent l'importance accordée à la prévention des maladies. La santé étant le résultat de l'équilibre entre ce que le corps consomme et ce qu'il rejette, la diététique représente un mode d'action privilégié : les traités hippocratiques soulignaient déjà que certains comportements individuels pouvaient être cause de maladie. Chaque personne ayant un équilibre des humeurs qui lui est propre, appelé complexion, le médecin doit s'employer à le découvrir, par un interrogatoire approfondi, avant de lui conseiller une modification de régime.

Ainsi les médecins du Moyen Age composent-ils de nombreux régimes de santé, visant à corriger les « six choses non naturelles », que l'on pense responsables des maladies : l'air ambiant, l'activité physique, l'alimentation et la boisson, la veille et le sommeil, l'évacuation ou la réplétion, les émotions et les passions[29]. Ils peuvent être dédiés à des individus de haut rang et se fonder sur la connaissance intime du sujet, ou s'adresser à tous, édictant alors des principes de vie plus généraux. Ecrits en latin puis en langue vulgaire, ils connaissent une grande diffusion à partir du XIIIème siècle et constituent de véritables traités pratiques de prévention des maladies. Ils fourmillent de recommandations concrètes, par exemple sur la disposition des fenêtres dans les maisons, les plantes aromatiques qu'il convient de répandre en cas de maladie pestilentielle, les vêtements à porter selon que l'air est froid ou humide. L'exercice physique, *exercitium,* y est bien distingué des autres formes de mouvement, *motu*, que sont l'activité du laboureur ou la déambulation du citadin : « Il faut marcher de sa propre initiative, sans rien faire d'autre, jusqu'à en être fatigué et avoir la respiration modifiée »[30]. Il doit se faire avant le repas, dans un environnement tempéré, « en été aux premières heures de la journée ou à vêpres, en hiver aux environs de midi »[31]. Le meilleur exercice est la marche à pied où « les membres du corps travaillent avec plus de régularité et d'uniformité que dans les autres exercices », marche qu'il convient d'effectuer « dans un endroit propre où vous serez exposé à l'air pur ». Peut-on conseiller aux joggeurs de grandes villes de tenir compte de ces avis d'un autre temps ? Le sommeil n'est pas oublié : il convient de dormir entre huit et dix heures ; la tête du lit doit être surélevée pour éviter les régurgitations ; on doit dormir sur le côté, en excluant les autres positions, nocives pour la santé. Notre moderne médecine du sommeil souscrirait sans doute à ces propositions ! Les régimes conseillent la sobriété dans l'alimentation, en limitant le nombre de repas, sans dépasser trois sur deux jours, limitation sans doute rarement respectée. Ils déconseillent également l'usage du vin. Le délicat équilibre entre réplétion et inanition est primordial : évacuer ce que l'on a mangé et bu, en allant régulièrement à la selle et en urinant complètement dès le matin ; se laver quotidiennement pour éliminer les mucosités nasales ou bronchiques, la sueur, les poils, le cérumen des oreilles. Toutes ces mesures d'hygiène ont pour but d'éviter la réplétion, conçue comme une des causes majeures de maladies ; elles expliquent la place importante de la purgation dans les moyens thérapeutiques de l'époque. Enfin pour la médecine médiévale, nourrie d'Aristote, les *passiones* (passions, émotions) prennent naissance dans le cœur, siège de l'âme, et s'expriment au niveau du corps : rougeur du visage, refroidissement ou échauffement des extrémités, tremblements. Eviter la peur et la colère, promouvoir la joie fait partie des tâches du bon médecin, les conséquences néfastes des émotions négatives étant reconnues par tous. Le médecin du Moyen Age apparaît ainsi davantage comme un conseiller bienveillant, fondant ses décisions sur la connaissance qu'il a du malade, que comme un technicien exerçant un métier requérant une expertise particulière.

Le statut de la médecine au Moyen Age

Pour autant, le statut de la médecine reste disputé. Au VIème siècle, Isidore de Séville qualifie la médecine de seconde philosophie, parce que le médecin doit pour l'exercer connaître l'ensemble des arts libéraux : grammaire, rhétorique, dialectique, astronomie, arithmétique, géographie et musique. Au Xème siècle, les médecins de l'école salernitaine considèrent la médecine comme une branche des sciences de la nature, avec une partie théorique (science des causes) et une partie pratique (science des signes). Au XIIème siècle, Hugues de Saint Victor, fidèle à la pensée aristotélicienne, place la médecine parmi les « arts mécaniques », tournés vers la pratique et l'utilité. L'*ars,* traduction latine de *technè* (art) est du domaine du faire et son origine n'est pas dans la chose mais dans l'artisan ; au contraire la *scientia*, traduction d'*épistémè* (science), consiste en un jugement sur les choses universelles et nécessaires[32].

Rien n'illustre mieux les ambiguïtés et les limites de ces disputes scolastiques que les diverses approches de la folie de Charles VI : était-ce ensorcellement, maladie ou punition divine ? Successivement, magiciens, médecins, astrologues et prêtres se sont penchés sur le cas. L'appel aux thérapeutes de toute sorte ne reflète pas que le désarroi de l'entourage royal[33]. Au XIVème siècle, la Création reste pensée comme un tout ordonné par Dieu. La nature et les astres influencent nécessairement, encore que de façon mystérieuse, le comportement des hommes et leur santé. L'astrologie - terme qui à l'époque regroupe les pratiques de divination et ce que nous appelons aujourd'hui l'astronomie - est très en faveur à la cour. Les médecins eux-mêmes sont parfois astrologues[34]. Mais ils s'avèrent aussi incapables de prédire les crises du Roi que de les soulager. Combattre les influences diaboliques est également primordial. L'action du démon sur un esprit faible est en effet une autre explication avancée de l'état de mélancolie, qui n'est pas seulement conçu comme une maladie mais peut être le signe d'une défaillance du libre arbitre[35]. Mais l'exorcisme n'y fera rien : aucune incantation, aucun remède, aucune prière, n'a prévenu les crises dont souffrait le Roi Bien-Aimé ni soulagé « ce pénible fardeau sur ma tête aux pensers sombres abandonnée, et souffrante, et déjà de soi-même inclinée »[36].

La Peste Noire de 1347-1348 est une autre illustration de l'échec du médecin et du prêtre, d'une ampleur incomparable. Pour rendre compte de l'inexplicable, les astres ont été invoqués, sous la forme d'une conjonction entre Mars, Jupiter et Saturne, survenue en 1345 et qui aurait annoncé l'épidémie[37]. Mais confrontés à un fléau foudroyant et dévastateur qui devait tuer un tiers de la population européenne, ceux qui détiennent le savoir et l'autorité sont bien souvent les premiers à fuir. L'assistance aux victimes a cruellement manqué. Les médecins de l'Université de Paris disaient avoir « grant interest pour le bien de la chose publique »[38] : le mal a fait voler en éclats cette affirmation. Lentement, une autre approche de la médecine apparaît, appuyée sur la pratique de l'autopsie et la découverte de l'anatomie, loin des ressassements de la théorie humorale et des disputes de l'Université.

2
LA LENTE GESTATION DE LA MEDECINE MODERNE

Après la chute de Constantinople en 1453, les érudits byzantins apportent en Italie les textes grecs des auteurs classiques, jusque-là connus uniquement par des versions arabes et latines. La confrontation des sources met en lumière les approximations des traducteurs et conduit à une remise en question d'un savoir que l'on croyait immuable[1]. Cette contestation de l'autorité établie est la première étape d'un long chemin vers une démarche scientifique objective. Mais plus encore que par la critique livresque, l'époque se caractérise par un changement profond dans la conception de l'être humain et de son rapport au monde, qui a été qualifié de « mutation ontologique »[2]. De l'Antiquité au Moyen Age, l'homme ne s'est pas dissocié de la communauté dont il est membre, ni de l'univers dont il est l'image. A partir du XIVème siècle, insensiblement, il se distingue des autres et s'extrait du monde où il vit. L'individualisme naissant se manifeste par des phénomènes aussi divers que le développement du métier de marchand et du prêt usuraire, reflets de l'intérêt particulier ou l'apparition de l'art du portrait dans la peinture. En exaltant le visage du commanditaire, et singulièrement ce qui lui appartient en propre et qu'il ne partage avec nul autre : son regard, intériorisé, impénétrable parfois, l'artiste illustre l'incommunicabilité des êtres. Plus que le membre d'une communauté, l'homme est désormais lui-même. Son corps marque la frontière avec les autres. Dans le même temps, les découvertes astronomiques de Copernic et de Galilée changent le point de vue sur l'univers. N'étant plus au centre du monde mais tournant autour du soleil, la terre n'est plus qu'une planète parmi d'autres. L'homme devient l'observateur extérieur d'une nature désacralisée. Une forme de désenchantement s'installe : l'émerveillement devant la création fait place à la volonté de comprendre le monde et de le transformer.

Vésale : la naissance de l'anatomie et l'objectivation du corps humain

La conception du corps humain connaît un bouleversement d'ampleur comparable. Durant tout le Moyen Age, l'éloignement du corps et le recours à la spéculation intellectuelle confèrent un statut de clerc aux médecins[3]. Au contraire, ceux qui font couler le sang : bourreaux, barbiers et chirurgiens sont rapprochés de la corporation des bouchers. Expérience pratique et connaissance sont dissociées ; seule cette dernière est valorisée. Bien qu'autorisée par l'Eglise, l'autopsie reste rare et porte exclusivement sur des condamnés, ces hommes qui par leur comportement se sont retranchés du corps social. A partir du XVème siècle, la pratique s'étend, comme le montre la précision des dessins de Léonard de Vinci, qui a lui-même effectué de nombreuses autopsies. En Italie, pays des chirurgiens et des premiers anatomistes, l'allemand Andreas Vesal (ou Vésale) publie en 1543 un monumental traité d'anatomie, fruit du savoir accumulé après des centaines de dissections : le *De humani corpori fabrica libri septem*[4]. L'ouvrage est novateur : il réfute en de nombreux points l'enseignement galénique, au point d'être condamné par l'Université de Paris, où Vésale avait été formé, mais qu'il avait quitté à cause de son conformisme intellectuel confinant à l'immobilisme. Pour la première fois, le corps est représenté tel qu'il se montre à l'œil du médecin et non, comme à l'époque de Galien, tel qu'on l'imaginait à partir d'autopsies de singes ou de porcs. Nombre d'erreurs répétées durant plus de mille ans dans la description des organes sont ainsi corrigées.

En plus d'être une avancée médicale, l'ouvrage de Vésale peut être considéré comme le signe d'une « mutation épistémologique »[5]. Au Moyen Age, on croit que le cadavre de la victime assassinée se met à saigner s'il est mis en face du coupable, signe du lien indissoluble entre le corps et l'âme, persistant après la mort. A la Renaissance, le corps devient un objet de connaissance distinct de la personne humaine, étudié pour lui-même, comme réalité autonome[6]. L'homme n'est plus seulement coupé du monde, éloigné des autres : il se sépare de son corps, même si la rupture n'est pas encore complète. En effet les corps dessinés dans la *fabrica* ne sont pas anonymes : la représentation reste celle d'une personne, comme en témoignent les attitudes imposées aux cadavres disséqués. Une ambiguïté troublante persiste. Vésale ne représente pas un corps totalement abstrait, tel que nous l'observons dans nos modernes livres d'anatomie, où toute personnification est devenue impossible. La séparation du corps et de la personne n'est pas définitive. Il serait prématuré de dire que l'homme a un corps : le dualisme n'est pas encore né.

Le livre de Vésale connaît un grand succès. Sa diffusion est assurée par le développement de la gravure sur cuivre, facilitant la reproduction des dessins et la communication entre les savants. En même temps, la naissance de l'imprimerie et l'essor des écrits en langue vernaculaire permettent la propagation rapide des connaissances. Jusque-là confiné à quelques universités et réservé à un petit nombre, le savoir se diffuse à tous ceux qui peuvent lire et ont le loisir de se cultiver. Plus que les avancées somme toute limitées de la médecine, c'est cette extraordinaire révolution de l'écrit qui caractérise le XVIème siècle. Des bibliothèques individuelles se constituent ; l'honnête homme apparaît, avec sa culture, son esprit critique et sa force de réflexion. L'humanisme naît, fruit d'un retour aux textes fondateurs de l'Antiquité, de la réflexion sur le libre arbitre de l'homme, désormais responsable de ses œuvres, en mesure d'agir sur un monde qui n'apparaît plus immuable. La conception d'une humanité insérée dans la création divine, harmonieuse et parfaite, recule. Sagesse et connaissance lui permettent de lutter contre la Fortune aveugle, changeante et imprévisible[7]. En faisant de l'homme la fin ultime des actions terrestres, la pensée humaniste ouvre la voie à l'individualisme des siècles suivants. En glorifiant l'esprit humain, elle annonce l'inéluctable séparation qui verra le jour au siècle suivant entre raison et émotions, cœur et esprit. Sa confiance en la puissance de la raison annonce la domination des sciences.

Résolument optimiste, la pensée humaniste apparaît en contrepoint du discours sur la mélancolie, qui connaît pourtant une vogue sans précédent durant tout le XVIème siècle et au-delà[8]. Son expression artistique, apparente dès les miniatures du Moyen Age, culmine dans la gravure *Melencolia* d'Albrecht Dürer[9]. La valorisation de l'humeur mélancolique, propre aux sujets d'exception, reste de mise, mais la maladie continue de défier les médecins. Est-ce une affection physique, née dans les organes sous-diaphragmatiques, responsable de « l'humeur hypocondriaque » et relevant de la purgation ? Est-ce la conséquence d'un désordre de l'esprit, traité par la musique, le calme et le repos ? A moins qu'elle ne soit le signe d'une faiblesse de l'âme, proche de l'acédie monastique, cette défaillance de la volonté qui peut mener au suicide[10] ? La Renaissance est une époque optimiste mais le succès du thème de la mélancolie, cette « maladie du siècle », montre que le vacillement des certitudes face à un monde qui change se traduit aussi par une montée des inquiétudes.

Descartes et le corps-machine

A partir du XVIIème siècle, l'introduction de la mesure ajoute la dimension quantitative à l'évaluation jusque-là qualitative des phénomènes naturels. Les montres mesurent la fréquence du pouls, les thermomètres la température du corps, alors que le microscope montre le détail des tissus humains ou animaux. Le corps est analysé comme une machine, à laquelle on applique les principes de la mécanique découverts par Newton. Dans le même temps, l'expérience scientifique prend naissance, grâce à la distinction entre l'expérimentation et la simple observation, clinique ou anatomique, jusque-là en vigueur. Ainsi s'accomplit ce que les historiens de la médecine reconnaissent comme *la première révolution médicale*[11]. La vision mécaniste qui la sous-tend repose sur un dualisme philosophique formalisé par Descartes : l'âme est distincte du corps ; leur union se réalise par l'intermédiaire d'une petite structure située au centre du cerveau, la glande pinéale. Dans le traité *L'Homme*, il explique ainsi tout le fonctionnement du corps humain d'après les lois de la mécanique, sans se référer à l'âme. L'ouvrage a une influence considérable. Affranchies de la recherche des causes finales, les sciences de la nature peuvent désormais se concentrer sur la recherche des causes efficientes. Descartes exprime le souhait que la connaissance des causes des maladies et de leurs remèdes permette « la conservation de la santé » et même « de s'exempter d'une infinité de maladies, tant du corps que de l'esprit, et même aussi peut-être de l'affaiblissement de la vieillesse »[12]. Admirable programme, à l'ambition prométhéenne : guérir les maladies mais aussi en prévenir « une infinité », jusqu'à celles qui frappent « l'esprit », alors que ces dernières sont les plus mystérieuses de toutes et même ne pas vieillir, ce vieux rêve de l'humanité, trouver la fontaine de jouvence ! Certes, la révolution cartésienne est essentiellement théorique : malgré de réelles avancées dans la connaissance de la circulation sanguine ou le fonctionnement du système optique de l'œil, la pratique médicale évolue peu. Mais affirmer qu'il n'existe aucune limite au champ du savoir dans le domaine de la nature et que l'homme est capable par sa raison de découvrir le traitement de toutes les maladies, témoigne d'une confiance qui est le premier signe de la modernité. Pour nous qui vivons à l'époque des désastres écologiques et du réchauffement de la planète, les propos cartésiens semblent le signe d'un orgueil démesuré. Il existe pourtant un domaine où ils sont encore acceptés sans réserve : la médecine. Repousser sans cesse les limites du corps humain semble être devenu le but ultime de nos sociétés, certains voulant accomplir le rêve cartésien : supprimer la vieillesse, et pourquoi pas, la mort.

Au XVIIème siècle, l'exercice médical est moins ambitieux. Le galénisme ridiculisé par Molière s'efface, au profit d'un retour à Hippocrate, dont témoigne l'œuvre de l'anglais Thomas Sydenham, pour qui il importe que le médecin décrive minutieusement « l'histoire naturelle » de la maladie, de façon à reconnaître les « tableaux cliniques » et les « espèces morbides ». Contrastant avec les schémas figés du galénisme, le maître mot devient la prudence, la primauté appartenant à l'observation des faits cliniques. En s'attachant à trouver les symptômes constants de la maladie, présents chez la plupart des patients ou spécifiques de celle-ci, Sydenham prend toutefois le risque de réduire l'observation clinique à un type et de négliger les particularités du malade, s'éloignant ainsi de la tradition hippocratique[13]. Les revues médicales qui apparaissent à la fin du siècle témoignent de cette évolution, elles qui publient de nombreuses observations où le sujet disparaît derrière la maladie décrite. A l'objectivation du corps humain inaugurée par les atlas anatomiques de la Renaissance s'ajoute désormais celle de la maladie, devenue matière à publication. Leur conjonction conduira inexorablement à l'effacement du malade derrière le processus pathologique. Le néo-hippocratisme a toutefois donné une impulsion à la nosologie, la classification des maladies, discipline jusque-là balbutiante. Au siècle des Lumières, le médecin hollandais Hermann Boerhaave effectue ainsi la synthèse de l'histoire de la médecine et des connaissances acquises, tout en traçant des perspectives à la recherche, appuyées sur les découvertes de la chimie et de la physique. Grâce aux livres, son enseignement est transmis à travers toute l'Europe. « L'amour d'Hippocrate et des sciences nouvelles » caractérise une époque teintée d'optimisme où le médecin s'inscrit dans une histoire marquée par l'évolution continue des connaissances, assimilée au progrès pour l'humanité.

Le vitalisme

Il serait excessif de réduire la pensée médicale de l'époque à la conception d'un corps-machine : en réaction à cette vision mécaniste de la vie est apparu à Montpellier au milieu du XVIIIème siècle un courant de pensée original, le vitalisme, défenseur de l'existence d'un « principe vital » responsable de la spécificité des êtres vivants[14]. Pour ses tenants les plus extrêmes, l'autopsie n'étant que l'examen de tissus morts ne permet aucunement d'expliquer les maladies. Pour d'autres, plus nuancés, seules les maladies organiques relèvent de l'examen anatomo-pathologique ; *a contrario*, les « maladies vitales » où cet examen est normal, relèvent de la seule analyse clinique. Au début du XIXème siècle, Laennec, fondateur de la méthode anatomo-clinique, souscrit encore à cette dualité[15]. L'interrogation reste valable à notre époque, où les maladies psychiatriques sont réduites à des altérations de processus physico-chimiques et leurs symptômes à la cible de traitements pharmacologiques. Le vitalisme est aussi ce courant de la pensée médicale qui affirme la primauté de l'observation sur l'expérience, laquelle dénature les faits qu'elle prétend étudier. Là encore, l'interrogation n'a rien perdu de sa pertinence : les conditions de réalisation d'une expérience conditionnent la juste appréciation de ses résultats, comme le reconnaît Bichat lui-même quelques années plus tard[16]. De nos jours, innombrables sont les expériences physiologiques réalisées *in vitro* : cultures cellulaires, études de récepteurs pharmacologiques par exemple, ou sur des modèles animaux éloignés de la physiologie humaine, comme la souris. La confrontation du fait clinique avec l'expérience tourne bien souvent à l'avantage de celle-ci, au nom de la primauté de la science, sans bénéfice aucun pour le malade, comme nous l'apprennent d'innombrables essais thérapeutiques décevants, nés de ces modèles simplistes. Si l'idée d'un « principe vital » n'a plus cours, les questions posées par le courant vitaliste demeurent.

L'étatisme, de la Société Royale de Médecine à la construction des hôpitaux

Conséquence de la croyance en la toute-puissance de la raison, le siècle des Lumières voit les premiers signes d'une rationalisation de l'activité médicale et d'une mainmise de l'Etat sur la médecine. La Société Royale de Médecine est fondée en 1776 avec pour mission la surveillance sanitaire dans le royaume de France, première forme de ce qu'on appellera d'un terme significatif la « police sanitaire »[17]. Grâce aux communications de ses correspondants de province, elle publie mémoires et rapports décrivant le climat et l'évolution des épidémies dans le pays. Par ses publications dans des domaines parfois très éloignés comme les maladies du bétail, l'état de la voirie ou l'humidité des villes, la Société préfigure l'hygiénisme du siècle suivant. Signe d'une volonté croissante d'encadrement par l'Etat, la composition, la délivrance et le prix des remèdes sont placés sous son contrôle. Emanation du pouvoir royal, elle entre rapidement en conflit avec l'Université, qui délivre les diplômes, première illustration d'une lutte entre les partisans d'une santé administrée et ceux d'un exercice médical soumis au seul contrôle des pairs.

Même si l'Eglise encourage toujours la pratique de la charité, les pauvres et les sans-logis restent les principaux occupants des hospices. Au cours du XVIIème siècle, ceux-ci se multiplient, à l'initiative du pouvoir royal, qui fonde par décret en 1656 l'hôpital général de Paris et ordonne la construction des asiles de la Salpêtrière et de Bicêtre. D'autres établissements sont bâtis en province, à l'initiative de grands seigneurs ou des municipalités. Mais la prise en charge des malades évolue peu. Le XVIIIème siècle se termine par un drame : l'incendie de l'Hôtel Dieu de Paris en 1772, responsable de plusieurs centaines de morts. L'événement met en évidence les conséquences désastreuses de l'architecture inadaptée du bâtiment et des conditions d'hébergement des malades, entassés à trois ou quatre par lit. Une commission d'évaluation des hôpitaux parisiens est mise en place, présidée par Jacques Tenon, chirurgien du Roi, qui rend ses conclusions en 1788, sous la forme de cinq *Mémoires sur les Hôpitaux de Paris*. Le rapport est exemplaire : prenant exemple sur les hôpitaux londoniens, qu'il est allé visiter, Tenon propose de reconstruire l'hôpital selon un ensemble de règles où l'architecture est mise au service de l'homme malade, en accord avec les conceptions médicales de l'époque : « La stature règle la longueur du lit, la largeur des salles (...) d'ailleurs, consommant plus ou moins d'air dans un temps donné, selon que les maladies l'obligent à des inspirations plus ou moins fréquentes et plus ou moins amples, il demande des salles de dimensions différentes ; ajoutez que les yeux sensibles aux impressions de la lumière durant les inflammations de la dure-mère et les violentes ophtalmies, exigent des attentions, relativement à la position, tant des lits, que des croisées »[18]. Le texte aborde tous les sujets, depuis la situation des hôpitaux dans la ville, qui doivent être éloignés du centre pour minimiser le risque de contagion, jusqu'à la nécessité d'éloigner la blanchisserie des salles d'hospitalisation pour éviter les effets néfastes de l'humidité sur les malades, sans oublier l'impact négatif de la promiscuité sur le risque de fièvre puerpérale, prouvé par une analyse chiffrée de la mortalité des parturientes de l'Hôtel Dieu, rapportée à celle des hôpitaux étrangers. Rien n'est laissé au hasard. Tout est réfléchi, calculé dans l'intérêt du malade, par des hommes au fait des besoins des personnes, soucieux d'assurer au mieux leurs soins, de leur donner tout le confort nécessaire et l'hygiène requise, dans la mesure des moyens de l'époque.

Ainsi pour la chirurgie : « Il faut des salles pour préparer aux opérations, pour opérer, et pour ceux qui les ont endurées ; il faut qu'elles soient éloignées du bruit et de l'infection »[19]. S'agissant de la salle d'opération, « tout doit, dans cette salle, se rapporter à la sûreté du malade »[20]. S'appuyant sur ses visites aux hôpitaux londoniens et de la côte de la

Manche (Plymouth, Portsmouth), Tenon et ses collaborateurs recommandent une organisation distincte pour les établissements accueillant les différentes maladies : « On ne dispose pas un Hôpital de fiévreux, comme un de femmes enceintes, celui-ci comme un de fous, ce dernier comme un Hôpital de contagieux : tous sont différents »[21]. La spécialisation des salles accueillant les malades est également reconnue : « Il est bien prouvé que le voisinage des salles de fiévreux est funeste aux blessés, à plus forte raison le mélange des fiévreux avec les blessés dans les mêmes salles (…) On doit en construisant un hôpital, ne pas faire communiquer les salles des fièvres putrides et malignes avec celles des blessés, et même avec celles de toutes autres maladies »[22]. De nos jours, on n'hésite plus à mélanger les opérés de l'abdomen et les accidentés avec une fracture ouverte, au nom de la nécessaire mutualisation des spécialités et de la polyvalence des soignants, en espérant que l'application de procédures d'hygiène drastiques évitera les infections nosocomiales. Le bien des malades est-il toujours la priorité de l'organisation hospitalière ?

Le rôle particulier de l'hôpital dans le soin des affections mentales est également souligné : « Que sont les bâtiments d'Hôpitaux pour d'autres malades que des fous ? Des moyens purement auxiliaires propres à favoriser le régime et à seconder la vertu des médicaments ; mais les Hôpitaux pour les fous sont autre chose : ils font eux-mêmes fonction de remède. Il faut que le fou ne soit point contrarié ; qu'il puisse, dans les moments où il est surveillé, sortir de sa loge, parcourir sa galerie, se rendre au promenoir, et faire un exercice qui le dissipe, et que la nature lui commande »[23]. Nous semblons découvrir aujourd'hui l'importance de construire des bâtiments adaptés à l'accueil des personnes démentes dans les maisons de retraite, notamment pour leur permettre de déambuler sans contrainte : la médecine est parfois un éternel recommencement.

Le lecteur est confondu par le souci du détail qui transparaît à chaque page, signe de la préoccupation constante de prendre soin au mieux des plus vulnérables. Ainsi le rapport comprend un véritable morceau de bravoure sur les escaliers, « tuyaux qui prennent dans les salles inférieures les vapeurs corrompues et malfaisantes et les conduisent dans les salles des étages supérieurs »[24], disposition contre laquelle l'auteur s'élève en demandant la construction de cages d'escaliers arrivant sur des paliers séparés des salles communes accueillant les malades. Mais il y a plus : on aurait dû construire « d'après l'homme languissant, faible et estropié, d'après la longueur de brancards sur lesquels sont transportés les malades et non d'après l'homme sain et fort dont le pas est libre et étendu »[25]. A partir d'une description de la marche précautionneuse et décomposée du malade, l'auteur montre la nécessité de multiplier les escaliers, de les faire larges, d'en tenir les degrés plus bas que dans les maisons, de leur associer des écuyers des deux côtés pour l'appui du malade : toutes choses qui n'ont pas été prises en compte lors de la construction de l'Hôtel Dieu. S'ensuivent des considérations tout aussi précises sur les conditions nécessaires pour assurer la sécurité en cas d'incendie : la construction d'escaliers en pierre, leur position respective, l'ouverture d'issues à chaque étage, l'accès à l'eau, etc. La conclusion est sévère : « On a perdu de vue ce qui peut contribuer au bien-être, à la guérison, à la sûreté des malades (...) l'Hôtel Dieu est construit contre l'intérêt des pauvres, de la société, des règles de l'art de guérir »[26]. Les choses ont-elles changé ? Rien n'est moins sûr. Les escaliers de nos hôpitaux sont inadaptés aux personnes handicapées ; les ascenseurs sont trop peu nombreux. En cas de panne électrique, le transport de malades en état précaire est une gageure.

Tenon n'est pas un idéaliste. Dans sa description du fonctionnement des hôpitaux, il apparaît particulièrement soucieux d'efficacité. En témoigne ses propos sur la convalescence, « état moyen entre la maladie et la santé » : « Il est essentiel de suivre dans les hôpitaux la convalescence, afin qu'elle ne dure que ce qu'elle doit durer »[27]. En effet, « le renvoi est plus facile dans les hôpitaux qui ne reçoivent que des malades connus et domiciliés, il est plus difficile à l'Hôtel Dieu où l'on admet étrangers et gens sans asyle : de là, une convalescence naturelle qui dégénère facilement en convalescence de commisération. Les trois principaux effets de cette dernière sont d'augmenter la dépense, la mortalité, et de faire apparaître à l'Hôtel Dieu la durée moyenne des maladies plus longue qu'elle ne l'est réellement »[28]. En effet, la juxtaposition de malades avec les convalescents expose ces derniers à des rechutes, et donc à une mortalité accrue ; par ailleurs, les soins coûtent à l'époque beaucoup moins cher que l'alimentation : c'est donc le convalescent et non le malade qui grève les dépenses. Enfin, l'hôpital étant surpeuplé - jusqu'à six malades par lit - on comprend le souci de faire sortir tous ceux qui le peuvent. Maison de convalescence : le terme nous est resté. Combien de personnes l'emploient encore pour qualifier nos modernes soins de suite et réadaptation (SSR) ? L'organisation (hôpitaux dédiés, situés à la campagne, parc pour la déambulation), est restée. Mais il ne s'agit plus seulement de reprendre des forces ; les soins de suites sont de véritables services hospitaliers où les malades font l'objet de soins, reçoivent des perfusions et des injections, parfois au même rythme que dans les services aigus, malheureusement avec de moindres moyens.

Il faut attendre la Révolution pour que les idées nouvelles contenues dans ces Mémoires connaissent un début d'application. Le texte de Tenon, praticien renommé, parfaitement au fait des besoins des malades, illustre une époque révolue : celle où les professionnels étaient les premiers consultés pour l'organisation des soins et la construction des bâtiments hospitaliers. Cette manière de travailler et la conception de l'hôpital qui en découle sont aujourd'hui totalement oubliées. Notre époque paradoxale délègue à de simples agents de l'administration des projets hospitaliers de plus en plus complexes et coûteux, reléguant les soignants au rang d'occupants de locaux qu'ils n'ont pas choisi mais dont ils devront assumer les faiblesses structurelles. Les échecs retentissants des partenariats entre le public et le privé des années 2000 sont là pour nous rappeler que l'hôpital, comme l'écrivait Tenon, n'est pas un bâtiment comme un autre.

3

LA NAISSANCE DE LA MEDECINE SCIENTIFIQUE

Une *seconde révolution médicale*, à la fois théorique, pratique et organisationnelle embrasse tout le XIXème siècle. Elle prend naissance en France, où la Révolution a créé les écoles de santé, réunissant pour la première fois la formation des médecins et des chirurgiens dans un même cadre, tout en introduisant de nouvelles matières dans l'enseignement : histoire de la médecine, physique, chimie. La médecine profite ainsi des connaissances accumulées par les anatomistes et les chirurgiens au siècle précédent. La création de l'Internat en 1802, en assurant un apprentissage hospitalier, permet une concentration extraordinaire d'enseignants et de praticiens en formation au lit du malade[1]. La construction des hôpitaux parisiens tout au long du siècle conduit à l'hospitalisation de très nombreux malades, dont l'évaluation clinique répétée est confrontée après le décès à l'examen anatomique des lésions tissulaires. L'hôpital devient ainsi lieu de soins, de recherche médicale et d'enseignement[2]. S'agissant de l'apprentissage, on conçoit l'utilité de l'exemple apporté par des pairs expérimentés. Pour la recherche, concentrer la prise en charge des malades dans les services où ils peuvent revenir en cas de rechutes, où sont localisés les premiers laboratoires de physiologie, est d'un intérêt évident. Les mêmes principes prévalent encore aujourd'hui. Adoptée dans tous les pays occidentaux, cette organisation est devenue la matrice universelle de la formation médicale. Pourtant, elle est remise en cause, puisque cliniques privées et médecins libéraux ont obtenu d'assurer l'enseignement des internes. On conçoit les risques d'une formation limitée à l'apprentissage technique et à la gestion d'une consultation, au détriment de la confrontation patiente du savoir acquis et de l'expérience clinique, que seuls les hôpitaux peuvent assurer. Aujourd'hui comme hier, l'interrogatoire approfondi, l'examen clinique répété et le dialogue entre pairs restent indispensables.

Chaque matin, les médecins font la visite et examinent les malades avant d'aller consulter en ville l'après-midi. Seuls les internes, hébergés à l'hôpital, y travaillent toute la journée avant d'assurer à tour de rôle la garde de nuit. Toutefois, cette formation exemplaire ne bénéficie pas à tous :

depuis la Révolution, les médecins français sont formés selon deux voies distinctes : les docteurs en médecine soutiennent une thèse et ont un exercice libéral, préférentiellement dans les villes ; les officiers de santé ont une formation courte, essentiellement pratique, sont payés par l'état et exercent à la campagne[3]. Malgré ces dispositions, la répartition des médecins sur le territoire national est inégale : l'ouvrage de Just Lucas Championière, *Statistiques du personnel médical en France et dans quelques autres contrées de l'Europe* dénombre en 1844 un médecin pour 662 habitants dans le département de la Seine contre un pour 5274 dans le Morbihan[4]. L'attrait de la vie parisienne ou la recherche de la notoriété peuvent expliquer cet écart. Seuls les médecins parisiens, riches notables, souvent décorés, académiciens, semblent avoir une situation sociale et financière enviable. La concurrence des rebouteux et guérisseurs de toutes sortes apparaît très forte dans les campagnes. Mais l'auteur montre que les disparités entre départements reflètent également « l'état de richesse ou de misère des habitants » : le nombre de médecins est d'autant plus grand dans le département que l'impôt territorial est élevé, c'est-à-dire que la population est riche[5]. L'inégalité d'accès aux soins des planificateurs du XXIème siècle n'est donc pas nouvelle et trouve évidemment sa source dans le paiement à l'acte du médecin libéral, qui n'est assuré que dans les territoires les plus prospères. Autant dire que les déserts médicaux ne sont pas près de disparaître : seules des mesures coercitives seraient susceptibles de les réduire. Les propos du président de la République détaillant les mesures du plan « Ma Santé 2022 » montrent que rien de tel n'est prévu[6].

Laennec et la méthode anatomo-clinique

Si les provinces peuvent être démunies, Paris n'a jamais manqué de médecins : en 1830, 5000 étudiants apprennent leur futur métier dans une trentaine d'hôpitaux où 20 000 malades sont accueillis et soignés, parfois jusqu'à leur mort[7]. C'est dans ces conditions matérielles nouvelles, au sein d'une atmosphère faite d'effervescence intellectuelle et d'émulation, que naît et s'épanouit une nouvelle conception du diagnostic médical. Les chirurgiens du XIXème siècle ont une explication simple des maladies : les signes locaux renvoient à une lésion spécifique d'un organe ; enlever cette lésion permet la guérison. Ce modèle a fortement influencé les conceptions de Laennec. Voici en effet ce qu'il écrit en 1819 dans la préface de son *Traité de l'auscultation médiate* : « Si je m'étais borné à exposer les signes des lésions du poumon ou du cœur sans décrire ces dernières, j'aurais couru souvent le risque de n'être pas compris (...) J'ai cru ne pouvoir éviter cet écueil qu'en décrivant les lésions dont j'indique les signes (…) L'anatomie pathologique est une science beaucoup plus sûre et présente des objets d'études plus distincts que la nosologie symptomatique. Il est beaucoup plus facile de décrire les tubercules et d'indiquer leurs symptômes, que de définir la phtisie pulmonaire des pathologistes (...) L'altération des organes est sans conteste, ce qu'il y a de plus fixe, de plus positif et de moins variable dans les maladies locales (...) Le trouble des fonctions qui accompagne ces lésions est au contraire extrêmement variable ; il est le même sous l'effet de causes tout-à-fait dissemblables ; et par conséquent il peut rarement servir à faire distinguer des objets même très différents »[8]. Ce texte est l'acte de naissance de la méthode anatomo-clinique qui établit le diagnostic sur la base d'une correspondance étroite entre les signes cliniques observés par le médecin et les lésions anatomiques de la maladie.

Ce faisant, Laennec porte un coup majeur aux nosologies du XVIIIème siècle, fondées sur le recueil de symptômes cliniques de spécificité incertaine. En effet pour ses prédécesseurs, colliger l'ensemble des symptômes est nécessaire à l'établissement du diagnostic. Le symptôme majeur, par sa durée ou son intensité, sert de principe de classification, comme la fièvre dans bon nombre d'affections. Ainsi distingue-t-on fièvres tierce ou quarte, fièvre puerpérale, fièvre pernicieuse, une méthode qui rappelle celle des *Traités* hippocratiques[9]. Plus rien de tel avec Laennec : quand il décrit un nouveau signe, la pectoriloquie, audition de la voix du malade à travers la poitrine, c'est pour l'attribuer à une communication anormale entre l'arbre bronchique et une cavité proche de la paroi thoracique. Cette lésion que l'anatomie pathologique décrit sous le nom de caverne est spécifique de la phtisie, d'où la valeur de ce nouveau signe. Celui-ci n'est donc pas le plus évident : fièvre, toux ou amaigrissement sont au premier plan de la maladie. Il n'est pas non plus le plus fréquent : il faut parfois répéter l'auscultation plusieurs jours de suite pour le découvrir. Ainsi la pectoriloquie est-elle le résultat de la recherche attentive du clinicien. Ce que Michel Foucault résume ainsi : « Le signe ne prend plus le langage naturel de la maladie ; il ne prend forme et valeur qu'à l'intérieur des interrogations posées par l'investigation médicale. Rien n'empêche qu'il soit sollicité et presque fabriqué par elle. Il n'est plus ce qui, de la maladie, s'énonce spontanément ; mais le point de rencontre provoqué entre les gestes de la recherche et l'organisme malade »[10]. En effet l'auscultation s'effectue désormais à l'aide d'un instrument crée pour l'occasion, le stéthoscope : tube creux dont une extrémité est posée sur la poitrine, l'autre contre l'oreille de l'examinateur. Fruit de l'ingéniosité du médecin, le stéthoscope inaugure une longue série d'instruments, d'outils et de machines de plus en plus performants, jusqu'à la panoplie complète de l'imagerie médicale moderne : échographie, scanner, imagerie nucléaire. Aujourd'hui, le diagnostic est obtenu au prix d'une mise à distance du corps malade.

Rien de tel au XIXème siècle : par la vue, le toucher et l'audition, le médecin identifie les signes qui lui permettent de faire une inférence sur l'état des organes internes. Le contact physique avec le corps prend une importance nouvelle. Le diagnostic clinique devient une hypothèse sur l'état anatomique du malade, que seule la confrontation anatomo-clinique faite après la mort permet de vérifier. La valeur du signe n'en est que plus forte : « Il s'agit d'un repérage dans la *vie*, c'est-à-dire dans la *nuit*, pour indiquer ce que seraient les choses dans la clarté blanche de la mort »[11]. La puissance émanant de l'examen clinique renforce considérablement le prestige médical et accentue la distance avec le malade. Tout étudiant en médecine de ma génération a souvenir d'avoir vu ses patrons ausculter le cœur, palper le foie, analyser une démarche, avant d'annoncer le diagnostic d'un ton sans réplique : effet garanti sur le novice, qui garde précieusement en mémoire de tels exemples, en espérant atteindre un jour le même niveau de pratique. Mais qu'en est-il pour le malade ? Mis en scène devant les internes, il peut avoir le sentiment d'être réduit à son diagnostic. Et quelle peut être son impression face à ce médecin qui le scrute d'un regard infaillible ? S'il est capable d'un tel diagnostic, est-il en mesure de lui prédire l'avenir ? C'est au cœur de cette relation nouvelle, où le médecin devient tout puissant dans l'art du diagnostic, que se dévoile ce que Foucault appelle le double regard du médecin, « local et circonscrit, limitrophe du toucher et de l'audition, qui (…) n'effleure guère que les surfaces visibles », mais aussi « regard absolu, absolument intégrant (…) qui structure en une unité souveraine ce qui relève à un plus bas niveau de l'œil, de l'oreille et du tact. Quand le médecin observe, tous ses sens ouverts (...) il s'adresse sans ruse ni détour à la claire solidité de la mort »[12]. Quel malade ne le comprendrait pas ?

Aussi clairvoyant que soit le médecin, son diagnostic est souvent conjectural. Il faut attendre la découverte des rayons X à la fin du siècle pour observer les lésions du vivant du malade. Alors l'hypothèse émise par le clinicien devient certitude et la lésion anatomique est encore plus valorisée. Par une conséquence inéluctable, même si elle n'est pas voulue, la maladie sans lésion est considérée avec davantage de suspicion. Et plus l'imagerie devient performante, plus le doute grandit lorsqu'elle est négative. Aujourd'hui, le corps humain semble transparent au regard du médecin. Inévitablement une question se fait jour : un corps sans lésion visible peut-il être le siège d'une maladie ? Question que Laennec n'aurait sans doute pas acceptée mais qui semble de plus en plus fréquente, tant chez les malades perturbés par les examens normaux, que chez les médecins, gênés par ces troubles fonctionnels si mystérieux : céphalées, vertiges, constipation, douleurs, etc. Limité, si l'on peut dire, aux données cliniques, le diagnostic repose alors sur la collection de symptômes obtenus par un interrogatoire minutieux, réduits à une somme de critères strictement définis et hiérarchisés. Rappelant les efforts des nosologistes du XVIIIème siècle, ces systèmes connaissent un grand succès, telle la classification internationale des céphalées, plusieurs fois révisée depuis sa création en 1989, établie pour identifier et distinguer des dizaines d'affections sans substratum pathologique[13]. Pourtant, il est remarquable de voir la résistance de certains malades à accepter la normalité des examens qu'ils ont passés : certains migraineux refusent que leurs maux de tête si intenses ne résultent pas d'une lésion cérébrale. Le succès de la méthode anatomo-clinique dans nos pays occidentaux est tel qu'elle est devenue un élément de la culture populaire, partagé par tous, le modèle explicatif unique de toutes les maladies.

Cependant, la signification de la lésion anatomique est ambiguë. Elle est essentielle car elle permet d'établir l'unité de la maladie au-delà de la diversité des présentations cliniques et des organes atteints. Le mot tuberculose est ainsi créé parce que les tubercules spécifiques de l'affection sont trouvés à l'autopsie dans des organes aussi variés que les poumons, les ganglions et les os, dont les atteintes étaient jusque-là considérées comme des maladies distinctes : respectivement la phtisie, les écrouelles et la tumeur blanche des os. Alors que l'existence même des bactéries n'est pas soupçonnée, que le bacille responsable de l'affection ne sera découvert qu'à la fin du siècle, le tableau de la maladie tuberculeuse est parfaitement décrit. Mais Laennec lui-même modère la valeur de l'examen anatomo-pathologique : « Il est également dangereux d'apporter à l'étude des affections locales une attention tellement exclusive qu'elle fasse perdre de vue la différence des causes dont elles peuvent dépendre (...) L'inconvénient (...) est de faire souvent prendre l'effet pour la cause, et de faire tomber dans la faute plus grave encore de considérer comme identiques et de traiter par les mêmes moyens les maladies dans lesquelles les seules altérations visibles sont des lésions semblables sous le rapport anatomique »[14]. Par cette affirmation remarquable, l'auteur souligne l'importance du diagnostic étiologique, pourtant hors de portée de la médecine de son époque. Apparaît ainsi de manière aiguë une question fondamentale à laquelle la médecine la plus sûre d'elle-même, celle des affections organiques, se heurte encore aujourd'hui : comment définir une maladie ? Grâce à nos méthodes d'imagerie performantes, nous sommes capables d'identifier des lésions de siège et de nature variée, souvent de très petite taille. Pourtant, comme Laennec, nous ignorons souvent leurs causes et les mécanismes qui favorisent ou limitent leur évolution : combien de tumeurs découvertes fortuitement vont grossir au point d'être palpables ? Combien de rétrécissements artériels vont évoluer vers une occlusion et déclencher un infarctus ? Finalement, combien de ces lésions vont rendre la personne malade ? Alors que le plus souvent nous n'en savons rien, nous n'avons plus la prudence de Laennec. Notre médecine moderne est devenue caricaturale : nous enlevons les tumeurs et corrigeons les rétrécissements artériels, au risque de confondre la lésion avec la maladie. Le rôle des agents étiologiques est oublié, la clinique est méprisée. Aucune lésion ne doit plus déformer le corps qui doit rester sans défaut.

La méthode anatomo-clinique est appliquée victorieusement par Laennec et ses successeurs tout au long du XIXème et du XXème siècle. Devant un malade essoufflé, il devient possible par le seul examen clinique de distinguer la plupart des maladies pulmonaires et cardiaques. Les cliniciens décrivent une profusion de signes auxquels leur nom reste attaché. Certains, inconstants et peu spécifiques, tombent rapidement dans l'oubli. D'autres sont toujours enseignés, tel au stade initial de la pneumonie, « une espèce de crépitation ou de râle léger, dont le bruit peut être comparé à celui du sel que l'on fait décrépiter en le chauffant dans une bassine ; ce râle que j'appelle râle crépitant est le signe pathognomonique du premier degré de la péripneumonie »[15]. Pathognomonique veut dire « propre à la maladie et dont la constatation assure un diagnostic certain ». Rien n'est venu contredire cette affirmation vieille de deux siècles ; le diagnostic de pneumonie reste fondé sur l'auscultation, alors que la radiographie ne montre des lésions que plusieurs jours après le début des troubles. L'attribution de signes particuliers à l'atteinte du cœur ou des poumons permet l'individualisation des spécialités médicales au sein de ce que l'on appelle alors la médecine interne, étude des affections des organes profonds, par opposition aux maladies de la peau et des muqueuses, aux tumeurs visibles et palpables. En plus de la pneumologie et de la cardiologie, le développement de la neurologie à Paris à la fin du XIXème siècle procède entièrement de la méthode anatomo-clinique et aboutit à la description de nombreux tableaux cliniques d'une très grande précision, chacun attribué à des lésions de siège différent dans le système nerveux. La rigueur de la démarche permet même de décrire des voies anatomiques nouvelles et de confirmer chez l'homme les découvertes effectuées chez l'animal, quand elle ne les précède pas.

Le concept de maladie locale, responsable des signes cliniques observés par le médecin, remplace donc celui de maladie générale, hérité de Galien, où les signes étaient interprétés comme la réaction de l'organisme à la maladie. Pourtant l'auscultation immédiate, faite en plaçant directement l'oreille sur la poitrine, remonte à l'Antiquité, mais elle fut négligée pendant des siècles ; la percussion de la paroi thoracique, si utile au diagnostic des pleurésies, est décrite depuis le XVIIIème siècle, mais elle est complètement oubliée. Il a fallu une méthode d'examen plus performante, au moyen d'un instrument de fabrication artisanale, ce tube creux facilitant l'auscultation, et le génie d'un homme, pour conceptualiser la méthode anatomo-clinique. L'œuvre de Laennec est une révolution intellectuelle, où science et technique, balbutiantes, n'ont pas part. C'est une leçon à méditer, dans un siècle où la technique toute-puissante est présentée comme la condition préalable du progrès médical. Après deux siècles d'existence, le stéthoscope, seule innovation technique du XIXème siècle débutant, reste indispensable au diagnostic des affections pulmonaires et cardiaques et demeure l'emblème universel de la profession médicale.

Le triomphe de la méthode anatomo-clinique n'est pourtant pas total. Les maladies de la peau sont le plus souvent les manifestations d'affections générales, souvent infectieuses. De même, les maladies des « glandes sanguines » (que l'on n'appelle pas encore endocrines) sont responsables de symptômes et signes variés, sans valeur localisatrice, consécutifs aux excès ou aux défauts des sécrétions hormonales. Ainsi en est-il de l'affection décrite en 1855 par l'anglais Addison, consécutive à la destruction des glandes surrénales, caractérisée par une fatigue, un amaigrissement et une coloration brune de la peau. Mais la limite presque infranchissable de la méthode anatomo-clinique est le diagnostic de l'aliénation mentale où l'examen du cerveau est le plus souvent normal. La réussite initiale d'Antoine-Laurent Bayle, décrivant la méningite chronique responsable de la paralysie générale n'a pas connu de suite : l'affection, caractérisée par une exaltation de l'humeur, un délire avec des idées de grandeur et des perturbations du jugement, s'accompagne de troubles de la parole, de difficultés à la marche, de gâtisme, qui la distinguent nettement des maladies mentales *stricto sensu*[16]. De même, l'épilepsie, la chorée et la maladie de Parkinson sont exclues du champ des « névroses », terme qui désignait encore au début du siècle toutes les affections du cerveau. Ainsi s'amorce le lent mouvement qui conduira dans les années 1960 à la séparation complète de la neurologie et de la psychiatrie, dont l'enseignement et la pratique sont désormais distincts.

Au sein du champ très vaste de l'aliénation mentale, l'individualisation de l'idiotie, de la démence, de la manie ou de la mélancolie, s'effectue tout au long du siècle[17]. Contrairement aux maladies précédentes, leur explication par des lésions anatomiques est rare. Il n'empêche : maintenant que le cerveau lui-même peut être observé, la tentation est forte de tout subordonner à la nouvelle méthode anatomo-clinique, au risque de nier l'organicité de la maladie si celle-ci s'avère défaillante. D'ailleurs, s'il n'existe pas de lésion cérébrale, peut-on encore parler de maladie ? Ne s'agit-il pas plutôt de difficultés d'adaptation à l'environnement, de perturbations des relations sociales ? Et cette inadaptation au monde moderne, n'est-elle pas le signe d'une sensibilité excessive de l'individu ? C'est ainsi que resurgit l'ancien thème des rapports entre la mélancolie et le génie, entre la folie et la raison, qu'écrivains et poètes romantiques ont célébré dans des variations infinies tout au long du siècle : « Jamais quand à ce à ce qui est de moi-même, je ne me suis senti mieux portant. Parfois je croyais ma force et mon activité doublées ; il me semblait tout savoir, tout comprendre ; l'imagination m'apportait des délices infinis. En recouvrant ce que les hommes appellent la raison, faudra-t-il regretter de les avoir perdues ? … »[18]. Prendre l'expression artistique pour le reflet de la folie et non l'acte d'un sujet libre serait confondre le génie d'un auteur avec les manifestations grossières du désordre mental. Considérer la personnalité comme pathologique ou pré-morbide, c'est réduire le sujet à sa maladie. Prendre en compte le « moi profond » et la liberté du sujet reste le défi de la psychiatrie, aujourd'hui comme à l'époque romantique[19]. Le « soleil noir de la mélancolie » continue d'inspirer les poètes et garde, au-delà des simplifications outrancières de la nosologie, tout son pouvoir de fascination.

Virchow et la théorie cellulaire

Parallèlement à la mise au point de la méthode anatomo-clinique, le début du XIXème siècle voit paraître le *Traité des membranes* où Xavier Bichat décrit les différents tissus constituants les organes du corps humain. Pour son auteur, dont l'abord de la pathologie reste macroscopique, « l'élément dernier, dans l'ordre anatomique, c'est ce que le scalpel permet de dissocier et séparer »[20]. Le tissu est « l'étoffe dans laquelle le vivant est taillé, image suffisante de la continuité du fait vital ». C'est dire que la pensée de Bichat reste influencée par le vitalisme du XVIIIème siècle. Comme anatomiste, « il ne saurait faire tenir dans des éléments supposés du vivant ce qu'il considère comme une qualité de la totalité de cet être »[21]. En effet dans le débat sur la constitution des corps vivants, deux représentations philosophiques s'affrontent désormais : « soit une substance plastique fondamentale continue, soit une composition de parties, d'atomes organisés ou de grains de vie »[22]. A l'évidence, l'œuvre de Bichat appartient à la première tendance.

Les médecins allemands, quant à eux, privilégient une approche appuyée sur les avancées de la technique, qui permet l'examen détaillé des structures élémentaires du vivant : les cellules. La notion de cellule est ancienne : c'est au XVIIème siècle que remontent les premières observations de la structure des plantes au moyen du microscope. On peut trouver le « pressentiment » d'une théorie cellulaire dans l'œuvre du naturaliste Buffon au XVIIIème siècle, pour qui les animaux et les plantes sont constitués de l'assemblage de « corps organiques semblables ». Il a fallu attendre la mise au point de microscopes performants, entre 1820 et 1830, pour que les constituants élémentaires des tissus humains puissent être analysés avec précision[23]. En 1839, Schwann est le premier à affirmer que tout organisme vivant est composé de cellules[24]. En 1855, Rudolph Virchow reprend la formule qu'il complète d'une deuxième : toute cellule provient d'une cellule[25]. La théorie cellulaire est née. Pour autant, comme le fait remarquer Georges Canguilhem, les affirmations de Virchow ne découlent pas de ses observations. « Le microscope est plutôt le prolongement de l'intelligence que le prolongement de la vue »[26] ; tout au plus permet-il, dans une certaine mesure, de vérifier les conceptions du pathologiste. La théorie cellulaire trouve son origine dans le courant de pensée scientifique qui, par analogie avec la physique corpusculaire de Newton, tendait à considérer que les organismes vivants résultaient de la composition de parties, « d'atomes vivants » comme le dira Claude Bernard, et non d'un protoplasme nutritif, d'un fluide vital, « ode écumante d'où émergea Vénus », comme le soutenaient les vitalistes[27].

En faisant de la cellule l'élément de base de tous les organismes animaux et végétaux, Virchow procède à l'unification du vivant : chaque organe est constitué par l'agencement de différents tissus spécialisés. Chaque tissu est constitué de cellules différenciées où s'intègrent les phénomènes physico-chimiques que l'on commence à découvrir, comme l'action d'un médicament ou les effets de la stimulation électrique par exemple. Chaque cellule interagit avec son environnement immédiat : les autres cellules, les vaisseaux, les nerfs, les fibres conjonctives. Tous les produits de sécrétion (salive, suc gastrique, suc pancréatique, etc.) proviennent d'un type de cellule spécifique. Ainsi apparaît le concept d'un milieu ambiant, engendré par les cellules elles-mêmes et influençant en retour leur fonctionnement, milieu auquel on attribue une fonction stabilisatrice face à un environnement extérieur changeant, et qui sera l'objet des recherches de Claude Bernard, le créateur du concept de « milieu intérieur ». La théorie cellulaire permet ainsi d'unifier étroitement l'anatomie, la physiologie et la chimie. « L'organisme n'est qu'un tout dérivé résultant d'une association de cellules structurellement et fonctionnellement diversifiées »[28]. La force de la théorie cellulaire est de permettre « un programme d'analyses conjointement physiologiques, biochimiques et morphologiques sur les interrelations complexes de structures nucléaires et cytoplasmiques »[29]. Implicitement, elle repose sur le postulat que la physiologie ne sera connue que par une étude approfondie de la plus petite structure analysable : la cellule.

Au sein d'une œuvre immense, où brillent l'identification des leucémies et la découverte des mécanismes des embolies et de la thrombose des vaisseaux pulmonaires, Virchow poursuit méthodiquement un but précis : instaurer une véritable « physiologie pathologique ». Ainsi décrit-il les anomalies morphologiques caractéristiques des tumeurs, au sein desquelles sont bientôt distinguées inflammation, tumeurs bénignes et malignes. Ce faisant, « l'essence de la maladie est ramenée aux caractéristiques morphologiques et fonctionnelles de la cellule »[30]. La distinction du normal et du pathologique se fait désormais à l'aide du microscope. Ce principe repose sur une conception analytique de la maladie, qui n'est plus comprise comme une rupture de l'équilibre entre l'organisme et son environnement. La médecine galénique est définitivement défaite.

La théorie cellulaire est renforcée par les avancées de l'embryologie : les trois feuillets embryonnaires sont identifiés et la mise en place des différents tissus dans l'œuf peut être observée. A la fin du siècle sont décrits les mécanismes de la division cellulaire (la mitose) et ceux de la reproduction (la méiose). Une étape supplémentaire vers l'infiniment petit sera franchie au XXème siècle, lorsque seront découvertes les anomalies des voies métaboliques, puis des gènes, expliquant de nombreuses maladies, conduisant à parler de pathologie moléculaire. Toute la médecine moderne est issue du mouvement initié par Virchow, même si le XXème siècle a remis en valeur les interactions entre cellules et l'action des nombreux produits de sécrétion cellulaire sur des cibles situées à distance, donnant ainsi une image plus complexe de l'organisme, dont la physiologie n'est pas limitée à l'agencement de centaines de types cellulaires différents.

Ces changements d'échelle successifs dans l'analyse des processus de la maladie complexifient son approche diagnostique et comportent le risque évident de limiter celle-ci à la seule recherche de l'anomalie élémentaire la caractérisant, lésion tissulaire ou perturbation biologique. On reconnaît là l'erreur déjà dénoncée par Laënnec sur la confusion entre le diagnostic lésionnel et le diagnostic étiologique de la maladie. Il y a plus : en négligeant les mécanismes associés modulant l'expression des anomalies cellulaires, le médecin perd de vue les inévitables variations des processus pathologiques et la diversité évolutive des maladies, les incertitudes du pronostic qui nuancent les décisions thérapeutiques. Contrairement à ce que les tenants de la médecine personnalisée veulent croire, la connaissance précise d'un mécanisme biologique particulier sous-jacent à l'expression d'un processus pathologique n'est pas synonyme d'amélioration des traitements prodigués au malade. Poussé à l'extrême, le réductionnisme conduit au contraire à des erreurs grossières dans les décisions médicales.

Comme le souligne Georges Canguilhem : « L'histoire du concept de cellule est inséparable de l'histoire du concept d'individu (...) Des valeurs sociales et affectives planent sur le développement de la théorie cellulaire »[31]. Pour ses défenseurs, elle est « la clé de voûte de la science biologique et de la médecine scientifique »[32] ; « seuls les éléments ont une individualité naturelle, les composés n'ont qu'une individualité factice »[33]. Pour ses détracteurs, « l'organisme n'est pas une somme de réalités biologiques élémentaires (...) c'est une réalité supérieure dans laquelle les éléments sont niés comme tels »[34]. Cette opposition irréductible déborde le cadre de la biologie et se retrouve dans des conceptions distinctes de la société : association d'individus égaux prônée par la philosophie des Lumières ; communauté où les individualités réunies forment une entité supérieure, comme l'imaginaient en réaction les romantiques allemands. « L'individu est-il une réalité ? Une illusion ? Un idéal ? Ce n'est pas *une* science, fut-ce la biologie, qui peut répondre à cette question. Et si *toutes* les sciences peuvent et doivent apporter une contribution à cet éclaircissement, il est douteux que le problème soit proprement scientifique »[35]. A l'heure de la fécondation *in vitro* et des manipulations génétiques, la question est plus pertinente que jamais, et la réponse toute aussi incertaine.

Claude Bernard et la physiologie

La physiologie, étude du fonctionnement normal des organes, est née à la fin du XVIIIème siècle avec le chimiste Lavoisier, découvreur de l'oxygène, avant de connaître un lent développement dans la première moitié du XIXème siècle. En étudiant par d'ingénieuses expériences les organes animaux, Claude Bernard et Brown-Séquard en France, Dubois Raymond et Helmholtz en Allemagne, entre autres, en déduisent leur fonctionnement normal chez l'homme. Complément de l'étude morphologique des lésions tissulaires et des anomalies cellulaires, la physiologie permet d'approcher la dynamique des phénomènes pathologiques de manière plus précise et plus complète que la seule analyse des faits cliniques : elle est donc née des besoins de la médecine et lui est longtemps restée subordonnée. Claude Bernard le premier affirme avec force dans son *Introduction à l'étude de la médecine expérimentale* parue en 1865 que « la connaissance de l'état pathologique ou anormal ne saurait être obtenue sans la connaissance de l'état normal, de même que l'action thérapeutique sur l'organisme ne saurait être comprise scientifiquement sans l'étude préalable de l'action physiologique des agents normaux qui entretiennent les phénomènes de la vie »[36]. L'ouvrage débute ainsi par une véritable profession de foi positiviste : « Il est évident pour tout esprit non prévenu que la médecine se dirige vers sa voie scientifique définitive. Par la seule marche naturelle de son évolution elle abandonne peu à peu la région des systèmes pour revêtir de plus en plus la forme analytique, et rentrer ainsi graduellement dans la méthode d'investigation commune aux sciences expérimentales »[37]. L'expression de « marche naturelle » appliquée à la médecine peut sembler excessive : mais cent cinquante ans plus tard, l'idée perdure d'une évolution uniformément favorable des connaissances scientifiques, aboutissant toujours à de nouveaux traitements des maladies. Les avancées de la science ne sont plus une croyance audacieuse, émise dans un siècle où la thérapeutique est balbutiante ; elles sont devenues une évidence et même une banalité.

Si l'œuvre scientifique de Claude Bernard est justement célébrée, c'est surtout sa méthode de travail orgueilleusement revendiquée qui est passée à la postérité : « Il faut poser d'abord le problème médical tel qu'il est donné par l'observation de la maladie, puis analyser expérimentalement les phénomènes pathologiques en cherchant à en donner l'explication physiologique »[38]. Mener à bien l'expérience ne va certes pas sans difficultés : « Les plus grandes vérités scientifiques ont leur racine dans les détails de l'investigation expérimentale qui constituent en quelque sorte le sol sur lequel elles se développent »[39]. L'ambition est démesurée, presque démiurgique : la médecine expérimentale est « une médecine capable de descendre dans l'intérieur de l'organisme, et de trouver le moyen de modifier et de régler jusqu'à un certain point les ressorts cachés de la machine vivante »[40]. La réserve émise ne doit pas tromper : la revendication témoigne d'une confiance prophétique en l'avenir de la science. L'auteur va jusqu'à exprimer la possibilité d'un contrôle sur le vivant : « modifier et régler ». N'est-ce pas ce qu'accomplit le neurologue qui change les paramètres du stimulateur cérébral du malade parkinsonien, afin d'empêcher, par ses réglages, l'apparition d'un tremblement ou de blocages moteurs ? Et ce même si des effets adverses inattendus surviennent parfois : mais qui pourrait croire que ce contrôle puisse être absolument parfait ?

Il ne faut donc plus se contenter d'observer l'évolution naturelle de la maladie, comme à l'époque de la médecine hippocratique : le médecin scientifique est actif et non contemplatif. Mais il ne doit pas « se livrer aux écarts des médications les plus empiriques et désordonnées ». Fils d'un siècle positiviste, Claude Bernard s'élève avec vigueur contre les « expérimentations pour voir », faites sans esprit d'analyse. Seule la juste application de la méthode expérimentale garantit contre les excès. « La médecine expérimentale est donc la médecine qui a la prétention de connaître les lois de l'organisme sain et malade, de manière non seulement à prévoir les phénomènes mais aussi de façon à pouvoir les régler et les modifier dans certaines limites »[41]. Pourquoi une telle confiance ? C'est que « le physiologiste et le médecin doivent chercher à ramener les propriétés vitales à des propriétés physico-chimiques »[42]. Le refus du vitalisme est ici absolu : « la vie n'est rien qu'un mot qui veut dire ignorance, et quand nous qualifions un phénomène de *vital*, cela équivaut à dire que c'est un phénomène dont nous ignorons la cause prochaine ou les conditions »[43]. Ainsi cette vision totalement rationnelle et dépourvue d'aléas permettra-t-elle d'expliquer toute la pathologie : « Je procéderai symptôme par symptôme jusqu'à épuisement des lumières qu'on peut obtenir aujourd'hui de la physiologie expérimentale, et de tout cela il restera une observation médicale réduite et simplifiée »[44]. Claude Bernard n'a pas d'exercice clinique : c'est sans doute ce qui explique une affirmation aussi péremptoire. Même aujourd'hui, la clinique est rarement totalement expliquée et le pronostic établi par la connaissance des mécanismes physiologiques, si précis soient-ils. Mais l'idée demeure qu'en assurant une meilleure compréhension de la maladie la science permet une simplification de l'observation. Il en résulte la dévalorisation des données cliniques et inévitablement de la parole du malade. Cette simplification ne veut-elle pas dire en effet que l'observation sera brève, limitée à la recherche de l'essentiel, défini à l'avance comme les signes ayant une importance physiopathologique, au risque de négliger ceux qui comptent pour le malade ?

Les travaux de Claude Bernard ouvrent la voie à une nouvelle spécialité, exercée par ceux qu'on appellera bientôt les chercheurs en sciences fondamentales. Les premières chaires universitaires de physiologie sont créées en Allemagne vers 1840 ; celle-ci prend rapidement son autonomie et se sépare définitivement de la clinique. Parallèlement naît la médecine expérimentale, qui crée des modèles animaux des maladies humaines et connaît un développement immense tout au long du XXème siècle. Cette dichotomie entre sciences fondamentales et appliquées persiste en France jusque dans les organismes publics où s'exercent les disciplines : au CNRS la physiologie, à l'INSERM la médecine expérimentale. Si prestigieuse que puisse être l'image du savant dans notre société, la légitimité de la recherche est pourtant remise en cause : jusqu'à quel point le modèle d'une maladie est-il valide ? Claude Bernard lui-même admet que les conditions de l'expérience conditionnent ses résultats et que ceux-ci ne peuvent jamais être strictement identiques à ceux obtenus dans la vie réelle, retrouvant les interrogations de la médecine vitaliste du XVIIIème siècle. L'expérience est en effet accomplie sur un organe, un tissu, voire de nos jours sur un groupe de cellules ou même une cellule isolée ; or « quand on veut donner à une propriété physiologique sa valeur et sa véritable signification, il faut toujours la rapporter à l'ensemble et n'en tirer des conclusions définitives que relativement à ses effets dans cet ensemble »[45]. La recherche *in vitro,* si développée aujourd'hui, est ainsi remise en question. Il y a plus : généraliser les résultats obtenus sur un animal d'expérience aux autres espèces animales et *a fortiori* à l'homme est périlleux, parfois même abusif. Georges Canguilhem décrit ainsi le bestiaire des animaux de laboratoires, dont le choix reflète la commodité des protocoles expérimentaux ou le fruit du hasard, plus que celui d'une démarche raisonnée : chien, chat, pigeon, hydre, rat et souris, grenouille, oursin, mouche, drosophile, cheval[46]. Chaque espèce étant différente, des fonctions similaires (telle la locomotion ou la digestion) sont accomplies de manière distincte. Depuis les années 1990, un courant réunissant scientifiques et cliniciens, appelé médecine translationnelle, tente d'établir des ponts entre recherche fondamentale et recherche clinique, avec l'objectif de réduire les obstacles à la transposition dans l'espèce humaine des résultats obtenus chez l'animal. Le bilan est plutôt décevant. Quand bien même ce problème serait résolu, la médecine expérimentale se heurtera toujours à une ultime difficulté : chaque individu étant unique, les résultats obtenus chez l'un ne peuvent être appliqués à d'autres qu'avec précautions : « le physiologiste et le médecin doivent donc toujours considérer en même temps les organismes dans leur ensemble et dans leurs détails, sans jamais perdre de vue les conditions spéciales de tous les phénomènes particuliers dont la résultante constitue l'individu »[47]. L'affirmation de Claude Bernard, pour qui « c'est par l'étude des particularités physico-chimiques que le médecin comprendra les individualités comme des cas spéciaux contenus dans la loi générale, et retrouvera là, comme partout, une généralisation harmonieuse de la variété dans l'unité »[48], demeure du domaine de l'espérance scientiste. Ne faut-il pas plutôt se réjouir qu'une personne ne puisse être réduite à des mécanismes élémentaires, dont la connaissance permettrait peut-être de déterminer les maladies dont elle souffrira et la sensibilité aux traitements, mais qui donnerait aussi accès aux particularités de son caractère et à la période de sa mort ? Serait-il possible de vivre une vie ou tout serait prévisible ?

L'œuvre de Claude Bernard donne naissance à des concepts qui s'avèrent particulièrement féconds. En découvrant que le foie est « la source et l'origine du sucre chez les animaux »[49], ce qu'il appelle « la fonction glycogénique du foie », il démontre que le glucose ne provient pas seulement des aliments. Ainsi la concentration de glucose dans le sang (la glycémie) est-elle régulée, le jeûne pouvant être compensé par sa production hépatique. Ces découvertes sont à l'origine du concept de milieu intérieur, nettement opposé au milieu extérieur : « La médecine antique considéra l'influence du milieu cosmique, des eaux, des airs et des lieux ; on peut, en effet, tirer de là d'utiles indications pour l'hygiène (...) Mais ce qui distinguera la *médecine expérimentale moderne,* ce sera d'être fondée surtout sur la connaissance du milieu intérieur dans lequel viennent agir les influences normales et morbides ainsi que les influences médicamenteuses »[50]. Les échanges à travers les membranes cellulaires des produits nutritifs et des déchets cellulaires, la communication entre cellules, qu'elle s'exerce par l'intermédiaire des hormones, des neurotransmetteurs dans le système nerveux, des cytokines pour les cellules inflammatoires, toutes ces découvertes du XXème siècle illustrent la pertinence d'un concept qui complète parfaitement la théorie cellulaire.

Une des conséquences de la découverte du milieu intérieur est qu'en mettant l'accent sur les processus en œuvre, Claude Bernard en arrive à soutenir qu'il n'existe pas d'état stable, caractérisé par des normes immuables, mais une succession de changements d'états gouvernés par les besoins de l'organisme ou de la fonction considérée. Puisque c'est par l'étude de la déviation ou de l'exagération des fonctions vitales que l'on peut découvrir leurs conditions de fonctionnement normales[51], la maladie devient un écart, une variation quantitative de ce fonctionnement, la mise en jeu excessive ou insuffisante des phénomènes physiologiques. La découverte de l'hyperglycémie dans le diabète illustre cette théorie : désormais, la maladie est définie par une concentration excessive de sucre dans le sang, au-delà de laquelle des conséquences néfastes apparaissent pour le malade, et non plus par le passage de sucre dans les urines (le mot diabète, « passer à travers », était employé depuis l'Antiquité). On peut toutefois observer que si le diagnostic est facile devant les signes cardinaux de la maladie (soif intense et déshydratation, urines abondantes, amaigrissement), qui s'observent à des taux très élevés de glycémie et mettent la vie en péril, il l'est beaucoup moins en situation chronique et stable où la personne est asymptomatique et la glycémie peu élevée. L'hérédité, l'âge du sujet, ses antécédents et l'ensemble du contexte clinique doivent être pris en compte, au point que pour des valeurs glycémiques identiques, des mesures thérapeutiques strictes soient nécessaires chez certains malades et inutiles chez d'autres[52], ce que Georges Canguilhem résume ainsi : « Si l'analyse physiologique de fonctions séparées se sait en présence de faits pathologiques, c'est à une information clinique préalable qu'elle le doit, car la clinique met le médecin en rapport avec les individus complets et concrets et non avec des organes ou des fonctions »[53].

La postérité de l'œuvre de Claude Bernard dépasse la seule connaissance de la physiologie et des mécanismes des maladies. En démontrant qu'une substance agit spécifiquement sur un tissu (comme les curares sur le muscle) et en introduisant la notion théorique de récepteur de cette substance, il peut également être considéré comme le père de la pharmacologie, l'étude scientifique des médicaments. Et ce bien que ce soit seulement à la fin du siècle que les récepteurs sont formellement identifiés et que sont observées les actions excitatrices ou inhibitrices des substances qui s'y fixent. Ainsi réapparaît, validée par la science, l'ambivalence des agents pharmacologiques, comme le souligne l'emploi du mot *pharmacos,* qui désignait à la fois le remède et le poison dans la Grèce Antique. Tout au long du siècle, les avancées de la chimie permettent la synthèse de médicaments toujours utilisés aujourd'hui : la morphine, la digitaline, la quinine, l'acide salicylique notamment. La mise au point de formes galéniques particulières, notamment l'invention du comprimé et celle des seringues hypodermiques, permet dès la fin du siècle un dosage précis des médicaments et l'industrialisation de leur fabrication. Les premières entreprises pharmaceutiques sont issues de l'industrie chimique, telle la firme allemande Bayer, qui commercialise à partir de 1898 un dérivé de l'acide salicylique, l'acide acétylsalicylique, également dénommé aspirine. Dès cette époque, les questions tenant à la propriété industrielle des molécules conduisent à créer des brevets pour garantir l'exclusivité de la fabrication et de la vente de ces nouveaux produits très lucratifs[54]. Le modèle industriel des entreprises pharmaceutiques demeure inchangé pendant tout le XXème siècle : d'abord investir pour aboutir à la synthèse chimique d'une molécule ; ensuite démontrer son efficacité sur un grand nombre de malades par des études cliniques de plus en plus longues et complexes à réaliser. Enfin, obtenir une autorisation de mise sur le marché pour le plus grand nombre de pathologies et de situations cliniques possibles. Pour tous les industriels, l'aspirine reste un modèle inégalé.

Pasteur, de l'hygiénisme à la microbiologie

Au début du XIXème siècle, on croit toujours que les épidémies sont consécutives à la présence de poisons dans le milieu : les « miasmes morbides » se propagent dans l'air du fait de l'insalubrité des logements et d'une mauvaise hygiène de vie, par contact avec l'eau polluée, les ordures, la saleté ou la putréfaction. Cette vue inexacte n'empêche pas le développement en France de mesures sanitaires contraignantes (isolement des malades, destructions des vêtements des victimes) et de salubrité (interdiction des marchés publics, nettoyage des égouts, évacuation des ordures) lors de la grande épidémie de choléra de 1832[55]. Les remèdes proposés s'avèrent quant à eux totalement inopérants, ce qui explique le nombre très élevé de morts, estimé à cent mille. Mal protégés contre la contagion, les médecins payent un lourd tribut à la maladie. L'épidémie fait date parce qu'un dénombrement exact des cas permet de mettre en lumière l'importance du logement et des conditions de vie dans sa propagation : ainsi à Paris, les ouvriers et les brocanteurs sont les premières victimes[56]. La pauvreté apparaît essentielle au développement des maladies.

L'hygiénisme naissant vise alors à favoriser la santé des citoyens en instituant des mesures préventives touchant autant la vie quotidienne que les mœurs et le logement. L'amélioration de l'urbanisme, la lutte contre la pauvreté, la répression de la mendicité, l'examen médical régulier des prostituées, sont autant de mesures préconisées par les médecins hygiénistes[57]. La consommation d'alcool et la prostitution, vues comme l'apanage des classes sociales défavorisées, sont particulièrement dénoncées. Nourri du scientisme en vigueur, l'hygiénisme ne laisse rien au hasard : les réglementations se multiplient dans une visée normative de protection de la santé plutôt que de lutte contre la maladie[58]. La mainmise de l'hygiénisme sur le politique apparaît comme un risque réel et une des formes prises par le « biopouvoir » dénoncé depuis par Michel Foucault. En promouvant un idéal de vie « bourgeois », en stigmatisant les classes défavorisées, les prostituées, il fait le lit des théories mettant en avant les prédispositions liées au milieu et au mode de vie dans la survenue des maladies. Il en découle une vision moralisatrice des fléaux sanitaires : « les orgies de la classe laborieuse » sont dénoncées comme la condition expliquant la prépondérance de l'épidémie de choléra de 1832 dans la classe ouvrière. Jusqu'à la découverte du germe expliquant l'affection, la syphilis est conçue comme une maladie héréditaire : « hérédosyphilis » est un terme longtemps en usage[59]. Pire, l'hygiénisme fait le lit des doctrines sur l'inégalité des races, en légitimant le discours sur la diminution de la fécondité dans la population, le déclin de la morale et les menaces pesant sur la civilisation, occidentale bien sûr[60]. On frémit en lisant ces mots d'un médecin hygiéniste de la fin du XIXème siècle, cités par Stanis Peres dans son « Histoire des médecins » : « le malade n'est pas seulement un être qui souffre, c'est un danger public ; il faut l'assister et se défendre de lui, ou le supprimer »[61]. Loin d'être isolé dans la littérature de l'époque, le propos préfigure les dérives médicales des dictatures totalitaires du XXème siècle. Il explique que des mesures préventives autoritaires aient pu s'imposer, fondées sur des conceptions idéologiques et non scientifiques de la propagation des infections. L'histoire de l'hygiénisme, toujours renaissant, nous rappelle que lorsqu'il se préoccupe de santé publique, le médecin peut rapidement quitter son rôle de soignant pour devenir l'agent d'une pensée étatique réductrice, contestant l'égalité entre les hommes et menaçant les libertés individuelles[62].

La connaissance des maladies infectieuses évolue peu. Dans une publication de 1861, le médecin hongrois Semmelweis observe un nombre plus élevé de fièvres puerpérales dans un hôpital de Vienne, lorsque les accouchements sont réalisés par les internes en médecine, tout droit sortis de la salle de dissection, plutôt que par les sages-femmes. Il en déduit que la maladie est due à un « poison cadavérique », produit de la putréfaction collé aux mains des étudiants, transmis aux parturientes lors de l'examen clinique, agissant par contact direct avec la matière organique. L'implémentation du lavage des mains à l'eau chlorée lui permet d'obtenir une réduction importante du nombre de fièvres puerpérales, qui passe de 12% des accouchées à 3% en une année[63]. L'importance de cette découverte dépasse le cadre clinique. Semmelweis a pris soin d'observer un grand nombre de malades pour tirer des conclusions fiables sur un facteur étiologique d'une maladie. Il est parmi les premiers à introduire l'évaluation statistique en médecine et à l'utiliser pour vérifier son hypothèse par de nouvelles mesures, après l'introduction du lavage des mains à l'eau chlorée, même si ses conceptions pathogéniques sont fausses. Son étude démontre ainsi, contrairement à ce que croyait Claude Bernard, que la médecine peut avancer même en l'absence de bases scientifiques solides. Les travaux de Semmelweis sont les premières étapes vers une médecine préventive tirant ses arguments d'études statistiques rigoureusement menées. Il faudra attendre un siècle encore pour que cette méthode se développe et donne naissance à la médecine fondée sur les preuves. Hélas ces résultats furent fortement contestés et l'auteur de ces travaux remarquables complètement oublié.

Il faut l'œuvre de Pasteur pour que tout change. En découvrant l'existence des microbes (bactéries), minuscules être vivants, présents dans les tissus infectés, capables de se transmettre par contact interhumain, Pasteur met fin à la théorie de la transmission de miasmes inertes, simples agents chimiques, comme à celle de la génération spontanée des germes. Le concept d'infection est définitivement accepté par la communauté scientifique internationale en 1881, année où Pasteur crée le terme microbiologie pour désigner cette nouvelle science : « une maladie infectieuse est due à la présence d'un germe (micro-organisme) spécifique qui se développe dans l'organisme-hôte et qui est la cause spécifique et nécessaire de la maladie, même si d'autres facteurs (le terrain, la constitution) peuvent moduler le processus pathogène »[64]. En développant le vaccin contre la rage, Pasteur donne l'envol à une thérapeutique qui connaît ses premiers succès au début du XXème siècle avec la vaccination contre la typhoïde, la diphtérie, le tétanos. En Allemagne, Koch met au point des méthodes d'examens de laboratoire performantes qui lui permettent d'identifier de nombreuses bactéries, dont celles du choléra et de la tuberculose. Il démontre que la présence du germe est une condition nécessaire de la maladie infectieuse, même si l'existence de porteurs sains montre que celui-ci ne suffit pas à déclencher la maladie : si la microbiologie remet à l'honneur la causalité externe, « le germe n'est pas la maladie ».

Les découvertes sur les défenses immunitaires effectuées à la fin du siècle donnent corps à cette observation en élucidant les mécanismes de la réaction du malade face à l'agression infectieuse : destruction des bactéries par des cellules particulières de l'organisme agressé, les phagocytes, ou sécrétion de produits neutralisant la toxine du tétanos et de la diphtérie, appelés antitoxine. Ainsi la survenue d'une maladie infectieuse, ses manifestations cliniques et son évolution résultent d'un équilibre entre les propriétés du germe et les caractéristiques biologiques de l'hôte[65]. Cette conception nuancée rend compte de l'extrême diversité des conséquences de l'infection, telle la nécessité de mesures d'isolement drastiques pour éviter la contamination par le virus Ebola ; la bénignité de la grande majorité des infections virales, contrastant avec leur gravité quand elles frappent une personne fragile, comme la grippe chez le vieillard ; les formes foudroyante de certaines infections bactériennes ; enfin l'existence de manifestations immunologiques imprévisibles, apparaissant à distance d'une infection banale. Notre époque si sûre de son savoir semble parfois réduire l'infection à la peur de la contamination par l'autre, désigné comme une menace. A rebours des faits scientifiques pourtant très tôt établis, les malades atteints du sida ont ainsi longtemps été examinés par des médecins portant masque et gants pour éviter la contamination. Les craintes que celle-ci suscite aboutissent en milieu hospitalier à des mesures d'isolement de malades porteurs sains de bactéries résistantes hors de proportion avec les risques encourus. Le fondement médical de ces décisions est faible mais la protection d'une société saine contre l'infection n'a pas de prix. Au pays de Pasteur, l'hygiénisme s'impose toujours.

Conclusion

Le XIXème siècle a vu se succéder quatre avancées majeures de la médecine, constituant autant de ruptures épistémologiques avec le passé : un examen clinique renouvelé, fondé sur l'établissement d'une correspondance avec les lésions anatomiques ; l'examen microscopique des tissus objectivant la pathologie cellulaire ; la mise en évidence des mécanismes physiologiques régissant le fonctionnement des organes ; enfin la découverte des microbes aboutissant à la première avancée majeure de la thérapeutique, la vaccination. De plus, la théorie cellulaire et la découverte du milieu intérieur ont permis de démontrer l'unité du vivant et donné un cadre définitif à la recherche médicale. La médecine du XXème siècle toute entière est issue de la démarche initiée par Laennec, Virchow, Claude Bernard et Pasteur. Pour autant, aucun d'entre eux n'a réussi à définir une maladie : chacun s'y est essayé, mais aucun modèle théorique n'a pu rendre compte de la diversité des cas rencontrés. Même dans le cadre limité des maladies infectieuses, la diversité des situations défie toute simplification. Alors même que l'évolution de la science et de la technique annonce un siècle d'avancées médicales sans précédent, le fondement de la médecine reste inchangé. Du respect de ce postulat fondamental : l'écoute par le médecin de la plainte formulée par le malade, dépend toujours le bien-fondé des actes médicaux. « La maladie reste définie par la clinique (...) Pour porter un diagnostic, il faut observer le comportement du malade (...) La thérapeutique est une technique d'instauration ou de restauration du normal dont la fin, savoir la satisfaction subjective qu'une norme est instaurée, échappe à la juridiction du savoir objectif »[66]. Il s'agit maintenant de voir dans quelle mesure ces principes ont persisté tout au long du siècle qui a vu les plus grands triomphes de la médecine.

4
LE TRIOMPHE DE LA MEDECINE SCIENTIFIQUE

Si le XIXème siècle a vu naître la médecine moderne, ce n'est qu'au siècle suivant que la thérapeutique fait un bond en avant. Pour la première fois dans l'histoire, la médecine guérit des maladies jusque-là fatales et contribue à réduire la mortalité de la population. Bien que ce résultat demeure controversé et difficile à mesurer précisément, il est admis qu'à partir de 1950, l'espérance de vie augmente grâce aux avancées de la médecine[1]. Celles-ci concernent aussi bien les méthodes diagnostiques que les interventions chirurgicales, les vaccins ou les médicaments. Elles s'étendent également à l'organisation des soins, déterminante pour traiter certaines affections complexes requérant la coordination de compétences multiples. L'évolution architecturale des hôpitaux, influencée par l'individualisation successive des spécialités, et la planification par l'Etat de la santé publique ont également favorisé cette évolution. L'histoire de la médecine au XXème siècle pourrait donc se limiter à l'énumération fastidieuse d'une longue suite de réussites, chemin triomphant ouvrant la voie à l'apogée que serait l'époque actuelle. Mais une des leçons du siècle est précisément qu'en médecine, le succès s'obtient parfois au prix de complications graves. Sauf exception, les victoires remportées ne sont pas définitives. Ce siècle triomphant est également celui où la médecine fut, un temps, fortement contestée. Il est maintenant possible de porter sur ce passé proche une appréciation nuancée, à égale distance d'un enthousiasme aveugle et d'une critique systématique, et de discerner, au-delà de résultats spectaculaires et de polémiques aussi violentes qu'excessives, les tendances profondes qui modifient l'exercice médical et annoncent la médecine d'aujourd'hui.

Du laboratoire à l'imagerie médicale : l'essor des examens complémentaires

Les succès de la médecine au XXème siècle s'expliquent d'abord par la mise au point de techniques d'exploration du corps humain très performantes. Les dossiers médicaux se remplissent de données chiffrées et d'images, auxiliaires indispensables du diagnostic, du traitement et de la surveillance des maladies. Les descriptions évocatrices des premiers examens d'imagerie : cancer gastrique en trognon de pomme après opacification à la baryte, tumeur bronchique ayant l'aspect d'une framboise en bronchoscopie, etc. cèdent la place à des évaluations strictement quantitatives. Diamètre et volume des tumeurs sont mesurés et comparés d'examen en examen : l'image elle-même se réduit à un ensemble de chiffres rigoureusement notés. Le suivi des affections métaboliques se fait non sur l'apparition de signes cliniques mais sur l'évolution de taux sanguins mesurés par des méthodes d'analyse de plus en plus précises. Pour en arriver là, un long chemin a été parcouru, émaillé de découvertes successives.

Naissance et développement de la biologie médicale

Si les travaux de Claude Bernard ont inauguré le « diagnostic chimique » en permettant de mesurer le taux de sucre dans les urines (glycosurie) puis dans le sang (glycémie), le développement des techniques de dosage est très lent, tout comme l'implantation de laboratoires dans les hôpitaux. Les analyses sanguines ne deviennent applicables en routine que lorsque sont réalisés des prélèvements aseptiques, au moyen d'aiguilles métalliques, collectant de petites quantités de sang dans des seringues de verre[2]. Si le dosage de l'urée sanguine est possible dès 1836, celui des pigments biliaires apparaît seulement à la fin du siècle. Le diagnostic quantitatif des maladies du sang, anémies et leucémies, est effectif dans la deuxième moitié du XIXème siècle. L'analyse du liquide céphalo-rachidien commence avec la mise au point de la technique de la ponction lombaire en 1891. Dans le domaine des infections, le sérodiagnostic apparaît en 1896 et permet le diagnostic de la typhoïde, puis rapidement de la salmonellose et de la brucellose.

Les premiers dosages servent à confirmer le diagnostic clinique, telle la mesure de l'acide urique devant une arthrite goutteuse. La normalité du test permet ainsi de découvrir que des rhumatismes attribués à la goutte ont une autre origine. Le diagnostic devient également plus élaboré : la mesure de la glycémie ou des hormones permet d'affirmer l'existence d'un diabète ou d'une hypothyroïdie avant la constitution du tableau complet du diabète acido-cétosique ou du myxœdème. La présentation typique des affections apparaît ainsi plus rare qu'on ne pensait ; cette anticipation du diagnostic permet de reconnaître les formes frustres des maladies. Enfin, évolution décisive, la seule élévation du taux de créatinine sanguine, produit du métabolisme musculaire entièrement éliminé par les reins, permet de diagnostiquer l'insuffisance rénale chez une personne apparemment en bonne santé, plusieurs années avant que les signes d'hydropisie, attribués dès 1840 par le médecin anglais Bright à la destruction des reins, ne soient apparus[3]. Désormais, certaines maladies sont donc définies par une anomalie biochimique. Des malades sont surveillés et traités avant qu'ils ne se plaignent du moindre trouble. La rareté des affections rénales empêche sans doute d'apprécier à sa juste valeur la portée de cette évolution. Tout change à la fin du XXème siècle, lorsque la fréquence de l'insuffisance rénale augmente, tout comme celle du diabète, dont le diagnostic repose également sur la biologie. La question de l'établissement des normes prend alors une acuité nouvelle, lorsque certains médecins proposent des seuils d'intervention qui, s'ils étaient appliqués, feraient de la majorité de la population des malades potentiels, qu'il faudrait traiter.

La biochimie prend vraiment naissance en tant que science appliquée au début du XXème siècle, quand les physiologistes cherchent à expliquer le métabolisme du corps humain au moyen d'équations chimiques. La description progressive des mécanismes de la respiration cellulaire, du métabolisme énergétique des cellules ou du cholestérol, des échanges ioniques à travers les membranes cellulaires, de la régulation de la synthèse protéique sont autant d'étapes émaillant la recherche fondamentale tout au long du siècle[4]. L'une après l'autre sont identifiées les vitamines, dont les carences peuvent être corrigées dès que leur dosage sanguin est disponible. Le développement de la biochimie permet également la mise au point industrielle de médicaments de synthèse : la connaissance d'une voie métabolique particulière permet ainsi de découvrir et de tester l'efficacité de molécules bloquant ou activant cette voie, tels les bêtabloquants, qui ralentissent le rythme et l'excitabilité cardiaque, encore largement utilisés aujourd'hui[5]. Cette démarche systématique appliquée par l'industrie pharmaceutique rapproche un peu plus chercheurs fondamentaux et pharmacologues, monde académique et secteur commercial.

L'évolution des connaissances sur l'immunité permet de découvrir les mécanismes impliqués dans la lutte contre les infections, les groupes tissulaires impliqués dans le rejet de greffe, les cellules responsables de la lutte contre le cancer, et de façon plus générale dans la reconnaissance de soi. Le système immunitaire apparaît ainsi capable de surveiller et d'identifier les substances ou organismes étrangers et de les neutraliser. Son dérèglement déclenche des affections étonnantes, les maladies auto-immunes, où l'organisme attaque ses propres organes qu'il confond avec des corps étrangers. A partir des années 1970, sont identifiées les différentes populations de globules blancs responsables de l'immunité (les lymphocytes), grâce aux multiples protéines présentes sur leurs membranes cellulaires. En 1975 est mise au point la technique des hybridomes : en greffant à des souris des cellules appelées plasmocytes, issues de lignes tumorales humaines, il devient possible de fabriquer des anticorps toujours semblables de façon illimitée : les anticorps monoclonaux[6]. Les applications de ces découvertes pour la connaissance des infections, des maladies inflammatoires et des cancers sont considérables. De plus, beaucoup de médicaments sont désormais conçus avec ces techniques régulièrement perfectionnées. Enfin, de nombreux dosages sanguins reposent sur des méthodes immunologiques très précises, qui permettent de mesurer des concentrations très faibles de produits sanguins. Il n'est pratiquement plus de substance produite dans l'organisme qui ne puisse être dosée. L'immunologie déborde ainsi largement de son champ d'origine pour devenir une technique essentielle, contribuant à forger de nouveaux outils diagnostiques et à produire des médicaments.

La biologie a donc largement contribué à introduire la mesure dans la pratique médicale. Les quelques variables physiologiques (température, fréquence cardiaque) et biométriques (taille, poids) disponibles au XIXème siècle ont été complétées par une multitude d'examens de laboratoires aux normes sans cesse affinées. Mais si les chiffres introduisent une précision nécessaire au diagnostic et au suivi des maladies, le risque existe qu'ils soient valorisés à l'excès et remplacent la démarche clinique dans l'évaluation diagnostique et l'établissement du pronostic. Le médecin peut surévaluer un résultat, sans prendre garde aux limites des méthodes de dosage, parfois non standardisées ; attribuer une valeur à un titre d'anticorps fortement positif qui n'est que le témoin d'une réaction immunologique ; méconnaître les variations de certaines normes biologiques, en attribuant une signification à de simples fluctuations de mesures. Derrière la simplicité du chiffre, se cache la complexité de la physiologie : « L'emploi des moyennes fait disparaître le caractère essentiellement oscillatoire et rythmique du phénomène biologique fonctionnel »[7]. Le dialogue entre cliniciens et biologistes est donc indispensable à l'interprétation des examens, sous peine d'erreurs grossières. Les craintes des malades devant un résultat s'écartant de la moyenne illustrent également la valeur accordée aux chiffres, qui doivent toujours être replacés dans le contexte où l'analyse a été effectuée : « Normal et pathologique n'ont aucun sens à l'échelle où l'objet biologique est décomposé en équilibres colloïdaux et en solutions ionisées »[8].

L'arrivée de l'imagerie médicale

Les premiers dispositifs permettant d'observer l'intérieur du corps humain apparaissent au début du XIXème siècle. Rudimentaires, ils permettent de visualiser les lésions vaginales et parfois utérines. En 1853, le médecin français Désormeaux met au point un « uréthroscope » à éclairage latéral, qui visualise les lésions vésicales, calculs ou tumeurs[9]. Inventeur du mot endoscopie, ce pionnier s'acharne à démontrer l'intérêt de son appareil pour examiner le rectum, le col utérin, les fosses nasales, l'œsophage. Après la mise au point de l'éclairage électrique, l'instrumentation se perfectionne lentement tout au long du XXème siècle. L'apparition d'endoscopes souples et de la fibre optique à partir des années 1970 facilite les explorations et accroît d'autant la qualité des résultats obtenus. L'ensemble des organes creux peut désormais être exploré : nez, sinus, gorge, trachée et bronches, une grande partie du tube digestif et l'ensemble des voies urinaires. Seul l'intestin grêle, trop long, trop fragile, reste inaccessible. Le diagnostic repose d'abord sur l'aspect des lésions, tumeurs et inflammations des muqueuses, puis sur l'examen anatomo-pathologique des prélèvements réalisés au cours de l'exploration. La miniaturisation du matériel permet l'incorporation d'une sonde d'échographie au dispositif, assurant ainsi l'analyse de la paroi de l'œsophage, de l'intestin ou des bronches, et donnant la possibilité d'effectuer des prélèvements des ganglions situés derrière celle-ci. Des traitements sont réalisés, parfois dans le même temps, sans intervention chirurgicale : cautérisation d'un ulcère de l'estomac, sclérose de varices dans l'œsophage, ablation d'un calcul biliaire ou d'un polype intestinal, pose d'une prothèse dilatant les voies biliaires comprimées par un cancer, injection de toxine botulique dans la paroi vésicale, etc. L'endoscopie devient interventionnelle ; diagnostic et thérapeutique se réunissent au cours du même acte technique.

L'endoscopie peut être considérée comme un prolongement de l'examen clinique : l'œil du médecin observe au moyen d'un instrument, dans les cavités naturelles, les lésions faisant saillie ou déformant les muqueuses. Les performances de l'examen dépendent donc de l'habileté de l'opérateur et de l'acuité de son regard. Il faudra le XXIème siècle et l'intelligence artificielle pour qu'elles soient dépassées par celles de la machine. L'impact de la découverte des rayons X par Röentgen en 1895 a une toute autre portée et suscite un engouement sans précédent[10]. Immédiatement appliquée au diagnostic médical, la radiographie permet le diagnostic des maladies osseuses ou pulmonaires et montre, après opacification des organes creux, les lésions obstructives de l'arbre urinaire et du tube digestif. L'examen est objectif : le cliché radiographique peut être analysé par plusieurs médecins et cette relecture améliore souvent la précision du diagnostic. Au-delà de son apport diagnostique, considérable, la signification symbolique de la découverte ne doit pas être sous-estimée : il est désormais possible de voir à travers le corps, au-delà des apparences. L'examen radiographique permet le dévoilement de ce qui est caché, au prix d'une intrusion à l'intérieur du corps propre, du vivant du malade. Grâce aux images qui en sont tirées, ce corps devenu objet de savoir est montré aux médecins, à la famille, au malade lui-même. La rupture entre le malade et son corps est consommée. Le dualisme est désormais absolu.

Il persiste néanmoins une limite infranchissable à la radiographie : le cerveau reste inaccessible. C'est pour le visualiser que sont mises au point et testées la tomodensitométrie ou scanner en 1971, puis l'imagerie par résonance magnétique (IRM) à partir de 1980[11]. Les progrès de la technique et de l'informatique sont tels que les scanners et les IRM actuels ont un niveau de performance sans commune mesure avec celui des premiers appareils. Leurs applications concernent non seulement le système nerveux mais aussi la plupart des organes. Rares sont les maladies qui ne sont pas détectées, comme certaines affections cérébrales, génétiques ou dégénératives, telle les maladies d'Alzheimer ou de Parkinson. Les inventeurs de l'IRM croyaient que ses performances supérieures lui permettraient de remplacer le scanner, mais il n'en a rien été. En effet, l'IRM présente des contre-indications ; plus rapide, le scanner est plus adapté aux situations d'urgence, notamment chez les malades agités. Finalement, malgré l'apparition d'une technique plus précise, il a fallu conserver les deux types de machines, chacune nécessitant une maintenance et des locaux spécifiques. Les coûts ont augmenté. Le cas est fréquent : l'apparition d'une nouvelle méthode d'exploration aboutit rarement à la disparition de celle qui la précédait. Les gains obtenus pour les malades ne se traduisent pas par des économies pour le système de santé.

La radiologie n'est pas que diagnostique, elle est aussi thérapeutique : en 1924, atteint d'un cancer du larynx, le compositeur Giacomo Puccini doit se rendre en Belgique afin de recevoir un traitement novateur : la radiothérapie. Hélas la maladie trop avancée l'emporte avant qu'il puisse être traité, laissant Turandot inachevé et les mélomanes inconsolables de ne pas connaître les ultimes mélodies imaginées par le maître. La radiothérapie demeure un traitement actuel du cancer du larynx et a pris une place essentielle dans le traitement de nombreuses autres tumeurs. Les évolutions de la technique apparues progressivement ont permis de réduire les champs d'irradiation, limitant l'exposition des tissus sains et diminuant ainsi le risque de complications. La concentration du faisceau de rayons X accroît son efficacité. Le radiophysicien et le radiothérapeute doivent ainsi déterminer très rigoureusement l'étendue du champ d'irradiation, le fractionnement et la dose totale à administrer. Pourtant la radiothérapie n'est pas sans risque : la sensibilité des tissus aux effets des rayons X est en effet inconnue. Certains malades subissent des complications graves, hélas difficilement prévisibles et impossibles à enrayer.

La médecine nucléaire complète les examens d'imagerie radiologique : l'administration de traceurs radioactifs permet d'identifier les tissus au métabolisme anarchique (comme les tumeurs cancéreuses), de repérer des zones au fonctionnement anormal (au niveau de la thyroïde ou du cerveau par exemple), d'évaluer le débit cardiaque, etc. Le développement régulier de nouveaux traceurs permet d'augmenter ses possibilités ; toutes les spécialités font désormais appel à cette discipline qui couple imagerie morphologique et fonctionnelle. Quant à l'échographie, apparue dans les années 1960, elle s'applique à tous les organes : viscères abdominaux, reins et vessie, cœur, plèvre, artères et veines, et bien sûr à la surveillance de la grossesse. L'évolution technique et informatique permet d'utiliser des appareils transportables, que le médecin amène au lit du malade hospitalisé. Sa facilité d'utilisation permet à la plupart des spécialités médicales de mettre en œuvre elles-mêmes l'examen, autrefois réservé aux radiologues : des urgences à la réanimation, de la cardiologie à la rhumatologie, la gynécologie ou la neurologie, chacun utilise l'échographe, complément de l'examen clinique, apportant information morphologique et fonctionnelle à la fois. Les frontières entre les spécialités cliniques et d'exploration s'estompent un peu plus.

La panoplie des méthodes d'imagerie est impressionnante. Une comparaison rigoureuse a permis de déterminer leur apport respectif au diagnostic. Les évolutions techniques (nouvelles séquences d'IRM, augmentation de la puissance des sondes d'échographie, scanner hélicoïdal, nouveaux traceurs en médecine nucléaire) améliorent régulièrement les performances des machines et modifient profondément la démarche diagnostique. Certaines spécialités en ont été bouleversées, comme la cardiologie, où l'utilisation de l'échographie a transformé le diagnostic et la surveillance de la plupart des maladies : aujourd'hui, tout consultant en cardiologie est échographiste, et sans doute un peu moins qu'auparavant, un fils de Laennec. Mais en fait, il n'est aucun domaine de la médecine qui n'ait tiré un bénéfice majeur de cette évolution. Ainsi les chirurgiens eux-mêmes ont-ils systématiquement recours à l'imagerie avant d'opérer une appendicite. Il y a quelques années le diagnostic reposait encore sur les seules données cliniques et biologiques, aidées de la radiographie de l'abdomen, ce qui pouvait conduire à des interventions excessives. Aujourd'hui, la confrontation entre les données cliniques et les résultats d'une échographie ou d'un scanner abdominal est obligatoire. Le malade est opéré à coup sûr. Les opérations inutiles ont considérablement diminué.

L'apparition de ces techniques d'imagerie sophistiquées créé un clivage parmi les médecins cliniciens : alors que tous savent lire une radiographie, seuls les spécialistes sont capables d'interpréter un scanner ou une IRM. Ce qui ne va pas sans poser des difficultés en médecine générale et dans les services d'urgences : la confrontation clinico-radiologique ne peut avoir lieu qu'avec l'aide du spécialiste. La communication médicale a changé : l'échange des points de vue cliniques autour du malade disparaît ; l'expert interprète seul les images et énonce le diagnostic ; la discussion cède à l'image toute-puissante. Il y a plus. En visualisant les organes, l'imagerie moderne ouvre la voie au diagnostic pré-symptomatique, qu'il s'agisse de dépistage du cancer, de malformation fœtale ou d'anévrisme. La méthode anatomo-clinique, pierre d'angle du raisonnement médical, est dépassée. Pour qualifier cette évolution spectaculaire, les historiens de la médecine vont jusqu'à écrire que le corps humain est devenu transparent[12]. Pourtant l'image n'est que la représentation du réel, non le réel lui-même. A trop la valoriser, nous prenons le risque de construire un diagnostic artificiel, éloigné du corps, séparé du malade. Autrefois fondé sur l'écoute patiente de la plainte du malade et les constatations détaillées de l'examen physique, le diagnostic est désormais dominé par l'image, immédiatement disponible, évidente. Dans un monde médical soucieux d'accroître son efficacité, son pouvoir va grandissant.

L'âge d'or des spécialités médicales

Alors qu'existaient depuis Louis XV deux académies nationales de chirurgie et de médecine, la Révolution a réuni les disciplines au sein des mêmes écoles. La formation des chirurgiens et des médecins est depuis largement partagée. Son objectif est d'apporter les bases communes de l'exercice médical à tous les futurs praticiens. Mais le développement des examens complémentaires et la mise au point des médicaments remettent progressivement en cause ce modèle de formation, en favorisant l'apparition de multiples spécialités. Le long apprentissage qu'elles requièrent conduit en effet à les individualiser plus rapidement dans le cursus des études. Aussitôt reconnue, chacune tient à se distinguer des autres : les médecins affichent fièrement sur leur papier à en-tête les titres et diplômes obtenus, comme autant de trophées. L'attitude est nouvelle : longtemps le spécialiste fut regardé de haut par ses confrères ; depuis le Moyen Age, seule la réflexion intellectuelle était noble. Avec les avancées de la technique, tout change : les spécialités accomplissant les actes les plus sophistiqués bénéficient d'un prestige croissant. Alors que la rivalité entre médecins et chirurgiens-barbiers, aussi vieille que la médecine, a longtemps tourné à l'avantage des premiers, les chirurgiens acquièrent une aura dont témoigne la fascination du public pour les « premières » chirurgicales, présentées comme des prouesses alliant virtuosité opératoire et avancées scientifiques.

Les innovations techniques commandent l'individualisation des spécialités médicales tout au long du XXème siècle. La mesure de la pression artérielle en 1896, l'examen des bronches par endoscopie en 1897 et l'analyse du rythme cardiaque par l'électrocardiogramme en 1903 ont contribué à distinguer les affections cardiaques et respiratoires, dont le stéthoscope avait commencé à lever les mystères[13]. La séparation s'est accentuée avec l'apparition des explorations fonctionnelles respiratoires, puis des explorations électro-physiologiques en 1945, de l'échographie cardiaque à partir de 1960, enfin de l'opacification des artères coronaires par angiographie numérisée dans les années 1980. Ainsi les enfants de Laennec se sont-ils définitivement séparés en deux spécialités : cardiologie et pneumologie. La radiologie quant à elle a contribué à la naissance de la rhumatologie, alors que le développement des endoscopies facilitait celui de la gastro-entérologie, de la gynécologie, de l'urologie et de l'oto-rhino-laryngologie. L'endocrinologie est apparue au début du XXème siècle avec la mise au point des dosages de plus en plus précis des hormones, substances chimiques sécrétées dans le sang par les glandes endocrines et agissant à distance sur un grand nombre d'organes ou de fonctions physiologiques. La spécialisation s'est poursuivie avec l'apparition de l'hématologie, permise par l'évolution des techniques d'analyse cytologique des cellules sanguines et de la moelle osseuse, puis par la mise au point des premières chimiothérapies pour traiter les leucémies. L'individualisation des spécialités est donc tributaire des thérapeutiques : après la Seconde Guerre mondiale, la néphrologie est née grâce au développement des traitements suppléant la fonction rénale, dialyse et greffe. Les nécessités du soin ont conduit à créer des services hospitaliers dédiés à ces spécialités à forte valence technique.

Dans les années 1950 est apparue en France une discipline vouée à prendre une grande place dans les hôpitaux, la réanimation médicale, que les anglo-saxons, plus modestes, appellent la médecine des soins critiques ou des soins intensifs. Portée par le concept physiologique de constance du milieu intérieur hérité de Claude Bernard, elle vise « la création d'un dispositif de surveillance permanente et de correction immédiate éventuelle de tout désordre de l'homéostasie »[14]. Son postulat est que le traitement des symptômes d'une affection aiguë et grave est aussi important pour la survie du malade que le traitement de sa cause. Comme le rappelle Jean Hamburger, son fondateur : « la maladie ne pousse pas obligatoirement le malade dans le précipice, elle le conduit seulement sur ses bords, et pendant cette phase critique, le médecin a le pouvoir et l'obligation de surveiller et d'empêcher tout risque de déséquilibre désastreux ». Si la médecine est une guerre contre la maladie, la réanimation est sa continuation par d'autres moyens. Il est remarquable qu'elle ne soit pas conçue comme une spécialité à part mais plutôt comme « une manière de penser le traitement de toutes les maladies aiguës et sévères », dont chaque médecin doit connaître les principes. Caractérisée par la surveillance rapprochée des malades et les thérapeutiques invasives qu'elle met en œuvre, elle s'appuie sur la physiologie et s'avère étroitement dépendante de l'évolution des techniques. Elle requiert aussi un personnel nombreux et formé. On comprend l'attraction qu'elle exerce sur les médecins et les soignants. De nombreuses spécialités ont créé des unités de soins intensifs pour la surveillance rapprochée et le traitement de certaines maladies : les infarctus du myocarde et les anomalies du rythme cardiaque en cardiologie, les accidents vasculaires cérébraux (AVC) en neurologie, les greffes de moelle osseuse en hématologie, etc. Cette évolution n'est pas surprenante : vingt ans après sa naissance, l'écriture d'un traité de réanimation médicale requérait déjà la collaboration d'une quinzaine de médecins issus de spécialités diverses. Le coordonnateur de l'ouvrage reconnaissait modestement « qu'aucun médecin ne pouvait prétendre en maîtriser les multiples facettes »[15]. Florissante jusqu'aux années 1980, la discipline s'est restructurée. Les coûts élevés des soins ont conduit à la fusion des réanimations chirurgicales, puis des réanimations médicales et chirurgicales. L'activité est soumise à l'autorisation des autorités de santé et le nombre de lits ouverts étroitement contrôlé : la médecine s'incline devant les contraintes financières. Le recul des maladies infectieuses et des accidents de la route a réduit les admissions des sujets jeunes. Les réanimations accueillent des maladies très diverses et beaucoup de personnes âgées, pour un bénéfice incertain. La coupure avec les spécialités traditionnelles s'est accentuée. L'idéal de Jean Hamburger s'est éloigné. Pour les réanimateurs désormais isolés, le risque serait de céder à la démesure, l'*ubris* dénoncée par Hippocrate comme menaçant le bon exercice de la médecine[16].

Si la technique a favorisé le développement de certaines spécialités médicales, d'autres sont nées de la seule démarche clinique. C'est notamment le cas de la dermatologie, dont le premier atlas décrivant les lésions cutanées est publié par Alibert au début du XIXème siècle[17]. De même, les particularités de la pédiatrie ont très vite été reconnues : l'hôpital des Enfants Malades fut érigé à Paris en 1802[18]. Des maladies spécifiques, un examen clinique différent de celui de l'adulte et changeant avec la maturation, la place des parents dans les soins du malade : tous ces facteurs ont conduit à individualiser la spécialité au début du XXème siècle. Cent ans avant la découverte de l'imagerie, Charcot et ses élèves font émerger la neurologie, en décrivant les maladies du système nerveux grâce à un patient travail d'observation clinique, rigoureusement confronté aux données anatomiques. Le diagnostic clinique atteint alors un raffinement inégalé, dont témoignent les 1200 pages du traité de *Sémiologie des affections du système nerveux* de Jules Déjerine publié en 1914, où chaque signe est minutieusement décrit et rapporté à la lésion responsable[19]. Jusqu'à l'arrivée du scanner et de l'IRM, c'est cette démarche clinique très élaborée qui a fondé la spécialité.

Quant aux aliénistes, ils se distinguaient déjà des autres médecins au commencement du XIXème siècle, par leur pratique cantonnée aux asiles et aux cliniques réservées aux malades mentaux, comme celle du docteur Blanche, qui accueille tout au long du siècle les célébrités du tout Paris et les artistes victimes de délires ou de dépression[20]. Les interprétations multiples et contradictoires apportées aux maladies mentales, expliquées par des lésions cérébrales pour la paralysie générale dès 1820, considérées comme héréditaires ou dues à l'alcoolisme par le mouvement hygiéniste, secondaires à des événements de la vie psychique pour Freud, expliquent les frontières mouvantes d'une spécialité qu'un de ses plus grands maîtres, l'allemand Kraepelin, a nommé la psychiatrie. Assimilée par certains à une branche de la neurologie, elle se réduit à la découverte de lésions cérébrales, d'anomalies biochimiques ou du fonctionnement des réseaux de neurones, à l'élaboration de critères diagnostiques des maladies et à la recherche de traitements médicamenteux. Rapprochée de la psychologie et des sciences humaines par d'autres, elle étudie les modalités de réaction de l'individu aux événements, ses interactions avec l'environnement, afin de comprendre la dynamique à l'œuvre dans la genèse des symptômes et la souffrance qui en résulte. Dans son incessant balancement entre l'application de critères diagnostiques uniformes et l'analyse du cas particulier, le traitement symptomatique d'un syndrome et la recherche d'une mystérieuse fragilité interne, la psychiatrie garde son originalité et résiste aux schémas classificatoires.

L'élargissement des connaissances médicales, qu'il soit le fait d'une pratique clinique subtile, de l'apparition d'examens complémentaires sophistiqués ou de traitements de maniement complexe, a conduit à ce que chaque organe malade soit pris en charge par un spécialiste différent. Seuls les organes liés par une même fonction sont traités par les mêmes médecins, comme les maladies du tube digestif par les hépato-gastro-entérologues. Inévitable, cette évolution fait courir le risque d'une fragmentation des soins, lorsque les malades souffrent de plusieurs affections, même si la formation initiale commune permet à chacun d'acquérir cette compétence globale qui l'oblige à intervenir en cas de malaise ou d'accident dans un lieu public, au nom de l'omnivalence du diplôme de docteur en médecine. Les hôpitaux ont rapidement individualisé les services médico-techniques, radiologie et laboratoires. En revanche, des services de médecine et de chirurgie ont persisté jusqu'aux années 1980, dirigés par des praticiens reconnus, entourés de collaborateurs d'autres spécialités. Cette organisation facilitait les échanges entre médecins et garantissait une certaine ouverture d'esprit. Elle a disparu devant la nécessité de disposer d'équipes médicales et soignantes capables d'assurer des soins toujours plus spécifiques.

Chirurgie, obstétrique et médecine interventionnelle

Contrastant avec l'évolution spectaculaire des connaissances scientifiques au XIXème siècle, l'évolution des techniques chirurgicales est laborieuse. L'hémostase par la ligature des vaisseaux s'impose peu à peu mais les conséquences d'une spoliation sanguine importante ne sont combattues efficacement qu'après la découverte en 1900 des groupes sanguins, qui permet le développement de la transfusion. L'anesthésie se développe entre 1830 et 1850 : protoxyde d'azote, éther, chloroforme, permettent aux chirurgiens d'accomplir des opérations plus longues, plus complexes et surtout sans douleur. Encore imparfaitement maîtrisée, l'anesthésie est cependant cause d'accidents mortels. De plus, la « fièvre des plaies », conséquence du défaut d'asepsie, emporte de nombreux malades. Ce n'est qu'après la découverte des microbes par Pasteur et Koch que le lavage des mains du chirurgien et le nettoyage de la plaie par des antiseptiques se généralisent, réduisant cette complication redoutée[21]. A la fin du siècle l'usage de la blouse, des gants et du calot est la règle. L'invention des autoclaves permet de stériliser par la chaleur, pansements, champs opératoires et fils de sutures. Les salles d'opérations apparaissent ; la nécessité pour le chirurgien d'opérer avec l'assistance d'une équipe d'infirmiers et d'un anesthésiste joue un rôle essentiel dans la conception architecturale des bâtiments hospitaliers.

La place croissante de la chirurgie au sein de l'hôpital s'explique par ses avancées spectaculaires tout au long du XXème siècle, illustrées par la naissance des spécialités prestigieuses entre toutes que sont la neurochirurgie et la chirurgie cardiaque. Ainsi le neurochirurgien Wilder Penfield effectue dès 1938 des interventions sur le cerveau de malades éveillés : ses stimulations des différentes régions du cortex cérébral sont à l'origine des premiers schémas où figure la représentation des zones corticales assurant les fonctions motrices, sensitives, visuelles et auditives[22]. A la croisée de l'anatomie, de la physiologie et de la médecine, son œuvre pionnière a une influence majeure sur le développement de la chirurgie de l'épilepsie et la compréhension du fonctionnement du cerveau humain. Plus près de nous, chacun a en tête les « premières » réalisées par quelques équipes : les greffes de rein ou de cœur dans les années 1960, les stimulations cérébrales profondes dans la maladie de Parkinson dans les années 1990, etc. Mais davantage que ces réussites spectaculaires, ce sont des avancées techniques peu médiatisées qui profitent à toute la discipline et partant à la plupart des opérés. L'évolution des instruments chirurgicaux (pinces, aiguilles, lames, pince hémostatique, etc.) permet à l'opérateur d'accomplir des gestes de plus en plus précis et améliore considérablement la qualité des exérèses et des sutures. La miniaturisation du matériel, le microscope opératoire, la mise au point de nouvelles voies d'abord permettent d'effectuer des interventions moins délabrantes, aux suites plus simples. Le développement des médicaments anesthésiques garantit des opérations longues, sans dommage pour le malade. *A contrario* l'anesthésie dite loco-régionale ou locale évite de l'endormir, réduit les complications et ouvre la voie à la chirurgie ambulatoire, qui permet une sortie de l'hôpital le jour même de l'intervention. La salle d'opération se perfectionne et devient un lieu de contrôle absolu : niveau de lumière, imagerie per-opératoire, position de la table, type d'instruments, anesthésiques, asepsie, hauteur du siège du chirurgien, tout est prévu à l'avance dans le moindre détail et mesuré pour assurer la sécurité de l'opération[23]. L'utilisation de *check-list* vérifiant l'ensemble de la procédure témoigne de cette évolution.

Comme le laboratoire d'analyses, la chirurgie répond de plus en plus à des normes et subit une standardisation croissante qui la rapproche de l'activité industrielle. S'y ajoute l'obligation pour le chirurgien d'être certifié et d'avoir effectué un nombre minimal d'actes pour être autorisé à accomplir certaines opérations. Il en est ainsi dans la chirurgie du cancer, où la spécialisation initiale ne suffit plus. Guidé par les examens d'imagerie préalablement réalisés, doté des instruments adéquats, disposant d'un temps déterminé grâce à l'anesthésie, le chirurgien travaille, en principe, sans surprise. L'image du chirurgien d'antan, ouvrant un « ventre de bois », découvrant une péritonite généralisée dont il doit trouver l'origine avant de la traiter en un temps réduit, faute d'une anesthésie suffisamment longue, n'est plus qu'un cliché. L'intervention est assimilée à l'exécution d'un contrat dont la formalisation va jusqu'à exiger au préalable du malade la signature d'un consentement écrit, après qu'il ait pris connaissance de l'éventail des complications possibles, si rares soient-elles. L'anticipation des risques et le contrôle de l'ensemble du processus opératoire donnent au malade comme au chirurgien l'illusion de la maîtrise et rendent l'aléa plus inacceptable qu'autrefois.

La puissance de la technique semble sans cesse repousser les limites du possible. Les interventions les plus aventureuses sont tentées, telles les greffes de cellule embryonnaires dans la maladie de Parkinson au tournant des années 1990. Mélange de rigueur médicale dans la sélection clinique et l'évaluation des malades, de sophistication technique dans les prélèvements de tissus embryonnaires et de précision chirurgicale lors de l'intervention, la procédure a tout pour séduire. Les questions qu'elle suscite au plan éthique, les prélèvements se faisant à partir d'embryons humains issus d'avortement, renforcent l'intérêt pour ce traitement novateur : utile aux malades atteints par une affection handicapante et incurable, mais à quel prix ? Un long débat a lieu au sein du Comité consultatif national d'éthique (CCNE) avant qu'un essai soit autorisé en France. Présentée à l'époque comme une innovation majeure dans le traitement des maladies neurodégénératives, l'intervention, inefficace, est finalement abandonnée. Les succès techniques ne sont pas toujours suivis de bénéfices cliniques[24]. Fascinés par les enjeux, les médecins peuvent se laisser griser par les premiers résultats, rapportés dans des publications prometteuses. Stupéfaits des prouesses accomplies, les médias mettent en avant des techniques encore expérimentales ou qui ne s'adressent qu'à un très petit nombre de malades, contribuant à créer une image décalée de la médecine, plus avancée qu'elle ne l'est réellement, au risque de susciter incompréhension et désappointement des malades lorsqu'elle ne répond pas à leurs attentes.

Il est pourtant une spécialité où la médecine rencontre un succès remarquable par sa continuité : l'obstétrique. Après 1945, l'accouchement à l'hôpital se généralise. La mortalité des femmes en couches chute de 650 pour 100 000 en 1925 à 25 pour 100 000 en 1975 et moins de 10 pour 100 000 au tournant du siècle[25]. La diminution du nombre d'enfants décédés avant le premier mois de vie est aussi spectaculaire : de 150 pour 100 000 naissances en 1900, il tombe à 30 pour 100 000 en 1960, 10 pour 100 000 en 1980 et 4 pour 100 000 en 2004[26]. Si la médicalisation de la naissance est parfois dénoncée comme le signe d'un pouvoir médical s'exerçant sur la future mère, au lieu d'une transmission familiale de la prise en charge de l'enfant, elle s'est toutefois traduite par un gain majeur pour la population. Alors que certains demandent le retour de l'accouchement au domicile, il convient de rappeler cette évidence : les changements physiologiques extrêmes survenant lors de l'accouchement en font une période à haut risque pour la mère comme pour l'enfant. Morte en couches reste, hélas, une épitaphe possible dans notre pays. Le débat récurrent sur le maintien des petites maternités gagnerait en sérénité si cette réalité était comprise de tous : la sécurité de la naissance nécessite un environnement complexe (obstétricien, réanimation pour la mère et l'enfant, banque du sang), qui rend nécessaire la concentration des accouchements sur un nombre restreint de maternités où ces moyens sont disponibles ou du moins rapidement accessibles.

Les avancées de l'obstétrique ne se limitent pas à la réduction de la mortalité de la mère et de l'enfant : le développement de l'hypnose, puis de l'anesthésie péridurale ont permis de réduire les douleurs de l'accouchement. C'est la première étape vers une prise de conscience par le corps médical des effets néfastes de la douleur. Il faudra longtemps encore pour vaincre les réticences des médecins à utiliser la morphine dans les douleurs cancéreuses ou post-opératoires. La conception de la douleur comme signal d'alarme conduit en effet à ne pas la traiter, pour maintenir une surveillance qu'on juge ainsi plus efficace. Le XXème siècle reste dominé par une conception étiologique du traitement des maladies, où le traitement symptomatique est accessoire. Il faudra plusieurs décennies pour que les idées évoluent et que le soulagement du malade soit reconnu comme un élément favorable du pronostic et un facteur essentiel du soin.

Proche du développement de la chirurgie est celui des activités dites interventionnelles : dilatation des artères rétrécies, obstructions des vaisseaux qui saignent, ablation de polypes et de calculs par voie endoscopique, sclérose de varices dans l'œsophage, destruction de calculs urinaires par ultrasons, etc. La liste des gestes accomplis sans opération vulnérante, par voie endo-vasculaire ou endo-luminale c'est-à-dire dans la lumière des vaisseaux et des voies digestives ou urinaires, ne cesse de croître. Le traitement de nombreuses affections devient possible chez des malades fragiles, des complications spécifiques de l'acte chirurgical ne sont plus observées et le recours à l'anesthésie générale est moins fréquent, ce qui permet de raccourcir la durée d'hospitalisation. En cardiologie, l'évolution est spectaculaire : infarctus du myocarde, maladie valvulaires, troubles du rythme, malformations congénitales, sont traités par des cardiologues interventionnels[27]. Il en résulte une forte réduction d'activité des services de chirurgie cardiaque, au point que cette spécialité autrefois florissante risque de devenir confidentielle et limitée à quelques hôpitaux.

La chirurgie et la médecine interventionnelle illustrent une conséquence remarquable de l'évolution technique : la simplification des procédures de traitement, qui se traduit par des difficultés réduites pour le médecin et des risques moindres pour le malade. Ces bénéfices comportent toutefois un risque : banaliser l'intervention et la réaliser en dehors de ses indications établies. Une autre conséquence de cette évolution est que la distinction entre médecine et chirurgie apparaît plus floue. Certaines spécialités ont toujours assuré l'ensemble des soins d'une maladie : ainsi l'urologue prescrit-il le traitement médicamenteux de l'adénome de prostate avant d'envisager son ablation. D'autres au contraire sont nées avec la technique qu'elles mettent en œuvre et dépendent totalement de son perfectionnement, telle la radiologie vasculaire interventionnelle. Ses praticiens obstruent les artères qui saignent ou dilatent celles qui sont rétrécies, empiétant sur le domaine des chirurgiens vasculaires. Le conflit qui s'ensuit contribue, par le biais du paiement à l'acte, à l'inflation des examens complémentaires et des traitements. Cette concurrence exacerbée des opérateurs peut faire perdre de vue l'intérêt du malade. Elle a une conséquence : le champ d'action des différentes spécialités est délimité au cours d'âpres négociations, dans les hôpitaux comme au niveau national, où des textes réglementaires pointilleux définissent le rôle de chacun. Tout un corpus d'autorisations d'activités se met en place, signe de la mainmise croissante des pouvoirs publics sur l'organisation des soins que les médecins n'ont pas assumée.

L'évolution de l'hygiénisme et des vaccinations

Avancées dans le diagnostic, développement des techniques chirurgicales et de réanimation, individualisation des spécialités médicales ont contribué aux succès de la médecine au XXème siècle. Mais le domaine où l'évolution est la plus spectaculaire est celui des maladies infectieuses. Au début du siècle, un quart à un tiers des décès leur sont attribués, davantage encore lors des épidémies ; en l'an 2000, elle est tombée à 3%. Cette évolution spectaculaire masque pourtant des disparités selon les périodes et les populations. L'apparition des antibiotiques s'accompagne d'une décroissance de la mortalité due aux infections dans les années 1950-1980, plus forte que lors des décennies précédentes. Elle augmente dans les années 1980-1995 à cause du sida, avant de diminuer à nouveau dans les pays occidentaux, où sont prescrites les trithérapies stabilisant la maladie. En revanche, la mortalité des sujets âgés reste à un niveau élevé et stable depuis les années 1950, ce qui montre que la victoire sur les infections n'est pas complète[28].

Dans quelle mesure les avancées de la médecine expliquent-elles ces résultats ? La question a reçu des réponses contradictoires, parfois polémiques, allant jusqu'à nier toute participation de l'activité médicale à cette évolution bénéfique[29]. La vérité est plus nuancée. Il est certain que le contrôle sanitaire de l'eau et des aliments (instauré en France en 1905) et le respect de la chaîne du froid dans le stockage de la nourriture limitent la transmission des germes par voie orale. Dès la Seconde Guerre mondiale, les insecticides réduisent les infections transmises par les moustiques, notamment le paludisme dans les régions tropicales[30]. Tout au long du siècle, l'amélioration du niveau de vie des populations dans les pays occidentaux favorise le renforcement des défenses immunitaires, comme en témoigne *a contrario* la surmortalité par infection observée chez les personnes dénutries, notamment dans les périodes de famine.

Mais la place de la médecine n'est pas négligeable. Les campagnes de vaccination contre la variole se mettent en place en France dès 1906. L'éradication de la maladie au niveau mondial, obtenue dans les années 1960, a permis d'interrompre la vaccination des populations. La découverte des virus débouche à partir des années 1950 sur la mise au point de plusieurs autres vaccins, notamment contre la grippe, la rougeole, la rubéole, les oreillons. C'est la vaccination obligatoire contre les virus de la poliomyélite qui a permis sa disparition du territoire national, le dernier cas autochtone remontant à 1989[31]. Il suffit de rappeler les conséquences de l'épidémie survenue dans les années 1950, qui a laissé de nombreuses personnes paralysées, pour apprécier ce résultat. Mais la maladie n'a pas encore disparu, au point que son éradication, régulièrement annoncée par l'OMS depuis 20 ans, est encore repoussée[32]. Une affection très proche est même apparue depuis 2014, frappant plusieurs centaines d'enfants aux Etats-Unis et en Europe, y compris en France[33]. Il est trop tôt pour savoir si cette maladie, sans doute due à un entérovirus proche de celui de la poliomyélite, connaîtra une diffusion importante ; mais elle suscite une réelle inquiétude, car il n'existe à ce jour aucun traitement curatif. L'histoire de la poliomyélite et de ses variantes montre qu'il faut se garder de tout triomphalisme, y compris dans un domaine où des succès éclatants ont pourtant été obtenus. Malgré ces réserves, les maladies infantiles se sont raréfiées et leurs complications les plus graves, parfois fatales, également : la vaccination est, sans contestation possible, le traitement le plus efficace qui ait jamais été mis au point.

Les bénéfices de la médecine infectieuse ne se limitent pas à la prévention des infections virales de l'enfance. La tuberculose, fléau du XIXème siècle, est emblématique de la réussite de la médecine moderne. Les premiers succès sont obtenus après la Première Guerre mondiale, avec la vaccination par le BCG, mise en place à partir de 1921[34]. Des dispensaires sont créés, des infirmières formées pour combattre la maladie, dans une démarche mélangeant promotion de l'hygiène et lutte contre la pauvreté. Ces efforts s'inscrivent dans le contexte particulier de l'entre-deux-guerres, période où la faiblesse de la natalité fait craindre une dépopulation de la France. Le corps médical est alors investi d'une responsabilité particulière : garder les enfants en bonne santé pour assurer au pays le renouvellement des générations. Ainsi l'hygiénisme revient en force au nom de l'intérêt national, grâce à une étroite collaboration entre les pouvoirs publics et les médecins. Les sanatoriums se multiplient entre 1920 et 1950, limitant la promiscuité à l'origine de la contagion, notamment dans les milieux défavorisés. Ils ferment progressivement, après la découverte des antituberculeux en 1950, en même temps que disparaissent les services de phtisiologie. Dans quelle mesure les interventions médicales expliquent la raréfaction de la tuberculose reste un sujet controversé[35]. Il est en effet établi qu'au début du XXème siècle, la maladie était déjà moins fréquente que cent ans auparavant. Il est admis que l'évolution des conditions de vie a joué un rôle important dans cette évolution, en particulier l'amélioration de l'habitat et la diminution de la promiscuité, qui facilite la transmission interhumaine. L'isolement des malades dans les sanatoriums a limité la propagation de l'infection. Une alimentation plus riche a sans doute protégé de nombreuses personnes de la contagion. Finalement, le BCG a pu jouer un rôle, même s'il n'est pas possible de mesurer précisément son impact. Au-delà de polémiques quelques peu dépassées, le résultat demeure. La maladie symbole de la mortalité prématurée au XIXème siècle peut être aujourd'hui rapidement diagnostiquée et correctement traitée. La tuberculose a perdu son aura d'affection des esprits élevés et romantiques ; la pâleur éthérée du phtisique cesse de symboliser la délicatesse, la tristesse, l'impuissance d'un être face à son destin. Il n'est plus besoin d'isoler le malade à la montagne, à l'écart de la société. La signification symbolique de la consomption, qui

« vous épure », réalisant une « dilapidation de l'énergie vitale » disparaît progressivement[36]. Le succès de la médecine se mesure là : la tuberculose n'est plus un fléau, chargé de significations symboliques et dégradantes, elle est devenue une maladie banale.

En revanche, bien que la bactérie responsable ait été identifiée en 1905, le traitement de la syphilis est longtemps resté peu efficace[37]. Comme pour la tuberculose, la lutte contre la maladie reste marquée par l'hygiénisme du XIXème siècle et ses dérives : la « ligue contre le péril vénérien » créée en 1923 ne cache pas ses visées moralisatrices[38]. Bien que ses formes mortelles, neurologiques ou cardiaques soient rares, la syphilis garde en effet son statut de maladie honteuse, suscitant la gêne ou la peur chez le malade et la réprobation dans la population. Les fanfaronnades de Maupassant apprenant qu'il en est lui-même atteint ont valeur d'exception : « J'ai la vérole ! Enfin ! La vraie ! Pas la chaude-pisse, pas les bourgeoises crêtes de coq ou le légumineux chou-fleur, non, non, la grande vérole, celle dont est mort François 1er… et j'en suis fier morbleu »[39]. Le plus souvent le médecin doit se borner à reconnaître le chancre révélateur ou à constater, plus tard, l'apparition de « l'éruption étoilée » caractéristique. Impuissant à la prévenir, démuni devant ses manifestations, il en est souvent réduit à tenter de rassurer le malade, en espérant quand il s'agit d'une femme, qu'elle n'ait pas contaminé ses enfants avant la naissance ou lors de l'allaitement, comme Boulgakov l'a relaté de manière poignante dans ses récits d'un jeune médecin[40]. La stigmatisation des malades perdure jusqu'à l'apparition d'un traitement réellement efficace. Il faut en effet attendre l'utilisation de la pénicilline à partir de la deuxième guerre mondiale pour que la maladie recule et que son image change. Jusque-là, elle est restée « la grande simulatrice », que craignent les médecins et qui se cache derrière toute manifestation clinique inhabituelle, même la plus improbable.

Les antibiotiques et la pharmacologie

Les antibiotiques sont en effet une des principales avancées thérapeutiques du siècle : la plupart des infections bactériennes peut désormais être traitée. Les conséquences sont spectaculaires : la mortalité des méningites, des pneumonies, des septicémies s'effondre ; les complications cardiaques du rhumatisme articulaire, lui-même séquelle d'une angine bactérienne, disparaissent peu à peu. Ces « maladies communicables » ont cessé d'être la première cause de mortalité. En France, les services hospitaliers de maladies infectieuses disparaissent. Les services de chirurgie cardiaque, encore florissants au début des années 1970, dont l'activité était dominée par le remplacement des valvules cardiaques détruites par le rhumatisme articulaire, se vident : il n'y a pas de meilleure illustration des changements profonds survenus en cinquante ans. Le dernier grand succès des antibiotiques est aussi le plus inattendu : la guérison de l'ulcère de l'estomac et du duodénum est obtenue par un traitement antibiotique, puisqu'il est dû à l'infection de la paroi gastrique par une bactérie[41].

Les succès de l'antibiothérapie sont tels qu'au cours des années 1960 la disparition des maladies infectieuses a pu être évoquée. Mais revers de la médaille, l'utilisation sans discrimination des antibiotiques facilite l'émergence de bactéries résistantes, rendant les infections plus difficiles à traiter. Des infections nouvelles apparaissent, comme la maladie des légionnaires dans les années 1970. D'autres connaissent des résurgences importantes, comme la maladie de Lyme, dont les manifestations cliniques étaient connues des dermatologues et des neurologues depuis le début du siècle. Le fait n'est pas nouveau. Bien avant l'ère des antibiotiques, l'histoire était marquée par l'irruption de grands fléaux qui frappaient des populations entières durant de longues périodes. Ainsi la lèpre, peu présente durant l'Antiquité, devint-elle une maladie dominante au Moyen Age, avant de quasiment disparaître de l'Europe. La tuberculose connut alors une expansion continue jusqu'au XIXème siècle, où l'on estime qu'elle rendait compte d'un tiers des décès survenant entre quinze et quarante-cinq ans dans les pays industrialisés[42]. Les causes de ces évolutions restent mystérieuses. Plus que d'apparition et de disparition des maladies, il vaut mieux parler d'émergence et de déclin, sans exclure des résurgences futures[43]. Ces incertitudes justifient la surveillance réalisée par les *Center for Diseases Control* américains ou Santé Publique France dans notre pays. La médecine, singulièrement quand il s'agit de maladies infectieuses, est réactive : c'est la limite de la planification. Nous ne pouvons pas tout prévoir.

Inauguré par les succès des antibiotiques, le développement des médicaments se poursuit sans interruption après la Seconde Guerre mondiale. Successivement apparaissent les neuroleptiques pour traiter la schizophrénie, les corticoïdes qui soulagent les rhumatismes inflammatoires, les diurétiques utilisés dans l'insuffisance cardiaque et l'hypertension artérielle, l'héparine pour prévenir et traiter phlébites et embolies pulmonaires, plus récemment les statines pour baisser le cholestérol, pour ne citer que quelques molécules emblématiques. Progressivement, sont mises au point les diverses chimiothérapies pour traiter les cancers. Une fois connues les grandes classes médicamenteuses, les pharmacologues cherchent à mieux faire : tâche difficile ! Malgré des efforts importants, il faut se rendre à l'évidence : tous les antihypertenseurs se valent, seuls les effets secondaires changent. Il en est de même pour les anti-épileptiques et bien d'autres classes médicamenteuses. Ajouter un traitement à une pharmacopée déjà bien fournie change rarement le devenir des malades. Mais pour les industriels, si la maladie est fréquente, conquérir une part même modérée du marché de la prescription reste bénéfique ; ainsi s'explique la profusion d'antihypertenseurs, d'hypolipémiants, d'antidiabétiques oraux ou d'anti-épileptiques.

Le XXème siècle est en effet celui où l'industrie pharmaceutique atteint sa pleine puissance, au point de devenir l'initiatrice des essais thérapeutiques, d'influencer les recommandations des sociétés savantes, voire de tenter de définir les maladies. On a peine à mesurer les conséquences de son irruption dans la relation médecin-malade, tant sa présence apparaît naturelle : aujourd'hui, terminer une consultation sans initier ou renouveler un médicament est rare. D'ailleurs, une personne que l'on traite sans médicament est-elle vraiment soignée ? Prescrire de la kinésithérapie, de l'orthophonie, recommander l'activité physique à une personne atteinte d'atrophie du cervelet, affection dégénérative perturbant grandement l'équilibre, la coordination des gestes et la parole ne suffit pas. Il manque le « vrai » traitement : le médicament. Son absence pèse sur la consultation ; médecin et malade ont l'impression d'un manque. Tous deux dévalorisent inconsciemment la valeur des soins accomplis qui, pourtant, ont pu réduire la progression de l'affection. L'industrie pharmaceutique a gagné : mieux vaut un médicament, même peu efficace, même responsable d'effets secondaires, que pas de médicament du tout. Pourtant le XXème siècle a connu des désastres sanitaires, dus à la prescription de molécules insuffisamment évaluées, peu efficaces, voire inutiles.

Cette évolution est révélatrice de notre relation à la maladie. Alors que la rééducation tente de compenser un déficit, de rétablir un équilibre compromis, le médicament est perçu comme curatif, tels l'antibiotique ou la chimiothérapie, prescrits pour détruire la prolifération de bactéries ou de cellules cancéreuses, dans l'espoir de revenir à l'état antérieur à la maladie. Croyance infondée ! Souvent l'action du médicament n'est que partielle, telle l'insuline, qui évite le coma aux jeunes diabétiques mais ne peut les guérir. La maladie demeure, qui fait peser sur eux son fardeau de contraintes et d'interdits. Conscients des difficultés à suivre le traitement, les spécialistes du diabète ont mis au point des programmes de soins pour aider le malade à accepter ce nouvel état, à retrouver une certaine autonomie par la gestion quotidienne du traitement et l'adaptation de son mode de vie. Cette démarche pionnière en annonce d'autres. En effet, assimiler comme autrefois la maladie à un ulcère qui dévore le corps[44], qu'il s'agit de détruire, n'est plus possible. La métaphore guerrière passée dans le langage courant obscurcit l'action du médicament. Derrière les publicités flamboyantes de l'industrie, la facilité de prescription, les croyances du malade, se cache la réalité d'un processus pathologique intégré à la physiologie, d'une maladie partie prenante de la vie, à laquelle il faut s'accommoder. Le médicament n'est qu'un des éléments visant à établir un nouvel équilibre. Face au réductionnisme biologique triomphant, réapparaît une conception holiste de la maladie, qui n'est pas sans rappeler l'antique théorie des humeurs de la médecine galénique, éternel débat qui traverse vingt-cinq siècles d'histoire.

La génétique, entre espoir et illusions

Si toutes les spécialités connaissent des avancées diagnostiques et thérapeutiques, le XXème siècle voit la naissance de la génétique, inexistante au siècle précédent, où la plus grande confusion règne encore dans les conceptions sur l'hérédité. Une infection comme la syphilis est en effet perçue comme héréditaire : « hérédosyphilis » est le terme qualifiant les formes congénitales, transmises par la mère infectée à son enfant. De même, parce que la maladie frappe souvent plusieurs membres d'une même famille et que les personnes porteuses du bacille de Koch ne sont pas toujours malades, on pense que l'hérédité intervient dans le déterminisme de la tuberculose[46]. L'alcoolisme aussi est perçu comme une affection héréditaire, propre aux classes sociales défavorisées, alors que les riches sont atteints de maladies reflétant l'abondance dans lesquelles ils vivent, comme la goutte[47]. Aussi outrancière soit-elle, cette opinion retrouve l'ancienne notion hippocratique de constitution ou de terrain. En lui donnant une base héréditaire, elle permet une distinction des personnes sur la seule base de la classe sociale ou de la race, autorisant l'exclusion de tous ceux qu'elle stigmatise. La vulnérabilité accrue de certains face à la maladie est expliquée par l'hypothèse de la dégénérescence, émise par le médecin suisse Bénédict-Augustin Morel au milieu du XIXème siècle : du fait d'une mauvaise nourriture, d'un climat néfaste, sous l'action de facteurs sociaux et moraux défavorables, des lésions nerveuses apparaissent, favorisant « perversités morales et aberrations intellectuelles incroyables »[48]. Transmise aux descendants, s'aggravant au fil des générations, la dégénérescence conduirait à l'extinction de la race. Ces idées circulent à l'époque où la théorie de la sélection naturelle de Darwin séduit de nombreux médecins. L'union entre personnes saines, garantie de la survie de la race, est donc privilégiée. Au contraire les « dégénérés » doivent être écartés de la procréation : l'eugénisme, « science de l'amélioration des lignées », est né[49]. Ce sont de tels principes qui ont conduit des médecins à adopter des pratiques dévoyées en Allemagne nazie et en Italie fasciste[50]. La stérilisation forcée de milliers de personnes pratiquée aux Etats-Unis et en Europe du Nord prouve, hélas, que les démocraties ne sont pas exemptes de ces dérives. Leur persistance jusqu'aux années 1960, alors que la génétique a déjà accompli des avancées spectaculaires, montre que la science ne peut nous en protéger.

C'est la redécouverte à la fin du XIXème siècle des lois de Mendel - édictées en 1865 mais complètement oubliées - puis la mise en évidence des mécanismes de la division cellulaire et de de la procréation qui ouvrent la voie à l'analyse scientifique de l'hérédité. La raréfaction progressive des maladies infectieuses a en effet révélé l'existence d'affections jusque-là méconnues. Le XXème siècle est bien celui de la génétique, même si les maladies héréditaires à proprement parler sont rares : l'intérêt porté à cette nouvelle spécialité médicale est en effet hors de proportion avec les conséquences pratiques qui en résultent. La connaissance du génome, ensemble des gènes de l'organisme et fondement de l'hérédité, source de la transmission de l'information dans les organismes vivants, caractérise *la troisième révolution médicale*[51]. Après la Seconde Guerre mondiale sont découverts successivement l'ADN, support du patrimoine génétique ; le code génétique qui établit la correspondance entre l'enchaînement des molécules constitutives de l'ADN et les acides aminés qui forment les protéines ; enfin les mécanismes sophistiqués permettant de passer de l'un (la mémoire cellulaire) à l'autre (les constituants de la cellule elle-même). La biologie moléculaire est ainsi unifiée. Le pendant médical en est le diagnostic de nombreuses maladies génétiques par l'identification du gène ou de la protéine déficiente, grâce à des méthodes de plus en plus précises et rapides. La mise au point de tests biochimiques spécifiques rend même possible le dépistage et le traitement de certaines affections dès la naissance, avant les premières manifestations cliniques, comme la phénylcétonurie, dépistée depuis les années 1960 chez tous les nouveau-nés, dont le traitement repose sur un régime alimentaire strict qui évite l'installation d'un retard psychomoteur sévère.

Si la génétique est une discipline prometteuse, ses recherches aboutissent souvent à des résultats de portée modérée. Les profanes assimilent pourtant le généticien à un médecin omniscient, capable de lire l'avenir, alors qu'il n'en est rien. La prudence des consultants en génétique médicale témoigne *a contrario* des incertitudes qui pèsent sur le diagnostic, étape la plus simple de la génétique, sans parler du pronostic ou des possibilités de la thérapie génique. Car si des traitements existent pour certaines maladies génétiques, il s'agit de thérapeutiques symptomatiques, comme dans la drépanocytose ; de la correction d'un déficit métabolique, comme dans les carences héréditaires en vitamines ; parfois d'un régime alimentaire, comme dans certains troubles du métabolisme des acides aminés ; plus rarement de l'administration régulière de l'enzyme déficitaire ou enzymothérapie substitutive. La modification directe des gènes ou thérapie génique, évoquée depuis les années 1980, est exceptionnellement réalisable et demeure pour beaucoup de maladies une hypothèse d'école. Dans les rares cas où elle est effectuée, ses bénéfices et ses risques à long terme sont encore mal connus.

On pourrait croire que l'évolution de la génétique et la prise de conscience par les savants de la complexité du vivant les conduisent à des appréciations nuancées et réfléchies, et que leur prudence imprègne la société, désormais placée sous l'heureuse influence de la science. Il suffit de rappeler les compromissions de certains prix Nobel de médecine avec l'eugénisme pour comprendre qu'il n'en est rien. Le découvreur des anomalies biochimiques de la drépanocytose, anémie chronique à l'origine de crises douloureuses, d'infections et d'obstruction vasculaires pouvant entraîner la mort d'enfants ou d'adolescents, ne plaidait-il pas pour que l'on marque au front les porteurs sains de l'anomalie, afin qu'ils ne puissent se marier entre eux et donner naissance à des enfants malades[52] ? Certains experts ne souhaitent-ils pas que l'on mette à la disposition de chacun des tests permettant de connaître les prédispositions aux maladies, ce qui permettrait de les traiter par anticipation ? L'eugénisme semble le cauchemar d'une époque révolue mais ses thèmes n'ont jamais été aussi prégnants. « Péché originel » de la génétique[53], sans rapport direct avec la science, il ne peut être vaincu par elle. Puisant sa force dans la peur de l'autre, différent, anomal, voire monstrueux, il réapparaît sans cesse et ne peut être combattu qu'au nom de la solidarité humaine. Non que la science soit neutre : précisément parce qu'elle risque d'être contaminée par les doctrines racistes, la génétique médicale doit sans cesse définir ses objectifs et ses méthodes, accepter de travailler sous l'œil d'une société que l'on espère aussi bienveillante pour la recherche médicale que vigilante sur le maintien des garde-fous nécessaires pour empêcher ses débordements. Les manipulations génétiques sur l'embryon humain demeurent de ce point de vue une infranchissable limite.

Informatique médicale, épidémiologie et médecine fondée sur les preuves : la médecine de population

Aucune des évolutions techniques de la médecine moderne n'aurait été possible sans le développement de l'informatique, qui permet un traitement des données d'imagerie et de biologie, ainsi qu'un monitorage de plus en plus performant. Son perfectionnement a rendu les diagnostics plus sûrs et la surveillance plus précise. Les soins se sont considérablement simplifiés. L'informatisation des laboratoires a permis d'accélérer le travail des services cliniques. Pendant des décennies, à la contre-visite du soir, l'interne était tenu d'attendre stoïquement les résultats des examens du jour, parfois révélateurs de problèmes inattendus. Désormais, les analyses sont assurées par des automates très performants et les résultats mis à disposition sur l'intranet de l'hôpital dans la matinée, pendant la visite. La réflexion diagnostique prend place quand tous les praticiens sont disponibles pour donner des avis. L'adaptation des traitements est immédiate. Le gain de temps et d'efficacité est considérable, pour le médecin comme pour le personnel du laboratoire, moins dérangé par des cliniciens pressés de récupérer les bilans. Une autre illustration des bénéfices de l'informatisation est constituée par les systèmes de transmission d'images, qui assurent la communication entre établissements. Les transferts de malades se décident désormais non seulement à partir des données cliniques mais avec les images, analysées à distance par des spécialistes. Beaucoup de conseils sont donnés après un échange téléphonique autour du dossier complet du malade ; nombre de transports inutiles sont évités. Il est également possible d'archiver des examens radiologiques effectués à différentes périodes, voire sur différentes machines. La comparaison des images en est améliorée et permet un meilleur suivi des maladies chroniques.

Si l'informatique a accéléré la communication des examens, contribuant ainsi à l'amélioration des soins, son impact dépasse la pratique clinique. A partir des années 1990, la diffusion des connaissances médicales est transformée par l'arrivée d'Internet : plus besoin d'aller dans une bibliothèque médicale pour trouver un article ; il suffit d'effectuer une recherche par mots clés sur les moteurs de recherche médicaux, puis de se rendre sur le site en ligne de la revue pour télécharger le contenu recherché. Le gain de temps est inimaginable. Pour le médecin curieux, Internet est le chemin vers l'Eldorado. Autrefois détenue par les professeurs, la connaissance médicale devient largement disponible : internes, assistants, médecins libéraux, tous peuvent rechercher les signes d'une maladie rare et avoir accès aux dernières nouveautés thérapeutiques. C'est une véritable démocratisation de la connaissance, qui n'est plus l'apanage de quelques-uns. Savoir et pouvoir médical sont maintenant distincts. Le savoir prime désormais sur l'expérience. L'enseignement et l'exercice de la médecine en sont bouleversés.

Parce qu'elle permet l'accumulation de données chiffrées, l'informatique a permis le développement de l'épidémiologie. Celle-ci existait depuis que Pierre-Hubert Nysten avait forgé le mot en 1814, pour désigner cette science qui étudie les « maladies qui attaquent en même temps un grand nombre de personnes à la fois »[54]. Elargissant son champ d'intervention au-delà des maladies infectieuses, elle a désormais pour objectif de décrire la fréquence des maladies, en colligeant rigoureusement l'ensemble des cas survenant dans une population définie au cours d'une période de temps fixée[55]. Elle gagne en crédibilité quand sont mis au point des logiciels effectuant des statistiques de plus en plus sophistiquées et des bases de données de capacité gigantesque. Une des premières grandes études épidémiologiques est réalisée aux Etats-Unis dans la ville de Framingham et se poursuit durant des dizaines d'années. Elle décrit la fréquence de survenue de l'infarctus du myocarde et le nombre de décès qu'il occasionne ; elle identifie ses facteurs de risque, comme le tabagisme, l'élévation du cholestérol ou de la pression artérielle, plus fréquents chez les malades et dont l'impact ne peut être apprécié par des observations individuelles. Depuis, d'innombrables études sont effectuées dans toutes les spécialités, même si c'est dans les maladies vasculaires (infarctus du myocarde et AVC) qu'elles sont les plus nombreuses. Elles permettent de connaître l'évolution dans le temps des maladies, d'apprécier leur impact sur les soins et leur coût pour la société[56]. Elles contribuent à la mise en œuvre des mesures de prévention et à l'évaluation de leur efficacité. On comprend pourquoi les pouvoirs publics sont attentifs à leurs résultats. C'est donc en toute logique que l'informatique naissante est devenue dès les années 1960 le support des premières statistiques médicales, ce qui a permis la planification des actions de santé publique pilotées par l'Etat. La France, où elles sont apparues tardivement, s'est longtemps appuyée sur des études effectuées dans d'autres pays, même si leur transposition s'avère hasardeuse, tant les conditions de vie et les soins délivrés diffèrent d'un pays à l'autre.

Le plus grand triomphe de l'épidémiologie est d'avoir identifié le tabagisme comme la cause principale du cancer du poumon. Parler ici de cause traduit un glissement de sens : la causalité est désormais apportée par les résultats d'études statistiques et non plus par le recueil de l'histoire et de l'observation clinique, ou par l'élucidation des mécanismes biologiques de la maladie. Cette mise à l'écart des fondements même du savoir médical est véritablement *subversive.* Elle trouve sa justification dans les travaux du médecin anglais Austin Bradford Hill, qui a proposé en 1965 un ensemble de neuf critères permettant d'incriminer un facteur de risque dans la survenue d'une maladie[57]. Son approche résolument pragmatique est tournée vers la prévention : préoccupé par la médecine du travail, il vise l'identification de facteurs dont la correction permet de réduire la fréquence des maladies professionnelles. L'application de ses critères permet ainsi d'affirmer que l'élévation du taux sanguin de cholestérol peut être considérée comme une cause de l'infarctus du myocarde, tout comme l'hypertension artérielle. Ainsi les études épidémiologiques montrent qu'une maladie peut être la conséquence de plusieurs facteurs aux relations mystérieuses, plutôt que d'une cause unique dûment établie par des études expérimentales ou reconnue par l'observation clinique rigoureuse. La communication avec le malade devient plus difficile puisqu'à la question fondamentale : « pourquoi moi ? » le médecin répond en énonçant les résultats d'études dont l'exactitude au niveau de la population n'implique pas une même certitude pour l'individu. Le danger existe que l'installation progressive et enchaînée de multiples facteurs de risque vasculaires, inscrite dans l'histoire du sujet, éclairée par les évènements qu'il a traversés, soit remplacée par l'énumération de paramètres anormaux, conduisant à la seule prescription d'une liste de médicaments. Cet appauvrissement du diagnostic étiologique rend plus difficile l'adhésion du malade aux mesures thérapeutiques.

A partir des années 1950, le développement des évaluations statistiques a permis la mise au point des essais thérapeutiques randomisés. Le verbe randomiser, venu de l'anglais, signifie « tirer au hasard » et s'applique lorsque pour déterminer l'effet d'un traitement, on compare l'évolution de deux groupes de malades constitués par tirage au sort, l'un recevant le traitement étudié, l'autre se voyant administré un placebo ou le traitement usuel. Le procédé peut surprendre, voire choquer, mais il est indispensable pour que les deux groupes soient absolument comparables et que la démonstration du bénéfice d'un traitement soit assurée. Cette contradiction est parfaitement résumée dans la formule de l'hématologue Jean Bernard, qui considérait les essais thérapeutiques comme une activité « nécessairement immorale et moralement nécessaire ». L'essai randomisé est devenu la pierre d'angle de *la médecine fondée sur les preuves*, née sous l'impulsion du médecin écossais Archibald Cochrane. Trois principes guident les initiateurs de la méthode : la recherche de l'efficacité thérapeutique, de l'efficience économique et la promotion de l'égalité des soins[58]. Il est facile de comprendre le succès d'un programme disposant d'un tel soubassement idéologique, à une époque où l'autorité paternaliste du médecin sur le malade est fortement remise en cause et où la rationalisation des soins est rendue nécessaire par les contraintes économiques.

Les principes de l'évaluation des essais thérapeutiques et des études épidémiologiques sont diffusés auprès des cliniciens dans une série d'articles publiés dans le *Journal of American Medical Association* au début des années 1990[59]. Le but poursuivi par les auteurs est de permettre à chacun d'avoir un avis objectif, c'est-à-dire fondé sur des preuves et non sur l'opinion d'experts, les publicités pharmaceutiques ou la seule expérience clinique, forcément limitée. Ils y parviennent en déployant une pédagogie remarquable. Plus tard, des consignes pour la conception des essais sont édictées, dans le but d'améliorer leur qualité, de faciliter leur analyse et de permettre leur comparaison. La multitude d'études réalisées sur un même sujet pouvant aboutir à des résultats contradictoires, des techniques statistiques appelées méta-analyses sont développées, afin de résumer les connaissances sur une question donnée, par l'analyse conjointe de l'ensemble des essais thérapeutiques qui lui sont consacrés. Les résultats sont présentés sous la forme de données numériques assorties de tests statistiques, ce qui illustre bien que mesurer l'effet d'un traitement est désormais indispensable pour s'assurer de sa réalité et de sa pertinence. En hommage à Cochrane, une équipe d'épidémiologistes se réunit pour réaliser régulièrement des méta-analyses dans tous les domaines de la médecine : l'entreprise a pour objectif avoué de collecter l'ensemble des thérapeutiques validées, les seules que le clinicien devrait utiliser. La « Collaboration Cochrane » tend ainsi à représenter une forme d'autorité, même si de nombreux autres chercheurs réalisent des méta-analyses indépendantes.

Mais les méta-analyses elles-mêmes étant soumises à des biais, leurs résultats, parfois divergents, doivent également être évalués. Le but ultime de la lecture scientifique des essais thérapeutiques et des méta-analyses est en effet l'établissement de recommandations pour la pratique clinique aussi fiables que possibles. Les essais se voient attribuer un niveau de preuve, ce qui permet d'affecter un grade aux recommandations, d'autant plus élevé qu'elles s'appuient sur un grand nombre d'études de qualité. On voit la limite de l'exercice : des problèmes cliniques importants peuvent avoir été mal étudiés et des questions mineures résolues par plusieurs essais bien conduits. Le grade de la recommandation est donc sans rapport avec l'importance du sujet traité. Une autre hiérarchie du savoir et des actions à entreprendre se met en place. Cette volonté d'objectivité connaît aussi des limites, puisque des recommandations traitant d'un même sujet sont parfois divergentes. Il a donc fallu développer des méthodes d'harmonisation des recommandations : la rigueur méthodologique est une démarche sans fin.

La médecine fondée sur les preuves permet des avancées thérapeutiques majeures, notamment dans le domaine de la prévention, où par définition les médecins ne voient que les échecs des traitements et leurs effets secondaires, jamais leurs succès. Nul ne reviendrait en arrière, pour appliquer des traitements parfois dangereux sans démonstration rigoureuse de leur efficacité. Pourtant, dès sa naissance, la méthode est critiquée par des médecins qui soulignent ses limites, notamment dans le traitement des maladies où le jugement clinique garde une place importante[60]. Ainsi, ne pas prendre en compte dans un essai les nombreux paramètres qui influent sur le cours d'une affection empêche-t-il de distinguer des malades de pronostic différent, qui répondraient peut-être de manière distincte au traitement testé. D'un autre côté, si les malades doivent remplir des critères de sélection très stricts pour y participer, les résultats d'un essai ne pourront être généralisés à tous ceux qui souffrent de la maladie étudiée. Apparaissent ici les limites d'une méthode qui se veut objective mais se heurte aux variétés infinies des situations cliniques. Les partisans de la médecine fondée sur les preuves mettent en avant les méta-analyses, qui réunissent des essais menés dans des populations différentes, parfois sur des dizaines de milliers de malades, permettant ainsi de généraliser les résultats et de mesurer plus précisément le bénéfice d'un traitement. Les opposants soulignent au contraire qu'en voulant à toute force réunir toutes les données disponibles dans la littérature, on prend en compte des essais de faible qualité, où les données cliniques, d'imagerie ou d'anatomie pathologique sont parfois insuffisamment décrites, ce qui affaiblit d'autant les conclusions[61]. Pour ces détracteurs, tout se passe comme si la loi des grands nombres tenait lieu de vérité plutôt que la qualité des études menées. Par ailleurs, la nécessité de disposer de grands effectifs pour conclure de façon fiable à l'efficacité d'un traitement explique la difficulté à mener des essais thérapeutiques dans les maladies rares, alors même que la diversité évolutive de ces affections est reconnue.

La médecine fondée sur les preuves n'échappe donc pas au formalisme et même à un certain dogmatisme. Caractéristique de notre époque, celui-ci ne repose plus sur la parole du médecin mais sur les chiffres issus de recommandations rédigées par un panel d'experts. L'avis du maître était donné face au malade, après une analyse détaillée du cas : appuyée sur l'expérience forcément limitée du praticien, la décision prise pouvait être entachée de biais, mais elle avait le mérite de reposer sur l'évaluation la plus complète possible de la situation clinique. Désormais, le risque est que celle-ci soit négligée et que la prescription devienne anonyme, le malade étant assimilé au sujet abstrait de la méta-analyse, résultat de la moyenne statistique des quelques variables physiologiques prises en compte dans les essais thérapeutiques. Il est significatif que l'avis des experts reçoive le plus faible niveau de preuve dans l'établissement des recommandations pour la pratique clinique : un essai randomisé, même mal conçu, passe toujours avant l'avis de médecins expérimentés. Parce qu'elle fait courir le risque d'une uniformisation du soin et d'une perte d'autonomie du médecin, la médecine fondée sur les preuves menace directement la relation personnelle établie avec le malade[62].

Du médecin libéral à l'hospitalisme, les transformations de l'exercice médical

A l'influence de la médecine fondée sur les preuves s'ajoute le poids d'un fonctionnement de plus en plus complexe et spécialisé, tant en ville qu'à l'hôpital. Dans la seconde moitié du siècle, la médecine de ville s'est en effet transformée : en 1995, la France compte 60 500 généralistes pour 53 000 spécialistes[63]. Le recours au spécialiste augmente, parfois du seul fait du malade lui-même, au moins dans les familles fortunées[64]. Cette forte proportion de spécialistes se retrouve dans tous les pays où la médecine libérale et donc le paiement à l'acte est développée : Etats-Unis, Canada, Allemagne. A l'inverse, dans les pays où un système national contraignant est présent, les spécialistes sont peu représentés : Europe du Nord, Irlande et surtout Angleterre. L'explication est simple : le paiement à l'acte favorise les spécialités à expertise technique. Ainsi en France, les revenus d'un radiologue sont-ils quatre fois plus élevés que ceux d'un généraliste et ceux d'un cardiologue deux fois plus élevé : la technique rapporte plus que le temps passé avec le malade[65]. Cette évolution ne reflète donc pas uniquement les avancées de la science. Evidemment la situation ne fait pas que des heureux : les disparités de revenu entre médecins libéraux ont conduit les syndicats de médecins généralistes à revendiquer la création d'un statut de médecin référent, qui leur a finalement été octroyé en 1997. Moyennant le respect de certaines règles : absence de dépassement d'honoraires, respect de recommandations dites opposables, prescription de médicaments génériques, le généraliste reçoit un forfait supplémentaire pour chaque malade inscrit[66]. Ce statut est un premier pas vers le contrôle par le généraliste de l'accès au spécialiste. Mais l'essentiel est ailleurs : la réduction du choix des médicaments et le respect des recommandations réduisent la sacro-sainte liberté de prescription. En pactisant avec la Sécurité

Sociale pour devenir le passage obligé vers le spécialiste, les syndicats de médecins généralistes ont vendu leur âme au diable. En s'opposant aux spécialistes, ils ont rompu l'unité de la médecine libérale. Aussi importantes qu'elles soient en matière d'organisation, ces dispositions ont un impact modeste sur le déroulement de la consultation. L'informatisation du dossier médical, conçue pour faciliter les transmissions entre professionnels, demeure un horizon inatteignable. Avec la multiplication des intervenants, les liens entre généralistes et spécialistes, entre ville et hôpital se distendent. L'incompréhension s'accroît. La coordination des soins, tant mise en avant, n'est pas réalisée.

Le poids croissant des hôpitaux dans l'organisation sanitaire rend pourtant la communication primordiale. Ils subissent en effet des transformations majeures tout au long du siècle, pour devenir progressivement le point de référence de la médecine française. Cette situation distingue notre pays de l'Angleterre, où la médecine générale, investie de missions de santé publique et de prévention, est le maillon essentiel des soins et le passage obligé pour consulter à l'hôpital. Les modifications architecturales témoignent des changements du monde hospitalier. La révolution pastorienne entraîne la construction d'hôpitaux pavillonnaires, afin d'éviter la propagation des infections, comme à la « nouvelle Pitié » à Paris, ouverte en 1911 à côté de l'ancien hospice de la Salpêtrière. Ces bâtiments aux murs de brique rouge, aux larges escaliers en bois, sont toujours utilisés, à côté des blocs de béton érigés dans les années 1970, image saisissante d'une évolution qui s'est contentée d'accumuler les innovations techniques sans prendre le temps de reconsidérer l'hôpital dans son ensemble. Ce défaut de cohésion en dit long sur le niveau d'investissement de la puissance publique dans les lieux de soins. La spécialisation médicale oblige à organiser l'espace hospitalier en services distincts de médecine, chirurgie et obstétrique, catégorisation appelée à un grand avenir, puisqu'elle perdure dans le langage administratif, qui réunit l'ensemble des lits de court séjour d'un hôpital sous le sigle MCO. La fragmentation des services en de multiples unités accompagne la naissance des spécialités médicales et chirurgicales tout au long du siècle. L'unité de l'hôpital ne va plus de soi, elle devient un objectif à atteindre.

L'évolution des nombreux corps de métier intervenant à l'hôpital complète les changements survenus dans l'organisation des services. Boulangers, bouchers, blanchisseurs et ouvriers disparaissent peu à peu sous les effets conjugués de la mécanisation et de l'amélioration de la productivité[67]. L'évolution du corps infirmier, largement féminisé, est inverse. A la fin du XIXème siècle, la prise en charge des malades dans les hôpitaux est encore le fait des religieuses, dévouées et infatigables, mais aux compétences techniques limitées. Sans qualification propre, les infirmières lavent le sol, changent les malades et font les pansements les plus simples sous la supervision de l'interne. Les avancées des soins rendent nécessaire la création d'un corps professionnel de soignants correctement formés. La première école d'infirmières s'ouvre à l'hôpital de la Salpêtrière en 1907 ; on y dispense un enseignement théorique, sous la responsabilité des médecins, et pratique, supervisé par d'anciennes infirmières montées en grade, les surveillantes, complété par des stages dans les services[68]. La validation du diplôme passe par la maîtrise d'objectifs pratiques évalués par des mises en situation : l'élève effectue les soins d'un malade dont il a la charge, sous le regard de l'examinatrice et de l'infirmière qui l'a supervisé pendant le stage. Justement redoutées, ces épreuves témoignent de la rigueur des évaluations et des exigences de la formation. La laïcisation des hôpitaux, conséquence de la loi de séparation de l'Eglise et de l'Etat de 1905, facilite le remplacement des sœurs par un corps infirmier professionnel. Mais le changement est lent : les sœurs de la Charité ne quittent les hôpitaux toulousains qu'en 1984[69]. Il est vrai qu'on a coutume de dire qu'il faut trois infirmières pour remplacer une religieuse, toujours disponible : la professionnalisation du soin a un coût. Les connaissances requises pour l'exercice du métier vont croissant, à tel point qu'aujourd'hui, il comprend de nombreuses compétences, certaines sanctionnées par un diplôme : infirmières puéricultrices, anesthésistes ou de bloc opératoire, etc. Aujourd'hui, les infirmières peuvent devenir de véritables auxiliaires des médecins. Le temps où elles étaient jugées sur leur seule qualité de « piqueuse » est bien fini. Passer d'un service à un autre requiert toutefois une adaptation, parfois une formation spécifique. La polyvalence du métier devient discutable. Les spécificités acquises par les infirmières, en réduisant leurs facultés d'adaptation, peuvent ainsi être un frein au changement, chaque nouvelle affectation requérant des aptitudes nouvelles. Les écoles professionnelles où médecins et infirmières formatrices enseignent, perdurent jusqu'au début du XXIème siècle, avant d'être remises en cause par une réforme mettant l'accent sur les cours à l'université, au détriment de la formation pratique. Il n'est pas sûr que cette évolution améliore les capacités d'adaptation des agents et leur polyvalence.

Le corps des aides-soignants est créé en 1949, à la faveur d'un mouvement de grève qui permet de revaloriser le salaire d'agents parmi les moins qualifiés de l'hôpital. Surtout, il est apparu que ces personnels accomplissent des actes qui peuvent avoir des conséquences majeures pour les malades : l'exemple d'un paraplégique brûlé par une bouillotte placée dans son lit pour le réchauffer illustre la nécessité de professionnaliser ceux que l'on qualifiait encore de servants ou d'agents[70]. En 1956, est créé un certificat d'aptitude qui dispense une formation spécifique à ceux qui vont désormais travailler sous la responsabilité des infirmiers. Les aides-soignants ne font pas d'actes techniques. Ils soignent avec leurs mains : nettoyer, laver, habiller, positionner le malade au fauteuil, le recoucher. La démarche des pouvoirs publics est significative : les soins du corps relèvent désormais d'une compétence particulière, qui valorise ceux qui les accomplissent et s'inscrit dans des soins que l'on peut justement qualifier de globaux.

En effet d'autres professions paramédicales voient le jour à partir des années 1960 et complètent les soins généraux donnés par les infirmières et les aides-soignants par des interventions plus spécifiques[71]. Les kinésithérapeutes exercent d'abord dans les centres de rééducation où ils prennent en charge les paraplégiques victimes d'accidents de la route et les personnes atteintes par la poliomyélite. Puis ils apparaissent dans les hôpitaux où ils prennent une place de plus en plus importante : bilan et rééducation des maladies neurologiques d'abord, mais aussi des affections respiratoires et rhumatologiques, mobilisation des personnes âgées et réhabilitation cardiaque. Le champ d'action est large, tant chez l'adulte que chez l'enfant. Aujourd'hui on ne peut pas imaginer un service de neurologie ou de pneumologie sans kinésithérapeutes : ils y sont indispensables. Intervenant sur des plages de temps longues, établissant une relation personnelle avec le malade, les kinésithérapeutes sont les premiers - par le nombre - des soignants de rééducation.

Mais ils ne sont pas seuls : après eux sont arrivés les orthophonistes, qui évaluent et rééduquent le langage, les troubles de la voix, les difficultés de déglutition, dans les services de neurologie, d'oto-rhino-laryngologie et bien sûr en rééducation. Quel plus beau métier que de rendre la parole ou la lecture à celui qui les a perdues ? Les ergothérapeutes ne sont pas en reste, eux qui aident le malade à utiliser des instruments spécialement adaptés à son handicap, couverts ou instruments de toilette, voire ordinateur à commande vocale ou visuelle, en cas de paralysie complète. Adaptant l'environnement matériel à la situation du malade, ils vont visiter la maison emplie de souvenirs afin de la rendre à nouveau habitable pour celui qui est devenu hémiplégique. Tous ces métiers de la rééducation ont un point commun : le temps ne compte pas, ou peu. L'étalon de mesure est l'évolution du malade. Il n'y a pas de limite prédéfinie à leur intervention, qui s'arrête une fois la situation clinique stabilisée. C'est dire combien leur place est menacée, alors que la quantification de l'activité devient le principal critère d'évaluation des soins à l'hôpital.

Les spécialistes paramédicaux ne se limitent pas aux rééducateurs. Ainsi les diététiciens sont présents dans quasiment tous les services. Beaucoup de malades doivent en effet suivre un régime. Certains sont dénutris et reçoivent des supplémentations en protéines ou vitamines. D'autres sont alimentés par des sondes placées dans l'estomac ou par des perfusions : chaque modalité de nutrition a ses règles d'administration, sa surveillance et ses risques spécifiques. Le champ d'action de ces professionnels discrets est donc très vaste. Ce n'est pas le moindre des paradoxes que de voir les hôpitaux sans cesse chercher à réduire leurs dépenses, à commencer par celles affectées aux repas, fournis par des sociétés extérieures, et devoir dans le même temps assurer une alimentation adaptée et de qualité, élément essentiel des soins, à tous les malades.

Insuffisamment représentés, sauf en psychiatrie, les psychologues ont une place à part dans l'hôpital. N'intervenant pas directement dans les soins, indépendants du corps médical, ils jouent pourtant un rôle fondamental dans tous les services où sont traitées des maladies invalidantes ou engageant le pronostic vital. Si chacun reconnaît leur rôle en psychiatrie ou en soins palliatifs, ils ont pris une place importante dans les services d'oncologie, de pédiatrie, d'obstétrique, de réanimation, etc. A l'heure où la technique triomphe, dans une société intolérante, le malade a besoin d'une écoute que le corps médical et soignant ne peut seul lui apporter. De plus, la prise de conscience que certaines affections sont vécues de manière pathologique donne un rôle de soignant aux psychologues. A côté de cette fonction clinique, des psychologues qualifiés en neuropsychologie interviennent auprès des neurologues dans l'évaluation des fonctions intellectuelles : mémoire, attention, perception de l'espace, manipulation des objets, raisonnement. Toutes nos facultés mentales peuvent être évaluées. Même nos capacités à percevoir les pensées d'autrui, à ressentir et exprimer des émotions, peuvent être appréciées par des échelles et des tests spécifiques. Les neuropsychologues tiennent une place essentielle dans la prise en en charge de ces troubles accessibles à une rééducation, mal compris des familles et trop souvent négligés.

Les soignants ne sont pas seuls à apporter leur aide aux malades. Après la Première Guerre mondiale, des infirmières tiennent lieu de « visiteuses d'hygiène » et se rendent au domicile des nécessiteux, effectuent les tests tuberculiniques et prodiguent conseils d'alimentation et d'hygiène pour lutter contre la dissémination de la tuberculose[72]. En 1938, un décret distingue la formation de l'infirmière de celle de l'assistante sociale, séparant définitivement le secteur hospitalier du secteur social[73]. Bien que dépourvues de rôle soignant, les assistantes sociales ont acquis une place importante dans le fonctionnement des services. Beaucoup de personnes vivent des situations familiales complexes, exercent des métiers pénibles, ont un niveau de revenus modeste : la maladie bouleverse cet équilibre fragile et les précipite parfois dans la précarité. Quant aux personnes âgées, la différence d'espérance de vie entre hommes et femmes est telle que beaucoup d'entre elles survivent à leur conjoint et se retrouvant isolées, ont besoin de multiples aides pour rentrer au domicile après une hospitalisation qui les a plongées dans la dépendance. S'ajoutent les étrangers de passage, les personnes sans papiers, les réfugiés, toutes les personnes en fin de droits : les assistantes sociales sont les seules à ne pas se perdre dans le maquis des textes administratifs et des règlements de toute sorte. Depuis l'individualisation de leur profession, elles sont prises entre l'obligation de mettre en œuvre une législation parfois contraignante pour les individus et la volonté de venir en aide à ceux qui font appel à elles. A cela s'ajoute le fait que nos hôpitaux se veulent toujours plus performants, jusque dans la réduction, coûte que coûte, des durées de séjour : il n'est pas sûr que ce corps professionnel dévoué aux personnes vulnérables y trouve toujours son compte. Tout ce qui a été dit précédemment des personnels soignants vaut pour les hôpitaux et les cliniques privées ; mais l'existence d'un service social organisé, capable de faire face à la diversité des situations financières, sociales et humaines des malades s'observe presque exclusivement à l'hôpital public, qui ne choisit pas ceux qui ont recours à lui.

En apparence éloignées des soins, les secrétaires médicales sont pourtant proches des malades. L'hôpital est devenu un lieu de consultations et d'explorations : elles sont leur premier contact avec le service. Les secrétariats sont aussi l'endroit où se rendent les familles demandant à rencontrer le médecin en charge d'un des leurs. On ne compte plus les situations où la secrétaire, intermédiaire intelligent, aplanit les difficultés qui auraient perturbé la relation entre médecins et familles. Recevant les appels téléphoniques des consultants, elle transmet au médecin les informations qui lui permettent de répondre au bon moment au problème soulevé par le malade. De l'échange qu'elle a eu avec lui, le médecin tire souvent des renseignements autrement inaccessibles, bien utiles pour répondre à une angoisse qui n'est pas toujours exprimée pendant la consultation. Au-delà de l'indispensable travail de frappe des courriers et comptes-rendus, la secrétaire contribue ainsi à renforcer les liens entre le malade, sa famille et l'ensemble de l'équipe soignante.

Si tous les professionnels précités sont en contact direct avec les malades, peut-on dire que les agents du service hospitalier, qui font le ménage dans les unités de soin, ne remplissent aucun rôle auprès de ces derniers ? C'est sans doute ce qu'ont théorisé les pouvoirs publics dans les années 1990, époque où les établissements ont commencé à externaliser le nettoyage d'une partie de leurs locaux (couloirs, bureaux, secrétariats, salles de consultations), première étape d'un mouvement qui s'est depuis accéléré. Pour réaliser des économies, le nettoyage des couloirs des services et des espaces communs de l'hôpital est désormais assuré par des sociétés extérieures, quand ce n'est pas la totalité de l'hôpital qui est ainsi traitée. Inutile de dire que la propreté ne s'est pas améliorée : anonymes, ignorant les nécessités du service, mal rémunérés, les employés de ces sociétés n'ont aucune implication dans l'établissement. Pourtant, que l'hôpital soit propre n'est pas sans conséquence pour les malades, notamment dans les services qui soignent des personnes immunodéprimées. L'exemple le plus démonstratif est constitué par les soins intensifs d'hématologie, où la protection contre les infections des malades en aplasie médullaire est vitale. Donner un avis dans une telle unité oblige le médecin sollicité à se déshabiller intégralement avant de mettre une tenue à usage unique pour entrer dans la chambre du malade. L'examen clinique se fait avec des instruments (stéthoscope, marteau à réflexes) qui ne quittent pas la chambre et sont régulièrement nettoyés. Tout est fait pour que bactéries et champignons soient rigoureusement éliminés de l'environnement et ne puissent contaminer le malade. Les soignants y accomplissent des activités répétées de « bio-nettoyage ». Les agents du service hospitalier entretiennent les parties communes de ces unités et lavent les chambres après chaque sortie de malade de manière bien plus rigoureuse que dans tout autre service de l'hôpital. L'hygiène est ici l'affaire de tous, sans la moindre exception. Sans doute parce que les risques encourus dans ces unités sont majeurs, elle est encore assurée par le personnel hospitalier : pour combien de temps ?

L'hôpital moderne avec sa kyrielle de professionnels spécialisés est de création récente. C'est sous le régime de Vichy que ses missions s'élargissent et qu'il devient une structure de soins pour tous, et non plus le lieu d'accueil des impécunieux et des grands malades[74]. La loi du 21 décembre 1941 sépare le pouvoir du président de la commission administrative, maire de la commune, de celui d'un fonctionnaire d'un nouveau type, promis à un grand avenir : le directeur. C'est le moment où l'Etat acquiert la mainmise sur l'hôpital, jusque-là gouverné par les municipalités. Le directeur nomme ainsi l'ensemble des personnels, à l'exception des médecins. Depuis le début du siècle, ceux-ci passent tous par l'université et possèdent le titre de docteur en médecine, désormais sanctionné par l'inscription au conseil de l'ordre nouvellement créé, alors que leur titularisation à l'hôpital relève du ministère de la santé. La formation des jeunes médecins et la recherche demeurent les maillons faibles de l'hôpital de l'après-guerre. La création des Centres Hospitaliers Universitaires (CHU) par l'ordonnance Debré du 30 décembre 1958 donne une impulsion nouvelle à la recherche médicale et modifie profondément les conditions d'exercice, en instituant le statut de praticien hospitalier, qui permet le recrutement de médecins à plein temps. C'en est fini des professeurs passant le matin dans leur service pour une visite rapide, avant de rejoindre dès midi leur cabinet en ville. Néanmoins un secteur privé est mis en place, dans l'objectif avoué de garder à l'hôpital public les médecins talentueux, plutôt que de les voir s'installer dans les cliniques privées, évidemment plus lucratives. La France se distingue en effet de ses voisins européens par l'existence d'une hospitalisation privée très développée et dynamique, en concurrence frontale avec le secteur public.

Les succès de la médecine énumérés plus haut justifient une organisation rationnelle de ce que l'on va dénommer, d'une formule appelée à durer, « l'accès aux soins ». C'est là l'explication du développement sans précédent des hôpitaux français, qui connaît son apogée avec la loi du 31 décembre 1970. Pour assurer le service public hospitalier, est instaurée une carte sanitaire, qui aboutit à la création *ex nihilo* de plus de 250 secteurs géographiques comportant chacun un hôpital disposant d'un plateau technique (laboratoire et radiologie), d'une maternité et d'un service de chirurgie[75]. L'objectif avoué de la planification est de mailler complètement le territoire avec un hôpital pour 70 000 habitants. Ce qui se traduit par la création de 55 000 lits supplémentaires entre 1970 et 1975[76]. Les effectifs soignants des hôpitaux sont multipliés par deux en quinze ans, pour atteindre près de 550 000 personnes en 1975[77]. Dans le même temps, l'évolution des pratiques médicales accélère la diminution de la durée de séjour : de 31 jours en 1938, elle est passée à 20 jours en 1965 ; elle n'est plus que de 14 jours en 1975[78]. Un autre objectif de la loi, qui ne sera pas atteint, est de maîtriser l'installation des cliniques privées, qui s'est poursuivie de manière anarchique sur tout le territoire depuis la Seconde Guerre mondiale.

Cette expansion spectaculaire des hôpitaux ne dure pas. Dès les années 1980, sous la pression des contraintes économiques, la tendance s'inverse. L'idée, appuyée sur un référentiel keynésien, que la dépense sociale et la dépense de santé soutiennent la croissance, est abandonnée. La mission charitable de l'hôpital est oubliée. Le modèle dominant devient celui de l'hôpital entreprise[79]. Les hôpitaux sont perçus par les gouvernants comme une source de dépenses excessives, qu'il convient de réduire. Débute alors le grand mouvement de concentration de l'offre de soins afin d'économiser des moyens, inauguré par la mise en place des Schémas Régionaux d'Organisation Sanitaire (SROS) en 1991 puis des Agences Régionales d'Hospitalisation (ARH) en 1996. La volonté des pouvoirs publics est double : rationaliser les autorisations de matériels lourds, en radiologie notamment, et les activités les plus spécialisées, réanimation et chirurgie ; surtout réduire les capacités en lit et donc les effectifs soignants. En effet, alors que la part des dépenses hospitalières consacrées à la nourriture, autrefois premier poste de dépense, ne cesse de se réduire, le personnel représente désormais 70% des dépenses des établissements hospitaliers. Pour l'Etat, il se s'agit plus tant d'assurer l'accès aux soins que de parvenir à l'équilibre financier en évitant les gaspillages : le maître mot est désormais l'efficience, soit le juste soin au juste coût, obtenu au moyen de « l'industrialisation de la médecine »[80].

L'informatique joue un rôle décisif dans cette évolution : à partir de 1991 est créé le « Programme Médical du Système d'Information » (PMSI), dont l'objectif est de décrire les caractéristiques des malades hospitalisés et d'aider ainsi à la facturation des séjours, copiant une démarche initiée dans les années 1980 aux Etats-Unis. Hôpitaux et cliniques doivent désormais décrire minutieusement l'activité réalisée. Une réforme complète du financement des établissements est annoncée, touchant conjointement les deux secteurs : la convergence des tarifs est décidée. Dans les hôpitaux, la dotation globale accordée en début d'année sera remplacée par un financement à l'activité réalisée. L'hôpital du XXIème siècle devra intégrer les principes médico-économiques : étudier les parts de marché, choisir des segments d'activités rentables, réaliser des économies d'échelles, mutualiser les équipes, développer la polyvalence, etc. dans un seul objectif : équilibrer ses comptes. La pensée dominante s'exprime dans le *nouveau management public* : les hôpitaux seront désormais tenus de faire la preuve de leur efficacité. Leur existence ne sera plus justifiée par le service rendu à la population mais par leurs performances médico-économiques. Le changement de perspective est brutal et ne va pas sans résistances du corps médical. Le but du directeur devenant l'équilibre budgétaire et celui des médecins restant l'optimum thérapeutique, il ne peut y avoir de convergence entre ces pôles de pouvoir aux visées différentes et parfois contradictoires.

L'objectif annoncé vingt ans plus tôt par les pouvoirs publics n'est pas atteint : en l'an 2000, on compte plus de 800 000 agents du service hospitalier et 45 000 médecins, soit respectivement six plus et quatre fois plus qu'en 1958[81]. Cette augmentation est évidemment consécutive aux créations de nouveaux hôpitaux, auxquelles s'ajoute l'apparition des métiers paramédicaux évoqués plus haut, sans oublier les effets de la réduction du temps de travail depuis la Seconde Guerre mondiale, effets qui ont culminé avec l'instauration de la semaine de trente-cinq heures, à l'origine d'un accroissement massif des effectifs à la fin des années 1990. Dans le même temps, les affections traitées dans les hôpitaux évoluent : l'hôpital reçoit des malades plus âgés, atteints de multiples affections, souvent dépendants, rançon des succès de la médecine et de l'allongement de l'espérance de vie. Davantage de traitements étant assurés en externe, le malade regagne plus vite son domicile. Seuls les cas les plus lourds restent longtemps hospitalisés, ce qui accroît la charge de travail des soignants. Or le personnel paramédical, composé pour partie de personnels non titulaires de la fonction publique, est le premier menacé par les réductions d'effectifs. Alors qu'une multitude d'agents issus de nombreux corps de métiers intervient pour assurer la qualité des soins, celle-ci apparaît directement menacée par les restrictions de personnel imposées par le nouveau management public.

L'enjeu est de taille : le XXème siècle est en effet celui de la socialisation des dépenses de santé. Amorcée par la loi sur l'assistance médicale gratuite de 1893, permettant aux personnes sans ressources de recevoir des soins gratuitement, poursuivie par les lois de 1928-1930 sur les assurances sociales, elle s'inscrit dans l'ordonnance du 4 octobre 1945 fondant la Sécurité Sociale pour les salariés, progressivement élargie aux non-salariés, jusqu'au point d'orgue de la Couverture Maladie Universelle en 1999. Patient édifice construit pendant un siècle, signe de la continuité de l'Etat à travers trois républiques successives, soutien de tous à tous face à la maladie, la solidarité nationale est une idée magnifique et demeure, bien qu'imparfaite, une réalisation exemplaire et reconnue à l'étranger. Ainsi le XXème siècle se termine-t-il sur une interrogation : après des avancées considérables du savoir et de la pratique médicale, alors que l'espérance de vie s'est allongée comme jamais auparavant, la croissance non maîtrisée des dépenses de santé conduit à vouloir réformer en profondeur un système devenu obsolète et dispendieux à la fois. La volonté affirmée des pouvoirs publics est d'éviter qu'une médecine exclusivement libérale revoie le jour, comme au XIXème siècle, où les docteurs en médecine ne recevaient en consultation que ceux qui pouvaient les payer, les hôpitaux étant cantonnés à l'accueil des personnes insolvables. Sans ajustements, la médecine à deux vitesses est plus qu'un risque : une certitude. Dans une société démocratique, l'exercice médical ne peut s'en satisfaire. L'alignement des hôpitaux sur la logique du secteur privé est-il le bon moyen pour parvenir à l'équilibre des comptes tout en maintenant une médecine juste et de qualité pour tous ? C'est le pari osé des pouvoirs publics, fondé sur un changement de culture des équipes médicales et soignantes mais aussi, et ce n'est pas le moindre paradoxe, des directeurs. Ces fonctionnaires formés à une application tatillonne des textes réglementaires, habitués à rendre compte à leur hiérarchie, vont devoir acquérir des méthodes de travail propres au monde de l'entreprise. Le XXIème siècle s'annonce pour les hôpitaux comme une période d'innovations managériales, d'incertitude financière et de restructurations massives. De la cohérence du projet avec l'évolution de la médecine dépend le succès des réformes annoncées.

CONCLUSION

Vingt-cinq siècles de médecine ont abouti à l'exercice médical actuel. En apparence, la consultation n'a pas changé : le colloque singulier demeure, habité par les questions et la peur du malade, les réponses partielles du médecin et son angoisse devant les limites de ses connaissances. Les principes hippocratiques sont toujours affirmés : abnégation et dévouement envers le malade, administration des soins dans son seul intérêt, refus des traitements spectaculaires et inutiles, soulagement de la souffrance, respect de la vie humaine, discrétion concernant la vie privée[82]. Mais la montée en puissance de la médecine scientifique donne à la rencontre du médecin et du malade une orientation nouvelle, en accord avec le *modèle biomédical*. Le diagnostic s'appuie sur un ensemble de méthodes d'imagerie et d'explorations biologiques performantes. A la fin du XXème siècle, l'évolution de la thérapeutique a conduit la chirurgie et la médecine à un niveau d'efficacité inenvisageable cent ans plus tôt. La génétique permet de lire dans le passé, en dévoilant le poids de l'hérédité. Bientôt elle dévoilera l'avenir, par un diagnostic pré-symptomatique. Fondée sur la connaissance des mécanismes pathologiques cellulaires et subcellulaires, l'approche de la maladie tend au réductionnisme. Découvrir ce qui est propre au malade passe après l'identification de caractéristiques biologiques partagées avec d'autres, qui justifient une prescription uniformisée. L'humanisme n'est plus au centre de la pratique médicale. Valeur ajoutée et non plus fondement de la relation médecin-malade, il doit trouver sa place à côté du modèle dominant, objectif et impersonnel, qui s'est imposé.

Pourtant les apparences sont trompeuses. L'évolution de la médecine ne s'est pas faite d'un seul tenant, dans une direction unique, stimulée par les seules avancées scientifiques. A toutes les époques, des voix discordantes se réclamant d'approches théoriques alternatives ont analysé différemment les faits cliniques et proposé leurs voies thérapeutiques propres. L'hermétisme à la Renaissance, le vitalisme au XVIIIème siècle, le mesmérisme et l'homéopathie au début du XIXème siècle, la psychanalyse au XXème siècle, sont quelques-unes de ces méthodes que la médecine a parfois adoptées et qui ont gardé leurs adeptes. Si elles ne se sont pas imposées, c'est qu'elles ne s'intègrent pas dans le modèle biomédical et que leur efficacité n'a jamais été démontrée selon les règles de la médecine fondée sur les preuves. Leur succès montre cependant que la démonstration scientifique, si rigoureuse soit-elle, ne remplace pas la relation thérapeutique. Que celle-ci disparaisse derrière les images et les chiffres, aussitôt les dérives des approches alternatives, souvent infondées, parfois dangereuses, surgiront, détournant le malade des objectifs du soin, obligeant le médecin à justifier un savoir qu'il croyait, à tort, absolu.

En effet, l'histoire de la médecine ne se résume pas à la succession de « premières » médicales couronnées de succès. La révolution tant espérée se produit rarement[83]. Le triomphalisme des scientifiques, entretenu par le goût des médias pour le spectaculaire et l'attente des malades, est très éloigné de la pratique quotidienne. Si la biomédecine accumule les réussites, elle connaît aussi des échecs. Grisés par les succès obtenus, nombre de médecins oublient toute prudence. Entre le savoir scientifique désormais autonome et les applications médicales, le décalage augmente : la science suit son propre rythme, effréné. La réduction des contraintes techniques annonce un emballement de la recherche, un bouleversement des pratiques. Au contraire, la médecine clinique est lente. Bien juger de l'apport d'un nouvel examen complémentaire demande du temps, celui-ci venant s'ajouter à un ensemble déjà fourni d'explorations biologiques et morphologiques. Apprécier l'apport d'un nouveau traitement ne peut être anticipé, tant il dépend de ses conditions d'application et de sa tolérance à long terme, imparfaitement connue. Pour répondre à ces objections, la médecine fondée sur les preuves impose une approche populationnelle et quantifiée de l'exercice médical. Pour ses partisans, les facteurs de risque remplaceront le pronostic ; les traitements deviendront des protocoles et les soins suivront des procédures préétablies ; le respect des recommandations garantira la sécurité du malade.

La croyance en une médecine toute puissante marque les années 1970 et conduit au développement des hôpitaux, temples de la nouvelle religion scientiste. Mais l'évolution rapide des pratiques médicales et l'irruption de nouvelles maladies mettent en lumière l'obsolescence des structures hospitalières. Poussés par les experts, les pouvoirs publics ouvrent au début des années 1990 des services hospitaliers dédiés au traitement de l'épidémie de sida. Mais l'arrivée des trithérapies en 1996 transforme le pronostic de la maladie : la réduction des infections opportunistes permise par la restauration de l'immunité vide - littéralement - ces unités de leurs malades, désormais traités en consultation ou en hôpital de jour. Les services flambants neufs sont reconvertis pour accueillir les personnes âgées venant des urgences. L'expérience favorise l'immobilisme des autorités, devenues rétives aux demandes médicales. Néanmoins les organisations hospitalières évoluent, sous les effets conjugués de la spécialisation et de la technique, au prix d'un contrôle croissant de l'administration. L'hôpital doit faire face à un nouveau défi : garder son unité, pour assumer la cohérence et la continuité des soins, dans l'intérêt du malade.

En ville, dopée par le paiement à l'acte, la médecine spécialisée se lance dans une course effrénée au profit, appuyée sur la pratique croissante d'examens complémentaires. Affranchie des obligations de la permanence de soins, laissant aux seuls hôpitaux la charge des urgences, la médecine générale revendique un statut - c'est-à-dire des revenus - égal aux spécialités. La divergence entre la médecine de ville et l'hôpital, entre les spécialistes et les généralistes, s'accentue. Pour tous, les enjeux d'équilibre financier prédominent et l'emprise de l'Etat va croissant. Dans le débat sur l'orientation de la recherche médicale et le contenu des soins, médecins et pouvoirs publics ne sont plus seuls : le sida a consacré la place des associations dans la lutte contre l'épidémie. Les malades revendiquent de participer aux décisions les concernant. La loi « relative aux droit des malades et à la qualité du système de santé », adoptée le 4 mars 2002, consacre cette évolution : désormais, « toute personne prend, avec le professionnel de santé et compte tenu des informations et des préconisations qu'il lui fournit, les décisions concernant sa santé »[84]. Entre une santé publique qui affirme toujours plus sa puissance et les demandes croissantes des malades, le XXIème siècle s'annonce tumultueux.

II

LA PRATIQUE MEDICALE AU XXIème SIECLE LA CULTURE TECHNICIENNE

La Science Totale de l'Homme, c'est la fin de l'homme.

Jacques Ellul

L'exercice médical est traversé par une double rupture. D'abord l'accumulation des connaissances biologiques domine le savoir clinique. Mais le modèle biomédical, exprimé dans la biologie cellulaire, n'est pas seulement hégémonique : il est devenu exclusif. La complexité, entendue comme la prise en compte la plus complète possible des multiples niveaux d'analyse du fait pathologique (moléculaire, cellulaire, tissulaire, organique, personnel, sociétal même), disparaît derrière un réductionnisme absolu. Désormais conçu à travers la recherche de mutations somatiques et la correction de leurs effets, le traitement du cancer, maladie dominante de notre société, en constitue l'illustration la plus frappante. Ensuite, la montée en puissance de la technique lui permet de gouverner totalement l'évolution scientifique. Ainsi le séquençage du génome humain donne-t-il accès à une masse de données pour l'essentiel inutilisables, faute de disposer des connaissances scientifiques indispensables à leur compréhension. Le développement d'examens qu'on n'ose plus dire complémentaires, tant ils ont pris le devant dans la démarche diagnostique, suit sa propre logique, indépendante du soin. Le raisonnement du médecin n'est plus cette analyse des faits cliniques patiemment recherchés. Il est devenu l'adjuvant des nombreuses explorations amenées par le consultant, dont les résultats doivent lui être expliqués et qui vont justifier l'application de traitements, dont la surveillance nécessitera la répétition des mêmes examens. Autonome, la technique s'emballe hors de tout contrôle. Comment pourrions-nous gouverner son évolution ?

1
LE POUVOIR DE L'IMAGE

L'exercice médical au XXIème siècle est marqué par la profusion d'examens d'imagerie médicale. Cette évolution reflète bien sûr les avancées techniques, qui permettent la réalisation plus rapide d'examens de meilleure qualité. Elle traduit aussi l'augmentation des indications de l'imagerie, qui n'est plus limitée au diagnostic mais inclut désormais le dépistage et la surveillance de nombreuses maladies. Dernier élément d'explication, et ce n'est pas le moindre, le nombre croissant de machines disponibles rend également compte de cette tendance. L'offre crée la demande, même si l'équipement en IRM de la France reste inférieur à celui de nombreux pays européens. Les dépenses d'actes radiologiques ont ainsi augmenté de 1,5% par an depuis 2007 pour atteindre près de six milliards d'euros en 2015[1]. Augmentation du volume d'actes et amélioration de la qualité des images ont définitivement modifié la place de l'imagerie en médecine. Un examen complémentaire rarement disponible, dont l'indication devait être mûrement réfléchie par le prescripteur, est devenu la preuve indispensable du diagnostic, le moyen essentiel pour établir le pronostic, décider de la thérapeutique, jusqu'à se substituer aux paramètres cliniques pour évaluer ses succès ou ses échecs.

Les avancées de l'imagerie

La transformation du diagnostic

Largement répandues, les nouvelles techniques d'imagerie ont bouleversé le diagnostic et la connaissance de très nombreuses maladies. C'est en neurologie, spécialité longtemps cantonnée à une approche exclusivement clinique du diagnostic, que leur apport est le plus spectaculaire. Ainsi le diagnostic d'AVC à l'IRM peut-il être affirmé rapidement et sans erreur par un interne débutant, alors qu'au scanner, la confrontation des avis de plusieurs spécialistes chevronnés n'est pas toujours concluante[2]. La performance des sondes d'échographie est aujourd'hui telle qu'elles permettent l'examen des artères cérébrales à travers le crâne de la plupart des sujets. Il suffit à l'examinateur de poser la sonde sur le côté de la tête pour distinguer nettement les contours des structures cérébrales, puis d'activer l'imagerie couleur pour visualiser les artères. Aucun ajustement n'est requis pour enregistrer les vitesses circulatoires, repérer les rétrécissements et les occlusions. L'examen qui nécessitait un long apprentissage et de nombreux réglages de la machine est aujourd'hui réalisé et interprété avec des connaissances anatomiques et physiologiques simples. Facilité d'accès, simplicité d'usage et accroissement des performances diagnostiques permettent la démocratisation d'une exploration dont la réalisation et l'interprétation ne sont plus l'apanage d'experts. Mieux, ces examens non invasifs ont réduit la place des explorations vulnérantes nécessitant des ponctions artérielles ou veineuses. Ainsi les vaisseaux cérébraux de quelques millimètres de diamètre sont-ils visualisés en routine par l'IRM, sans injection de produit de contraste. L'angiographie conventionnelle, non dénuée de complications, qui nécessite une ponction de l'artère fémorale, l'injection d'une grande quantité de produit de contraste iodé, au prix d'une irradiation du médecin et du malade, n'a quasiment plus d'indication diagnostique.

La sclérose en plaques est un autre exemple démonstratif. Affection inflammatoire évoluant pendant des dizaines d'années, elle est caractérisée par de petites lésions circonscrites du cerveau et de la moelle épinière, constituées d'un mélange d'inflammation, de fibres nerveuses altérées et de sclérose cicatricielle. La formation des plaques se traduit par la survenue de troubles visuels, sensitifs, moteurs ou urinaires, s'installant en quelques jours et régressant spontanément en quelques semaines. Ces poussées se répètent à des intervalles de temps variables, de quelques mois à plusieurs années. Initialement peu nombreuses, les plaques s'accumulent avec le temps. La récupération des poussées est moindre ; les malades gardent des séquelles parfois invalidantes. Une lente dégradation leur succède. L'évolution spontanée de la maladie est souvent grave : après dix à vingt ans, beaucoup de malades ne peuvent plus marcher sans aide ou se servir correctement de leurs mains ; leur voix se déforme, ils perdent les urines, deviennent dépendants de leur entourage pour se laver, s'habiller, manger. Dans les années 1980, le diagnostic nécessitait plusieurs examens complémentaires, réalisés en hospitalisation : scanner cérébral, radiographies du rachis, ponction lombaire, explorations électro-physiologiques des voies visuelles, sensitives et auditives. Ces examens permettaient d'écarter d'autres maladies et renforçaient la probabilité du diagnostic. Ensuite, un suivi était instauré, au cours duquel le malade restait dans l'incertitude de ce qui pouvait lui arriver, jusqu'à ce que de nouvelles poussées permettent d'affirmer formellement la sclérose en plaques. Trente ans plus tard, une IRM cérébrale est parfois suffisante pour poser le diagnostic, dès la première poussée[3]. Elle peut en effet montrer d'emblée des lésions disséminées dans le cerveau ou la moelle épinière, dont l'aspect, la taille et la localisation sont celles des plaques décrites sur des coupes anatomiques par Charcot à la fin du XIXème siècle. Ainsi le diagnostic, accéléré de plusieurs années parfois, ne nécessite plus d'hospitalisation et de ponction lombaire. Il est devenu plus sûr, l'IRM permettant d'éliminer des affections autrefois confondues avec la sclérose en plaques. Le malade arrive parfois à la consultation de neurologie, le diagnostic déjà posé. Le spécialiste auparavant chargé de l'établir n'a plus qu'à le confirmer, avant de de passer à l'étape suivante : établir le pronostic et envisager un traitement, avant que de lourdes séquelles ne se soient installées.

L'établissement du pronostic

Depuis Hippocrate, le pronostic consiste à décrire minutieusement le cours de la maladie, jusqu'à ce que la guérison, ou malheureusement la mort, s'en suive. Le médecin ne se prononce qu'à coup sûr. L'histoire de la maladie patiemment reconstituée et la répétition de l'examen clinique au cours de consultations successives permettent de tracer le chemin suivi par le malade et guident la prescription des traitements. Aujourd'hui, établir le pronostic c'est prévoir à l'avance l'évolution. Bien sûr plus le temps passe, plus la trajectoire de la maladie est connue et plus fondées sont les décisions thérapeutiques. Mais rester longtemps dans l'expectative fait courir le risque d'intervenir trop tard. La tentation est donc de traiter tôt, voire dès que le diagnostic est établi, au risque d'appliquer des thérapeutiques inutiles, voire dangereuses, à des malades dont l'affection connaîtrait un cours relativement bénin. Pour sortir de ce dilemme, les médecins s'appuient sur l'imagerie, désormais investie d'une fonction pronostique. En effectuant le bilan exact des lésions il devient possible, dans une certaine mesure, de prédire l'évolution de la maladie. C'est en oncologie que cette méthode a donné ses premiers résultats[4].

Le pronostic du cancer dépend en effet largement de sa dissémination au moment du diagnostic. Les protocoles de chirurgie, chimiothérapie et radiothérapie, éventuellement combinés, sont appliqués une fois que l'imagerie a déterminé la diffusion de la maladie[5]. Ainsi certains malades peuvent-ils être opérés malgré une tumeur volumineuse, parce que celle-ci apparaît extirpable et que le bilan d'extension est négatif. Les tumeurs cérébrales constituent un exemple particulier des apports de l'imagerie préopératoire. Pouvant s'étendre à des zones fonctionnelles dont l'ablation laisserait de lourdes séquelles, elles ont longtemps fait l'objet de résections incomplètes, au prix de récidives plus fréquentes. Aujourd'hui l'IRM évalue mieux leur extension et leurs rapports anatomiques. Les séquences dites fonctionnelles peuvent déterminer si les zones du langage ou de la motricité sont envahies par la tumeur : au cours de l'examen, le malade bouge la main ou le pied, prononce des mots ; le radiologue observe l'activation des régions cérébrales concernées et leur situation par rapport à la tumeur. Le neurochirurgien sait ainsi à l'avance s'il lui sera possible ou non d'enlever celle-ci en totalité.

Au cours du suivi, la répétition des examens d'imagerie permet d'apprécier l'efficacité du traitement anti-cancéreux. Ainsi est évaluée la réponse tumorale, lorsque la tumeur régresse partiellement ou complètement, l'absence de réponse ou la progression, si elle augmente de taille. L'intérêt de cette surveillance est évident : connaître l'évolution tumorale permet de valider la poursuite du traitement ou au contraire amène à en changer avant que des signes cliniques n'apparaissent et qu'il soit peut-être trop tard pour le faire. Ce faisant, l'exposition des malades à des traitements inefficaces et parfois très mal supportés est plus limitée. S'il est difficile d'expliciter quels facteurs rendent compte de la baisse de mortalité constatée dans le cancer, il est plausible que la juste évaluation du stade de la maladie et la surveillance appropriée de l'évolution tumorale y participent.

La thérapeutique assistée par l'image

L'imagerie oriente de manière décisive les décisions thérapeutiques, comme l'illustre le traitement de l'infarctus cérébral à sa phase aiguë. Alors que le nihilisme prévalait encore il y a une quinzaine d'années, il est aujourd'hui possible de traiter efficacement les malades moins d'une heure après leur admission à l'hôpital. Comme dans tout organe, l'occlusion brutale d'une artère cérébrale est responsable d'un défaut d'apport en oxygène qui entraîne un infarctus, c'est-à-dire une nécrose tissulaire, d'autant plus étendue que l'interruption du flux sanguin est prolongée. Au niveau du cerveau, les lésions surviennent plus rapidement que dans les autres organes, parce que la résistance des cellules nerveuses au manque d'oxygène est réduite. Un diagnostic très précoce est donc indispensable pour mettre en œuvre le traitement approprié et limiter leur extension. L'IRM est la méthode idéale. Comme le scanner, elle permet de distinguer les infarctus des hémorragies et d'identifier l'occlusion artérielle responsable de l'infarctus cérébral. Sa supériorité réside dans sa capacité à montrer celui-ci dans l'heure suivant son installation, même s'il est de petite taille, alors que le scanner ne montre que les infarctus étendus, et seulement après plusieurs heures d'évolution. L'IRM rend donc le diagnostic plus sûr, ce qui est très utile dans les nombreux cas où les signes cliniques sont d'interprétation difficile. Ses résultats sont déterminants dans le choix du traitement, puisqu'une présentation clinique identique peut correspondre à des infarctus cérébraux d'étendue variable, en rapport avec l'occlusion d'une artère de petit ou de gros calibre. Une personne hémiplégique suite à un infarctus cérébral est ainsi traitée différemment selon les résultats de l'imagerie : on peut lui administrer un traitement médicamenteux pour casser les caillots puis tenter une désobstruction mécanique endovasculaire, si c'est une grosse artère cérébrale qui est occluse et que les lésions cérébrales sont encore limitées, alors que le traitement médicamenteux est suffisant si l'occlusion siège sur une petite artère. Lorsque les lésions sont très étendues, ces traitements font courir un risque majeur d'hémorragie cérébrale et sont proscrits. Si l'infarctus est massif au point de mettre en jeu la vie du malade, une décompression chirurgicale est envisagée. Parfois l'artère cérébrale n'est plus obstruée ; un traitement médicamenteux préventif est débuté pour éviter les récidives. Dans l'heure suivant l'admission, l'imagerie permet ainsi d'organiser l'ensemble de la prise en charge : car si les traitements médicamenteux sont administrés dans un service de neurologie, la désobstruction mécanique des artères se fait en neuroradiologie interventionnelle et bien sûr la décompression du cerveau par un volet crânien en neurochirurgie. Il faut donc parfois transférer le malade sans délai, avec l'aide du SAMU, dans les services adaptés. Tout dépend de la vitesse du diagnostic et de la rapidité d'orientation du malade, que seule l'IRM peut assurer, en évaluant exactement de l'état du cerveau et des artères. La performance de l'imagerie est ici maximale.

Des conséquences imprévues

Un tableau idéal de l'exercice médical se dessine. L'imagerie permet un diagnostic précis et rapide ainsi qu'un pronostic assuré. Le traitement est débuté à bon escient et la surveillance permet une adaptation sans délai en cas d'échec. La médecine serait-elle devenue facile ? Il n'en est rien ! L'utilisation très large de l'imagerie à toutes les étapes de la prise en charge médicale conduit à *réévaluer la fréquence de survenue et la présentation des maladies.* L'enseignement classique, fondé sur la connaissance des formes cliniques aisément identifiées par les médecins, qui sont souvent les plus graves, est remis en cause. Aussi les décisions thérapeutiques deviennent-elles plus délicates.

La phlébite cérébrale, obstruction des veines cérébrales par un caillot, est emblématique de cette évolution. Jusqu'au début des années 1980, elle est considérée comme très rare, de diagnostic très difficile et d'évolution presque toujours fatale. Depuis, les nombreuses formes de la maladie ont été décrites grâce à l'utilisation judicieuse de l'IRM et de l'angiographie cérébrale, examens alors réservés à de rares hôpitaux[6]. La perception de la maladie a radicalement changé : précocement traitée par les médicaments anticoagulants, la phlébite cérébrale évolue favorablement et le malade guérit très souvent sans séquelles. Pourvu qu'on la cherche, elle n'est pas exceptionnelle : plusieurs cas par an sont identifiés dans chaque service de neurologie. Les avancées de l'imagerie et l'implantation plus large des machines permettent aujourd'hui de poser le diagnostic au scanner avec une grande fiabilité ; effectuer une IRM est moins souvent nécessaire et il n'est plus besoin de recourir à l'angiographie cérébrale. La maladie n'est plus une rareté et son diagnostic est enseigné aux urgentistes, qui peuvent désormais l'évoquer et le confirmer dès l'admission du malade. Ce gain de temps représente une avancée considérable, certaines phlébites cérébrales non traitées ou traitées avec retard pouvant encore être fatales. Mais l'évolution des connaissances et des pratiques, faisant passer cette maladie du statut d'affection rare et incurable, curiosité de spécialistes, même pas enseignée aux étudiants, à un problème diagnostic relativement fréquent, pouvant être résolu par des praticiens non spécialisés, n'est pas moins remarquable.

L'identification de formes cliniques nouvelles conduit aussi à *changer la définition des maladies*. Jusqu'aux années 2000, le diagnostic d'infarctus cérébral repose sur la constatation d'une perte de fonction neurologique brutale (portant sur la mobilité, la parole, les sensations, etc.) durant plus de vingt-quatre heures et sur les résultats du scanner cérébral, qui permet d'exclure un autre diagnostic (hémorragie, tumeur, etc.). Cette définition négative s'explique par les limites de l'examen, qui peut rester normal dans certains infarctus cérébraux pourtant avérés. Aujourd'hui, l'IRM permet d'objectiver un infarctus, même lorsque les troubles neurologiques n'ont duré que quelques heures, voire quelques dizaines de minutes, circonstances où le scanner est toujours normal. Aussi la durée des symptômes ne compte plus : il suffit que l'image caractéristique soit identifiée à l'IRM[7]. Cette proposition venue d'outre-Atlantique a d'abord été endossée par les sociétés savantes, puis utilisée pour définir les évènements dans les essais thérapeutiques[8]. Néanmoins, il faut sept pages d'explications dans les recommandations américaines pour expliciter cette « définition pour le

XXIème siècle », qui n'est d'ailleurs pas acceptée par tous[9]. L'évolution est significative : la définition d'une maladie repose désormais davantage sur l'imagerie médicale que sur les constatations cliniques.

L'infarctus cérébral n'est pas un exemple isolé. Avant l'apparition de l'IRM, le diagnostic de sclérose en plaques nécessitait que surviennent au moins deux poussées dans deux régions du système nerveux central : cerveau, nerfs optiques ou moelle épinière. Aujourd'hui, une seule poussée suffit lorsque l'IRM est démonstrative. Les améliorations techniques rendant celle-ci plus performante, les critères diagnostiques n'ont pas cessé d'évoluer : pas moins de quatre versions se sont succédé entre 2001 et 2017[10]. Pourtant rien n'a changé dans les manifestations cliniques ; seule la définition des anomalies IRM et leur interprétation évoluent. Tel est le prix à payer : faire reposer le diagnostic d'une maladie sur l'imagerie revient à le rendre dépendant des performances de la technique plutôt que du récit du malade et de l'observation du médecin. La réalité compte moins que les apparences, changeantes. Le diagnostic médical est devenu instable. L'accroissement du nombre de cas provenant d'une reclassification des malades ne traduit donc pas nécessairement une augmentation réelle de l'incidence de la maladie. Ce d'autant que le recours plus fréquent aux explorations permet - comme pour les phlébites cérébrales - d'identifier des formes inhabituelles[11]. Ces changements des méthodes d'exploration et de définition des maladies compliquent l'interprétation des études épidémiologiques : l'accroissement du nombre de cas reflète-t-il un meilleur diagnostic, le changement de définition de l'affection ou une réelle augmentation d'incidence ? La réponse est incertaine, ce qui devrait conduire à relativiser les discours alarmistes parfois entendus.

Recourir davantage à l'imagerie, reconnaître les formes frustres ou inhabituelles et modifier les critères diagnostiques entraîne aussi une *amélioration du pronostic des maladies*, sans qu'aucune intervention médicale ne soit mise en œuvre ! Ainsi est-il difficile d'interpréter la baisse de mortalité et de handicap rapportée dans les infarctus cérébraux : est-elle consécutive aux seules interventions thérapeutiques ou s'explique-t-elle aussi par le repérage de formes autrefois non diagnostiquées, voire par les changements des critères diagnostiques ? Encore une fois, il n'existe pas de réponse assurée. Il en est de même pour la sclérose en plaques, dont le pronostic s'est amélioré au cours des dernières décennies, en partie grâce au raccourcissement des délais diagnostiques[12]. Les médecins qui jugent que leurs malades vont bien parce qu'ils les ont traités rapidement accordent peut-être un crédit excessif aux médicaments, leurs observations n'étant parfois que le reflet d'un diagnostic précoce, effectué avant que la maladie prenne un tour plus grave. Les discussions parfois tendues entre neurologues sur l'impact des traitements de fond de la maladie butent sur cet obstacle presque insurmontable[13].

L'influence de l'imagerie diagnostique sur le pronostic des maladies n'est pas propre à la neurologie : c'est dans le cancer bronchique qu'elle a été mise en évidence pour la première fois[14]. Les performances accrues de l'imagerie modifient en effet la répartition des malades aux différents stades de la maladie : ainsi un malade peut n'avoir aucun signe neurologique alors que le scanner cérébral détecte des métastases de petite taille. A l'issue du bilan d'extension, le groupe des malades sans métastase voit son pronostic amélioré par l'exclusion de ceux ayant de petites métastases cérébrales découvertes au scanner. Quant au groupe de patients avec métastases, son pronostic est également meilleur, puisqu'il comprend désormais des malades ayant de petites lésions, évidemment plus faciles à traiter que celles, plus volumineuses, ayant déjà entrainé des signes neurologiques. Ces observations se vérifient encore à notre époque où l'IRM cérébrale remplace le scanner cérébral. La conséquence est la même que pour les infarctus cérébraux ou la sclérose en plaques : l'amélioration des performances de l'imagerie empêche toute comparaison rigoureuse du pronostic du cancer à deux périodes différentes.

Inévitablement, plus précoce est le diagnostic, plus incertaine est l'évolution. En annihilant l'histoire du malade au profit de la seule représentation des lésions, l'image nous empêche d'établir exactement le pronostic[15]. Les traitements ne sont plus débutés en connaissance de cause. Ainsi dans la sclérose en plaques, où l'évolution est parfois prolongée pendant trente ans : le risque est de prescrire des médicaments dangereux, validés pour des cas sévères, chez des personnes dont la maladie aura une évolution bénigne, ou de traiter des personnes trop tôt, de nouvelles poussées ne devant survenir que des années après le diagnostic. Si tel est le cas, le rapport bénéfice-risque des traitements devient défavorable, alors que dans le même temps les coûts induits augmentent. Notre capacité à poser le diagnostic s'est donc améliorée davantage que notre capacité à établir le pronostic pour le malade qui nous fait face. Lui prédire son avenir est un exercice incertain, parfois plus proche de celui d'un devin de village que d'une démarche scientifique.

Des limites infranchissables

Si performante soit-elle, toute méthode d'imagerie est limitée dans sa sensibilité, c'est-à-dire dans sa capacité à détecter des lésions. L'IRM, le scanner et l'échographie ne « voient » pas en deçà de leur pouvoir de résolution : c'est ce que l'on appelle d'une curieuse expression, qui en dit long sur l'imaginaire médical, les faux négatifs de l'imagerie. Ces faux négatifs inquiètent les malades et déroutent les médecins, tant la croyance en la toute-puissance technique est désormais ancrée dans les esprits. La relation entre l'exploration et l'évaluation clinique s'est en effet profondément modifiée. L'imagerie était l'auxiliaire confirmant l'hypothèse établie par l'observation minutieuse du malade. Désormais, l'interrogatoire et l'examen clinique semblent n'avoir d'autre rôle que d'amener le malade à l'exploration, investie de toute la fonction diagnostique. La hiérarchie des valeurs s'est inversée, ce qui rend compte des hésitations des médecins confrontés à des examens non contributifs et de l'incompréhension des malades, enclins à croire que « tout se voit » sur une image.

A contrario, l'imagerie trompe parfois le médecin, en lui donnant l'illusion qu'existent des lésions là où il n'y a rien. La discordance avec les données cliniques peut obliger à refaire l'examen pour redresser un diagnostic erroné. Ces fausse images ou artéfacts résultent souvent des reconstructions faites par l'ordinateur, tant en scanner qu'en IRM, qui peuvent aussi, ce qui est plus problématique, modifier l'aspect des lésions existantes. Ainsi les séquences en trois dimensions dites en « rendu volumique » génèrent de très belles images des vaisseaux, au risque de surestimer une zone de rétrécissement. Les images dites natives, en deux dimensions, nettement moins spectaculaires, sont plus fiables. Pourtant, si vous regardez les pochettes d'examens de la plupart des centres de radiologie, la photographie de première page est bien souvent une très belle image en trois dimensions et en couleurs, tellement plus accrocheuse, puisqu'elle signe un mélange d'esthétique et de performance. Assurément, de telles images ne peuvent être faites que par des machines ultra-modernes, à la pointe de la technique ! Ces images deviennent un élément publicitaire, un gage de qualité, alors qu'il n'en est rien.

La course à la puissance en matière de scanner et d'IRM est un argument de vente pour les constructeurs, qui cherchent à gagner des parts de marché sur un secteur où le renouvellement des machines et l'augmentation des indications des examens conduisent régulièrement à de nouvelles acquisitions. Désormais beaucoup d'hôpitaux disposent de deux, voire de trois IRM. Proposer aux établissements des machines du dernier cri confère un avantage certain à l'industriel. Ces machines sont plus coûteuses, ce d'autant que sont sans cesse ajoutées de nouvelles séquences, dont l'achat sous formes d'options revient très cher. Pourtant, le rapport de la Cour des Comptes de 2016 consacré à l'imagerie souligne que la France se distingue des autres pays européens par un parc d'IRM à haut champ magnétique plus fourni. Et ce même si les comparaisons rigoureuses entre les séquences d'IRM effectuées sur les anciennes et les nouvelles machines sont peu nombreuses et ne montrent pas toujours d'avantage à l'utilisation des machines à haut champ. Ainsi, les IRM à trois teslas permettent de voir plus de lésions de sclérose en plaques mais n'améliorent pas le diagnostic de la maladie[16]. Leur apport semble assez marginal, ce d'autant que les machines à bas champ sont parfois plus performantes ou plus rapides pour certaines séquences d'utilisation courante[17]. Finalement, l'évolution technique en matière d'imagerie médicale n'est pas différente de celle des téléphones portables et des ordinateurs : l'augmentation des coûts est certaine, la complexité accrue, le bénéfice pour le malade incertain.

Un usage excessif

De la facilité de prescription s'ensuit une augmentation considérable des examens d'imagerie. Il est donc inévitable que de nombreuses anomalies soient détectées. Une anomalie est « une irrégularité, une aberration, une inégalité »[18]. Comme le remarque Georges Canguilhem, « l'anomalie désigne un fait ; c'est un terme descriptif »[19]. Plus généralement, « l'anomalie c'est le fait de variation individuelle qui empêche deux êtres de pouvoir se substituer l'un à l'autre de façon complète »[20]. Mais diversité n'est pas synonyme de pathologie : « pathologique implique *pathos*, sentiment direct et concret de souffrance et d'impuissance, sentiment de vie contrariée ». C'est dire que les images ne peuvent s'interpréter qu'éclairées par le contexte clinique. Le risque de poser un diagnostic par excès est ainsi particulièrement important lorsque les symptômes sont imprécis. Combien de sclérose en plaques ou d'AVC sont hâtivement diagnostiqués au vu d'une IRM cérébrale demandée pour des troubles banals ? Nombre de consultations consistent alors simplement à ramener les symptômes à ce qu'ils sont : crise de migraine, vertige par atteinte de l'oreille interne, simple malaise, puis à expliquer que l'IRM n'a pas découvert de maladie. L'affirmation est aisée pour le spécialiste mais difficile à accepter pour le consultant. Le pouvoir de l'image est tel en effet que celle-ci doit toujours être expliquée. Or une IRM cérébrale sans anomalie est rare après cinquante ans, exceptionnelle passé soixante-dix ans. Mais banaliser les résultats ne suffit pas : le médecin n'échappe pas aux interrogations sur la signification de ce qui est décrit avec un grand luxe de détails par le compte-rendu radiologique. La technique apparaît ainsi ambivalente : très performante dans le diagnostic, elle aboutit parfois à des résultats inattendus, lourds de conséquences.

En effet, si la plupart des anomalies découvertes fortuitement n'ont aucun impact sur la vie du malade, que lui dire s'il s'agit d'un anévrisme, qui peut rompre à tout moment ? La malformation est trouvée sur 3% des IRM cérébrales, c'est dire sa fréquence. Même si la rupture ne concerne qu'une infime minorité de cas, estimée à 0,3% par an[21], il est bien difficile d'échapper au cycle des examens supplémentaires, des avis spécialisés et de la surveillance annuelle, voire au traitement, dont le bien-fondé n'est pas toujours évident et qui n'est pas sans risques. Il arrive aussi que l'IRM découvre des anomalies radiologiques similaires à celles des malades atteints de sclérose en plaques chez une personne sans symptôme évocateur de la maladie. La situation est qualifiée de « syndrome radiologique isolé »[22], une bien curieuse formule ! La maladie ne se définit en effet que parce qu'une personne se plaint de symptômes l'amenant à consulter : « la maladie, c'est ce qui gêne les hommes dans l'exercice normal de leur vie et dans leurs occupations et surtout ce qui les fait souffrir »[23]. Le syndrome étant la « réunion d'un groupe de symptômes ou de signes qui se reproduisent en même temps dans un certain nombre de de maladies »[24], l'emploi du terme est ici un abus de langage. D'ailleurs, les publications consacrées au « syndrome radiologique isolé » démontrent que l'évolution n'est pas univoque. Un tiers des personnes développe les signes cliniques de la sclérose en plaques dans les cinq ans qui suivent[25]. La survenue de la maladie n'est donc pas une certitude. Le résultat n'est pas surprenant : l'examen anatomo-pathologique du cerveau de sujets âgés montre parfois des lésions caractéristiques de sclérose en plaques, alors qu'ils n'ont jamais présenté de troubles neurologiques[26]. Autrement dit, « la lésion ne suffit pas à faire la maladie clinique, la maladie du malade »[27]. La surveillance radiologique n'apporte aucun bénéfice aux personnes concernées. Au contraire, elle peut générer interrogations et angoisse avant l'heure sur une maladie qui ne viendra peut-être jamais. Mais pour beaucoup, l'incertitude n'est pas acceptable, il n'est pas possible d'attendre. Il faut répéter les examens et les consultations, au risque de majorer l'anxiété du sujet, tant la conviction d'être malade ou de le devenir un jour peut être déstabilisatrice.

Le triomphe des apparences

Limiter l'approche du phénomène pathologique à l'analyse de l'image, reflet de l'instant présent, c'est renoncer à comprendre l'évolution temporelle des phénomènes physiologiques, abandonner la complexité du savoir pour se limiter aux apparences, souvent trompeuses. Telle est pourtant l'évolution du traitement des maladies vasculaires. Certains infarctus cérébraux s'expliquent par la migration dans la circulation cérébrale de caillots, formés à partir du rétrécissement de l'artère carotide cervicale. S'il est sévère, une intervention chirurgicale peut être effectuée pour diminuer le risque de récidive. Le bilan diagnostique est donc centré sur l'évaluation de la paroi artérielle et l'opérabilité du malade. Il s'agit cependant d'une conception restrictive de la maladie. Dès 1856, Rudolf Virchow a identifié les trois facteurs déterminants la formation d'un caillot dans la circulation : les anomalies de la paroi vasculaire, les modifications du flux circulant et la composition du sang[28]. Le scanner avec injection de contraste iodé objective le rétrécissement de l'artère alors qu'échographie, IRM et tomographie par émission de positrons (TEP) permettent, dans une certaine mesure, d'apprécier la lésion pariétale. Les perturbations circulatoires sont mises en évidence par le doppler et certains troubles de la coagulation par les analyses biologiques. Mais toutes ces évaluations restent imparfaites. Nous sommes incapables de prédire quand se déclenchera la cascade de phénomènes complexes responsables de la formation d'un caillot, de sa fragmentation et de sa migration dans la circulation, aboutissant à l'occlusion d'une artère cérébrale. Nous ignorons quelle sont les capacités de suppléance des autres vaisseaux cérébraux, qui limiteront la taille de la lésion et ses conséquences cliniques, au point que parfois aucun symptôme n'apparaisse. Ainsi, prédire la survenue d'une récidive d'infarctus cérébral cliniquement avérée est aussi difficile que déterminer à l'avance si un anévrisme intracrânien va rompre ou quel sera le handicap occasionné par la sclérose en plaques. Des modèles statistiques ont été construits, prenant en compte la sévérité du rétrécissement artériel et de nombreux paramètres cliniques[29]. Mais leur valeur prédictive reste limitée. Nous devrions donc être prudents dans nos propos et réfléchis dans nos conseils quand nous évoquons avec les malades l'intérêt d'une opération elle-même non dénuée de risques. Hélas la toute-puissance de l'image s'impose ; l'artère pathologique est confondue avec la maladie, au risque, comme l'écrivait Laennec, de « prendre l'effet pour la cause »[30]. C'en est au point que nous avons altéré le vocabulaire, en parlant de « sténose symptomatique », le rétrécissement artériel (sténose veut dire étranglement) recevant un qualificatif clinique. L'image nous dicte notre conduite. L'opération est - presque - systématique.

La fascination pour les artères rétrécies n'est pas propre à la neurologie. Elle est autant présente en cardiologie, au point qu'un néologisme est employé pour qualifier le comportement de certains cardiologues : le « réflexe oculo-sténotique » signifie que la découverte au cours d'une angiographie du rétrécissement d'une artère coronaire conduit systématiquement à son traitement par dilatation[31]. Cette pratique traduit une véritable dépendance à l'image, comme le confirment les enquêtes évaluant le discours tenu aux malades et la compréhension que ceux-ci en ont : le risque de la maladie est surévalué, la crainte suscitée par l'image de l'artère « qui peut se boucher brutalement, n'importe quand » est majeure[32]. La complexité des phénomènes physiologiques menant à l'occlusion artérielle est oubliée : car si la circulation coronaire diffère de la circulation cérébrale, les mécanismes conduisant à un infarctus sont identiques. Mais les images produites par les techniques radiologiques impressionnent l'œil du médecin comme une plaque photographique ; entièrement passif, dominé par ce qu'il voit, il effectue aussitôt l'intervention dont la programmation a été décidée avant même la réalisation de la coronarographie diagnostique. Ainsi disparaissent la phase de réflexion médicale sur l'évaluation du pronostic et le temps nécessaire à la prise de décision par le malade. Nous avons oublié que « la maladie du malade (...) est autre chose que la maladie de l'anatomopathologiste »[33].

L'effacement du corps

L'influence de l'imagerie peut être plus pernicieuse encore. La TEP, qui identifie les tissus au métabolisme anormalement élevé, consommant davantage de sucre que les tissus sains, fait apparaître les lésions, en particulier les tumeurs cancéreuses, sous forme de tâches jaunes d'autant plus brillantes que le métabolisme est élevé, alors que le reste du corps reste en arrière-plan dans une couleur terne, brune ou grise : l'effet est spectaculaire. Plus encore que le scanner ou l'IRM, dont les modifications sont parfois subtiles à détecter, ses images nous frappent, comme si le contraste des couleurs montrait la force vitale détournée vers le métabolisme tumoral tout puissant. Elles renforcent de manière inconsciente l'idée que la tumeur est un corps étranger menaçant, envahissant, face auquel l'organisme est impuissant à se défendre. Mais cette représentation est trompeuse : « Le fait pathologique n'est saisissable comme tel qu'au niveau de la totalité organique, et s'agissant de l'homme, au niveau de la totalité individuelle consciente, où la maladie devient une espèce de mal »[34]. L'image ne reflète qu'incomplètement le processus morbide alors que les symptômes ressentis disent beaucoup de sa gravité. « La maladie est un ébranlement de l'existence (...) sa détermination exige comme point de départ *le concept de l'être individuel* »[35]. Mais pour beaucoup de malades, le cancer n'est pas symptomatique, aussi sa surveillance repose sur le seul contrôle radiologique de la tumeur. L'évaluation clinique est dévalorisée parce qu'elle ne reflète pas l'évolution pathologique. Pourtant, ne pas en tenir compte affaiblit la pertinence des décisions thérapeutiques : les symptômes traduisent non seulement la croissance et le retentissement de la tumeur, mais aussi la réaction de l'organisme. Alors que « la clinique met le médecin en rapport avec les individus complets et concrets et non avec des organes ou leurs fonctions »[36], la représentation de la tumeur est assimilée à la maladie. A tel point que le spécialiste en charge du malade peut être absent des discussions thérapeutiques, le dossier réduit aux images étant parfois présenté par un autre praticien. Nous ne traitons plus « la maladie du malade » mais une représentation anonyme. La thérapeutique est devenue impersonnelle.

Juger de l'effet du traitement sur la seule imagerie crée une situation paradoxale. Avant chaque examen, le malade éprouve une angoisse croissante, au fur et à mesure que se rapproche la date du contrôle, que seule la parole médicale peut apaiser... si la tumeur n'a pas grossi ou n'est pas réapparue. S'ensuit une période de calme relatif, pendant laquelle il peut laisser de côté la maladie, jusqu'à ce que se rapproche l'échéance du prochain contrôle. Le médecin lit l'avenir dans les images prises au corps du malade, dont la perception est en quelque sorte exclue du discours : « ça a un peu évolué » annonce l'augure (l'euphémisme signifie que la tumeur échappe au traitement). Le malade désorienté apprend ainsi qu'il va mal alors qu'il ne ressent rien. Son corps silencieux ne l'informe plus sur son état de santé. Vis-à-vis de ce corps, il éprouve ainsi « une expérience paradoxale d'extrême familiarité et de grande ignorance »[37], traduisant la dissociation « entre le savoir médical sur la maladie du corps et la vérité sur lui-même », « la distance qui sépare la matière corporelle de la chair »[38]. Le changement de traitement est imposé par l'image, décidé par le médecin. Le malade est dépossédé de la décision, plus vulnérable encore par le fait qu'il subit la maladie dans un corps muet. Est ainsi réalisée une « expropriation médicale du corps du malade », violence symbolique mais réelle, qui repose sur cette étonnante séparation : le médecin soigne un corps objectif, siège du processus pathologique, alors que le malade subit le traitement dans son corps propre.

Il est plus facile de suivre une personne atteinte de sclérose en plaques : la maladie ne menace pas la vie du malade, de nouvelles manifestations cliniques sont requises pour changer le traitement et le malade est plus impliqué dans les décisions. Mais certains médecins plaident pour donner la première place aux critères d'évaluation radiologique, au risque de relativiser ce que le malade éprouve. Pourtant il rapporte ce qu'il ressent, ce qui lui reste comme gêne de ses poussées antérieures, donnant une assise solide aux choix effectués avec le médecin. Mais la force des images est telle que parfois, il est difficile de le convaincre de l'inutilité de contrôler l'IRM lorsque son état clinique est stable : la perception de son état de santé finit par moins compter que la preuve apportée par l'examen. La bonne santé n'est plus « la vie dans le silence des organes »[39]. Le corps insensible devient étranger, inquiétant : il faut sans cesse vérifier que tout va bien. Et si finalement il admet l'inutilité de répéter les examens, ce n'est pas l'explication apportée sur le cours évolutif de sa maladie qui le convainc mais la reconnaissance des limites de l'imagerie. Désormais pour le malade, le corps objet, celui du savoir médical, prime sur *son* corps et l'image soulage davantage son angoisse que la parole du médecin. La confiance disparaît au profit de la preuve rationnelle : dure leçon pour le praticien.

Limiter les consultations et les discussions médicales à l'analyse des images conduit à ne plus voir le malade, à ne plus reconnaître l'évolution de la maladie. La spécificité de l'acte médical disparaît : ce corps marqué par la souffrance n'est plus touché, palpé, ausculté ni même observé, de ce regard attentif qui fonde la relation tout en permettant au médecin, parfois d'un seul coup d'œil, de percevoir la fragilité du sujet, la faiblesse de sa démarche, son essoufflement, la pâleur de son visage ou ce tremblement des mains qui trahit son anxiété. Dans le suivi du cancer, s'il se cantonne au suivi radiologique de la tumeur, l'oncologue prescrit les chimiothérapies jusqu'au moment où la force vitale qui a si longtemps contenue la maladie s'effondre, où l'état du malade s'altère : au sens premier du mot, il devient un autre. Cette transformation est parfois nécessaire pour que le médecin revienne à la réalité. Alors « le regard absolu, intégrant » du clinicien, réunissant l'audition, le toucher, et la vue en une « structure pluri-sensorielle », enfin lucide, s'arrache à la contemplation des images et « intègre à la structure de la maladie la constante possibilité d'une modulation individuelle »[40], revanche tardive d'une médecine clinique, autrefois toute-puissante, aujourd'hui négligée. Cette clairvoyance retrouvée est un choc pour le malade, qui croyait au pouvoir absolu de la science et découvre la vérité à travers le regard de son médecin, qui laisse transparaître mieux que les mots l'évolution de la maladie. Tel est le risque que fait courir à ceux qui se prosternent devant elle le culte de l'image médicale transformée en idole.

L'avènement de la vidéosphère

Comment en sommes-nous arrivés là ? Fondé sur la parole, le diagnostic médical s'inscrit dans la durée ; il requiert de reconstituer l'histoire passée de la maladie lors de consultations répétées. Le chemin parcouru ensemble autorise le médecin à annoncer un diagnostic souvent inquiétant, parfois grave et permet au malade de l'accepter. L'authenticité de la relation aide à découvrir ce qui doit être fait. Mais l'image s'est imposée en tiers dans la relation du médecin et du malade, par son immédiateté et son évidence. Intermédiaire obligé, elle les contraint à se tourner vers elle. Artifice technique, elle se substitue à la maladie. La parole ne porte plus sur le vécu de la maladie ; elle se limite au commentaire de sa représentation. Cette prééminence s'inscrit dans une évolution plus globale. Notre civilisation est passée successivement de l'ère de la parole à celle de l'écrit puis du visuel, de la logosphère à la graphosphère et désormais à la vidéosphère[41].

Philosophes et historiens débattent du moment où la primauté de la perception visuelle s'est affirmée dans la culture occidentale. Certains la font remonter à la fin du Moyen Age, lorsque les peintres du *Quattrocento* découvrent l'art du portrait et font du regard le siège de la personnalité : « Le corps moderne cesse de privilégier la bouche, organe (...) du contact avec les autres, par la parole, le cri ou le chant (...) Les yeux sont les organes bénéficiaires de l'influence croissante de la culture savante. Tout l'intérêt du visage se concentre en eux »[42]. Alors que les miniatures et les mosaïques médiévales représentent des êtres intrinsèquement lumineux, rayonnant de leur propre éclat, l'art du portrait permet aux peintres de figurer les ombres que projettent les objets et les personnes. Cette suprématie de la vue s'associe à un changement des modalités du regard : au Moyen Age, « regarder, observer, dévisager, jeter un coup d'œil, sont des activités pleinement humaines (...) des actes qui sont façonnés par la vigilance, l'exercice et la formation d'habitudes vertueuses, ou l'acquisition d'habitudes dissolues »[43]. Désormais, l'observateur perçoit l'origine extérieure de la source de lumière qui illumine les personnages : « l'image exprime la transformation du regard, d'acte extraverti de contact et de saisie en réception des choses que la lumière porte à l'œil »[44]. « L'éclair furtif de ton œil souriant », touchant et caressant, n'est plus ; ne persiste qu'un organe réduit à sa fonction perceptive, impressionné par les rayons lumineux reflétés par les objets extérieurs, et dont les milieux transparents seront bientôt analysés par Descartes. Les instruments d'optiques, notamment le microscope, amènent un changement décisif : la contemplation de la nature est remplacée par son observation, mot qui signifie alors « considérer avec une attention soutenue la nature afin de la mieux connaître »[45]. Désormais, tel l'observateur scientifique scrutant le monde dont il s'extrait, le médecin moderne se singularise et observe d'un regard détaché le corps du malade.

Ce corps reste celui d'une personne. Les traits du visage et les attitudes corporelles des écorchés du traité de Vésale trahissent l'humanité qui s'impose à l'anatomiste, au-delà de la mort. Quand Rembrandt peint sa leçon d'anatomie, il montre une séance de dissection où le cadavre est encore identifiable. Le corps représenté reste celui d'une personne sur laquelle l'observateur porte un regard ému et gêné à la fois. Cette période ne dure pas : loin du peintre attaché à souligner les détails d'une physionomie permettant de reconnaitre le sujet, les anatomistes réduisent progressivement le corps à une représentation abstraite, désincarnée[46]. Le corps n'est plus que la « statue ou machine de terre » de la philosophie cartésienne[47]. Les illustrations des atlas d'anatomie traduisent cette évolution par le dessin, dépourvu de perspective ; l'organe s'éloigne, « retiré de l'espace dans lequel les doigts peuvent l'atteindre (…) et placé sur une côte lointaine »[48]. Substitué au corps souffrant du malade, ce nouveau corps devient un pur objet de science, une référence pour le professionnel. L'anthropologue David Le Breton a souligné combien cette objectivation conduit à tout dévoiler, dans un idéal de transparence absolue du corps humain excluant tout imaginaire : l'image médicale est « un pur décalque matériel du corps »[49].

Succédant à l'observation scientifique, « la formation de la médecine clinique est liée à l'émergence du regard du médecin dans le champ des signes et des symptômes »[50]. La « naissance de la clinique » est ce moment historique où le regard du médecin réduit la maladie au visible, où la parole du malade est délaissée. Le début du XIXème siècle voit la fin de la médecine hippocratique, « clinique universelle et immédiate », « savoir qu'on peut dire aveugle puisqu'il est sans regard »[51]. Dépassant l'évidence de la reconnaissance du faciès hippocratique, embrassé d'un seul coup d'œil, le regard se discipline et devient scrutateur, effectue une « lecture exhaustive, sans obscurité ni résidu », « où les manifestations pathologiques parlent un langage clair et ordonné ». En témoigne jusqu'à la manière dont le signe est sollicité : l'illustre neurologue français Raymond Garcin n'enseignait-il pas que la mise en évidence d'un rétrécissement de la fente palpébrale, signe subtil d'une lésion des voies sympathiques, se détecte sur un malade allongé, le médecin étant debout au pied du lit, afin d'apprécier au mieux la différence d'ouverture des yeux ? Ce raffinement des conditions de l'observation démontre que le regard, « équipé de toute une armature logique »[52], convoque le signe, reflet du processus pathologique, afin de « rendre l'invisible visible »[53]. « Le mal inaccessible (…) est tiré à la surface par la vue »[54], par ce « regard absolu, absolument intégrant, qui domine et fonde toutes les expériences perceptives »[55].

Michel Foucault le rappelle dans ses belles pages consacrées à l'apparition de la médecine moderne : « La coïncidence exacte du corps de la maladie et du corps de l'homme malade n'est sans doute qu'une donnée historique et transitoire (…) L'espace de configuration de la maladie et l'espace de localisation du mal dans le corps n'ont été superposés dans l'expérience médicale que pendant une courte période »[56]. Plus qu'à son incomplétude, la fragilité de la méthode anatomo-clinique tient à l'inexorable montée en puissance de l'image, dont la construction d'instruments optiques toujours plus puissants, mimant l'anatomie et la physiologie de l'œil, est le tournant décisif. Par un renversement appelé à se répéter - qu'on pense à l'assimilation du cerveau à l'ordinateur - le modèle est réduit à sa copie. L'œil devient un dispositif optique, réceptacle passif des images extérieures. Ses faibles performances le dévalorisent. Appuyés sur leur supériorité technique, le microscope découvre les cellules et la radiologie nous dévoile les organes cachés dans la profondeur du corps. Leur pouvoir discriminant est la preuve de l'amélioration du diagnostic : s'il faut un microscope pour observer les cellules, c'est au microscope électronique que l'on fera appel, tant sont grandes ses capacités de visualisation dans l'infiniment petit. Si l'IRM est requise pour examiner le cerveau, c'est une IRM à haut champ que l'on choisira, pour ses possibilités d'analyse des moindres structures anatomiques. La vision d'ensemble, ce qu'on nommait justement le coup d'œil, disparaît au profit de la perception du détail. La justesse du regard médical est remplacée par l'acuité de l'observation instrumentale : la « suzeraineté du regard » clinique[57] n'est plus.

La mise au point de méthodes d'imagerie toujours plus performantes fait que « le corps se mue en théâtre biologique, en spectacle permanent (…) L'espace intérieur de l'homme est (…) surexposé »[58]. Avec le scanner et l'IRM s'accomplit l'étape ultime vers l'abstraction du corps malade. Les images de synthèse construites par l'ordinateur font perdre au médecin le sens de la réalité : l'image analogique n'est qu'un modèle logico-mathématique[59]. Les coupes d'IRM ou de scanner ne nous montrent pas le corps humain tel qu'il est. Mais si les chirurgiens connaissent la différence entre ces images et la réalité du corps, palpé, manipulé, excisé pendant l'intervention, pour beaucoup de médecins, les images générées par l'informatique sont devenues la réalité. La vision se retrouve dans un univers coupé de l'observateur humain[60]. Analysées dans les trois plans de l'espace par les reconstructions informatiques, les images médicales ne reflètent plus le point de vue du médecin sur le corps malade : « Les apparences n'ont plus la moindre référence topologique à la position d'un observateur dans un environnement réel optiquement perçu »[61]. Elles ne sont qu'une abstraction produite par la numérisation.

Ainsi la technique créé un nouveau *corps virtuel*, distinct du corps souffrant où s'inscrit la maladie, comme du corps disséqué par l'anatomo-pathologiste. Longtemps l'autopsie s'est appelée la vérification anatomique : c'est dire l'importance d'une spécialité dont l'exercice constituait le moment de vérité où le diagnostic clinique hypothétique était confronté à la réalité des lésions tissulaires. Aujourd'hui, les performances de l'IRM sont telles qu'elle révèle davantage de lésions que l'examen anatomo-pathologique. La pratique de l'autopsie à seule fin de découvrir ou de confirmer un diagnostic est tombée en désuétude. Si notre référence n'est plus le corps souffrant, révélée par la plainte du malade, elle n'est pas davantage le corps objet palpé ou ausculté par le médecin, réparé par le chirurgien, analysé par l'anatomo-pathologiste. Elle est ce corps virtuel, produit de la technique, image en trois dimensions issue d'un scanner ou d'une IRM. La puissance de l'informatique rend ses images plus crédibles que la parole de nos malades, plus réelles que les signes que nous détectons en palpant leur ventre ou en auscultant leurs poumons, plus exactes que les lésions tissulaires que nous identifions. C'est l'application à la médecine de ce que Régis Debray a nommé l'équation de l'ère visuelle : « le Visible = le Réel = Le Vrai »[62].

Pour appuyer leurs propos, les médecins montrent leurs examens d'imagerie aux malades. L'évolution législative qui donne à chacun accès à son dossier médical explique cette attitude. Mais la volonté du praticien d'expliquer et de prouver ses interventions n'y est pas étrangère, tout comme la nécessité de convaincre un malade qui n'accorde plus sans réserve sa confiance à la parole médicale. On pourrait objecter qu'il n'y a là rien de nouveau : depuis longtemps, le chirurgien dessine devant le malade, pour lui expliquer l'intervention qu'il va réaliser. Mais la main reste maîtresse de ce qu'elle montre. Le schéma tracé est une illustration de la parole, une représentation de l'action à venir. Rien de tel désormais : irréfutable, l'image s'impose dans sa crudité et sa brutalité. Egalement captivés, médecin et malade contemplent l'intermédiaire obligé de leur relation qui les maintient sous sa dépendance. Ils ne se regardent plus. Et souvent, le médecin comprend, à sa réaction, que le malade n'a pas vu pas la même chose que lui. L'œil du spécialiste n'est évidemment pas celui du profane : la lecture des images nécessite un apprentissage. Aussi le médecin passe parfois plus de temps à corriger une fausse perception, qu'à écouter les symptômes. Et par l'émotion qui se fait jour, il découvre que l'image fait violence. Utilisée pour créer ou renforcer la confiance, la visualisation partagée des images peut être source d'angoisse : sans la médiation de la parole, « le réel, appréhendé par la vue, est toujours intolérable »[63], au point que certains malades refusent de regarder leurs examens et même de les garder. Ils les laissent entre les mains du médecin, pour les éloigner un peu plus. Ce corps mystérieux, objet du savoir médical, machine aux rouages complexes, perturbée par un processus destructeur, dévoilé par la technique toute-puissante, peut n'être qu'une représentation abstraite : sa confrontation avec ce corps familier, mon corps, moi-même, est insupportable. « Les entrailles sont le visage de Méduse enfoui dans l'intimité de tout homme, s'il les voit, la mort est là ou ne saurait tarder »[64].

Dans une médecine légitimée par les sciences, la certitude est nécessaire aux prises de décisions. Rapide et objective, l'image est devenue la preuve de la maladie. Elle a supplanté l'évaluation clinique, interaction de deux subjectivités fondée sur le temps long de l'interrogatoire et de l'examen physique. Mais lorsque scanner ou IRM sont normaux, il faut toute la confiance du médecin dans son diagnostic et toute sa force de persuasion pour expliquer au malade que la vérité est dans ce qu'il vit et non dans les conclusions d'examens à la résolution limitée. Une lutte s'engage parfois pour regagner une confiance compromise par la négativité du bilan. Souvent, il s'entend demander quelle autre exploration doit être faite, tant la croyance au pouvoir de l'image est forte. Le divorce est complet entre l'image, immédiate, intuitive, absolue et la parole, patiente, persuasive, inscrite dans le temps, qui est dévoilement de la vérité à travers la relation[65]. L'effacement de la parole explique que le diagnostic médical ait perdu sa fonction thérapeutique. Jusqu'au XVIIIème siècle, l'art médical est celui de l'écoute, la consultation est une conversation. Pris par le récit du malade comme le spectateur par le jeu de l'acteur, « le médecin se laisse impliquer dans la tragédie de cette condition humaine particulière »[66]. Il « répond mimétiquement », par « son corps capable de résonner avec celui du patient » et ce « diagnostic mimétique » remplit une fonction thérapeutique. Quel médecin, quel soignant, ne souscrirait à ces phrases ? Lequel n'a pas manifesté par son attitude la compassion éprouvée pour celui qui souffre, par un geste tenté de soulager ce qui ne peut l'être par les médicaments ? Désormais, le malade doit se regarder à travers une grille médicale, se soumettre à une autopsie, au sens littéral du mot : « se voir de ses propres yeux ». « Les radiographies, l'échographie l'aident à s'identifier aux planches anatomiques pendues, dans son enfance, aux murs des classes. La visite médicale sert ainsi à la désincarnation de l'ego »[67]. Si les symptômes ne comptent plus, si l'image remplace l'examen clinique, la « maladie du malade » n'existe plus. La médecine a construit une nouvelle réalité, où l'individu est nié. La porte s'ouvre sur une pratique exclusivement scientifique de la médecine, qui se veut rassurante par son objectivité : l'est-elle vraiment ?

2
LE DEVELOPPEMENT DE LA BIOMEDECINE

L'exercice médical n'est pas seulement dominé par les images. Notre siècle est celui de la biologie : plus de 3000 examens biochimiques, microbiologiques, hématologiques, immunologiques ou génétiques sont utilisés pour le diagnostic des maladies[1]. Ils ont pris une place prépondérante dans l'exercice quotidien : on estime que 70% des décisions médicales s'appuient sur des résultats de laboratoires, qu'il s'agisse d'aide à l'admission des malades, de diagnostic proprement dit, d'instauration ou de surveillance d'un traitement médicamenteux[2].

Les techniques biochimiques et l'automatisation : le triomphe de la mesure

Ce succès tient d'abord à l'automatisation, notamment en biochimie : les laboratoires peuvent effectuer simultanément un grand nombre d'analyses. Un seul tube de quelques millilitres de sang permet de mesurer en moins d'une heure une vingtaine de paramètres : fonctions rénale et hépatique, glycémie, enzymes cardiaques et musculaires, protéines de l'inflammation, concentrations de sodium, potassium, calcium, etc. Plusieurs centaines de prélèvements sont analysés conjointement, d'où un gain de temps considérable dans l'organisation de travail très complexe des laboratoires hospitaliers. La plupart des résultats sont rendus le jour même. Certaines techniques, telles les électrophorèses[3], qui reposent sur la lente migration des protéines dans un champ électrique, demandent toutefois « un certain temps » avant d'être analysées. Il en est de même pour les examens sophistiqués qui exigent un travail de manipulation ou d'interprétation, telles les recherches toxicologiques sanguines ou urinaires. Performance et rapidité d'analyse ne coïncident pas toujours.

De nouvelles méthodes de dosages permettent la détection d'un nombre croissant de protéines libérées ou synthétisées au cours des processus pathologiques : inflammation, destruction tissulaire, activation de la coagulation. Les techniques étant de plus en plus précises, certains composés sont mesurés en très petite quantité : on parle de dosages « ultrasensibles » ou « hautement sensibles », comme pour la TSH (hormone stimulant le fonctionnement de la glande thyroïde), la CRP (protéine de l'inflammation) ou la troponine (protéine du muscle cardiaque). La mesure d'activités enzymatiques permet le diagnostic d'un nombre croissant de maladies métaboliques. Les délais séparant la mise au point d'un test, la publication décrivant sa réalisation et son utilisation en pratique quotidienne se sont considérablement réduits. Des analyses considérées il y a peu comme du domaine de la recherche sont effectuées en routine. Nombre de ces méthodes, autrefois réservées aux laboratoires universitaires, sont aujourd'hui accessibles dans la plupart des hôpitaux. Il est possible d'envoyer des prélèvements dans des laboratoires éloignés de plusieurs centaines de kilomètres, voire à l'étranger, pour établir un diagnostic rare. Les explorations les plus complexes sont devenues accessibles à chacun. Comme l'imagerie, le diagnostic biologique s'est démocratisé.

Il s'est aussi « déporté », quittant le laboratoire pour les services d'urgence, les salles de cathétérisme, les blocs opératoires et même les camions du SMUR. Les appareils demeurent toutefois sous le contrôle et la responsabilité des biologistes et leur utilisation est limitée à des situations bien précises. Toute autre est la place des tests de diagnostic rapide, disponibles au cabinet médical, en pharmacie et même au domicile, par exemple pour contrôler la glycémie d'un diabétique ou diagnostiquer une grossesse par analyse d'urines. Le diagnostic de certaines infections pourrait même être assuré en pharmacie, ce que contestent les biologistes qui y voient une atteinte à leur exercice[4]. Mais le développement de ces tests semble irrésistible. L'ensemble des analyses courantes : protéines cardiaques, fonction rénale, dosages hormonaux, protéines de l'inflammation, coagulation sanguine, marqueurs tumoraux, est effectué en quelques minutes par des appareils tenant dans la main. Ces laboratoires miniatures doivent répondre à des obligations rigoureuses pour être homologués. On devine les arguments avancés pour développer leur usage : la moindre agressivité du prélèvement (analyse capillaire au bout du doigt et non plus prélèvement veineux) ; l'efficacité (résultats immédiats au lit du malade) ; la baisse des coûts (en personnels et matériels) ; et *last but not least*, l'autonomie du prescripteur (d'où leur nom de *doctor test*), voire celle du malade. Encore faut-il en mesurer les risques : des contrôles de qualité insuffisants, responsables de résultats faussés ; des examens en excès, source d'errance diagnostique ; la mise à mal d'une filière spécialisée, pourtant indispensable au bon fonctionnement de toute la médecine. Sans oublier que ces appareils, de plus en plus nombreux, font l'objet d'enjeux commerciaux considérables.

Le diabète illustre la nécessité de répéter les mesures d'un paramètre biologique. Lorsqu'un traitement par insuline est nécessaire, son ajustement repose sur la surveillance de la glycémie, effectuée par une piqûre au bout du doigt avant, voire après les repas. Dans ces conditions, il est difficile d'obtenir un équilibre glycémique parfait. Désormais, grâce à un capteur inséré sous la peau, la glycémie peut être mesurée à tout moment par un lecteur externe, sans recourir à la piqûre, douloureuse et responsable à la longue d'insensibilité de la pulpe des doigts. D'autres systèmes plus invasifs permettent une analyse continue de la glycémie et une connaissance plus fine encore de ses variations. La multiplication des mesures permet ainsi des ajustements plus précis du traitement, la réduction des hypoglycémies et un meilleur équilibre glycémique[5]. Nous ignorons cependant si ces dispositifs permettent de réduire les complications de la maladie : cécité, insuffisance rénale, atteintes vasculaires[6]. Pourtant ces techniques sophistiquées sont déjà largement utilisées, illustrant la montée en puissance du contrôle de l'homéostasie dans les procédures de soins, une évolution que Claude Bernard aurait sans doute saluée. Des analyses rapides et performantes, facilement réalisables et largement disponibles, répétables à l'envie chez un même malade : le bilan des avancées de la biochimie est impressionnant. Il ouvre la voie au culte de la mesure, confondue avec la connaissance et du contrôle permanent, pris pour la sécurité : la tendance est irrésistible.

L'infarctus du myocarde : un diagnostic plus fiable ?

Les performances des tests biochimiques sont illustrées par l'évolution du diagnostic et de la prise en charge de l'infarctus du myocarde. Dans les années 1970, une première définition de la maladie est proposée, résumée dans un texte court et précis, où chaque phrase est pesée[7]. Le diagnostic repose sur les symptômes rapportés par le malade (principalement une douleur au niveau de la poitrine, écrasante et prolongée) ; des modifications évocatrices de l'électrocardiogramme témoignant de l'étendue de la souffrance du muscle cardiaque ; l'élévation dans le sang de la concentration des enzymes cardiaques libérées par la nécrose du myocarde. Les manifestations cliniques étant parfois trompeuses, un des deux examens complémentaires doit être anormal pour établir le diagnostic. Les dosages enzymatiques s'avèrent particulièrement utiles lorsque la douleur est transitoire, la plupart des malades n'ayant pas les modifications caractéristiques de l'infarctus sur l'électrocardiogramme. Dans cette situation appelée angor instable, l'élévation des enzymes cardiaques démontre que le malade a bien présenté un infarctus, mais de petite taille.

Tout change à la fin des années 1980, quand est mis au point le dosage de la troponine, protéine cardiaque dont l'élévation témoigne d'une nécrose myocardique avec une bien plus grande sensibilité : un quart des malades admis pour une douleur thoracique avec une concentration normale d'enzymes cardiaques présentent une élévation de la troponine, signe d'un infarctus en voie de constitution[8]. Comme ces malades ont un risque accru de mortalité comparativement à ceux dont le dosage reste normal, un traitement intensif leur est appliqué, combinant des médicaments fluidifiant le sang à la revascularisation des artères coronaires. Avec les années, les méthodes de dosage deviennent plus performantes : des quantités très faibles de troponine sont mesurées et par voie de conséquence, les valeurs seuils au-delà desquelles est posé le diagnostic d'infarctus se réduisent, passant de 0,4 ng/ml dans les années 1990 à 0,1 ng/ml dans les années 2000[9] puis à 0,04 ng/ml dans les années 2010[10]. Soit une division par dix de la valeur normale en vingt ans ! Pour avoir une idée de la précision des mesures effectuées, il faut se rappeler qu'un nanogramme est un milliardième de gramme... Mais la course à l'infiniment petit ne s'est pas arrêtée là ; des techniques de dosage « hautement sensibles » sont apparues : la limite supérieure de la troponine est désormais de l'ordre de 0,01 ng/ml[11]. Il est ainsi possible de mettre en évidence une nécrose myocardique chez un tiers des malades ayant un dosage « normal » de troponine avec les techniques déjà extrêmement performantes utilisées dans les années 2010. Sont ainsi considérés comme des infarctus du myocarde des événements cliniques très peu sévères.

Les avancées du diagnostic biologique ont logiquement conduit à un changement de définition de l'infarctus du myocarde, dont témoignent les versions successives établies en 2007 et 2012 : elle repose désormais sur la mesure de la troponine, dont ces textes détaillent longuement les conditions d'analyse et les performances[12]. La volonté de disposer d'une preuve « scientifique » du diagnostic devient prioritaire : il s'agit d'obtenir des statistiques reproductibles entre les pays et d'une étude à l'autre. L'aide apportée au clinicien apparaît secondaire. En témoigne la place restreinte des données cliniques dans la version la plus récente de la définition : dix-huit lignes dans un article de près de vingt pages, qui prennent place après le chapitre traitant de la biologie[13]. Plus encore que la brièveté du propos (celui de 1979 n'est guère plus long) c'est l'imprécision des termes qui frappe : une simple énumération de symptômes vagues (la douleur est remplacée par « l'inconfort thoracique »), dévalorisés par leur manque de spécificité. Cette évolution reflète le passage d'une époque où la définition de la maladie repose sur la synthèse de données cliniques - aussi imparfaites soient-elles - et paracliniques, à une ère où le dosage biologique en est l'élément essentiel, sinon exclusif. Sont ainsi accolés sous le nom d'infarctus du myocarde des accidents graves, dont les présentations variées et les nombreuses complications étaient détaillées sur plus de quinze pages dans le traité de médecine français de référence des années 1980[14], et des formes cliniques modérées, dont la reconnaissance est assurée par la biologie et dont la gravité tient à un risque futur de récidive ou de décès. Mais cette récidive, elle-même définie par ces dosages « hautement sensibles », est souvent peu sévère. Ainsi, à la reconnaissance d'un substratum pathologique responsable de l'état clinique du malade, qu'il faut traiter, s'est ajoutée l'identification d'un risque, qu'il s'agit de prévenir. La maladie n'est plus tant définie par ce que ressent le malade, mais par ce qu'il encourt, dans un avenir plus ou moins éloigné. Cette requalification s'avère lourde de conséquences.

Tout d'abord, il est impossible de comparer la fréquence et la gravité de l'infarctus du myocarde entre les études faites avant l'introduction du dosage de la troponine et celles de la période contemporaine. De plus, les comparaisons entre les résultats d'essais thérapeutiques récents utilisant des techniques de dosage différentes sont délicates, discutables même. Mais ce sont les conséquences sur la pratique quotidienne qui sont les plus importantes. Aujourd'hui, le malade arrivant aux urgences pour une douleur thoracique a très vite un électrocardiogramme et une, voire plusieurs mesures de la troponine : si l'un des examens est anormal, il est aussitôt admis en cardiologie, exploré et traité sans délai ; sinon, il risque de ne même pas voir le spécialiste et de repartir avec un bilan complémentaire à faire en externe. Et ce même si certains malades sans anomalies biologiques ont quand même une atteinte des artères coronaires. C'est une nouvelle illustration de la dévalorisation de l'histoire clinique au profit de la technique toute puissante. Par ailleurs, le test étant très sensible, on s'est aperçu que beaucoup de maladies s'accompagnent d'une élévation de la troponine : insuffisance rénale, insuffisance respiratoire, embolie pulmonaire, AVC, infections graves, etc. la liste ne cesse de s'allonger. Si les techniques actuelles permettent de ne pas manquer le diagnostic d'infarctus du myocarde, le dosage est donc peu spécifique.

Cette contrepartie est inévitable : l'utilisation d'examens biologiques très sensibles expose à trouver de nombreux « faux positifs », sources d'interrogations diagnostiques et de dépenses supplémentaires. Il n'existe pas de test parfait, capable à la fois d'identifier tous les sujets atteints d'une maladie et d'écarter tous ceux qui ne l'ont pas. Les biologistes doivent toujours déterminer un seuil diagnostic, compromis entre ces deux impératifs contradictoires que sont la sensibilité et la spécificité. Par conséquent il persiste toujours des situations où l'examen biologique n'est pas discriminant : force est alors de répéter les dosages ou d'effectuer d'autres explorations. Si la mesure est devenue la pierre angulaire du diagnostic moderne, elle conserve ses ambiguïtés. Ses performances ne sauraient cacher qu'elle s'inscrit dans une démarche diagnostique sans la résumer. Auréolée d'une précision toujours croissante, elle est perpétuellement changeante, puisqu'il n'existe pas de référence absolue et que la technique évolue sans cesse. Voilà pourquoi la définition de l'infarctus du myocarde est revue à chaque changement des méthodes de dosage de la troponine. On retrouve ici ce qui a été dit du diagnostic de l'infarctus cérébral et de la sclérose en plaques par l'IRM. Les cardiologues mesurent une protéine, les neurologues contemplent une image. Les conséquences sont identiques : séductrice par ses performances, rassurante par sa précision, la technique les fascine au point qu'ils oublient qu'elle peut être changeante, incertaine, trompeuse.

La microbiologie et l'immunologie : un diagnostic raffiné

L'automatisation a également gagné la microbiologie : le travail artisanal, requérant habileté, coup d'œil et patience des techniciens et des microbiologistes tend à devenir quasiment industriel. L'ensemencement des prélèvements, leur incubation et même la lecture digitalisée des images peuvent être assurés par des automates[15]. Cette évolution est la conséquence du nombre croissant d'analyses demandées et de la nécessité de rendre rapidement des résultats pouvant influencer la prescription d'antibiotiques. Le diagnostic des infections s'est accéléré. Les milieux de culture sont de plus en plus performants : alors qu'il fallait quarante-huit heures avant d'identifier la bactérie responsable d'une septicémie, six à huit heures suffisent aujourd'hui à assurer la croissance de certains germes[16]. Ce gain de temps permet de traiter le malade dans des délais beaucoup plus courts, bénéfice important puisque la rapidité de mise en œuvre d'une antibiothérapie adaptée est déterminante dans le pronostic des infections graves. Néanmoins, l'interprétation des résultats requiert toujours la compétence du microbiologiste : lorsque les cultures identifient un germe, distinguer l'infection de la colonisation, voire de la contamination, requiert de connaître à la fois les conditions du prélèvement et le contexte clinique.

Les avancées ne se limitent pas au diagnostic des infections bactériennes courantes. La technique d'amplification génique (*polymerase chain reaction*, PCR) assure l'identification dans la journée de nombreuses maladies virales, bactériennes ou mycotiques. Il n'est plus besoin d'attendre l'ascension dans le sérum des titres d'anticorps spécifiques, observés plusieurs semaines après l'infection. La PCR, initialement restreinte aux centres universitaires, est disponible dans la plupart des hôpitaux. Dans l'infection due au VIH et dans les hépatites virales chroniques, les malades sont surveillés par la mesure de la charge virale dans le sang, quantification du nombre de copies d'ADN circulant. L'usage croissant d'immunosuppresseurs et de chimiothérapies multipliant le risque infectieux, les laboratoires de microbiologie sont les partenaires obligés des services hospitaliers de réanimation, d'oncologie et d'hématologie notamment, pour identifier les virus et les champignons responsables d'infections inhabituelles, aujourd'hui accessibles à des traitements efficaces. On pourrait multiplier les exemples : il n'est pas d'infection dont le diagnostic et la surveillance ne repose désormais sur un panel de tests sophistiqués, effectués sur la plupart des liquides biologiques.

A côté des disciplines traditionnelles du laboratoire, l'immunologie, nouvelle venue, illustre idéalement les possibilités du diagnostic biologique. De nouveaux anticorps dirigés contre des constituants divers de l'organisme sont régulièrement identifiés, dont la présence caractérise les maladies auto-immunes, de plus en plus nombreuses, de mieux en mieux connues. Nombre d'entre elles sont d'ailleurs consécutives à des infections passées inaperçues, illustration des conséquences parfois néfastes de l'immunisation. La reconnaissance des antigènes présents à la surface des cellules caractérisant les différentes populations de globules blancs permet aussi d'identifier les nombreuses populations de lymphocytes impliquées dans les défenses immunitaires. Ces techniques sont devenues indispensables au diagnostic de certaines proliférations tumorales, à la prédiction du risque d'infection chez les patients à l'immunité affaiblie, ainsi qu'à la surveillance de traitements immunosuppresseurs ou antiviraux.

Le diagnostic des encéphalites

Les encéphalites, maladies rares mais très graves, dont le diagnostic et le traitement constituent un défi, illustrent les avancées conjointes de la microbiologie et de l'immunologie. Consécutives à l'infection directe du cerveau par des bactéries ou des virus, elles frappent aussi bien des sujets sains qu'immunodéprimés. Les signes cliniques (fièvre, confusion, épilepsie, coma) leur sont communs. Longtemps l'identification du germe responsable est restée aléatoire. Tout a changé avec les techniques de PCR qui permettent la détection rapide des virus dans le liquide céphalo-rachidien. Ainsi le virus de l'herpès, que chacun a rencontré dans l'enfance, est reconnu comme la principale cause d'encéphalite et peut être identifié en quelques heures, ce qui permet un traitement approprié d'emblée. De nombreux autres virus pouvant être impliqués[17], des tests de biologie moléculaire recherchant simultanément la quinzaine de germes les plus couramment impliqués ont été mis point[18]. Toutefois, malgré des recherches poussées, la moitié des cas reste inexpliquée. De nouvelles techniques de biologie moléculaire fondées sur l'analyse du génome peuvent être appliquées, qui permettent parfois d'isoler un virus ou une bactérie que rien ne permettait d'incriminer dans la maladie[19]. Mais il y a plus étonnant encore : les recherches effectuées depuis dix ans ont montré que certaines encéphalites ne sont pas dues à une infection mais à une maladie auto-immune. Rares, elles sont toutefois accessibles aux traitements immunosuppresseurs, qui seraient évidemment très dangereux s'ils étaient prescrits dans une maladie infectieuse. Leur présentation clinique pouvant être similaire, on comprend l'importance de disposer de tests spécifiques pour les reconnaitre et les traiter efficacement, comme l'illustre l'histoire suivante.

Une jeune femme est hospitalisée en psychiatrie pour des crises d'angoisse et des propos délirants ; du fait de l'apparition de mouvements anormaux, puis de troubles respiratoires avec fièvre et coma, elle est transférée en réanimation où les médecins comprennent rapidement qu'elle souffre d'une encéphalite. Mais les nombreux prélèvements effectués à la recherche d'une infection reviennent tous négatifs. Il apparaît finalement que le tableau clinique de la malade est semblable à celui d'une forme très rare et particulièrement grave d'encéphalite auto-immune, décrite un an auparavant. La maladie atteint surtout les femmes jeunes et s'associe à des tumeurs bénignes de l'ovaire, à l'origine de la sécrétion d'anticorps perturbant le fonctionnement de certaines terminaisons nerveuses du cerveau[20]. Elle est curable si la tumeur est enlevée et que la malade reçoit des médicaments anti-inflammatoires puissants. Un prélèvement de liquide céphalo-rachidien est alors adressé à Philadelphie, aux Etats-Unis, où se trouve le seul laboratoire pouvant effectuer la recherche de l'anticorps spécifique de la maladie. La confirmation du diagnostic parvient aux médecins alors que les traitements ont déjà commencé à agir. La malade sort du coma en quelques jours et retrouve en quelques mois l'intégrité de ses facultés mentales. Seule persiste une amnésie de son hospitalisation en réanimation. L'histoire est stupéfiante : un séjour hospitalier commence en psychiatrie, se poursuit en réanimation, passe par la gynécologie, puis la neurologie, pour finir en rééducation, avant le retour au domicile. Voilà bien la preuve que la coopération entre spécialités peut être très efficace !

Pour aboutir à la description de cette étonnante maladie, il a fallu la conjonction d'observations cliniques détaillées, la sophistication extrême des explorations immunologiques et pathologiques, la collaboration étroite de huit équipes de neurologie aux Etats-Unis, en Espagne, au Canada et au Japon. Au XXIème siècle, le regard du clinicien reste donc indispensable pour découvrir une maladie, mais il est assisté par des examens d'une précision inégalée. Cette alliance de la clinique avec la science ne diminue pas son rôle : elle rehausse sa valeur. Depuis sa description en 2007, plusieurs centaines de cas de cette affection ont été rapportés. Seules sa rareté et l'absence de test spécifique avaient empêché de l'identifier plus tôt. Désormais, le diagnostic peut être posé précocement, chez des malades pris pour des possédés, tant les troubles initiaux évoquent parfois une maladie psychiatrique[21]. Mais il y a plus surprenant encore. Certains malades malchanceux ont d'abord une encéphalite due au virus de l'herpès, avant de présenter dans les semaines suivantes ce type d'encéphalite auto-immune : preuve s'il en était besoin, de la complexité de la médecine[22]. Et l'histoire n'est pas terminée : plus d'une dizaine d'anticorps ont été isolés, responsables d'autres formes d'encéphalites auto-immunes, toutes aussi graves et qui peuvent également être traitées efficacement[23]. Ces affections autrefois mortelles, aujourd'hui curables, démontrent que l'évolution spectaculaire du diagnostic biologique peut avoir un impact majeur sur le pronostic des maladies.

Le diagnostic génétique : des surprises au désenchantement

Mais plus encore qu'en immunologie, c'est en génétique que l'évolution des techniques d'analyse est la plus rapide. De nouvelles anomalies sont régulièrement identifiées : même si la plupart sont très rares, près de 6000 maladies sont aujourd'hui connues. Le séquençage à haut débit permet d'analyser plusieurs dizaines de gènes simultanément, sans avoir à chercher une par une les mutations responsables d'une maladie héréditaire : le gain de temps est considérable. Mais au-delà des chiffres, ce que l'évolution technique permet, c'est un renversement dans la recherche du diagnostic. Celle-ci partait de la présentation clinique du malade (le phénotype), pour découvrir l'anomalie génétique responsable (le génotype), suivant la démarche diagnostique médicale classique. Il est désormais possible de suivre le processus inverse : séquencer l'ensemble des parties codantes de l'ADN (exome), voire même les trois milliards de paires de base de l'ADN cellulaire, incluant les séquences non codantes qui représentent 98,5% du génome[24]. Cette dernière méthode apporte cependant une quantité d'informations proprement inutilisables, puisqu'on ignore à peu près tout de la fonction des très nombreuses portions non codantes de notre ADN. Peu importe, le résultat est là. Il est désormais envisageable de chercher chez un individu l'ensemble des mutations génétiques que l'on sait être pathogène, afin de déterminer s'il présente tel ou tel risque de maladie : la connaissance du génotype précède celle du phénotype[25]. On conçoit combien le sujet est sensible, notamment lorsqu'il s'agit du diagnostic prénatal, qui vise à connaître les risques éventuels de maladies génétiques que porte un fœtus. Ce type d'analyse pose aussi des problèmes concernant le stockage, la sécurité et la confidentialité des données obtenues. La génétique humaine place ainsi les médecins et les scientifiques devant une situation inédite : il est possible d'avoir accès à des informations complètes sur le patrimoine génétique d'une personne, sans avoir les connaissances scientifiques pour l'interpréter ni pouvoir lui donner une signification médicale. La génétique illustre une caractéristique nouvelle de la médecine, jamais observée jusqu'ici : *non seulement la science dépasse la médecine, mais désormais la technique dépasse la science.* En voici la démonstration, avec l'une des maladies génétiques pourtant les mieux connues, où des découvertes inattendues bouleversent nos conceptions sur l'hérédité.

La maladie de Huntington : de surprise en surprise

La maladie de Huntington est due à la transmission d'un gène pathologique dominant, ce qui veut dire que tout malade a un parent également atteint : triste illustration du pouvoir implacable de l'hérédité. Elle débute le plus souvent entre trente et cinquante ans par des troubles psychiques, puis les malades développent des mouvements anormaux évoquant une danse (chorée en grec), enfin des troubles intellectuels amenant à la démence. L'aggravation est inéluctable et le décès survient vingt à trente ans après les premiers symptômes, généralement du fait de complications infectieuses[26]. Les traitements soulagent certains troubles mais ne peuvent enrayer l'évolution. Cette maladie très éprouvante pour le malade et ses proches a d'abord été appelée chorée de Huntington. Les mouvements anormaux caractéristiques sont en effet constants et très évocateurs du diagnostic, qui repose sur l'examen clinique et la reconstitution de l'histoire familiale.

La découverte de la mutation génétique responsable de la maladie n'a été faite qu'un siècle après sa description : il s'agit de la répétition en grande quantité d'une petite séquence de trois bases codant pour un acide aminé, la glutamine, située dans le gène d'une protéine que ses découvreurs ont appelé, faute de connaître sa fonction, la « huntingtine ». Chez les sujets sains, le nombre de répétitions de cette séquence de bases particulière varie de 9 à 35. Lorsqu'il dépasse 39, toutes les personnes atteignant un âge avancé auront développé la maladie[27]. Entre 36 et 39 répétitions, un tiers seulement des personnes présente des signes cliniques : on dit que la pénétrance de la maladie est incomplète. Enfin, certaines personnes ayant un nombre dit intermédiaire de répétitions, entre 26 et 35, ont parfois des manifestations neurologiques ou psychiatriques mineures, que les spécialistes hésitent à attribuer à une forme frustre de la maladie[28]. La réalisation du diagnostic génétique d'une maladie aussi grave est une démarche longue, étalée sur plusieurs consultations et nécessite un suivi psychologique, l'annonce des résultats étant lourde de conséquences[29]. Le diagnostic pré-symptomatique, effectué dans une famille dont un membre est atteint, est tout aussi délicat. Les conséquences ont en effet une toute autre portée que la découverte fortuite de lésions de sclérose en plaques évoquée plus haut, dont l'évolution est incertaine et pour laquelle des traitements sont disponibles.

Présentation clinique stéréotypée, diagnostic facile, évolution uniformément fatale, telle fut longtemps la conception de la chorée de Huntington. Celle-ci figurait dans les congrès médicaux comme un exemple typique des relations entre la gravité du tableau clinique et le type d'anomalie génétique : en effet, plus le nombre de répétitions de triplets de bases est élevé, plus précoce est le début de l'affection[30]. Sans la remettre complètement en cause, les études génétiques récentes ont conduit à nuancer cette conception. D'une part, malgré un même nombre de répétitions, l'âge de début peut différer d'un malade à un autre. D'autre part, le dépistage de la mutation dans les familles des malades a montré que certaines personnes développent des manifestations inhabituelles, comme une rigidité des membres, mais n'ont jamais de chorée. Il est également connu depuis longtemps que la maladie apparaît chez certains sujets après soixante ans, voire plus tard encore : on parlait autrefois de chorée sénile pour désigner ces cas, souvent moins sévères[31]. Cette diversité des présentations cliniques explique que l'on parle désormais non plus de chorée mais de maladie de Huntington. Elle illustre bien les limites d'un diagnostic génétique qui se voudrait prédictif. Les recherches récentes ont aussi montré que des changements portant sur d'autres gènes que celui de la « huntingtine » modulent l'âge de début et l'expression clinique de l'affection. Celle-ci est donc bien plus compliquée qu'il n'y paraît. Mais il y a plus : des études menées dans la population générale ont trouvé la mutation caractéristique de la maladie à une fréquence dix fois plus élevée qu'attendue[32]. Certes, le nombre de répétition de la séquence de bases est le plus souvent inférieur à

40, ce qui fait penser que l'expression de la maladie serait modérée et sans doute tardive. Il n'empêche : que la mutation responsable d'une affection rare soit en fait beaucoup plus fréquente et son expression très différente de ce que l'on croyait, conduit à remettre en cause bon nombre d'interprétations. On retrouve ici une constatation déjà faite pour des maladies sporadiques : les avancées du diagnostic, qu'elles reposent sur l'imagerie ou la biologie permettent la reconnaissance de formes frustres des maladies et conduisent à nuancer considérablement l'appréciation de leur fréquence et de leur gravité. Mais que ces résultats soient valables pour les maladies génétiques, y compris les plus graves est plus qu'une surprise : un bouleversement.

Diagnostic génétique et prédiction des risques : les illusions perdues

Le schéma sur lequel s'est bâti le diagnostic génétique oppose en effet la mutation pathologique, qui altère la fonction de la protéine codée, au polymorphisme, simple variation de la séquence d'ADN et de la structure protéique, sans conséquences délétères. Tant qu'il s'agit d'effectuer un test chez un malade, le schéma reste valable. Dès qu'on s'adresse à des sujets sains - au moins en apparence - le défaut du raisonnement apparaît : même si la mutation entraîne une altération de la structure protéique au point qu'elle ne puisse assurer sa fonction, l'appréciation des conséquences physiologiques ne peut se faire qu'à plus grande échelle, au niveau du métabolisme cellulaire, de l'organe ou de l'organisme. Le réductionnisme inhérent au diagnostic génétique entraîne de graves erreurs de prédiction. La présence d'une mutation aux effets pathologiques avérés ne suffit pas à définir la maladie. Ses manifestations cliniques dépendent de la structure du génome entier, qui détermine toute la physiologie cellulaire, comme des interactions de l'individu avec son milieu de vie. On peut appliquer à toutes les variations génétiques ce que Georges Canguilhem disait de l'hémophilie, à une époque où la discipline était balbutiante : « l'anomalie peut verser dans la maladie, mais n'est pas à elle seule une maladie »[33]. Les généticiens sont donc plus prudents encore dans leurs interprétations : « le problème de la distinction entre l'anomalie (...) et l'état pathologique est bien obscur »[34]. Cette modestie devrait être partagée par tous ceux qui affirment un peu vite que la détermination du génome entier d'un individu nous permettra de prédire son avenir. Mais les chantres de la médecine prédictive semblent confondre l'identification d'un risque et sa réalisation, avec toutes les conséquences néfastes qui en découlent.

La génétique permet aujourd'hui un diagnostic plus sûr des affections héréditaires, y compris s'il n'y a pas de cas dans la famille ou lorsque la présentation est inhabituelle. Les cliniciens en viennent à utiliser les tests génétiques comme les autres examens complémentaires, au risque de les banaliser. Mais la connaissance de son patrimoine génétique n'est pas et ne sera jamais du même niveau pour le malade que le résultat d'une analyse biochimique. C'est pourquoi la communication des résultats d'une analyse génétique doit faire l'objet de précautions : sauf rarissime exception, on ne peut pas modifier les gènes. Le caractère inéluctable du diagnostic peut entraîner des réactions dépressives violentes. Le malade qui a reçu l'anomalie de ses parents la transmet à ses enfants, ce qui ne va pas sans un sentiment de culpabilité parfois très lourd. De plus, les anomalies génétiques responsables des maladies héréditaires ne sont pas toujours connues : que dire devant des tests génétiques qui reviennent négatifs ? Bon nombre de diagnostics reposent encore sur les données cliniques et les examens complémentaires usuels. Les malades restent alors dans l'incertitude quant au diagnostic final, aussi bien que sur le risque de transmission à leurs enfants, source d'angoisse supplémentaire. Enfin, les mécanismes conduisant à l'apparition des signes cliniques restent souvent mystérieux. Il existe ainsi un groupe de maladies héréditaires appelées « ataxies », qui entraînent un trouble de la coordination des gestes et des perturbations de l'équilibre. Alors que plus de soixante gènes pathologiques ont été identifiés, la connaissance de leurs fonctions est très imparfaite et celle des mécanismes de la maladie tout autant[35]. Il reste d'ailleurs de nombreux cas sans anomalie génétique retrouvée. On atteint là les limites de la spécialité : sans la détermination précise des fonctions des protéines synthétisées par les gènes pathologiques, les mécanismes des maladies sont indéterminés et bien souvent les traitements inexistants.

La description précise de l'ensemble des anomalies métaboliques expliquant une maladie héréditaire est l'exception plus que la règle. Et même si l'anomalie génétique est identifiée et la fonction de la protéine connue, la maladie garde souvent une part de son mystère. La drépanocytose est une affection héréditaire de l'hémoglobine, toujours due à la mutation ponctuelle d'un acide aminé, la glutamine, sur la chaîne β de la globine, composée de plus de 140 acides aminés ; réunie aux chaînes α de la globine et à une structure ferrique centrale, elle constitue l'hémoglobine, cette protéine assurant le transport de l'oxygène du sang vers les organes. Dans certaines conditions (fièvre, effort, déshydratation) les globules rouges pathologiques, déformés, obstruent les vaisseaux sanguins, entrainant les manifestations de la maladie : crises douloureuses des membres, souvent atroces, difficultés respiratoires, infarctus cérébraux, atteintes cardiaques, rénales, infections, etc. Un mécanisme unique de production des lésions, le défaut d'irrigation des organes, entraîne une grande diversité de présentations cliniques et de formes évolutives. Le contraste avec la simplicité de la pathologie au niveau moléculaire est saisissant et illustre une fois de plus l'impossibilité de réduire le malade à son patrimoine génétique[36]. Champ mystérieux et foisonnant où les connaissances avancent rapidement, la génétique est une source permanente de réflexion pour le clinicien, confronté aux rapports mystérieux entre l'inné et l'acquis, jamais complétement élucidés. Tenue d'intégrer aux données biologiques élémentaires la physiologie des organes et du corps humain dans son ensemble, la spécialité illustre la nécessité d'une réflexion globale, évitant les pièges du réductionnisme pour assurer des soins de qualité.

Les « omiques » : le rêve de l'omniscience

Ainsi, bien qu'il soit possible de décrire la séquence entière du génome humain, le décalage entre les connaissances acquises et les applications cliniques reste important. Qu'à cela ne tienne ! Il est désormais envisageable d'appliquer à l'ensemble du métabolisme cellulaire ce qui se fait pour le génome : une analyse exhaustive. Telles sont les possibilités offertes par les « omiques ». De quoi s'agit-il ? Chaque cellule comporte un noyau où est stocké sur les chromosomes l'ensemble des informations transmises à sa descendance : les gènes. Chaque gène est fait de deux brins entrelacés d'acide désoxyribonucléique (ADN) ; celui-ci est transcrit en acide ribonucléique (ARN), lui-même traduit ensuite en une chaîne d'acides aminés ; enfin les chaînes d'acides aminés subissent d'ultimes modifications, comme l'addition de molécules de sucre par exemple, avant de s'assembler en une protéine prête à remplir sa fonction. Les nouvelles techniques d'analyse dites à haut débit font espérer qu'on dispose bientôt d'une connaissance complète du substrat analysé : non seulement la séquence entière de l'ADN d'un sujet peut ainsi être déterminée (« génomique »), mais aussi celle des séquences codantes de ces gènes, transcrites en ARN (« transcriptomique »), l'ensemble des protéines contenues dans ses cellules (« protéomique ») et finalement l'ensemble des produits du métabolisme cellulaire (« métabolomique »).

En quoi ces possibilités d'analyse étendues changent-elles le diagnostic ? En cas de maladie héréditaire du métabolisme, celui-ci repose selon les cas sur l'analyse sanguine ou urinaire du produit chimique accumulé, la mesure d'une activité enzymatique dans le sang ou la recherche de la mutation du gène responsable. Avec des techniques comme la spectrométrie de masse en tandem et la spectroscopie par résonnance magnétique, l'analyse simultanée d'un très grand nombre de produits du métabolisme devient possible. L'application à grande échelle des « omiques » permettrait de découvrir l'ensemble des mécanismes de ces maladies. « A la fois espoir et illusion, les progrès récents en biologie laissent penser qu'il sera un jour possible d'introduire un échantillon biologique dans un appareil qui livrera en quelques minutes des milliers de données qualitatives et quantitatives concernant le génome, transcriptome, protéome et métabolome, aidant ainsi au diagnostic et au suivi de maladies difficiles à identifier »[37].

Le scepticisme des biologistes devrait nous mettre en garde, mais la perspective d'acquérir la connaissance de toutes les anomalies possibles et une compréhension complète des mécanismes des maladies nous fait perdre toute prudence. Tel Faust, nous aspirons à la science universelle, persuadés qu'elle nous permettra de prédire l'avenir : « si la force de l'esprit et de la parole me dévoilait les secrets que j'ignore, et si je n'étais plus obligé de dire péniblement ce que je ne sais pas ; si enfin je pouvais connaître tout ce que le monde cache en lui-même, (...) voir ce que la nature contient de secrète énergie et de semences éternelles ! »[38]. Nous nous berçons d'illusions. Si complète soit-elle, la description de la machinerie cellulaire n'est en effet qu'une étape dans la « connaissance de la vie ». Comme l'écrit abruptement Georges Canguilhem : « L'analyse physico-chimique du vivant peut et doit se faire. Elle a son intérêt théorique et pratique. Mais elle constitue un chapitre de la physique (...) La biologie doit (...) tenir le vivant pour un être significatif et l'individualité, non pas pour un objet, mais pour un caractère dans l'ordre des valeurs. Vivre c'est rayonner, c'est organiser le milieu à partir d'un centre de référence qui ne peut lui-même être référé sans perdre sa signification originale »[39]. La compréhension du phénomène pathologique nécessite de reconnaître les interactions, imprévisibles dans leur ampleur et leur survenue, que chaque être vivant établit avec son environnement. Pas plus qu'à son patrimoine génétique, l'individu ne se réduit à sa structure protéique ou à sa machinerie enzymatique.

La place prépondérante prise par les analyses biologiques et l'imagerie a profondément modifié l'établissement du diagnostic et du pronostic des maladies. Il ne s'agit plus d'une démarche intellectuelle aboutie, associant l'évaluation clinique aux examens complémentaires, pondérée par l'expérience du praticien. Désormais, l'image et le test biologique sont la maladie. Ce que nous disent nos malades, ce que nous voyons compte moins dans nos décisions que des images et des chiffres, même si ceux-ci dépendent de techniques de mesures imparfaites et changeantes. Le simplisme des mesures contraste avec la complexité des processus pathologiques et la diversité des présentations cliniques et de l'évolution des maladies. Ce n'est pas le moindre des paradoxes de la pratique médicale, alors que la technique n'a jamais été aussi développée, les experts aussi nombreux. C'est cette spécialisation poussée à l'extrême et ses limites qu'il s'agit maintenant de comprendre.

3
LES EXCES DE LA SPECIALISATION

Eclatement et multiplication des spécialités

L'accroissement des connaissances, la multiplication des examens complémentaires et la diversification des traitements ont favorisé la spécialisation de l'exercice médical. En ville, les explorations réalisées par chaque spécialité se sont multipliées : échographie et enregistrement prolongé du rythme cardiaque en cardiologie, explorations fonctionnelles respiratoires et détection des apnées du sommeil en pneumologie, électromyogramme en neurologie, etc. La valorisation financière des actes techniques a favorisé cette évolution[1] , au point qu'un acte long à mettre en œuvre et mal rémunéré, comme l'électro-encéphalogramme en neurologie jusqu'en 2019, est délaissé par les médecins libéraux et n'est plus réalisé qu'à l'hôpital. Le niveau de revenus espéré explique l'orientation des jeunes médecins : les spécialités les plus convoitées sont celles qui permettent d'accomplir le maximum d'actes en un minimum de temps. C'est la raison du succès de la cardiologie en médecine et de l'ophtalmologie en chirurgie[2]. Cette conception technique du métier influence jusqu'aux médecins généralistes, dont beaucoup oublient que le spécialiste apporte essentiellement sa compétence clinique : ainsi les psychiatres, les pédiatres ou les rééducateurs, qui ne font pas d'examens complémentaires, sont-ils moins bien perçus et plus rarement sollicités que les multiples techniciens dont les examens semblent s'ajouter à la prise en charge de l'omnipraticien. Favorisé par la politique tarifaire, le développement des actes ambulatoires a dénaturé l'exercice de la médecine de ville, désormais centrée sur la réalisation des explorations, plus que sur le dialogue entre cliniciens. L'évolution des dépenses en témoigne : alors que le montant des actes cliniques est resté stable entre 2006 et 2016, celui des actes techniques des spécialistes a progressé de plus de 3% par an et représente désormais près des deux tiers de la dépense totale[3].

A l'hôpital, les besoins différents de chaque spécialité font que les services ont une dimension et une structuration éminemment variables. Ainsi la cardiologie dispose-t-elle d'un secteur de soins intensifs, d'une salle de coronarographie pour traiter les infarctus du myocarde, de secteurs d'hospitalisation complète et d'hôpital de jour, d'un plateau d'explorations : un empire ! Autonome pour mettre en œuvre examens et traitements, la spécialité tend d'ailleurs à se refermer sur elle-même. A l'inverse, les services de rhumatologie ou d'endocrinologie comprennent essentiellement un secteur de consultation, des places d'hôpital de jour ou de semaine, mais très peu de lits d'hospitalisation complète : les rhumatismes inflammatoires et le diabète relèvent surtout d'une prise en charge ambulatoire et de séjours programmés. On pourrait multiplier les exemples : l'hôpital évoque la France du Moyen Age, mosaïque de domaines féodaux, avec ses grands feudataires et ses petites principautés, dont les relations sont émaillées de conflits incessants, chacun défendant sans relâche son pré carré contre les empiètements réels ou supposés du voisin et, pour les plus puissants, tentant opiniâtrement d'accroître son domaine aux dépends des autres.

La tendance est inexorable : à l'intérieur de chaque spécialité sont apparues des « sur-spécialités », caractérisées par un exercice technique requérant au préalable un apprentissage spécifique. Ainsi en cardiologie, des médecins effectuent le traitement endovasculaire de l'infarctus du myocarde, d'autres celui des maladies valvulaires, d'autres enfin la correction des troubles du rythme. En chirurgie, les opérateurs se spécialisent dans un type d'intervention : certains orthopédistes n'opèrent que la hanche, d'autres l'épaule ou le rachis. Des chirurgiens digestifs se sont spécialisés dans la chirurgie de l'obésité, des neurochirurgiens n'opèrent que les tumeurs cérébrales et d'autres la moelle épinière, etc. La restriction d'activité des praticiens est justifiée par l'adage anglo-saxon *practise makes perfect* (la pratique rend meilleur), dont le but est d'obtenir les meilleurs résultats avec un risque réduit d'effets secondaires. En médecine, l'augmentation des connaissances a conduit de nombreux spécialistes, notamment dans les CHU, à limiter leur pratique à certaines maladies. Ainsi l'hépato-gastro-entérologie distingue-t-elle les hépatologues, spécialisés dans les maladies du foie, des médecins orientés dans le traitement des maladies du tube digestif à proprement parler. Les rhumatologues se séparent en spécialistes des affections inflammatoires et de l'arthrose. C'est sans doute la neurologie qui détient la palme puisque chaque maladie a sa « sur-spécialité » : neurologie vasculaire pour les AVC, neuro-oncologie pour les tumeurs cérébrales, épileptologie pour l'épilepsie, neuropsychologie pour les troubles des fonctions intellectuelles… sans oublier les spécialistes de la sclérose en plaques, de la maladie de Parkinson, des céphalées ou des nerfs périphériques, ces derniers à ne pas confondre avec les spécialistes des affections musculaires ! L'évolution conduit chaque « sur-spécialité » à s'autonomiser par la création de diplômes spécifiques, revues, sociétés savantes, congrès.

Ce schéma déjà complexe est devenu moins lisible encore avec l'apparition de nouvelles disciplines, définies non plus par les maladies traitées, mais par les interventions mises en œuvre. Contrairement aux spécialités d'organes, leurs frontières sont floues puisqu'elles sont tributaires des évolutions techniques et de l'organisation hospitalière. Aussi leurs conditions d'exercice sont-elles strictement définies par des textes réglementaires[4]. Leur nombre ne cesse d'augmenter : après la réanimation sont apparues l'oncologie et la gériatrie, puis l'addictologie, la médecine d'urgence, l'allergologie, la nutrition, les soins palliatifs, la médecine vasculaire, etc. La liste est longue ! Que celles que j'oublie me pardonnent… Les médecins interviennent quel que soit l'organe atteint, en appoint des spécialistes, comme les radiologues interventionnels qui obstruent les vaisseaux responsables d'hémorragies graves, dilatent les rétrécissements artériels, ponctionnent les tumeurs, drainent les abcès, évacuent les épanchements, etc.[5]. Le combat mené par ces disciplines pour se faire reconnaître comme spécialité à part entière - combat qui pour certaines n'est pas terminé - n'est donc pas sans contradiction avec leur positionnement dans le soin. Mais une fois la victoire acquise, il leur permet de monopoliser la prise en charge de certaines maladies : ainsi la prescription des chimiothérapies est-elle l'apanage des oncologues ; les spécialistes d'organe souhaitant prescrire ces traitements doivent acquérir des diplômes supplémentaires pour avoir l'autorisation de traiter leurs malades. Naturellement, ces nouvelles spécialités n'ont de cesse d'obtenir leurs propres services, avec des locaux spécifiques et un personnel dédié. Cette nouvelle segmentation des activités, se surajoutant à la traditionnelle spécialisation par organe, rend les organisations médicales et soignantes encore plus difficiles à comprendre pour le profane.

L'ambiguïté de cette évolution est illustrée par la place accordée à la médecine palliative, une des dernières venues, qui s'est vouée aux soins des malades en fin de vie. Heureusement le temps n'est plus où le médecin, confronté à la souffrance d'un malade moribond, restait passif et indifférent, tel le docteur Canivet pendant l'effroyable agonie de madame Bovary : « Elle avait les membres crispés, le corps couvert de taches brunes, et son pouls glissait sous les doigts comme un fil tendu, comme une corde de harpe près de se rompre (…) Sa poitrine aussitôt se mit à haleter rapidement. La langue toute entière lui sortait de la bouche ; ses yeux, en roulant, pâlissaient comme deux globes de lampes qui s'éteignent, à la croire déjà morte, sans l'effrayante accélération de ses côtes, secouées par un souffle furieux, comme si l'âme eût fait des bonds pour se détacher (...) M. Canivet regardait vaguement sur la place »[6]. Désormais, des unités dédiées accueillent les malades, des équipes mobiles réunissant médecin, infirmière et psychologue, interviennent dans les services pour aider les soignants dans cette phase autrefois négligée de la maladie. Même pendant l'épreuve du deuil les familles peuvent être soutenues. Les unités de soins palliatifs sont un havre de paix où la parole et le silence retrouvent leur place. Mais les difficultés parfois rencontrées pour y transférer un malade illustrent la césure existant entre soins curatifs et palliatifs, ancrée dans les esprits des familles et des médecins, inscrite dans la structuration des hôpitaux. La médecine palliative est-elle une spécialité ? L'exercice des soins palliatifs ne devrait-il pas être universel ?

La course à la spécialisation est sans fin. Il existe désormais des spécialités qui se concentrent sur un seul symptôme, comme la médecine de la douleur, qui s'est développée afin de soulager les douleurs chroniques vues en consultation, mais aussi pour établir des protocoles de soins afin de traiter l'ensemble des douleurs rencontrées à l'hôpital : douleurs post-opératoires, aux urgences, en réanimation, en oncologie, etc. Il semble en effet que le soulagement des malades dans les services soit insuffisant et requiert une action spécifique et coordonnée à l'échelle des établissements[7]. Eradiquer la douleur, quel changement conceptuel depuis l'époque de la « douleur, signal d'alarme » de Leriche ! Le mouvement s'est étendu à la médecine de ville, qui a vu apparaître les nutritionnistes, qui prennent en charge l'obésité et les troubles du comportement alimentaire associés, les angiologues, qui explorent et traitent les maladies vasculaires des membres, les médecins du sport, etc. Inévitablement, cette spécialisation à outrance devait finir par atteindre... la médecine générale.

S'exprimant par la voix de ses syndicats, celle-ci se voit en effet comme une spécialité à part entière. Il y a maintenant des professeurs de médecine générale enseignant en faculté. Les internes font leurs stages hospitaliers aux urgences, en pédiatrie, en gériatrie essentiellement. Mais surtout, ils passent dans les cabinets de praticiens libéraux, désignés comme maîtres de stage, au plus proche du terrain qu'ils vont arpenter tout au long de leur carrière. Mais proclamer que la médecine générale est une spécialité est d'abord une demande de reconnaissance symbolique et (surtout ?) de valorisation financière, dont la convergence des tarifs de consultation avec les spécialistes est le signe flagrant. La plaque de certains mentionne désormais fièrement cet oxymore : « spécialiste en médecine générale ». Et dans l'exercice quotidien, quelques-uns, arguant de cet exercice spécialisé, refusent de s'occuper de certaines maladies : une fois placé dans une filière de soins spécialisée (cancer, maladie neurologique, sida, etc.), le malade n'en sort plus. Tout ce qui lui arrive est rapporté à sa maladie chronique. Pourtant, le médecin généraliste, connaissant le passé du malade, ses attentes et ses inquiétudes, est plus à même de l'aider face à un choix difficile. Il est plus compétent qu'un spécialiste pour repérer les complications d'un traitement atteignant souvent d'autres organes que celui traité par le médecin hospitalier. Il est plus apte à déceler les défauts d'observance, que peuvent expliquer les difficultés de la vie quotidienne, qu'il est seul à connaître. Hélas la médecine générale a perdu ce qui faisait sa spécificité : la vision globale de l'homme dans son milieu de vie. En se considérant comme un spécialiste comme les autres plutôt que de se situer au-delà des spécialités, le généraliste laisse le malade seul. En limitant ses interventions, il récuse le rôle de pivot du système de soins que lui attribuent pourtant les pouvoirs publics. Sa fonction se limite à celle du *gate-keeper* anglais, simple aiguilleur requis pour consulter un spécialiste, assumant quelques missions de santé publique : conception bien étriquée du métier[8].

Il serait excessif de condamner la médecine générale, puisque la réforme du troisième cycle des études médicales appliquée depuis 2017 pousse au maximum la logique de la spécialisation : l'orientation se fait pendant la première année d'internat et la thèse doit être soutenue avant la fin de la troisième année. La quatrième année - la cinquième en chirurgie - est conçue comme une période d'approfondissement où l'interne, censé être autonome, exerce sous la responsabilité d'un médecin expérimenté. Il est déjà contradictoire de raccourcir la période de formation alors que le niveau de connaissance requis pour exercer ne cesse de croître. Mais une telle évolution constitue surtout une rupture profonde avec l'enseignement traditionnel, où l'interne choisissait d'abord une filière (médecine ou chirurgie) puis se décidait au cours de sa deuxième, parfois de sa troisième année d'internat pour une spécialité, avant de passer sa thèse la dernière année. Certains patrons recommandaient même à leurs élèves d'effectuer des stages ailleurs que dans la spécialité qu'ils allaient pratiquer toute leur vie, afin d'acquérir cette vaste culture médicale nécessaire au bon exercice du métier. Cette ouverture d'esprit n'est plus de mise.

Pour certains universitaires, il n'y aurait pas d'intérêt à donner une formation de psychiatrie en deuxième cycle à ceux qui se destinent à la chirurgie ; il faudrait délivrer un enseignement à la carte, choisi par l'étudiant lui-même[9]. Celui-ci se prononcerait dès ce stade sur son orientation future : c'est la « pré-spécialisation ». On arrive ainsi à cette aberration : choisir une spécialité sans la connaître ni avoir jamais entrevu la diversité de la médecine. En effet, un interne en médecine a le choix entre plus de vingt spécialités, auxquelles s'ajoutent la santé publique, la médecine du travail, la psychiatrie, la pédopsychiatrie ou la médecine générale, et plus de trente formations complémentaires ouvrant accès aux « sur-spécialités » évoquées plus haut. Les chirurgiens choisissent entre une dizaine de spécialités et autant de formations complémentaires. Comment les uns et les autres pourraient se décider si tôt face à une telle profusion ? Plus, la spécialisation précoce transforme l'étudiant en apprenti, formé à accomplir des actes techniques mais incapable d'avoir la réflexion globale que nécessite le soin. Les conséquences seront d'autant plus graves qu'un grand nombre de personnes souffre de plusieurs maladies. Il est donc indispensable que les spécialistes aient des connaissances précises sur les affections qu'ils ne traitent pas mais qui seront impactées par les décisions qu'ils prendront. Sans connaissances partagées, les discussions professionnelles disparaîtront, remplacées par la simple juxtaposition de points de vue dont nul ne se souciera plus d'assurer la cohérence. La médecine universelle, polyvalente, qui fait de nous *les membres d'un corps professionnel* unis par une même approche du malade, disparaîtra si la coordination entre praticiens ne se fait plus et si chacun ignore ce que l'autre accomplit.

Spécialisation et organisation des soins

La spécialisation détermine l'organisation des hôpitaux : l'évolution architecturale des établissements est commandée par les innovations techniques et la structuration des services conditionne l'activité médicale. Ainsi, alors que nous croyons utiliser des moyens techniques, nous travaillons dans un *milieu technicien* envahissant et contraignant, sans échappatoire possible[10]. Le temps n'est plus où l'on admettait tous les malades dans un service pour un bilan, qu'ils aient une affection aiguë ou chronique, bénigne ou grave. Les unités d'hospitalisation traditionnelle se réduisent, alors qu'apparaissent des secteurs dédiés à un seul type de prise en charge : hôpital de jour ou de semaine ; consultation médicale simple ou pluri-professionnelle, faisant intervenir une multitude de paramédicaux ; soins intensifs, spécialisés ou non ; réanimation. Les moyens alloués à ces différentes structures sont réévalués à chaque innovation, puisque tout changement thérapeutique significatif modifie l'organisation des soins. Or le changement est d'autant plus difficile à mettre en place que les organisations sont devenues très spécifiques. D'où ce paradoxe : la spécialisation absolue et la performance poussée à l'extrême empêchent l'adaptation de l'hôpital aux évolutions, pourtant de plus en plus rapides, des pratiques médicales.

Les malades étant admis pour des explorations ou des soins particuliers, la prise en charge globale n'a plus sa place et l'imprévu pas davantage : en voici l'illustration, aux urgences, en médecine et en chirurgie.

Les urgences : triage ou sélection des malades ?

Dans un souci d'efficacité, parce qu'ils reçoivent toujours plus de malades, les services d'urgences tentent de distinguer dès son arrivée la véritable urgence à traiter rapidement des maladies bénignes qui seront renvoyées au médecin traitant. Les urgentistes emploient un terme issu de la chirurgie de guerre pour désigner le classement des situations cliniques en différents niveaux de gravité : le triage. Explorer une douleur thoracique, c'est reconnaître un infarctus du myocarde avec l'électrocardiogramme et le dosage de la troponine. Evaluer un trouble neurologique c'est identifier un AVC sur une IRM. Aussi ces malades sont immédiatement repérés et extraits du flux des nouveaux arrivants, parfois supérieur à dix par heure. Les autres, même si leur cas semble - parfois à tort - moins sévère, sont traités après et malheureusement souvent moins bien : on n'a pas prévu de dispositif pour eux. Ils sont renvoyés après un bilan sommaire, parfois avec le conseil de consulter rapidement un spécialiste. Il ne s'agit donc pas tant d'un triage ordonné par la situation clinique que d'une *sélection* des malades, imposée par les contraintes de l'organisation hospitalière. Année après année, ce double système de prise en charge imprime davantage sa marque aux hôpitaux : la médecine spécialisée, appuyée sur des examens sophistiqués, s'oppose à une pratique quotidienne plus humble, fondée sur l'évaluation clinique et les examens de routine. Nous avons intégré cette fausse hiérarchie qui sépare nos malades en cas graves et intéressants, que l'on hospitalise, et cas légers, banals, qui doivent partir rapidement et être suivis en externe. Nous privilégions les diagnostics évidents et négligeons les autres, parmi lesquels nous devrions repérer les maladies graves tout en garantissant les meilleurs soins pour tous. Se dévoile ici le vrai visage de l'évolution technique : structurant l'organisation hospitalière, elle laisse de côté les malades qui ne bénéficient pas directement de ses performances, pour qui la démarche diagnostique est laborieuse, la thérapeutique complexe et pas formalisée : personnes âgées ou fragiles, atteintes d'affections multiples, malades psychiatriques, sans compter ceux dont les symptômes ne s'associent à aucune anomalie biologique ou radiologique. La crainte régulièrement exprimée par les médecins et les soignants que l'hôpital ne redevienne un hospice en dit long sur la hiérarchie de ces deux modes d'exercice. La mission humaniste, multiséculaire, de l'hôpital, entre en conflit avec une culture technicienne dominante et exclusive[11]. Dans ce milieu technicien qui structure et organise nos établissements, la relation entre le médecin et le malade ne peut donc plus se passer de la *médiation* technique. Les propos tenus en 2017 par le ministre de la Santé sur l'hôpital, « lieu de technique et d'expertise »[12], laissent craindre le pire pour ceux qui n'en bénéficieront pas.

La chirurgie : un processus industriel ?

La chirurgie connaît depuis quelques années un véritable bouleversement. La mise au point de voies d'abord moins délabrantes, l'évolution de l'instrumentation et l'amélioration des techniques d'anesthésie ont permis de réduire les complications opératoires. Chirurgiens et anesthésistes ont adopté des pratiques d'optimisation de l'état nutritionnel et fonctionnel avant les interventions, d'adaptation des traitements médicamenteux péri-opératoire, de mobilisation et de réalimentation précoce des opérés, qui concourent à la diminution des complications. Cette réhabilitation post-opératoire précoce permet aussi de réduire les durées de séjour, au point que des malades opérés d'un cancer du côlon sortent après seulement deux jours d'hospitalisation[13]. Ce résultat spectaculaire est souvent mis en avant, jusque dans les titres des articles consacrés à ce processus de soins. Mais c'est d'abord une démarche médicale, bénéfique pour le malade, qui nécessite des effectifs soignants conséquents et motivés : infirmiers, kinésithérapeutes et diététiciens. Appliquées aux blocs opératoires, aux salles de réveil et aux unités de soins continus, ces procédures, désignées par l'anglicisme de *fast track*, permettent d'optimiser leur fonctionnement et d'accélérer la sortie des malades. D'où cette interrogation : l'objectif est-il toujours d'améliorer les soins ? Mettre en avant la baisse des durées de séjour, c'est inverser la hiérarchie des valeurs, subordonner les soins à l'objectif financier.

La même question se pose pour la chirurgie ambulatoire. Aujourd'hui, il est possible d'effectuer toutes les opérations simples sur une demi-journée, voire moins : cataracte, hernies, varices, amygdales, mais aussi les fractures non compliquées, les hystérectomies, et à terme, un grand nombre d'interventions programmées, jusqu'à certaines chirurgies majeures, telle la pose d'une prothèse de hanche ou la chirurgie bariatrique. Des opérations moins longues ne peuvent qu'être bénéfiques aux malades. Pourtant ce « virage ambulatoire », prôné par les autorités de santé, est lent à se mettre en place : en 2012, la proportion d'interventions réalisées en ambulatoire était de 40% en France contre 60% dans les pays anglo-saxons[14] ; si en 2016 elle atteignait 54%, l'objectif affiché est de 70% en 2022 ! Pour l'atteindre, une nouvelle organisation des services de chirurgie et des blocs opératoires est requise, ainsi qu'une évaluation très rigoureuse par les anesthésistes des maladies associées qui pourraient s'aggraver au décours de l'intervention[15]. Deux « circuits-patients » sont mis en place. Pour les actes les plus simples, les malades se rendent directement au bloc opératoire ; ils sont préparés dans une salle attenante, opérés, brièvement surveillés puis renvoyés chez eux. Le gain de temps est maximal. Pour les actes plus complexes, ils sont admis dans une unité dédiée à la chirurgie ambulatoire ; la surveillance est rigoureusement codifiée, sans être allégée pour autant. Lorsque des interventions majeures sont effectuées, les soins et la surveillance de la cicatrice opératoire sont assurés au domicile par un infirmier. Les symptômes d'alerte amenant le malade à consulter en urgence lui sont expliqués. Un infirmier est disponible chaque jour pour répondre aux questions des opérés. Au-delà d'un avantage réel - passer moins de temps à l'hôpital - la chirurgie ambulatoire demande donc un changement complet du processus de soins péri-opératoires, impliquant l'ensemble des professionnels et le malade lui-même. Certains en effet sont craintifs à l'idée de rentrer chez eux avec des soins à poursuivre et des symptômes imparfaitement soulagés.

Pourtant l'intérêt médical du dispositif n'est pas clairement établi. Il est rapporté un moindre risque d'infection du site opératoire, un taux plus faible de phlébite et d'embolie pulmonaire que lors des hospitalisations conventionnelles, mais ces résultats sont imputables à l'évolution des techniques opératoires. Il est possible que la réduction au minimum de la durée d'hospitalisation contribue par elle-même à diminuer les infections nosocomiales, mais cela reste à démontrer. La réduction des dépenses, mise en avant par les pouvoirs publics, est tout aussi incertaine. Un rapport de l'Académie de Médecine souligne l'absence d'évaluation médico-économique fiable du processus et sa dépendance du mode de financement des établissements : ainsi, les économies qu'elle permettrait de réaliser varient selon les estimations de 550 millions à six milliards d'euros sur trois ans ! « Les considérations théoriques sont aussi nombreuses que les études factuelles sont inexistantes ou fragmentaires »[16]. Ces incertitudes contrastent avec le volontarisme des pouvoirs publics qui veulent faire de la chirurgie ambulatoire la norme, la chirurgie en hospitalisation complète devenant l'exception. La réduction drastique des lits qui en découle fait qu'il sera bientôt impossible de traiter les malades autrement, quelles que soient leurs craintes ou les obstacles pratiques à mettre en place un suivi post-opératoire au domicile. Lucides, beaucoup reconnaissent qu'ils sont contraints de suivre un protocole. Quant aux professionnels, ils doivent « passer de la maîtrise individuelle d'un geste à la maîtrise d'un processus collectif en flux tendu, avec les contraintes temporelles qui lui sont liées et qui doivent être prises en compte de manière coordonnée par des personnels aux fonctions et aux lieux d'intervention variés (personnel de la structure d'accueil, anesthésistes, chirurgiens, infirmières de bloc opératoire, personnel de la salle de réveil, secrétaires) »[17]. Tous ceux qui ont assisté à une intervention savent combien le geste de l'opérateur est précis, efficace, beau, admirable même. Mais aujourd'hui, qui se préoccupe encore du geste ? Seule compte la performance. Plus qu'une évolution des soins, c'est un changement conceptuel : la chirurgie devient une *activité industrielle*.

L'oncologie : un modèle pour la médecine du futur ?

L'oncologie quant à elle illustre les conséquences de la spécialisation menée à son terme. Apparue dans les années 1970, elle assure le traitement médical des cancers, qu'ils soient localisés ou métastatiques, quel que soit l'organe atteint. A l'époque, l'image médiatique de quelques pionniers luttant avec dévouement contre une maladie incurable a beaucoup fait pour asseoir sa légitimité. Il est d'ailleurs significatif que la souffrance des cancéreux ait davantage stimulé la recherche de traitements curatifs que le soulagement de la douleur. Les soins palliatifs sont en effet apparus bien plus tard dans notre pays. L'oncologie est née de la nécessité d'appliquer la chimiothérapie dans certains cancers, comme le cancer du testicule, souvent découvert au stade métastatique, où la chirurgie est insuffisante. La chimiothérapie, en revanche, permet la guérison d'un grand nombre de malades, même lorsqu'existent des métastases ganglionnaires et pulmonaires[18]. On a peine à imaginer aujourd'hui ce que cela signifiait à une époque où découvrir des métastases voulait dire prononcer un arrêt de mort à brève échéance. Dans les années 1970, les leucémies aiguës et la maladie de Hodgkin peuvent guérir par la chimiothérapie, mais ces maladies du sang sont bien différentes des tumeurs affectant le poumon, le sein, le tube digestif, etc. Les résultats obtenus dans le cancer du testicule ont donc suscité de grands espoirs. Malheureusement, si le cancer du sein est souvent guéri par la chimiothérapie, le traitement des autres cancers n'a connu que des avancées partielles, malgré plusieurs décennies de recherche.

Les spécificités du traitement ont cependant contribué à faire évoluer les organisations hospitalières. En effet, la chimiothérapie n'est pas une thérapeutique comme les autres. Son administration doit se faire à intervalles fixes, calqués sur le cycle des cellules cancéreuses. La planification des soins prend donc une grande importance : parce qu'il faut effectuer les séances de chimiothérapie à des dates précises, la venue du malade est prévue à l'avance, selon un calendrier établi pour l'ensemble du traitement. L'oncologie est ainsi à l'origine des hospitalisations programmées. Agissant sur toutes les cellules en développement, la chimiothérapie est responsable d'effets secondaires fréquents et graves, notamment au niveau de la moelle osseuse : infections bactériennes sévères et anémies profondes, nécessitant antibiotiques et transfusions. Des bilans sanguins sont donc effectués avant chaque séance et communiqués à l'hôpital pour confirmer qu'elle se fera bien à la date prévue. Il a fallu créer des unités dédiées pour appliquer le traitement dans des conditions très strictes afin de limiter ces complications. Des médicaments sont régulièrement administrés pour éviter les effets secondaires : aussi l'usage de protocoles est-il systématique. L'improvisation n'existe pas, tout est anticipé. On comprend le succès d'un tel mode de fonctionnement dans un monde médical gagné par la volonté de tout maîtriser en prévoyant ce qui peut arriver dans le moindre détail. Les cancers étant plus fréquents et les indications des chimiothérapies augmentant, les consultations et les hôpitaux de jour d'oncologie ont connu une grande expansion. Des dizaines de malades viennent chaque jour dans ces unités où la logistique est prépondérante. Il a fallu créer des « cellules de programmation » afin de coordonner les médecins, les infirmières et l'unité de préparation des anticancéreux, qui tous participent aux soins des malades[19]. Comme la chirurgie ambulatoire, l'oncologie illustre le processus d'industrialisation de la médecine : organisation du travail réglée dans les moindres détails, segmentation des activités, recherche continue de la performance, contrôle de la qualité des prestations.

Pour autant, malgré ses avancées, l'oncologie ne résume pas le traitement du cancer qui est multidisciplinaire : la chirurgie reste une étape fondamentale du traitement, y compris au stade métastatique. La radiothérapie est souvent nécessaire et ses modalités sont en constante évolution. Le développement de la médecine interventionnelle permet d'effectuer des traitements par voie endoscopique ou vasculaire, mis en œuvre par des radiologues ou des spécialistes d'organe, dont la mission ne se limite plus au seul diagnostic. Ce qui est très bien expliqué par des experts du domaine dans un traité de médecine de référence, au tournant des années 1980 : « les cancérologues possèdent (ou devraient posséder) leurs techniques (…) ce sont des techniciens, non des spécialistes (…) le véritable spécialiste du traitement du cancer est une équipe »[20]. Il est en effet nécessaire de mettre en œuvre une « stratégie », un « plan coordonné et concerté » ; la thérapeutique est ici « un sport d'équipe ». L'ordre des traitements et l'intervalle à respecter dans leur mise en œuvre prennent une grande importance pour le succès thérapeutique. La mise en place de Réunions de Concertation Pluridisciplinaires (RCP), imposée par les plans cancers successifs depuis le début des années 2000, découle de ce postulat. La discussion permet d'atténuer les conflits entre médecins et d'éviter les jugements trop rapides. La collégialité est nécessaire pour aboutir à la bonne décision, dans le respect des données de la science et l'intérêt du malade. Bien sûr, la formalisation se prête également à l'évaluation, ce qui n'est pas le moindre de ses mérites aux yeux des planificateurs.

Conjointement au développement de l'imagerie médicale, cette organisation contribue à modifier profondément la relation médecin-malade. Le cancéreux rencontre un *expert* ès chimiothérapies, c'est-à-dire à la fois plus qu'un spécialiste (il connaît parfaitement le traitement qu'il applique et se tient au courant de toutes les avancées de la science dans son domaine) et moins qu'un généraliste (il ne fait que prescrire et ne participe guère au diagnostic, assuré par les spécialistes d'organes ou les chirurgiens). Leurs échanges concernent la tumeur et son évolution sous traitement. Le reste des soins est laissé à d'autres. Lorsque l'importance du traitement symptomatique (douleur, nausées, état psychologique, etc.) est reconnue à partir des années 2000, les soins dits « de support » sont assumés par la médecine palliative ou la gériatrie s'il s'agit de personnes âgées. Cette fragmentation supplémentaire montre que l'oncologue n'assure que le traitement actif de la maladie. Bien souvent, quand les chimiothérapies s'arrêtent, il s'efface. Son exercice tourné vers la technique ne lui permet pas d'assumer le suivi de la maladie jusqu'à son terme.

C'est si vrai que les services d'oncologie ne sont que d'immenses plateaux de consultations et d'hôpitaux de jour, flanqués de quelques lits d'hospitalisation, insuffisants pour accueillir les nombreux cancéreux dont l'état s'aggrave. En cas d'affection intercurrente, les malades sont admis dans d'autres services. L'organisation rigide de nos hôpitaux trouve ici ses limites. Il est difficile pour un oncologue débordé par la prescription et le suivi des chimiothérapies de s'occuper en même temps de tous ses malades hospitalisés. La répartition des rôles avec les spécialistes d'organes, le passage aux soins palliatifs : tout est délicat quand chacun n'intervient que pour une partie des soins. La difficulté à coordonner l'ensemble est évidente. Pire, quand bien même il aurait toutes les compétences et les diplômes requis, un médecin ne peut plus assurer l'ensemble des soins de son malade, du diagnostic à la phase terminale : l'organisation hospitalière ne le permet pas. Ainsi dès le diagnostic du cancer bronchique effectué, le malade quitte la pneumologie et reçoit la chimiothérapie en oncologie. S'il présente une infection, il est traité aux urgences. En cas de métastase cérébrale il est admis en neurologie. Si malheureusement l'évolution est défavorable, il passe ses derniers jours en soins palliatifs. Cette multiplicité des intervenants imposée par la spécialisation contribue à dépersonnaliser les soins.

Le malade est tenu d'accepter le protocole dans son intégralité : alors que les cellules se multiplient, chaque semaine qui passe réduit les chances de guérison. Aussi les dates de la chirurgie, de mise en œuvre de la radiothérapie et de la chimiothérapie lui sont imposées. Il n'y a pas de place pour le doute et la remise en question. Appuyée sur la compétence technique de chacun, rendue anonyme par la référence à l'équipe multidisciplinaire, la toute-puissance médicale domine sans partage. Mais qu'en est-il de la responsabilité médicale ? Lors de la RCP, qui prend les décisions ? Que se passe-t-il en cas de désaccord ? Le processus n'est pas défini. Sur les comptes rendus, les décisions sont anonymes : c'est un autre aspect de la dépersonnalisation des soins. En effet l'expertise technique ne suffit pas pour décider : « là où tout est spécialisé, où tout est technique, où toutes les spécialités sont également nécessaires, du point de vue technique » règne l'égalité [21]. Aucun technicien n'est plus légitime que les autres. Comme tout est axé sur le traitement de la tumeur et non sur celui du malade, la participation de médecins sans expertise est marginale et leur voix inaudible. L'exercice technique revendiqué par l'oncologie connaît donc des limites. Pourtant son pouvoir de séduction reste intact, tant la maîtrise technique est désormais considérée comme la garantie de la compétence médicale et de la sécurité des soins.

Médecins et chirurgiens sont menacés d'une ultime conséquence de cette spécialisation poussée à l'extrême : la mécanisation de l'exercice professionnel. La pratique devient une simple routine et n'est plus stimulée par la nécessaire variété des cas. La « sur-spécialisation » accentue cette tendance : l'oncologue ne prescrit que les chimiothérapies des cancers d'un seul organe, le neurologue n'instaure que le traitement de fond de la sclérose en plaques, le cardiologue n'est qu'un spécialiste de l'insuffisance cardiaque, le chirurgien n'opère que le cancer du rein, etc. La pratique s'appauvrit et se rigidifie dans des procédures stéréotypées. L'organisation du travail se fige. L'esprit se sclérose. Perdant sa motivation, dépourvue de curiosité intellectuelle, guetté par l'épuisement, le praticien subit les travers d'une organisation qu'il a contribué à créer et s'avère incapable de changer. La priorisation de la technique et la standardisation qu'elle impose ont précipité les réformes structurelles et conduit les pouvoirs publics à déposséder les médecins de tout pouvoir de décision. La normalisation des soins est en marche.

La main et l'esprit

La technique ne fait pas que façonner les structures des services et l'organisation des soins, transformer le médecin spécialiste en exécutant. Elle s'immisce désormais au cœur même de sa pratique, réalisant ce que nul n'aurait osé imaginer il y encore quelques années, une dépossession complète. Désormais, la machine est prête à remplacer la main du chirurgien et l'esprit du médecin.

La chirurgie robotique

Qui ne connaît la controverse autour du robot ? Le développement de la chirurgie robotique est aussi fortement promu par certains chirurgiens qu'il est contesté par d'autres. En effet, si certains gestes impossibles à exécuter par la main sont accomplis par les pinces du robot, si la vision du champ opératoire est meilleure et la fatigue de l'opérateur moindre, l'utilisation de la machine expose à des complications spécifiques, absentes avec la chirurgie classique[22]. Quant aux études évaluant la chirurgie robotique, elles ne lui sont pas toujours favorables[23]. Comparée à une intervention par laparoscopie, l'ablation d'un cancer du rein ou du rectum assistée par un robot ne semble avoir qu'un seul effet clinique mesurable : allonger la durée de l'intervention, ce qui n'est pourtant pas son but[24] ! Il existe ainsi un contraste frappant entre la pratique croissante de cette chirurgie et la faiblesse des démonstrations prouvant son intérêt médical, même dans les spécialités où son utilisation s'est largement développée, comme l'urologie. Les essais randomisés sont peu nombreux, de faible qualité et leurs conclusions incertaines : certes, les séquelles fonctionnelles semblent moindres qu'après chirurgie laparoscopique, mais la qualité de la résection et la survie ne sont pas améliorées[25]. Ces résultats mitigés sont à mettre en balance avec les coûts, exorbitants : l'achat d'un robot revient à près de deux millions d'euros et la maintenance à 150 000 euros par an ; le coût moyen en consommables atteint près de 2000 euros par intervention.

S'il n'est pas difficile de percevoir les arrière-pensées mercantiles des fabricants, pourquoi autant de cliniques et d'hôpitaux s'équipent de ces machines coûteuses, au risque de compromettre leur équilibre financier ? Certains prétendent que le robot attire : rien de mieux qu'un nouvel appareil pour séduire médecins traitants et malades, tant la technique a acquis de prestige. Ce serait donc un moyen de gagner des parts de marché. D'autres, fervents admirateurs de la technique, croient que bientôt la plupart des interventions s'effectueront avec le robot. Peut-être est-ce là l'explication de la résistance de certains chirurgiens : la peur de voir disparaître ce qui fait leur métier, l'habileté et la dextérité. Est habile celui « qui exécute ce qu'il fait avec autant d'adresse que de compétence »[26]. La dextérité, c'est non seulement l'adresse manuelle, mais aussi « la délicatesse, l'aisance dans l'exécution »[27]. Quel chirurgien ne se reconnaitrait pas dans ces termes ? Le mot chirurgie dérive des mots grecs *cheir*, la main et *ergon*, le travail : que restera-t-il du métier s'il consiste à commander les mouvements d'un bras mécanique articulé, si le contact physique avec le corps du malade est perdu ? L'opérateur ne manipulera plus les instruments, mais la commande d'une machine, qui s'interposera entre lui et le malade. Le robot se révèle être, non pas une aide, mais un *substitut* du chirurgien.

L'intelligence artificielle

Pour le médecin, la soumission absolue à la technique signifie l'abandon définitif de toute forme de réflexion intellectuelle, comme peut le laisser craindre le développement de l'intelligence artificielle. Censée améliorer l'interprétation des examens et accélérer les diagnostics, celle-ci pourrait à terme se substituer entièrement au raisonnement clinique. Encore peu perceptible, le changement est bien engagé. Ainsi chaque étudiant en médecine apprend à interpréter l'électrocardiogramme. Mais depuis quelques années, l'impression du tracé est associée à une interprétation automatique. Personne n'en tient compte, mais jusqu'à quand ? Il en est de même de la tomographie par cohérence optique, examen qui fournit des images détaillées de la rétine et de la tête du nerf optique située au fond de l'œil, accompagnées de multiples résultats chiffrés : des systèmes experts proposent l'ensemble des diagnostics possibles, simple liste d'hypothèses correspondant à l'image obtenue. Le temps n'est peut-être guère éloigné où il suffira de choisir le diagnostic le plus probable dans une liste préétablie ; le médecin devra se justifier s'il fait un choix différent de la machine.

Ce n'est qu'un début. L'apprentissage profond et les réseaux de neurones artificiels font l'objet d'évaluations pour la lecture des examens d'imagerie, comme la détection d'une hémorragie cérébrale au scanner[28] ou le décompte des lésions de sclérose en plaques à l'IRM[29]. Certains systèmes atteignent le niveau de dermatologues expérimentés pour distinguer un mélanome d'un nævus bénin[30], celui des ophtalmologistes pour détecter la rétinopathie diabétique[31], des gastro-entérologues pour grader les lésions des maladies inflammatoires de l'intestin lors d'une coloscopie[32], en attendant, qui sait, de pouvoir un jour interpréter une échographie cardiaque[33]. Leur capacité d'analyse reposant sur des banques d'images considérables, leur performance va rapidement surpasser celle des médecins les plus expérimentés. Si l'intelligence artificielle est capable de reconnaître un mélanome, il suffira bientôt à la personne de prendre une photographie de la lésion cutanée avec son téléphone portable et de l'envoyer sur l'application appropriée : la réponse lui arrivera automatiquement et il lui restera à consulter le médecin pour le traitement. On conçoit l'intérêt du procédé dans les pays où ce cancer est fréquent. Les modalités d'exercice des spécialités où le diagnostic repose sur l'image : radiologie, anatomo-pathologie, dermatologie, ophtalmologie, seront bouleversées. Premiers concernés, les radiologues s'interrogent : certains considèrent que leur travail en sera facilité, d'autres que leur métier pourrait disparaître. Pourtant, le chemin est encore long entre l'identification d'une lésion sur une image et la lecture à proprement parler de l'examen. L'intelligence artificielle n'a pas encore la possibilité de poser un diagnostic précis face à une opacité détectée sur une radiographie pulmonaire[34]. Pour combien de temps encore ?

Rien ne semble en effet pouvoir arrêter une évolution qui s'appuie sur un des arguments très forts. D'abord le nombre croissant de scanner cérébraux, de radiographies pulmonaires, d'examens du fond d'œil ou d'échographies cardiaques à réaliser pousse à utiliser la machine à la place du médecin, débordé par les demandes. Elle le remplacera lors d'explorations de routine, qu'il s'agisse de surveillance ou de dépistage. L'interprétation automatisée d'images économisera le temps médical consacré à des tâches répétitives et peu valorisantes. Pourtant, personne ne s'interroge sur la justification de tous ces examens, dont le bien-fondé est rarement appuyé sur des études précises : quelle est la fréquence optimale de surveillance du fond d'œil d'un diabétique, de l'évolution d'un cancer en rémission, de l'échographie cardiaque en cas d'atteinte valvulaire ? Nous ne le savons pas toujours, alors que c'est le premier argument avancé pour remplacer l'homme par la machine. Le deuxième est que l'intelligence artificielle permettra de pallier le manque de médecins dans de nombreuses régions du monde. De fait, une bonne partie des études qui lui sont consacrées sont effectuées en Inde, où les besoins de la population ne sont pas couverts par un corps médical insuffisant. Enfin, la détection des lésions et la reproductibilité des mesures seraient améliorées. La machine devenue supérieure à l'homme : c'est le coup de grâce ! Certains vont plus loin encore, considérant que la lecture automatisée des images permettra d'améliorer le raisonnement médical et de réduire les erreurs d'interprétation[35]. Un surcroît d'efficacité et pas seulement un gain de temps découlerait du remplacement de l'esprit humain par la machine.

Pourtant, n'en déplaise à ses adeptes, les bénéfices de l'intelligence artificielle sont douteux. Le recueil des informations cliniques reste indispensable à l'établissement du diagnostic. Ainsi, en cas de perte de connaissance, seul l'interrogatoire du malade et des témoins permet de déterminer à coup sûr s'il s'agit d'une crise épileptique ou d'une syncope. Si les données de l'anamnèse sont mal interprétées, les examens complémentaires, même appuyés sur un arbre de décision élaboré, conduiront à des erreurs diagnostiques aux conséquences graves, comme lorsqu'un trouble du rythme cardiaque est pris pour une crise d'épilepsie. Il est en effet d'observation courante que l'interrogatoire soit incomplet ou entaché d'erreurs d'interprétation, notamment lorsque l'anxiété du malade fausse l'analyse des symptômes. Il en est de même pour l'examen clinique, qui montre parfois des signes subtils mais décisifs, révélés par une observation attentive. Le point commun des démarches diagnostiques automatisées, qu'il s'agisse de schémas décisionnels élaborés par des spécialistes ou d'algorithmes établis par des systèmes experts, est de supposer les données cliniques définitivement établies, ce qui n'est pas toujours le cas. L'intelligence artificielle ne pourra jamais résoudre ce qui reste un problème humain : écouter la plainte, qualifier les symptômes, reconstituer l'histoire de la maladie, reconnaître les signes par la vue, le toucher et l'auscultation au moyen des gestes appropriés, enfin les regrouper en un ensemble cohérent, où chacun se voit attribué l'importance qu'il mérite. Accomplir l'ensemble de ces tâches dépend autant des dispositions d'esprit du médecin et de la qualité de la relation qu'il établit avec le malade que de sa culture médicale, puisqu'on ne trouve que ce que l'on cherche. Combien d'interrogatoires repris, d'examens cliniques répétés ne faut-il pas pour s'assurer de la justesse d'un diagnostic ?

Conscient des excès de certaines prescriptions, Bernard Guiraud-Chaumeil, qui dirigea l'ANAES (Agence Nationale d'Accréditation et d'Evaluation des Soins, ancêtre de la Haute Autorité de Santé) lui-même neurologue, a plaidé pour « une médecine sobre (...) une médecine adaptée aux besoins et aux possibilités thérapeutiques (...) une médecine de maîtrise et d'habileté technique »[36]. Cet équilibre sera difficile à atteindre tant que persistera cette idée reçue, aussi fausse que séduisante, que la performance accrue des examens complémentaires, aidée de leur lecture automatisée, permet de se passer d'une bonne évaluation clinique. Exercer « une médecine intelligente, élégante, humaniste, de culture clinique, qui écoute et traduit les plaintes, les symptômes et les signes » est un idéal dont la réalisation dépend de la qualité de la relation nouée entre le médecin et son malade. Combien de symptômes vagues et changeants s'expliquent par un mal-être que seul l'interrogatoire peut démasquer et qui perdurera tant que seront répétés les examens inutiles ? Combien d'aggravation de maladies chroniques sont expliquées par les circonstances de la vie ? Au contraire, n'existe-t-il pas d'authentiques évolutions du processus pathologique cachées derrière un état anxieux ou dépressif, minimisées par un malade préoccupé ? Il semble évident que l'intelligence artificielle ne peut remplacer le jugement médical. Mais que celui-ci continue de s'affaiblir, et dépassé par la technique, la médecine hippocratique disparaîtra. Nous exercerons alors un autre métier, dans un monde où la technique règnera. Ce nouveau monde a ses prophètes, pour qui la consultation se passera entre le médecin, le malade et l'intelligence artificielle, dont la puissance et la vitesse de calcul s'imposeront en tiers dans les décisions[37]. Il a ses thuriféraires : les innombrables experts et « sur-spécialistes » qui communiquent par un langage ésotérique, connu des seuls initiés. Il est temps d'analyser avec lucidité les changements imposés à la relation entre le médecin et le malade, de découvrir ce paradoxe de la technique : en ce siècle où la communication règne en maître, l'incompréhension n'a jamais été aussi grande.

4
LES INCERTITUDES DE LA COMMUNICATION

La communication du savoir médical s'appuie sur un langage spécifique, dont l'évolution reflète les avancées de la recherche scientifique. Il en résulte une révolution des dénominations, toujours plus éloignées du parler quotidien, incompréhensibles au profane. Aussi les médecins spécialistes doivent-ils rendre leur discours intelligible à ceux qu'ils soignent et à leurs familles. La tâche est d'autant plus nécessaire qu'une personne accepte la thérapeutique proposée dans la mesure où elle a compris les bénéfices attendus et les risques encourus. Encore faudrait-il que le propos tenu soit accessible au médecin généraliste, intermédiaire indispensable auprès du malade. Hélas, rien n'est moins sûr. Reflet de l'accroissement des connaissances, outil de communication, le langage médical est également un signe de reconnaissance entre pairs. C'est dire qu'il exclut ceux qui ne le maîtrisent pas. « Mystérieuse et impénétrable », la terminologie médicale évoque une « langue cabalistique », « recelant des savoirs insondables »[1].

Le langage médical

Dans chaque spécialité médicale des entités morbides sont découvertes, de nouveaux signes d'examen sont décrits, des techniques d'exploration spécifiques sont mises au point, de nouvelles thérapeutiques sont appliquées. Il en résulte une grande diversité de termes, d'expressions et d'abréviations. Le *Dictionnaire des termes de médecine Garnier Delamarre*, dont trente et une éditions sont parues en soixante-dix ans d'existence, incorpore près d'un millier de noms ou expressions supplémentaires à chaque nouvelle parution. Cette structuration lexicale toujours plus élaborée circonscrit l'usage des termes à un domaine spécifique, établissant un lien obligatoire entre une notion et une dénomination. Le sens des mots s'appauvrit. En même temps, la spécialisation entrave la communication. La parole devient une incantation. Le savoir médical renoue avec la pensée magique. Chaque médecin s'exprime dans un jargon de moins en moins accessible, surtout quand s'y ajoutent les néologismes issus de l'anglais, approximativement traduits, au risque de contresens grossiers[2]. Plus la discipline évolue vite, plus les difficultés augmentent : s'approprier le vocabulaire et les concepts de la génétique est une gageure. L'incompréhension est maximale lorsque des spécialistes rarement amenés à travailler ensemble doivent échanger au sujet d'un malade. Fiers des avancées de sa spécialité, chacun met en avant les spécificités qui le distinguent des autres. Rares sont ceux qui rendent leur savoir accessible. Il en est de même au sein des spécialités : les langages de la neurobiologie et de la neurophysiologie sont devenus incompréhensibles au neurologue[3]. Le défaut de communication entre scientifiques et cliniciens conduit ceux-ci à accepter sans réserve les résultats d'études qui leur sont incompréhensibles. Empêchés d'exercer leur esprit critique, ils n'apprécient plus les avancées scientifiques à leur juste valeur et ne les intègrent pas à leur pratique quotidienne. L'édifice des connaissances médicales évoque la construction de la tour de Babel, interrompue par la confusion des langues et la dispersion des bâtisseurs.

En témoignent les comptes rendus d'hospitalisation, qui abondent en termes abscons, inaccessibles à celui qui n'est pas du sérail : échelles d'évaluation, scores pronostiques, sigle désignant un protocole thérapeutique, sans compter une multitude de paramètres chiffrés, issus d'examens complémentaires sophistiqués, connus seulement de ceux qui les mettent en œuvre. L'énoncé d'une chimiothérapie se réduit à une suite de lettres majuscules, initiales du nom des médicaments, suivi d'un C1 ou C2 pour premier ou deuxième cycle, témoignant de l'avancement du protocole. Le médecin extérieur à la spécialité ne peut deviner quelle molécule se cache derrière chaque lettre. Il ignore aussi bien les modalités de la surveillance que la durée du traitement. Uniquement compris par ceux qui les rédigent, ces comptes rendus sont une trace des actes réalisés, une note à usage interne et non un moyen de communication. Le partage de l'information entre confrères est superflu. La discussion n'a plus lieu d'être parce que le doute est interdit. L'obscurité du langage protège le prescripteur. Auréolé de mystère, le protocole impose sa puissance conjuratoire.

La déliquescence de la communication apparaît également dans la forme prise par les échanges entre médecins. Autrefois, quand un généraliste écrivait une lettre à un confrère, il précisait le mode de vie du malade, résumait ses antécédents, expliquait en quelques phrases ce qui lui arrivait avant de terminer sa demande par une question. Aujourd'hui, le spécialiste reçoit un courrier limité à quelques mots frappés sur un ordinateur, suivis d'une liste d'informations issues du dossier médical informatisé. Rares sont les médecins qui présentent le malade à celui qui va le recevoir pour la première fois. Les sous-entendus du discours, si précieux pour faire comprendre l'objet de certaines consultations, n'existent plus. Ce n'est pas mieux à l'hôpital : le temps où le médecin dictait un compte rendu ne sera bientôt qu'un souvenir. Celui-ci n'est plus qu'un « copier-coller » de quelques segments de phrases, saisis au jour le jour dans un dossier médical informatisé, accumulation de faits sans synthèse ni conclusion, mis en page par la secrétaire. L'acte intellectuel qu'il représentait, point d'orgue du séjour hospitalier, argumentant le diagnostic posé, justifiant le traitement effectué, tend à disparaître. Les avis spécialisés ne valent pas mieux. Adjectifs et adverbes, expression des nuances de la pensée, n'ont plus droit de cité dans une communication réduite à la seule transmission d'informations : conclusion de scanner, décision d'intervention, etc. Le courrier n'est plus celui d'un médecin parlant de son malade à un confrère, il se réduit à l'énoncé d'une conduite à tenir, univoque et impersonnelle. Le discours s'efface, l'échange entre professionnels n'existe plus ; même les formules de politesse disparaissent. Le cheminement de la réflexion, la prudence des décisions ne sont plus exprimées. Réduit à la maîtrise d'une terminologie et à la transmission de notions étroitement circonscrites, notre langage se délite, annonçant l'effondrement de la pensée médicale.

Chacun d'entre nous sait combien quelques paroles échangées aident à apprécier la situation clinique et orientent la décision thérapeutique, qui n'en est que plus forte aux yeux du malade d'avoir été partagée avec son médecin. Mais il est rare que les médecins traitants appellent les spécialistes et plus encore que ceux-ci joignent les généralistes. Les discussions entre praticiens se dégradent, comme l'illustre le fonctionnement de la télémédecine en neurochirurgie. Parce que la topographie et l'extension des lésions cérébrales s'avèrent décisives pour envisager une intervention, la transmission d'images est souvent nécessaire pour décider du transfert rapide d'un malade. Mais les dérives n'ont pas tardé à apparaître. Alors que certaines situations cliniques - telles les ruptures d'anévrisme - sont évidentes, et bien qu'un retard de prise en charge puisse être délétère, il est devenu quasiment impossible de transférer un malade sans que le scanner ou l'IRM aient été visualisés au préalable par le neurochirurgien. La parole médicale ne sert plus qu'à introduire le sujet, c'est-à-dire l'image. Pour preuve, quand survient une défaillance du système de transmission, force est d'envoyer une copie de l'examen au neurochirurgien qui après visualisation des lésions, acceptera le transfert du malade. La confiance entre médecins a disparu. La parole est sans valeur.

Seul demeure le staff, cette réunion hebdomadaire où les médecins du service se retrouvent et partagent les cas difficiles, hospitalisés ou vus en consultation. C'est le moment privilégié de la vie hospitalière, où l'écoute et l'échange entre pairs sont mis à contribution pour faire avancer une démarche diagnostique ou établir un traitement. A l'exposé des faits succèdent les questions ; la réflexion suit son cours, stimulée par la contradiction ; finalement la décision est prise, après que chacun ait donné son avis. Le processus est lent. Les propositions doivent parfois êtres expliquées en détail pour être comprises de tous, le staff réunissant des médecins d'âge et d'expérience différents. Plus le cas est complexe, plus il faut de temps à chacun pour s'approprier les enjeux de la discussion et pondérer son avis. Il ne s'agit pas de « juxtaposer savoirs et compétences, mais par le jeu du dialogue de les mêler pour qu'elles s'altèrent mutuellement (...) Le résultat espéré est un enrichissement de la compétence des personnes et de leur compréhension de la situation »[4]. Il n'est pas question de confronter les points de vue dans un combat stérile, où le triomphe de l'un sur les autres serait le reflet des circonstances, mais de faire émerger la bonne décision pour le malade. La démarche peut s'appuyer sur un soubassement neuropsychologique : ce que l'on appelle la cognition sociale, c'est-à-dire la capacité de chacun à interagir avec l'autre, à comprendre sa pensée, à l'incorporer dans sa réflexion, nous permet d'améliorer la résolution des problèmes[5].

Hélas, le staff est menacé par la recherche de la performance, imposée par le fonctionnement des hôpitaux, où la comptabilité des séjours, des consultations et des actes est seule valorisée. Les temps de réflexion intellectuelle n'ont plus d'importance dans cet univers où tout est mesuré. La place de la parole diminue encore, comme l'illustrent les RCP des services d'oncologie, où un nombre croissant de dossiers défile en un temps limité. Certaines équipes ne regardent même plus les images de scanner ou d'IRM et se contentent de lire les interprétations des radiologues. La discussion se limite à valider les décisions d'instauration ou d'arrêt de traitement proposées par le médecin en charge du malade. Le staff devient une chambre d'enregistrement, une obligation réglementaire et non plus la pause nécessaire qui permet à chacun de prendre du recul sur un dossier. La parole médicale perd sa signification d'échanges entre praticiens, inquiets de bien décider, marqués par les échecs, au point que ceux-ci pèsent sur leur avis. Reconnaître que nous sommes faillibles et que notre histoire professionnelle influence nos décisions, dominer notre angoisse, prendre le temps d'écouter celui qui parle est pourtant nécessaire. L'expérience montre que les discussions longues et patientes sont les plus fructueuses, chacun évitant les raccourcis de pensée, les avis péremptoires et livresques, pour privilégier la compréhension de l'histoire du malade et donner un avis nuancé par la juste appréciation des éléments cliniques. Comment ce délitement de la communication médicale ne retentirait-il pas sur la relation avec le malade ?

La relation avec le malade

Entendre la plainte

Le « désir d'être délivré du fardeau de la souffrance » et « l'espoir d'être guéri » écrit Paul Ricœur, sont le fondement de la « rencontre singulière » du médecin et du malade, « pacte de soins basé sur la confiance » [6]. Le malade « porte au langage sa souffrance en la prononçant comme plainte, (...) la plainte se précise en demande de guérison, et qui sait de santé (...) adressée comme un appel à tel médecin ». En réponse, celui-ci accueille le malade, formule le diagnostic, établit le pronostic, énonce la prescription. Est ainsi scellée une « sorte d'alliance entre deux personnes contre (...) la maladie ». D'éminents médecins comme des confrères plus jeunes ont écrits de belles pages sur la relation avec le malade, prouvant qu'elle est toujours au centre de nos préoccupations. Ils y dénoncent une relation hiérarchique, dominée par le médecin, autant qu'une évaluation limitée à la recherche de signes objectifs, négligeant une approche plus globale de la personne[7]. Cette critique d'un diagnostic centré sur les examens et d'une thérapeutique exclusivement médicamenteuse ou chirurgicale vise d'abord les spécialistes. L'approche globale des malades ne serait donc effective qu'en gériatrie, en soins palliatifs et en médecine générale. C'est confondre l'écoute du malade avec le champ d'exercice du médecin[8]. Chacun peut aborder les problèmes sous un angle étroit, strictement organique. Reposant sur l'alternance de moments parlés et perçus, la clinique réalise en effet un double idéal de perception absolue et de pur langage ne laissant aucun symptôme inexpliqué, aucun signe inapparent, assurant au médecin une connaissance parfaite du processus morbide. Cette conception issue de la mentalité du siècle des Lumières conduit à confondre le réel avec ce qui est vu, entendu ou touché, la pensée avec ce qui est dit. Elle amène à négliger les troubles transparaissant dans une communication non verbale ou restés dans une souffrance silencieuse. Tous, nous sommes tentés par ce mode d'exercice qui met la personne à distance, afin de nous protéger de ses angoisses, qui nous laissent sans réponse.

Ce constat est à la base des recherches du psychiatre Michael Balint. Son ouvrage *Le Médecin, son malade et la maladie* commence par une affirmation retentissante : « Le médicament de beaucoup le plus fréquemment utilisé (...) est le médecin lui-même »[9]. L'auteur complète son propos en soulignant « qu'il n'existe aucune pharmacologie de ce médicament essentiel »[10]. La réflexion menée avec des groupes de médecins généralistes autour de cas cliniques rencontrés au cabinet a certes confirmé l'importance pour le malade du diagnostic physique, objectif : il donne un nom à la maladie qui le frappe. Mais elle a surtout mis en exergue l'importance d'un diagnostic plus profond, reflétant son vécu, donnant un sens à l'irruption de la maladie dans sa vie quotidienne. La démarche clinique rejoint ici la réflexion philosophique de Paul Ricœur : le premier diagnostic repose sur la « composante descriptive », symptomatique, de la plainte, alors que le second s'appuie sur la « composante narrative » propre à l'individu, « enchevêtré dans telles et telles histoires ». Ce deuxième diagnostic est parfois le seul possible, lorsque la recherche de la maladie somatique s'avère négative. L'auteur souligne l'importance d'éviter alors examens complémentaires et avis spécialisés en cascade, qui renforcent chez le malade l'idée qu'il a une maladie organique grave, d'autant plus menaçante qu'on ne la trouve pas[11]. Propos prémonitoires, écrits en 1957, alors que n'existait pas la débauche d'explorations du XXIème siècle !

Balint souligne que le médecin généraliste, traitant toutes les affections du malade, voire de la famille, est dans une position privilégiée pour soigner celui-ci dans sa globalité, avec un esprit ouvert. Le spécialiste, identifié à son étroit domaine d'intervention, n'y parvient que s'il connaît bien son malade, souvent après un long suivi. Aujourd'hui, certains conçoivent l'avenir des spécialités comme un exercice exclusivement technique, appuyé sur l'intelligence artificielle, laissant l'exercice de la parole au seul généraliste[12]. C'est dire que la relation entre médecin et malade pourrait devenir une action technique parmi d'autres, aidée par quelques cours de psychologie cognitive. Que des médecins envisagent une telle perspective laisse songeur. En réalité, les deux diagnostics sont intimement mêlés, celui du médecin, qui permet la mise en œuvre du traitement adéquat, et celui du malade, qui donne un sens à la maladie. L'art de la médecine consiste à donner à chacun la place qui lui convient. Sinon, le malade dont la plainte n'a pas été entendue peut refuser un diagnostic médical pourtant exact, qui pour lui reste inexplicable, voire le traitement dont il a pourtant besoin.

Du diagnostic au pronostic

Etablir le diagnostic est un moment crucial de la relation, celui où la parole médicale s'affirme pour la première fois. Il n'est que de voir les doutes exprimés par le malade lorsque le médecin hésite, revient sur ses propos et admet s'être trompé : la confiance est mise à l'épreuve, illustration *a contrario* de la valeur dont sa parole était créditée. Pour autant, l'excès de précautions de celui qui affirme au malade qu'il ne remplit pas les critères de telle ou telle affection, peut s'avérer aussi délétère que l'assurance du médecin présomptueux qui surestime son propre jugement. Derrière une attitude qui se veut objective pointe une neutralité qui confine à l'indifférence. Que la personne le perçoive et la confiance s'éloigne irrémédiablement. Ainsi certains malades nous quittent sans que nous sachions pourquoi, nous laissant réduits à constater l'échec de la relation, notre échec.

L'annonce du diagnostic est aujourd'hui enseignée dans les facultés de médecine, signe de l'importance accordée à la relation médecin-malade et d'une prise de conscience : dire la vérité ne va pas de soi. Le temps n'est plus en effet où faute de traitement, le médecin ne parlait qu'à la famille, mettant en place une conspiration du silence, laissant le malade souffrir dans la solitude et ressasser des pressentiments qu'il ne pouvait exprimer, tel Ivan Illich, que Tolstoï - avec quelle prescience - montre en proie au tourment, « ce mensonge, admis (…) par tous, qu'il n'était que malade et non pas mourant, ce mensonge qu'on commettait à son sujet la veille de sa mort, ce mensonge qui rabaissait l'acte formidable et solennel de sa mort »[13]. Lorsqu'une maladie mortelle est découverte, il nous faut bien souvent le dire. Mais comment s'y prendre sans blesser ni faire perdre tout espoir ? Comment préserver la relation avec celui qui sera irrémédiablement séparé des bien-portants ? Un diagnostic grave crée stupeur et angoisse, bouleverse l'existence. La maladie est perçue comme anormale, étrangère, alors qu'il y a peu, Georges Canguilhem pouvait écrire sans choquer : « la maladie est pour le malade une autre allure de la vie »[14] et définir la santé comme le fait de « pouvoir tomber malade et s'en relever »[15]. Le fatalisme des générations précédentes, conséquence des limites de la médecine, a disparu. La maladie ne fait plus partie de la vie. Indépassable horizon de l'existence, la mort est impensée dans notre culture contemporaine. Qu'elle puisse survenir plus tôt que pour les autres, trop tôt, beaucoup trop tôt, génère un sentiment de révolte. Le vocabulaire des démographes en témoigne, qui qualifie de mort « prématurée » le décès d'une personne avant qu'elle ait atteint l'espérance de vie de la population. Même lorsqu'elle frappe un sujet âgé, la maladie grave n'est pas acceptée par l'entourage. Que la médecine ne puisse modifier le cours des choses est vécu comme un échec. Désormais l'annonce d'un pronostic défavorable est difficile, même dans les cas les plus évidents. Paul Ricœur souligne la fragilité du « pacte de confiance », menacé par « l'attente insensée » du malade : « demande de guérison, et qui sait de santé, et pourquoi pas, à l'arrière-plan, d'immortalité ».

Il faut donc expliquer au malade, le plus délicatement possible, cette maladie qui le frappe, la signification des troubles qu'il ressent et comment il sera soigné. La réalisation d'examens complémentaires pénibles ou vulnérants, la mise en œuvre de traitements aux effets secondaires sévères, les contraintes du suivi médical, doivent être justifiées. Grâce à ces explications un lien se crée, la confiance naissante se renforce : celle du médecin, naturellement offerte à celui qui demande de l'aide ; celle du malade, qu'il convient de gagner par une écoute attentive. Le moment choisi dans la journée, le lieu où l'on parle, l'attitude corporelle, le choix des mots : tout compte. Le souvenir que gardera le malade de ce moment de vérité sera façonné par les circonstances de l'annonce autant que par le diagnostic lui-même. Mais faut-il aller jusqu'à enseigner la relation médecin-malade aux jeunes médecins par des jeux de rôle, comme le font certains ? Le comportement du médecin n'est-il pas le reflet de sa sensibilité, de son éducation, la marque du respect qu'il a pour son malade ? Je n'ai jamais eu de cours sur l'annonce diagnostique mais j'essaie d'être délicat, sans toujours parvenir à diminuer l'insoutenable violence de mes propos. Que dire à la personne qui vous demande combien de temps elle va vivre, quand vous savez que ce sera moins d'un an ? Que répondre à celui qui vous demande quand il sera guéri, alors que sa maladie est incurable ? Il n'existe pas de bonne méthode. La parole du médecin n'a rien à faire des éléments de langage et des techniques de communication. Elle est à l'opposé de ce « dispositif d'annonce », qualifié par un médecin lui-même atteint d'un cancer de « sommet de la logique technocratique »[16]. Ce qui est transmis par le médecin, perçu par le malade, ne tient pas seulement dans les termes employés mais dans la posture adoptée, les gestes accomplis, l'expression du regard, la tonalité de la voix. Une grande attention aux réactions physiques du malade est indispensable, pour répondre précisément à ses questions, sans s'avancer au-delà de ce qui est demandé et de ce que l'on sait. Mais « on n'écoute et on ne regarde pas spontanément, on apprend à le faire »[17]. Nous faisons toujours des erreurs, sans doute un peu moins avec les années qui passent. Parce que l'expérience compte ici beaucoup, partager avec un jeune médecin le moment fort que représente l'annonce d'une mauvaise nouvelle reste la meilleure manière de transmettre un savoir-faire qui ne se réduit pas à des mots.

L'authenticité de la relation est la condition requise pour que les mauvaises nouvelles ne soient pas reçues comme une agression ou une condamnation. Face à celui qui souffre, l'empathie, cette capacité à « partager l'expérience émotionnelle et cognitive de l'autre »[18] ne suffit pas. D'ailleurs, partager les émotions d'autrui n'est pas toujours possible : le psychiatre peut-il éprouver les émotions du schizophrène délirant, le neurologue comprendre ce que ressent un hémiplégique persuadé que se membres paralysés appartiennent à un autre ? Non, évidemment. Mais tous deux peuvent éprouver de la compassion, cette faculté qui nous pousse à aider celui qui souffre. Pour qui en douterait, les études d'imagerie fonctionnelle ont montré que les régions cérébrales mises en jeu dans l'empathie et la compassion sont distinctes : lorsqu'une personne éprouve de la compassion pour une autre, les systèmes neuronaux impliqués dans la motivation à agir sont activés, et cette activation s'accompagne d'un sentiment gratifiant de récompense[19]. C'est dire que la relation médecin-malade requiert un engagement de la part du médecin, bien loin de la neutralité du scientifique. Après tout, la médecine n'est-elle pas une vocation, la réponse à un appel ? Sans doute sommes-nous maladroits certaines fois, dépassés par ce que nous devons dire, ne sachant trop comment nous y prendre. Pour autant l'authenticité de notre attitude permet de dépasser le stade de la seule transmission d'informations : « L'objectif reste l'invention d'une rencontre brève, provisoire mais authentique, dont chacun tirera bénéfice. Le médecin trouvera une énergie stimulante dans ces instants de rencontre souvent volés à la routine effrénée de sa consultation. Le patient sortira de la consultation (…) avec le sentiment d'avoir été écouté comme un sujet »[20]. Au-delà de la qualité d'un échange qui permet au malade de comprendre ce dont il souffre et comment il sera traité, se joue la construction d'une relation humaine véritable qui résistera aux aléas de la maladie. Non qu'elle permette de les éviter, ni même de les atténuer. Mais qui ne comprendrait que le malade trouve quelque réconfort dans le dévouement de son médecin ? Et que celui-ci, marqué par l'échec de la prise en charge, ne soit reconnaissant envers celui qui, s'élevant au-dessus de sa souffrance, trouve la force de lui renouveler sa confiance ? Il n'y a pas de plus beau témoignage de la gratitude d'un malade que la noblesse dont il fait preuve en de telles circonstances, et pas de meilleure incitation pour croire en la pérennité de l'exercice médical.

Les essais thérapeutiques démontrent l'efficacité d'un médicament administré à des malades motivés et revus régulièrement, au cours de consultations longues et rigoureuses, où le moindre symptôme est noté et pris en compte. Dans la pratique quotidienne, la conviction du médecin comme l'assiduité du malade peuvent être moindres et l'observance du traitement incertaine. Les deux situations sont donc bien différentes. D'un côté des malades convaincus de l'intérêt de se soigner sont prêts à participer à la recherche et à sacrifier du temps, à prendre le risque de recevoir un nouveau médicament ou un placebo, alors que des médecins zélés promeuvent un essai qui contribue à faire avancer la science. De l'autre, une personne découvre qu'elle est malade, que le traitement sera long, peut-être à vie, non dépourvu d'effets secondaires, et le médecin, fort de son expérience, porte un regard empreint de scepticisme sur les médicaments qu'il prescrit. Se soigner pendant des années est difficile. La prise de conscience de cette réalité est à la base du concept d'éducation thérapeutique dans les maladies chroniques. Il faut d'abord que le malade comprenne ce dont il souffre et qu'il l'accepte. Ensuite il s'agit d'obtenir qu'il prenne le traitement malgré les vicissitudes de l'existence qui pourraient le conduire au découragement, à l'oubli. Et bien sûr, il faut l'aider à vivre avec cette maladie.

C'est dans le diabète que l'éducation thérapeutique s'est développée, dès la mise au point du traitement par insuline dans les années 1930[21]. Et pour cause : arrêter le traitement met la vie en péril à court terme ; obtenir la coopération du malade est vital. Il n'existe pas d'alternative. De plus, l'activité physique et l'alimentation modifiant sans cesse l'équilibre glycémique, le malade doit adapter au quotidien ses doses d'insuline, pour éviter aussi bien les hypoglycémies que les hyperglycémies : c'est à lui d'appliquer à sa propre existence le concept d'équilibre du milieu intérieur de Claude Bernard. Des séances d'apprentissage sont mises en œuvre dans les services de diabétologie, pour apprendre aux malades à se soigner eux-mêmes. Le bénéfice de cette formation n'est plus à démontrer. Initialement axée sur l'observance et le respect des contraintes du traitement, l'éducation thérapeutique a évolué pour se concentrer sur les adaptions qu'il requiert au quotidien, afin de permettre au malade de vivre le plus normalement possible. La relation médecin-malade, initialement paternaliste, est devenue plus partenariale. Le modèle que constitue la prise en charge du diabétique s'étend peu à peu à l'ensemble des maladies chroniques, même si chacune a ses particularités, qui font qu'il ne peut exister une seule façon de faire[22].

Sous l'influence des pouvoirs publics, qui ont formalisé sa prise en charge, l'éducation thérapeutique s'est structurée et tend à devenir une prestation distincte du soin : tout un corpus de connaissances s'est développé, des diplômes ont été créés et les spécialistes de la pédagogie s'en sont emparés[23]. Des « programmes » soumis à « validation » sont mis en œuvre[24]. Chacun comporte un « diagnostic éducatif », où la communication, assimilée à un « message de santé », est formalisée en différents « modules », dont l'acquisition par le malade est vérifiée par une « évaluation ». Evidemment formaliser à l'excès cet « enseignement » risque de faire disparaître les différences entre les malades et de supprimer toute individualisation des soins[25]. On conçoit qu'une relation de maître à élève, réduite à la transmission d'un savoir, serait plus inégalitaire encore que le paternalisme médical qu'elle est censée remplacer. Ce d'autant qu'elle ne peut s'adresser à tous : les malades parlant mal le français, ceux qui ne sont pas prêts à changer de mode de vie, seront délaissés. Le risque est d'accentuer les différences entre ceux qui sont capables de suivre le programme éducatif et les autres.

Aussi certains se sont-ils directement impliqués dans le processus d'éducation thérapeutique. Ces « patients-ressources » font profiter les autres de leur expérience de la maladie, témoignent de leur vécu, apportent des solutions concrètes aux problèmes de la vie courante. Puis sont apparus les « patients-experts », « co-responsables » avec les soignants de l'éducation thérapeutique, dont ils pourraient infléchir les objectifs. Tout un courant de pensée porté par des associations de malades, notamment de diabétiques, prône que « le patient, accompagné par un pair (...) modifie sa représentation de la maladie, et ajuste son mode de vie à sa maladie ou mieux sa maladie à son mode de vie »[26]. Relativiser le traitement de la maladie permettrait de réduire l'influence du médecin sur sa vie : tel est l'objectif poursuivi avec la promotion de ce nouvel « acteur de soins ». Au nom de la « démocratie sanitaire », la participation de « patients-experts » formés à l'université est promue par les pouvoirs publics. Le décloisonnement des savoirs renforcerait l'autonomie des malades : « quand la personne connaît mieux, elle est moins dépendante de ses soignants »[27]. C'est le fantasme de la « société cognitive », où le savoir n'est plus détenu par les professionnels mais accessible à tous. Dans cette conception, le « biopouvoir » dénoncé par Michel Foucault, doit être remplacé par une relation contractuelle strictement égalitaire. Choisissant ses traitements au nom d'une compétence fièrement acquise, devenu l'égal des soignants, autonome et indépendant dans ses décisions, le malade retrouverait une dignité que la maladie lui aurait fait perdre. Mais la dignité est inhérente à la personne : elle n'est ni diminuée par la maladie ni conditionnée par la maîtrise des décisions ou le succès thérapeutique ! Si l'autonomie de jugement du malade doit être respectée, le consentement aux soins signifie qu'est reconnue la compétence du médecin à lui proposer le traitement adapté. « Si décision médicale réellement partagée il y a, cela suppose, d'une part, que la liberté du patient soit respectée et, d'autre part, que la logique du soin soit honorée »[28]. Ce que le Code de la Santé Publique énonce ainsi : « Toute personne prend, avec le professionnel de santé et compte tenu des informations et des préconisations qu'il lui fournit, les décisions concernant sa santé »[29]. La décision est prise conjointement : voilà qui nous éloigne de ce qu'il faut appeler une idéologie, qui réduit la relation médecin-malade à un simple rapport de force, à une différence qu'il s'agirait de niveler, niant tout esprit de responsabilité du médecin, toute vulnérabilité du malade.

En effet la relation médecin-malade est inégale : une personne est en bonne santé et l'autre malade ; l'une connaît le processus pathologique et ses risques évolutifs quand l'autre l'éprouve dans sa chair. Au-delà des connaissances que lui ont conférées ses études, le médecin sait, par son expérience et son appréciation du cas, quelle peut être l'évolution de la maladie. Le malade sent en lui la progression de sa maladie, sans être dupe des propos du médecin. Au-delà des engagements pris, il sait, en son for intérieur, ce qu'il peut accomplir. C'est dire que la vulnérabilité du malade est au cœur de la relation et appelle non seulement la compétence du médecin mais sa sollicitude. Le fardeau de la maladie est en effet si lourd à porter, que le malade s'en remet parfois à lui pour décider. Rien ne serait plus dangereux qu'une relation marchande où le médecin énumère les traitements et laisse le malade seul devant les choix à faire. Aussi plus qu'à une égalisation des conditions, le « pacte de soins » vise à rétablir l'équilibre de la relation. C'est grâce au dialogue que naissent les décisions, « au-delà d'un échange d'opinions et d'un partage des savoirs »[30]. Plus qu'une discussion, le dialogue est « recherche de la vérité » et « naît de la confiance dans la raison et dans sa capacité de chercher la voie juste et vraie ». Il se fonde sur le respect, chacun ayant conscience que l'autre ne lui dit pas tout. Pour le malade, « le rôle d'information du médecin est bien de faire émerger la vérité sur sa situation médicale - en évitant de l'induire en erreur - dans un climat de confiance honnête »[31].

Le savoir clinique représente l'accumulation d'observations faites auprès d'autres malades, qui permet au médecin de traduire la signification des symptômes et d'anticiper l'évolution de la maladie, précédant ainsi son expérience par le malade. Plus que dans un corpus théorique inaccessible aux profanes, c'est ce décalage temporel qui rend la relation inégale et lourde à assumer pour celui qui doit maîtriser son expression et faire preuve de retenue dans ses propos. Pour dire la vérité à celui qui lui fait face, l'expérience doit rejoindre le savoir. Mais il faut aussi que le médecin, retrouvant l'enseignement hippocratique, nuance son pronostic. Le malade n'est en effet pas ignorant de son état de santé : « il n'y a rien dans la science qui n'ait d'abord apparu dans la conscience (...) c'est le point de vue du malade qui est au fond le vrai » écrit Georges Canguilhem[32]. Laisser le temps agir, c'est aussi pour le médecin, accompagner celui qui souffre dans l'incertitude et décrypter l'évolution de sa maladie qui se révèle peu à peu. L'observation est banale : le temps du médecin, celui du processus pathologique, ne coïncide pas avec le temps du malade éprouvant la maladie dans sa chair. La relation médecin-malade doit être prolongée avant que tous deux se soient rapprochés et cheminent de concert.

Le médecin apprécie particulièrement la force du lien créé avec le malade lorsqu'il est amené à prendre la suite d'un confrère parti en retraite. Comme il est difficile de marcher dans les pas d'un autre, chacun souhaite apporter une touche personnelle, que ce soit dans la fréquence et les modalités du suivi, les propos tenus ou l'ajustement des traitements. La démarche est légitime, puisqu'une nouvelle relation se met en place. Mais voilà, il est difficile pour le malade de changer de médecin. Il faut souvent une longue période, qui dure parfois plusieurs années, pour que le nouveau venu cesse d'être perçu comme le remplaçant du docteur X..., période pendant laquelle il éprouve les plus grandes difficultés à modifier quoi que ce soit, sa parole devant gagner une confiance toujours acquise à son prédécesseur. Alors même qu'il pense, parfois à juste titre, devoir changer un traitement qui n'est plus à la page, il doit lutter avec l'influence persistante de celui qui est parti et demeure la référence dans l'esprit du malade. Voilà qui montre la nature d'une relation qui n'est pas fondée sur la seule discussion d'informations techniques mais sur la vérité d'une rencontre.

Les nouveaux acteurs : médias, Internet et réseaux sociaux

Remise en cause par la moindre nouveauté, contestée par des experts autoproclamés, influencée par des lobbies plaidant pour des intérêts éloignés du bien du malade, la parole médicale est d'autant plus contestée qu'elle se fonde uniquement sur la science[33]. Le paradoxe n'est qu'apparent : sans l'assise d'une confiance mutuelle, le malade cherche d'autres sources d'information pour obtenir les réponses à ses questions. Internet est évidemment la première : on ne compte plus les sites traitant de médecine. Diffusées et amplifiées grâce à la puissance des réseaux sociaux, les idées les plus diverses circulent sur le traitement des maladies et les perspectives de la recherche. Cette divulgation d'informations médicales ou scientifiques pas toujours exactes participe à la construction d'une image de la maladie empreinte d'espoir, qui diverge parfois de celle que transmettent les médecins et la communauté scientifique, évidemment plus réaliste. Un savoir qui relevait des seuls professionnels se trouve aujourd'hui largement diffusé, pour le meilleur et pour le pire. Le meilleur : les malades peuvent retrouver ce que leur a dit leur médecin, exprimé dans un langage accessible sur des sites d'information sérieux. Les échanges leur permettent de partager le vécu de la maladie et de ses traitements. Le pire : la désinformation et les raccourcis tendancieux sont fréquents, troublant la confiance du malade dans la parole médicale.

Sa vulnérabilité le rend en effet particulièrement sensible aux propos lénifiants, relativisant la gravité de la maladie ou minimisant l'efficacité des thérapeutiques. Il arrive que le traitement proposé soit contesté au nom d'informations trouvées sur quelques sites de validité douteuse. Cette remise en cause déstabilise le prescripteur, méprisé dans sa fonction de détenteur du savoir. Dépossédé de sa mission de conseiller, il est réduit à enregistrer les souhaits du malade. Celui-ci en arrive à ne plus voir la maladie telle qu'elle est mais telle qu'il voudrait qu'elle soit. Prenant la place du médecin dans la réflexion thérapeutique, il exige un traitement plutôt qu'un autre, sans tenir compte de l'avis du professionnel. La relation est faussée : le médecin doit se justifier devant le malade, celui-ci devient suspicieux à chaque avis qui lui est donné. Le médecin n'est plus qu'une source d'informations parmi d'autres, que le malade consulte avant de décider seul de son traitement. Parfois prônée au nom du principe d'autonomie, cette attitude contribue à isoler le malade dans un moment difficile et à déresponsabiliser le médecin.

Comment en vouloir au malade, cible d'informations contradictoires ? Comment pourrait-il rester lucide, tant est forte la tendance des médias à verser dans le sensationnalisme ? En commentant les découvertes de la science sous un jour systématiquement favorable, ils contribuent à donner l'image d'une médecine avançant à marche forcée vers l'éradication des maladies et apportent du crédit à la perspective d'une santé parfaite. Par ailleurs, des palmarès hiérarchisant les établissements de santé sont régulièrement publiés et les scandales sanitaires, réels ou supposés, sont complaisamment commentés, renforçant l'idée que la perfection de soins est un objectif atteignable. Il est difficile de garder la tête froide au milieu de ce tourbillon de paroles et d'écrits qui ne reflètent pas toujours la réalité. Ainsi, bien que la cause de la sclérose en plaques soit inconnue, a-t-on a pu laisser courir l'idée que la maladie est consécutive à la vaccination contre l'hépatite B, transformant les malades en victimes d'une politique de santé mal conduite. Pourtant, s'il est établi qu'un vaccin peut être responsable de manifestations inflammatoires touchant le système nerveux dans les semaines suivant son injection[34], aucune relation n'est établie avec la sclérose en plaques, maladie chronique évoluant sur des dizaines d'années[35]. La justice elle-même peut réécrire le savoir médical dans ses jugements, en rendant un traumatisme responsable de la maladie, alors que les études réalisées n'apportent aucun argument en faveur de cette relation[36]. Nous assistons au retour de la conception antique de la maladie, expliquée par un agent extérieur ou une punition divine, qui permet de considérer le malade comme une victime et de se lancer dans la recherche effrénée d'un coupable. Confronté à des points de vue concurrents, le médecin doit prouver sa crédibilité, qui ne va plus de soi. Il doit rétablir les faits, ce qui est d'autant plus difficile que certains confrères expriment des opinions simplistes, contrastant avec un savoir médical de plus en plus complexe. Malheureusement, un point de vue prudent est moins crédible qu'un discours tonitruant remettant en cause les faits établis : en voici la preuve.

La controverse des statines

Qui ne connaît la controverse sur l'intérêt des statines ? L'expression sans nuance d'une défiance vis-à-vis de ces médicaments qui baissent le taux de cholestérol a conduit à leur arrêt chez de nombreux malades. Au départ il ne s'agit cependant que d'un débat académique sur l'efficacité de la prévention des évènements vasculaires. Certains spécialistes ont contesté l'intérêt de leur prescription à des sujets n'ayant jamais fait d'infarctus du myocarde ou d'infarctus cérébral[37]. En effet, le risque d'un accident vasculaire est faible chez le sujet tout venant : moins d'un pourcent par an. Pour cette raison, les études évaluant le bénéfice des statines ont compté au bénéfice du traitement non seulement la réduction des évènements cliniques, infarctus du myocarde et infarctus cérébral, mais aussi la diminution des interventions de revascularisation des artères coronaires ou carotides, interventions souvent effectuées chez des personnes asymptomatiques. Au plan statistique, comptabiliser davantage d'évènements accroît la puissance de l'étude et augmente les chances de conclure au bénéfice d'un traitement. Mais on peut contester la mise sur le même plan d'accidents graves, menaçant la vie du sujet et d'interventions programmées pour désobstruer des artères chez des personnes en état stable. C'est sur ce point précis de la pertinence des critères de jugement choisis dans les essais qu'est née la controverse. S'y est ajoutée une lutte d'influence entre deux grandes revues médicales, le *British Medical Journal*, où la critique est apparue, et le *Lancet*, qui avait préalablement publié une étude prônant une large utilisation des statines[38]. Les auteurs de cette publication ont réagi par un plaidoyer de trente pages pour défendre leurs conclusions[39]. Finalement, les éditorialistes des journaux ont pris la plume, chacun défendant la forme et le fond des articles parus dans sa revue[40]. Alors que le *Lancet* publie des essais thérapeutiques où la méthode statistique est un élément clé de la démonstration scientifique, le *British Medical Journal* se concentre sur les études épidémiologiques et l'évaluation de la pertinence des traitements en pratique quotidienne. Deux visions de la recherche médicale s'affrontent, également nécessaires, mais parfois contradictoires. Chaque revue cherche à assumer le *leadership* de l'opinion éclairée et à donner l'orientation de la pratique médicale.

La controverse porte donc exclusivement sur la pertinence de l'utilisation des statines chez des sujets indemnes de maladie vasculaire. Et même dans ce cas, la prescription n'est pas remise en cause chez des personnes ayant un risque élevé d'infarctus du myocarde, comme celles ayant une hypercholestérolémie familiale ou un diabète. Le débat porte sur l'intérêt d'une prévention maximaliste, appliquée à toute la population, ce qui explique sans doute l'intensité des engagements, fondés sur des croyances personnelles autant, sinon plus, que sur des faits scientifiques. Et ce même si les essais réalisés montrent que la prescription de statines chez un sujet de plus de 75 ans sans antécédent vasculaire est peu utile[41]. Néanmoins la controverse a eu de sérieuses conséquences puisqu'en Angleterre, 10% des prescriptions de statines ont été interrompues[42]. Ces arrêts intempestifs ont été responsables de plusieurs milliers d'accidents vasculaires. Ils ont en effet concerné de nombreux malades ayant déjà eu un infarctus du myocarde ou un infarctus cérébral, chez qui le risque de récidive est élevé dans les semaines suivantes suivant l'arrêt du traitement[43]. Ainsi la virulence du débat scientifique a-t-elle influencé médecins et malades au point de les conduire à interrompre un traitement pourtant indispensable et même vital.

En France, la polémique s'est inscrite dans un climat de défiance vis-à-vis des médicaments, de remise en cause de l'autorité médicale et de critique de l'argent gagné par l'industrie pharmaceutique. Ces arguments sont peu convaincants. En effet, excepté chez les personnes ayant une alimentation déséquilibrée, réduire fortement et durablement le taux de cholestérol par le seul régime est difficile. Plus, les principaux prescripteurs de statines étant les médecins généralistes et non les spécialistes prestigieux des hôpitaux universitaires, on voit mal quels experts médicaux sont bousculés par un tel discours. Enfin, les statines étant disponibles sous forme générique, les bénéfices des laboratoires se sont réduits. Il n'empêche : quelques trublions de la profession émettent des raccourcis simplificateurs, quand ils ne font pas circuler les informations les plus folles sur un traitement qui déclencherait la maladie d'Alzheimer, la cataracte, le cancer, tout en passant sous silence son efficacité démontrée dans la prévention des récidives d'infarctus du myocarde ou d'infarctus cérébral[44]. Les effets néfastes d'une parole médicale non contrôlée ne sont jamais assez soulignés : quelques mots maladroits, un adverbe catégorique, un adjectif excessif et le mal est fait. Une opinion sans nuance, relayée dans les médias, s'impose à tous, jusqu'à s'immiscer dans le dialogue avec le malade. Devenu suspicieux, celui-ci arrête son traitement au moindre symptôme inhabituel. Et même si une explication lui est apportée, sa reprise est difficile et fait l'objet d'une véritable négociation. L'influence néfaste du discours ambiant tient en un chiffre : en France, la prescription de médicaments hypolipémiants a diminué de près de 30% entre 2006 et 2016[45].

Information et effet nocebo

La situation est d'autant plus compliquée que le malade peut attribuer à tort des symptômes à un médicament. En effet, au cours d'un essai thérapeutique, les malades sont informés des effets secondaires du traitement qui leur sera peut-être administré. Et certains vont les éprouver, bien qu'ils reçoivent un placebo : c'est ce qu'on appelle l'effet nocebo. Autrement dit, la survenue d'effets indésirables dépend de la connaissance qu'en a le malade et plus précisément de la crainte qu'il en éprouve, de la même façon que la croyance en son efficacité est à l'origine de l'effet placebo[46]. Qu'en est-il pour les statines ? Chacun sait désormais qu'elles peuvent entraîner des douleurs musculaires. C'est ce qui explique que dans un essai thérapeutique évaluant une statine contre un placebo, des douleurs soient survenues dans les deux groupes. Plus, elles ont été davantage rapportées par les malades lorsque l'étude s'est poursuivie en donnant la possibilité à tous de prendre ouvertement le médicament[47]. Que la connaissance des effets secondaires d'un traitement suffise à les faire ressentir est une conséquence inattendue de cette société cognitive que certains appellent pourtant de leurs vœux.

L'influence de l'information délivrée par les médias en est une autre illustration. Ainsi a-t-on observé de manière répétée que la déclaration des effets indésirables de certains médicaments augmente fortement après que des émissions de télévision aient mis l'accent sur leur mauvaise tolérance. Ce fut notamment le cas en Nouvelle-Zélande en 2008, lors du changement de formulation de la L-thyroxine, traitement de l'hypothyroïdie. Les déclarations d'effets indésirables à la pharmacovigilance ont fortement augmenté après chacune des trois émissions de télévision abordant le sujet. Surtout, les troubles rapportés étaient exclusivement ceux décrits dans ces émissions ; les autres n'étaient pas mentionnés[48]. A l'influence des médias s'ajoute celle des échanges entre malades, parfois suffisants pour favoriser l'apparition de symptômes. Sans surprise, ce sont les personnes anxieuses qui y sont les plus sensibles. Ces résultats illustrent un aspect du fonctionnement de notre cerveau bien connu des publicitaires : nous sommes profondément influençables dans nos croyances et notre vécu, au point que nos réactions émotionnelles et physiques peuvent être modifiées par les messages reçus. L'impact des médias, d'Internet et des réseaux sociaux sur le bien-être de la population est donc majeur. Quand bien même le médecin a la confiance du malade, des propos anxiogènes peuvent générer des symptômes et mettre en péril l'observance des traitements. Plus subtilement que par une désinformation manifeste, la relation médecin-malade est fragilisée par des messages négatifs, agissant de façon insidieuse sur le ressenti des malades. Voilà qui éclaire singulièrement la controverse sur la nouvelle formulation du Levothyrox° apparue en France à l'été 2017, et qui explique sa persistance malgré l'absence de tout fondement scientifique[49].

Le colloque singulier, expression de l'intimité de la relation, se transforme en débat public où s'invitent les points de vue extérieurs les plus divers. Certes, le malade a toujours pris des avis avant de faire un choix pour sa santé, mais dans un cercle de proches, famille ou amis. Désormais, grâce aux médias et aux réseaux sociaux, des experts qu'il n'a pas consultés, des malades qu'il n'a pas rencontrés, diffusent des informations qu'il ne peut vérifier et participent à la construction de l'idée qu'il se fait de sa maladie. Il n'est pas sûr qu'il en tire une meilleure compréhension de ce qu'il lui faut. Paradoxalement, sa solitude peut en être accrue. La « maladie du malade » devient moins accessible au médecin. Comment leur relation n'en serait-elle pas affectée ? Que le discours médical change, parce que la maladie évolue, il est aussitôt remis en cause, au point que la situation clinique puisse être niée, la compétence médicale mise en doute. Un climat de suspicion s'installe dans les hôpitaux, notamment en réanimation, où sont traités les malades les plus graves. Comme si la situation d'urgence vitale crispait les attitudes, certaines familles ne prennent même plus la peine d'écouter les soignants, dont la parole, inacceptable, est repoussée. Une telle attitude traduit une méfiance profonde et donne lieu à des dérives choquantes : des proches en viennent à prendre des photographies du malade hospitalisé ou des perfusions qui lui sont administrées, avant de les divulguer sur les réseaux sociaux. D'autres enregistrent subrepticement les conversations avec les médecins et les infirmiers. Ces pratiques sont pourtant illégales. Prises sur le fait, les personnes avancent toujours le même prétexte : vérifier ce qui est dit, à grand renfort de lectures sur internet et d'opinions extérieures. Confrontées à la malveillance de certains, comment les équipes hospitalières ne seraient-elles pas déstabilisées ?

Il y a pire. En ville, les médecins sont de plus en plus souvent la cible de violences : le nombre de vols, injures ou agressions atteint le chiffre record de 1126 en 2018, soit une augmentation de 9% par rapport à 2017 et de 16% par rapport à 2016[50]. Chaque jour trois médecins sont insultés, menacés, frappés et leurs locaux dégradés par des malades ou leurs familles. Encore le phénomène est-il vraisemblablement sous-évalué, puisque ces chiffres ne reposent que sur les cas déclarés au Conseil de l'Ordre. Les vols et extorsions d'ordonnance sous la menace d'armes existent mais sont minoritaires. Plus souvent, les motifs des agressions ont trait à l'exercice quotidien : contestation des soins apportés, refus de prescription d'un certificat ou d'un médicament, temps d'attente en consultation jugé excessif, refus de payer, etc. Le constat est accablant : la violence envahit la consultation la plus banale, celle du médecin généraliste, première cible de ces agressions. Qu'est devenue la relation du médecin et du malade ?

CONCLUSION

Les performances actuelles du diagnostic médical étaient inimaginables il y a trente ans. L'évolution des techniques chirurgicales et interventionnelles, de la biologie et de la pharmacologie, laissent présager des avancées thérapeutiques pour des affections jusque-là incurables, telles les maladies génétiques, où la thérapie génique est désormais envisageable[1]. Pourtant, jamais les doutes sur la validité des interventions médicales n'ont été aussi forts et nos pratiques autant décriées. La contradiction n'est qu'apparente. La confiance placée dans les résultats des examens complémentaires plus que dans la parole du malade, la spécialisation qui assimile le médecin à un technicien, l'utilisation exclusive d'un langage scientifique inaccessible au profane, traduisent un changement profond des modalités d'exercice. La contamination du discours médical par la technique et la science abolit le langage commun et affaiblit la relation du médecin et du malade. Asservis à la technique toute-puissante, tous deux ont perdu leur pouvoir de réflexion, leur liberté de décision. Alors que « la parole n'est jamais de l'ordre de l'évidence (...) est sans cesse un jeu de voilement, de dévoilement », « créatrice, fondatrice, génératrice du vrai »[2], désormais « l'image est plus réelle que la réalité » et tient lieu de « cadre mental »[3]. La profusion des images médicales amplifie notre fonction visuelle et transforme notre approche du diagnostic : l'association immédiate de l'image au symptôme abolit le raisonnement clinique. L'écoute attentive du sujet cède la place à une vision objective, assimilant le malade à la représentation d'un organe pathologique. La quantification permise par la biologie le réduit à des paramètres anormaux, une molécule dysfonctionnelle, un gène muté. Le médecin limite ses propos à la transmission d'informations sur la maladie. Le vécu du malade est laissé aux infirmiers et aux psychologues, chargés d'obtenir son adhésion au processus de soins. Le questionnement au cœur de la relation n'a plus lieu d'être. La « bienheureuse incertitude du discours »[4] s'efface derrière l'évidence de la science. Mais l'objectivation de la parole médicale est un leurre. Les limites du diagnostic et du pronostic, les aléas de la décision thérapeutique, conduisent à multiplier les avis. Médias et réseaux sociaux font du discours médical une source d'information parmi d'autres, fragilisée par les effets pervers de la judiciarisation. Submergé sous un flot de propos contradictoires, le malade cherche à soulager son angoisse par les avancées de la technique : l'examen le plus performant, le dernier médicament sorti, le discours de l'expert le plus pointu du domaine. Sa croyance dans le progrès ininterrompu apparaît comme l'ultime garant face aux incertitudes de l'avenir.

III

LES ERREMENTS DE LA MEDECINE SCIENTIFIQUE

La médecine peut être dite une somme évolutive de sciences appliquées.

Georges Canguilhem

Le malade qui vit sa maladie et le médecin qui décrypte le processus pathologique ne cheminent pas au même rythme. Mais loin de se réduire, leur éloignement augmente avec l'évolution technique. Appuyé sur des explorations performantes, le diagnostic est rapidement établi, le pronostic approché sans délai. « L'invention technique s'inscrit désormais dans le temps technique, qui est affolement et discontinuité, et en dehors du temps biologique, qui est maturation et durée »[1]. C'est une nouvelle rupture épistémologique : la référence n'est plus la vie elle-même, mais l'analyse qu'en fait l'appareillage technique. Certes, « la médecine ne peut et ne doit refuser, pour la défense de la vie, aucun des secours que la vie peut recevoir de la technique ». Mais simultanément, elle est « le champ dans lequel le vivant humain prend conscience du conflit, de la distorsion, entre les valeurs organiques et les valeurs mécaniques, au sens très large d'artifice ». Ces phrases prémonitoires de Georges Canguilhem soulignent les risques que font courir au malade les avis et les prescriptions fondés sur des résultats objectifs éloignés de ce qu'il vit.

L'évolution de la médecine scientifique accentue cette tendance, comme le souligne Paul Ricœur : « Frontière commune » de la clinique et de la recherche, « le long de laquelle des conflits surgissent inévitablement (…) le corps humain, est à la fois chair d'un être personnel et objet d'investigation observable dans la nature »[2]. « Inévitable objectivation du corps humain résultant de l'interférence entre le projet thérapeutique et le projet épistémique lié à la recherche biomédicale », les essais thérapeutiques se multiplient et leurs résultats sont aussitôt implémentés dans la pratique quotidienne. Dévalorisant l'expérience clinique, laborieuse et incertaine, qu'elle vise ouvertement à remplacer, cette médecine qui se dit fondée sur les preuves, devenue omnipotente et exclusive, se veut efficace et universelle. Impatiente, sinon précipitée, hors de contrôle, « la thérapeutique moderne semble avoir perdu de vue toute norme naturelle de vie organique »[3]. C'est ce projet scientiste qu'il faut désormais passer au crible.

1
LES PIEGES DE LA MEDECINE FONDEE SUR LES PREUVES

Des essais thérapeutiques contraignants mais nécessaires

Les principes de la médecine fondée sur les preuves n'ont pas varié. L'efficacité des nouveaux traitements, médicaux comme chirurgicaux, doit être rigoureusement démontrée par des essais thérapeutiques obéissant à deux règles immuables : les malades se voient allouer de façon aléatoire le traitement à l'étude ou la méthode thérapeutique de référence, un placebo si aucun traitement n'existe. Ainsi les deux groupes constitués sont-ils comparables, faute de quoi le bénéfice observé pourrait s'expliquer par certaines caractéristiques favorables des malades recevant le traitement à l'étude[1]. Médecin et malade ignorant quel traitement est administré, l'évaluation est « aveugle » et objective, la connaissance du traitement pouvant faire conclure à tort à son efficacité[2]. Ainsi, pour que l'évaluation des résultats s'affranchisse de l'effet placebo, au cœur de la relation médecin-malade, l'essai randomisé en double aveugle abolit le précepte du consentement éclairé aux soins[3]. Sans renier ces règles nécessaires à la démonstration scientifique[4], il est permis de s'interroger sur la banalisation d'un procédé dont témoigne la multiplication d'essais thérapeutiques de pertinence parfois discutable[5].

Ces conditions rigoureuses ont en effet des conséquences importantes. La défiance de nombreux malades vis-à-vis de la biomédecine, la crainte « d'être un cobaye », rendent les inclusions difficiles. Un tiers au plus des personnes sollicitées accepte de participer aux essais, dont le suivi s'avère très contraignant : consultations, examens complémentaires, questionnaires d'auto-évaluations, etc. La masse d'informations recueillies est telle qu'un nouveau métier est apparu : l'attaché de recherche clinique collecte l'ensemble des données, vérifie l'exhaustivité des cahiers d'investigations et les transmet à l'investigateur principal. Seuls les services disposant d'équipes médicales étoffées, situés dans les hôpitaux où sont implantés un centre d'investigation ou une unité de recherche clinique peuvent participer à ces études qui nécessitent des moyens humains conséquents. Leur mise en œuvre est longue et les résultats ne sont connus qu'après plusieurs années.

Dans un monde gagné par l'urgence, cette lenteur est perçue comme un obstacle et non comme le signe de la rigueur nécessaire à la validation des démonstrations scientifiques. Mais il n'existe pas d'alternative : l'histoire de la médecine abonde en traitements dont on a cru à tort qu'ils étaient bénéfiques avant de s'apercevoir, une fois les essais réalisés, de leur inutilité ou de leurs effets néfastes. Ainsi le traitement hormonal de la ménopause fut-il, un temps, paré de toutes les vertus : prévention de l'ostéoporose et de certains cancers, des infarctus du myocarde et cérébraux, traitement de la maladie d'Alzheimer, liste trop longue pour être crédible ! Des essais ont été conduits, non seulement chez des femmes en bonne santé[6], mais aussi parmi celles ayant fait un infarctus du myocarde[7] ou un infarctus cérébral[8]. Pourtant, le risque d'accident vasculaire induit par la contraception œstro-progestative et les œstrogènes, autrefois prescrits chez l'homme dans le cancer de prostate, était connu, tout comme l'existence de cancers du sein hormono-dépendants. Les résultats étaient donc prévisibles : le traitement hormonal substitutif ne réduit pas le risque d'événement vasculaire, cardiaque ou cérébral, il l'augmente. Il accroît le risque de cancer du sein[9]. Quant aux effets sur la maladie d'Alzheimer, ils sont inexistants. Ce traitement promu pour ses effets sur les maladies les plus fréquentes et les plus graves, sorte d'élixir de jouvence, retrouve la place qui est la sienne : celle d'un moyen thérapeutique utile pour soulager des symptômes parfois forts gênants et éviter les fractures consécutives à l'ostéoporose, sans plus.

L'emballement qu'il a suscité s'explique par une confiance excessive accordée aux résultats d'études de cohortes, où des femmes ménopausées prenant le traitement hormonal substitutif tombaient moins souvent malades que celles qui ne le prenaient pas. Malheureusement ces études présentent toutes le même biais : les femmes traitées sont en bonne santé, soucieuses de le rester et consultent plus souvent leur médecin que les autres. Est ainsi attribué au médicament ce qui revient au comportement de la personne. Le verdict est sans appel : une présomption ne peut tenir lieu de preuve. L'essai randomisé reste indispensable à la démonstration du bénéfice thérapeutique, notamment pour les maladies chroniques, où les bénéfices sont lents à apparaître et parfois difficilement perceptibles par le clinicien. Il en est de même dans le domaine de la prévention, où le prescripteur n'observe que les complications des traitements et leurs échecs. L'oubli de ce principe fondamental fut lourd de conséquences : la prescription très large du traitement hormonal substitutif est une des explications plausibles de l'augmentation d'incidence du cancer du sein observée dans les années 1990-2000, notamment en France[10].

Une validité remise en question

Les essais thérapeutiques incluent des malades volontaires et soigneusement sélectionnés : pourquoi faire participer quelqu'un dont l'état de santé trop fragile l'empêcherait de poursuivre le traitement ? De plus, la fréquence des consultations est souvent plus élevée que dans la pratique quotidienne et l'observance soigneusement contrôlée. On peut s'interroger sur la reproductibilité de résultats obtenus dans des conditions si particulières. Cette question de la « validité externe » de l'essai thérapeutique est cruciale : à quoi sert un traitement, si efficace soit-il, si les contraintes de sa mise en œuvre limitent sa prescription à une minorité et s'il requiert un suivi si lourd qu'il est irréalisable ? Sans remettre en cause la démonstration apportée par les essais thérapeutiques, beaucoup de médecins s'interrogent donc sur leur application aux personnes qu'ils rencontrent. Ce malade présente-t-il une contre-indication au traitement ? N'est-il pas trop âgé ou trop fragile ? Sa maladie n'est-elle pas trop évoluée ? Pourrai-je assurer le suivi astreignant qui est demandé ? Ces questions sont quotidiennes dans une population vieillissante où nombre de personnes souffrent de plusieurs maladies[11], même si certaines ressentent comme une injustice de se voir refuser un traitement qu'elles considèrent parfois comme un droit. L'application sans discernement d'une thérapeutique peut en effet s'avérer catastrophique, comme ce fut le cas dans l'infarctus cérébral, lorsqu'un médicament dissolvant les caillots fut largement prescrit au début des années 2000 : le remède s'est avéré pire que le mal pour beaucoup de malades qui ont souffert d'hémorragies graves[12]. Bien que les règles d'utilisation soient désormais plus strictes et la prescription réservée aux spécialistes, ces complications surviennent encore[13] : le traitement ne peut être généralisé.

Au cours d'un essai thérapeutique, le malade modifie son comportement et le médecin investigateur assure un suivi clinique plus attentif[14]. Ces changements sont tels que l'évolution de la maladie au cours de l'essai est différente de ce qu'elle était avant son début. Les preuves de ce changement existent dans tous les domaines de la médecine : ainsi la pression artérielle baisse spontanément dans les essais sur le traitement de l'hypertension artérielle, la fréquence des poussées de sclérose en plaques ou des crises de migraine se réduit lors de ceux consacrés au traitement de ces maladies, etc. Ces changements s'expliquent en partie par l'effet placebo, qui n'est donc pas complètement aboli : l'attente d'un bénéfice du traitement par le malade augmente son efficacité, qui est aussi renforcée par la conviction d'un médecin passionné. Ces caractéristiques d'une bonne relation médecin-malade sont exacerbées dans l'ambiance si particulière de l'essai thérapeutique, où chacun est conscient de participer à la recherche et en attend évidemment beaucoup. Situation expérimentale, l'essai thérapeutique réalise une configuration exceptionnelle de cette relation, bien différente du quotidien. Parlant du rapport du normal et de l'expérimental dans le cadre particulier de la physiologie animale, Georges Canguilhem écrit : « on ne peut nier la difficulté qu'il y a à assimiler à des conditions expérimentales les conditions normales de la vie », et même « l'observation trouble le phénomène observé »[15], soulignant que le principe d'incertitude des physiciens était connu de longue date des médecins et des physiologistes. Ces phrases mettant en lumière la limite indépassable de toute expérience scientifique s'appliquent parfaitement à la médecine fondée sur les preuves, notamment dans les cas où la relation médecin-malade s'avère primordiale : affections psychiatriques et neurologiques, maladies chroniques. Quelle leçon pour les investigateurs, et plus encore pour les prescripteurs !

Les résultats des essais thérapeutiques dépendent tellement de leurs conditions de réalisation qu'il est indispensable de vérifier leur validité dans la pratique courante. Plus, la sécurité des médicaments, des dispositifs médicaux et des procédures chirurgicales doit être contrôlée par des études prolongées, surtout si le traitement expose à des complications graves. Il arrive en effet que plusieurs années après la commercialisation, les risques d'un médicament apparaissent différents de ce que les essais laissaient supposer : plus élevés ou au contraire plus faibles qu'attendus, ce qui débouche sur une surveillance renforcée ou au contraire assouplie. C'est ce qui est survenu avec un traitement de la sclérose en plaques : le risque d'encéphalite virale qu'il confère a conduit à une surveillance accrue des malades et à des arrêts de traitements, afin de limiter la survenue d'une infection qu'on ne peut malheureusement pas traiter[16]. La situation s'avère très inconfortable pour le malade, incertain des risques qu'il encourt, comme pour le médecin, dont le discours doit rester prudent, au risque de limiter la prescription d'un médicament pourtant très efficace. Le temps n'est plus celui d'un enthousiasme débridé pour les avancées scientifiques : aussi indispensable soit-il, l'essai randomisé ne suffit pas au clinicien.

Une science appliquée

Ces limites précisent le cadre où les résultats de la médecine fondée les preuves sont valides. Celle-ci vient compléter le savoir clinique et biologique, qu'elle ne remplace pas et avec lesquels elle doit rester cohérente. En regard de la précision des connaissances physiopathologiques et de la richesse des données cliniques, la preuve apportée par les essais thérapeutiques est parfois faible. Ainsi, l'unique essai qui a établi en 1960 l'efficacité des anticoagulants dans l'embolie pulmonaire a des failles méthodologiques telles que ses résultats ne seraient sans doute pas acceptés sans réserve aujourd'hui[17]. Mais s'ajoutant aux constatations anatomo-pathologiques, à l'effet anticoagulant établi de l'héparine et des anti-vitamines K et à leur efficacité documentée dans certaines observations cliniques, il a permis d'établir un consensus médical sur la thérapeutique jusque-là controversée d'une maladie éminemment variable dans sa présentation et son pronostic.

A contrario, l'absence de démonstration formelle de l'efficacité d'un traitement n'interdit pas son utilisation. La similitude des lésions de thromboses veineuses, quel que soit l'organe atteint ; la maîtrise acquise dans l'équilibration des anticoagulants ; l'évolution favorable des malades traités, contrastant avec celle, péjorative, de ceux diagnostiqués avec retard ; enfin la difficulté à mener des essais dans une maladie beaucoup plus rare que l'embolie pulmonaire : tous ces éléments ont conduit à prescrire les anticoagulants dans les thromboses veineuse cérébrales, alors que leur bénéfice n'avait pas été formellement établi dans les essais randomisés[18]. L'évolution du savoir médical a rendu inutile la recherche d'une démonstration formelle de leur efficacité, contrairement à l'embolie pulmonaire trente ans auparavant. Cet exemple montre que toutes les maladies, toutes les situations cliniques ne relèvent pas de la médecine fondée sur les preuves. A notre époque où celle-ci tend à devenir l'alpha et l'oméga du savoir médical, il est bon de se souvenir que nos aînés ont parfois su s'en affranchir, dans l'intérêt des malades. « Somme évolutive de sciences appliquées »[19], la médecine fait sienne les apports des sciences fondamentales, de la biologie et des études randomisées, sans s'y soumettre. La maîtrise de ce corpus de connaissances scientifiques et son articulation avec la pratique clinique révèlent la compétence du médecin.

Les recommandations : entre rigueur et approximations

Les incertitudes du médecin et les appréhensions du malade face à un nouveau traitement devraient être atténuées par l'application des recommandations de bonne pratique. Quoi de plus rassurant que de suivre l'avis des experts ? Ces médecins choisis pour leur connaissance du domaine évalué analysent la littérature médicale afin de préciser les indications exactes des médicaments, dispositifs médicaux ou interventions chirurgicales. La discussion collégiale devrait garantir l'objectivité et la juste pondération des propositions faites. Malheureusement la confrontation de recommandations établies par différents organismes sur un même sujet montre qu'elles aboutissent parfois à des conclusions différentes, voire opposées[20]. Ainsi en 2012, la société européenne de Cardiologie privilégie les anticoagulants oraux directs plutôt que les anti-vitamines K, plus anciens, dans le traitement de la fibrillation auriculaire[21], alors qu'en 2015 la Haute Autorité de Santé (HAS) adopte la position opposée[22]. Cette discordance s'explique par les spécificités du processus d'élaboration des recommandations en France, qui réunit les sociétés savantes, les différents corps professionnels et leurs représentants hospitaliers et libéraux, sous l'autorité de l'Etat. Parce qu'il faut à tout prix aboutir à un consensus à partir de points de vue parfois divergents, des propositions éloignées de la pratique quotidienne peuvent être faites. La commission de la Transparence et la commission d'Autorisation de Mise sur le Marché (AMM) de la HAS interviennent pour les faire coïncider avec les avis qu'elles ont émis. L'Agence Nationale de Sécurité du Médicament (ANSM) et la Sécurité Sociale apportent leurs corrections, avant la validation définitive par le collège de la HAS. L'intervention du financeur montre que les aspects économiques sont prépondérants. On comprend que les propositions finales puissent être très différentes de l'avis du groupe de travail. Les experts médicaux sont inféodés à la puissance publique.

Ce n'est pas mieux lorsqu'on confronte les propositions de plusieurs sociétés savantes : outre-Atlantique, pas moins de quatre avis différents ont été émis par huit sociétés savantes concernant le dépistage du cancer de la prostate[23]. Ces divergences montrent que l'interprétation de la littérature médicale reflète les connaissances et l'expérience, mais aussi les convictions des participants. Chaque société savante défend jalousement ses prérogatives. En France, lorsque des médecins de spécialités et de mode d'exercice différents élaborent conjointement des recommandations à la

HAS, des tensions apparaissent parfois. Chacun défend un point de vue particulier qu'il pense être l'intérêt du malade mais qui peut refléter un certain corporatisme. Malgré la bonne foi des intervenants, il est difficile d'atteindre une complète objectivité et de dégager un consensus. Arrive toujours le moment où celui qui a le plus d'autorité - qui n'est pas toujours le plus compétent ni celui qui est investi de la présidence du groupe - fait prévaloir son point de vue. Lorsque les divergences ne sont pas surmontées, le texte élaboré peut être dénoncé : les recommandations sur le traitement de la maladie de Lyme, publiées en 2018 par la HAS et rejetées par de nombreuses sociétés savantes, en sont l'illustration[24]. La qualification d'expert accordée aux médecins est donc un abus de langage : les passions et l'intérêt l'emportent bien souvent sur l'objectivité scientifique.

Il y a plus : ce qui est recommandé va souvent au-delà de qui est prouvé, puisqu'il faut faire une proposition concrète au clinicien. C'est ainsi qu'apparaissent les seuils de prescription et les objectifs à atteindre en matière de prévention. Il reste au praticien à déterminer si la cible proposée de pression artérielle ou de cholestérol doit absolument être atteinte chez son malade ou si des objectifs plus modérés sont acceptables. Se révèle ici le rapport du médecin à des textes souvent assimilés aux Tables de la Loi, alors que leur caractère contingent est reconnu[25]. Le risque serait de les appliquer uniformément sans tenir compte des particularités du malade. Ce constat a conduit à revoir la méthodologie d'analyse de la littérature médicale et d'élaboration des recommandations pour améliorer la fiabilité des propositions[26]. Les tenants de la médecine fondée sur les preuves eux-mêmes demandent désormais que soient pris en compte la faisabilité des traitements, leurs coûts et les préférences du malade : ce qui montre bien que les arguments scientifiques ne suffisent pas pour prescrire. C'est admettre à demi-mots les limites de la méthode et la vanité du projet initial de simplification du savoir médical et de normalisation des prescriptions.

Les nouveautés méthodologiques

La lenteur de la recherche clinique a conduit méthodologistes et statisticiens à modifier la conduite des essais randomisés et les principes d'évaluation des traitements, afin d'accélérer l'obtention des résultats. La sophistication croissante des protocoles constitue une rupture par rapport aux années 1990 : à l'époque, les inventeurs de la médecine fondée sur les preuves souhaitaient que chacun comprenne les principes d'analyse des études, jusqu'aux méthodes statistiques employées, accessibles avec un bagage scientifique minimal. Ce n'est plus envisageable aujourd'hui. Les essais se complexifient sans cesse. Les « essais paniers » et les « essais parapluies »[27], apparus en oncologie, les essais « adaptatifs »[28], dont les objectifs changent au fur et à mesure du déroulement de l'étude, en sont la preuve. Le lecteur est désarmé par l'emploi de règles méthodologiques obscures et d'un appareil statistique de plus en plus élaboré. La fiabilité des résultats obtenus est-elle plus grande ? Le clinicien est incapable de l'apprécier. Et même lorsque les essais gardent une facture traditionnelle, des infléchissements significatifs sont apparus, toujours pour obtenir plus rapidement des résultats : leur impact est loin d'être négligeable.

Les essais thérapeutiques interrompus

Des analyses intermédiaires sont pratiquées en cours d'étude depuis la mise au point des essais thérapeutiques, afin d'évaluer la tolérance du traitement testé. Si celui-ci s'avère dangereux, l'étude est interrompue. Ces analyses effectuées par un comité de surveillance indépendant des investigateurs sont indispensables à l'enregistrement d'un essai thérapeutique par les autorités de santé. Les analyses intermédiaires portant sur l'efficacité du traitement sont apparues plus récemment. Des règles statistiques établies à l'avance définissent le nombre d'inclusions permettant d'effectuer une analyse et les différences requises entre les groupes qui assurent la validité des conclusions. Si le traitement apparaît bénéfique, l'essai est stoppé : on considère qu'il serait contraire à l'éthique d'en priver les malades exposés au placebo. Si l'analyse montre son inefficacité, il est également interrompu ; les malades ne sont plus soumis à un traitement qui n'a aucune chance d'être efficace. Si les résultats sont incertains, l'essai se poursuit jusqu'à la prochaine analyse intermédiaire ou jusqu'à son terme. En apparence, tout est pour le mieux ; éthique et efficacité se conjuguent au service des malades et des investigateurs. Ce n'est pas si simple.

La comparaison d'essais thérapeutiques interrompus avant leur fin et d'essais conduits à leur terme montre en effet que les premiers ont très souvent des résultats plus favorables[29]. Il faut en effet un plus grand nombre de malades pour obtenir une estimation précise de l'effet thérapeutique. Stopper un essai dès qu'apparaît un résultat statistiquement significatif comporte donc le risque de surestimer l'amplitude du bénéfice apporté par le traitement. Or pour le prescripteur, cela peut faire la différence entre un traitement utile et un traitement discutable, si par exemple il occasionne des effets secondaires graves. Les bénéfices attendus doivent être supérieurs aux risques encourus pour justifier la prescription. Malheureusement ce point de vue global est aujourd'hui mis à mal. Les investigateurs sont pressés de conclure un essai positif, les revues médicales de publier et les industriels de toucher les bénéfices d'un traitement novateur. Le monde de la recherche a intérêt à aller vite, fut-ce au prix d'approximations.

Le gigantisme des essais thérapeutiques

Une autre tendance est apparue, notamment dans les essais financés par l'industrie : l'inclusion d'un nombre très élevé de malades. Dans les essais de prévention vasculaire, il est banal de voir des études de trente mille malades conduites dans plusieurs dizaines de pays. Ce gigantisme permet d'augmenter la puissance statistique. En effet chaque essai compte des événements : décès, infarctus du myocarde, etc. Plus il y a de participants, plus il y a d'événements, plus rapide sera la conclusion. Inclure moins de malades oblige à prolonger le suivi, ce qui entraîne des contraintes logistiques, des coûts supplémentaires et retarde la conclusion de l'essai. De plus, les arrêts de traitements se multiplient au cours du temps, ce qui compromet les chances de démontrer le bénéfice du médicament testé. Beaucoup d'études voient ainsi leur nombre d'inclusions revu à la hausse quand une analyse intermédiaire - qui sert donc aussi à cela - montre que le taux d'événement observé est insuffisant pour conclure. Mais une fois encore, le clinicien ne s'y retrouve pas : s'agissant de traitements qui seront administrés à vie, des essais effectués pendant deux ans, voire moins, sont insuffisants pour évaluer leur efficacité et leur tolérance à long terme.

L'évolution des critères de jugement

Un ultime changement est apparu, toujours pour augmenter la puissance statistique des essais et arriver plus rapidement à des résultats positifs : l'évolution du critère de jugement, c'est-à-dire la définition de l'objectif assigné au traitement étudié. Rien n'est plus simple en apparence : chacun comprend qu'un essai de prévention mené chez des malades ayant présenté un infarctus cérébral a pour objectif d'éviter les récidives. Il suffit donc de définir l'infarctus cérébral comme critère de jugement. Mais voilà : en partie grâce aux avancées de la médecine, les malades participant aux essais ont aujourd'hui un risque vasculaire moitié moindre qu'il y a quarante ans[30]. Autrement dit, même en augmentant les inclusions, il ne survient plus assez d'événements vasculaires pour démontrer l'efficacité d'un traitement au cours d'un essai. Ce qui a conduit à trois propositions pour en accroître le nombre : la création de critères de jugement composites ; l'application de nouvelles définitions des maladies, permettant de prendre en compte des accidents moins graves ; l'utilisation de critères biologiques ou « biomarqueurs », en lieu et place des événements cliniques. Ces changements sont lourds de conséquences.

Lorsqu'ils sont apparus dans les essais de prévention vasculaire dans les années 1990, les critères de jugement composites ont semblé une avancée importante. Après un infarctus cérébral, le malade peut faire une récidive ou un infarctus du myocarde, voire décéder d'un arrêt cardiaque. En prenant en compte ces trois types d'accidents, les essais ont gagné en pertinence et en puissance statistique. Mais le succès fut de courte durée. Même ce critère élargi ne permet plus de collecter suffisamment d'événements pour démontrer un bénéfice statistiquement significatif. Aussi d'autres critères composites sont apparus, incluant de plus en plus d'évènements différents, qui n'ont cependant pas le même poids : il est difficile en effet d'accorder la même signification à la survenue d'un infarctus cérébral responsable d'une hémiplégie et à une hospitalisation programmée pour effectuer désobstruer une artère carotide, qui peut avoir été décidée devant la découverte de lésions artérielles sur un bilan systématique. Qu'à cela ne tienne : on assimile maintenant aux manifestations de la maladie des interventions thérapeutiques mises en œuvre chez des personnes asymptomatiques. La controverse des statines évoquée plus haut est un exemple édifiant de cette méthode qui accroit la puissance des études mais affaiblit la portée des résultats obtenus.

Le phénomène est loin d'être marginal : plus de la moitié des essais dans le domaine vasculaire utilisent un critère de jugement composite amalgamant des évènements disparates[31]. Or le bénéfice du traitement est toujours plus important pour les composants mineurs du critère de jugement, par exemple la prévention des crises d'angine de poitrine ou les revascularisations des artères coronaires, que pour les composants majeurs, tels l'infarctus du myocarde ou le décès. Ces évènements mineurs étant les plus fréquents, c'est leur réduction qui explique le bénéfice obtenu. Et lorsque les résultats sont analysés en tenant compte uniquement des évènements majeurs, le traitement n'est efficace que dans 10% des essais. Ce constat édifiant date de 2007. Dix ans plus tard la situation s'est aggravée : l'usage des critères composites concerne désormais plus de 80% des essais ; le nombre de composants a augmenté au point que la moitié des essais publiés depuis 2010 en comporte plus de trois ; les événements les plus graves sont moins utilisés et le poids des événements mineurs est prépondérant[32]. Sous prétexte d'augmenter la pertinence des résultats, l'utilisation des critères composites poursuit en réalité un tout autre but : produire des essais positifs qui déboucheront sur de nouvelles AMM.

En plus, les changements de définition de l'infarctus du myocarde et de l'infarctus cérébral font que les événements sont moins graves qu'il y a quelques années. Ce qui ne va pas sans poser problème quand on connaît les effets secondaires parfois majeurs des traitements évalués. S'agissant de médicaments qui fluidifient le sang, les hémorragies peuvent nécessiter une hospitalisation, des transfusions, voire être fatales. Le rapport bénéfice-risque est réduit si les accidents évités sont peu sévères et les complications graves. Il faut donc scruter les publications dans leurs moindres détails pour découvrir comment sont définis les différents événements. Il est d'ailleurs frappant de constater que les grandes revues rejettent en annexe des articles leurs définitions, pourtant essentielles à la compréhension du texte. Le risque est grand que le lecteur pressé se laisse abuser par une présentation tendancieuse des résultats.

La distorsion des critères de jugement va plus loin encore. En l'an 2000, le *New England Journal of Medicine*, revue de référence, a publié un essai comparant deux médicaments de la maladie de Parkinson[33]. On savait avant le début de l'étude que les malades recevant le traitement le plus ancien, la L-DOPA, sont exposés à des fluctuations de la mobilité et à des mouvements anormaux parfois gênants. Le médicament plus récent, appartenant à la classe des agonistes dopaminergiques, a d'autres inconvénients, notamment des troubles digestifs et des épisodes de confusion mentale. Le critère de jugement choisi par les investigateurs fut la survenue de mouvements anormaux, c'est-à-dire l'effet secondaire du médicament de référence, l'efficacité sur les symptômes de la maladie étant seulement un critère secondaire de l'étude ! Sans surprise, la conclusion fut favorable au nouveau traitement, alors même qu'il soulageait moins les malades. Heureusement pour l'honneur médical, les réactions à cette publication furent indignées. Malgré tout, cet essai fut, avec d'autres, à la base de recommandations de la HAS, proposant l'usage préférentiel de la classe des agonistes dopaminergiques dans le traitement initial de certaines maladies de Parkinson[34]. Ce qui montre que les autorités de santé elles-mêmes ont peine à échapper à l'influence des essais randomisés, aussi critiquables soient-ils. Depuis, des publications ont établi que les agonistes dopaminergiques exposent à des complications psychiatriques graves, ce qui conduit la plupart des médecins à les utiliser à plus faible posologie, voire à les éviter[35]. Les recommandations, elles, n'ont pas évolué.

Les biomarqueurs

Ultime évolution des critères de jugement, les résultats des tests biologiques ou d'imagerie peuvent remplacer les critères cliniques. Leur succès est compréhensible : censés refléter exactement l'évolution du processus pathologique, ces « biomarqueurs » sont faciles à collecter et se modifient plus vite sous l'effet des traitements. Les essais thérapeutiques sont plus courts et leurs résultats, auréolés d'une caution scientifique, gagnent en crédibilité. Irréfutables, ils exercent un fort pouvoir de séduction sur les médecins, alors que l'évaluation clinique, entachée de subjectivité, est dévalorisée. C'est à la fin des années 1980, dans la période la plus dure de l'épidémie de sida, que les associations de malades, impatientes de bénéficier des avancées thérapeutiques, ont revendiqué cette évolution[36]. L'industrie pharmaceutique n'a pas tardé à suivre. Pourtant, les pères fondateurs de la médecine fondée sur les preuves ont très tôt alerté sur les discordances existant entre les « biomarqueurs » et les événements cliniques[37]. Par exemple, le taux d'hémoglobine glycosylée (c'est-à-dire d'hémoglobine chargée en sucre) reflète la moyenne des glycémies du sujet diabétique sur quelques semaines et permet de mesurer l'efficacité du traitement hypoglycémiant. Pour autant, l'effet d'un médicament sur ce paramètre ne signifie pas qu'il réduit toutes les complications de la maladie. Ainsi, le contrôle strict de la glycémie réduit le risque de cécité ou d'insuffisance rénale mais n'a pas nécessairement d'impact sur les infarctus du myocarde ou les infarctus cérébraux[38]. Si le traitement est trop puissant, des hypoglycémies sévères surviennent, qui peuvent être causes de séquelles neurologiques, de complications vasculaires, voire de décès. Le suivi et le traitement du diabétique ne peuvent donc s'appuyer sur le seul contrôle de l'hémoglobine glycosylée. Oublier cette réalité expose le malade à des complications graves.

L'utilisation des « biomarqueurs » connaît pourtant une expansion remarquable, car l'action du médicament sur un critère biologique justifie sa spécificité dans un marché fortement concurrentiel, où il est essentiel pour l'industriel que son produit se distingue des autres pour être choisi par le prescripteur. Si certains médecins restent méfiants vis-à-vis d'une évaluation biologique ou radiologique des maladies, d'autres, en étroite relation avec les laboratoires pharmaceutiques, considèrent que l'inclusion des « biomarqueurs » dans l'évaluation de la réponse thérapeutique constitue une avancée, par exemple pour le traitement de la sclérose en plaques[39]. Ce qui n'est qu'une tendance en neurologie est devenu la principale modalité d'évaluation en oncologie, où triomphent les critères fondés sur l'imagerie[40].

Encore n'est-ce pas le volume tumoral, trop difficile à mesurer, qui est évalué : la tumeur n'a pas toujours la forme ovoïde qu'on voit dans les livres ! Certaines lésions infiltrantes et mal délimitées, situées sur la plèvre ou le péritoine, ne sont même pas mesurables[41]. On se contente donc d'évaluer la plus grande dimension de la lésion ; puis on applique des critères définissant la réponse complète ou partielle, la stabilité ou la progression, selon les variations relatives des « diamètres » tumoraux. Nombre d'essais utilisent comme critère de jugement l'évolution de la tumeur sous traitement[42]. Les résultats sont pourtant peu convaincants : la relation entre l'évolution du volume tumoral et la survie est faible ou absente dans la majorité des études[43]. Il en est de même pour la qualité de vie des malades[44]. Les « biomarqueurs » ne sont donc pas des critères de substitution fiables pouvant remplacer l'évaluation clinique. Sauf exception, ils ne sont qu'une étape vers la démonstration du bénéfice thérapeutique, qui doit prendre en compte la survie du malade et les symptômes qu'il présente, qu'ils soient dus à la maladie ou au traitement[45].

Longtemps, les critères de jugement des essais ont été concrets et pertinents : l'infarctus du myocarde et le cancer sont les premières causes de mortalité, les traiter a pour but de sauver des vies ; l'infarctus cérébral est la première cause de handicap, l'objectif est de guérir les malades ou d'éviter des récidives invalidantes. Les critères composites, les changements dans la définition des maladies et les « biomarqueurs » ont tout changé. Tout se passe désormais comme s'il fallait mettre en œuvre un essai pour obtenir un résultat positif et non parce que la question posée est essentielle, quitte à faire appel à des critères de jugement sans impact clinique. Ces résultats partiels mettent le médecin en difficulté pour répondre aux interrogations du malade. Que lui dire ? En rester à ce qui est prouvé, c'est prendre le risque d'être incompréhensible. Aller au-delà, c'est dépasser la portée des études, donner de fausses espérances. Appliquer un traitement au bénéfice limité c'est lui faire prendre des risques inutiles. Ne pas le faire c'est peut-être le priver d'un médicament efficace. La triste vérité est que la médecine fondée sur les preuves échappe à ses concepteurs et aux cliniciens, pour devenir l'affaire de professionnels de l'essai thérapeutique, souvent inféodés à une industrie pharmaceutique devenue toute puissante.

Des avancées à rebours de l'innovation

Cette tendance s'explique parce que l'évolution thérapeutique est perçue sous l'angle exclusif de la nouveauté. Un traitement est découvert dans une affection jusque-là incurable ; un médicament vient renforcer un arsenal thérapeutique déjà conséquent ou démontre sa supériorité sur un traitement de référence qu'il rend obsolète, etc. Pourtant cette marche en avant, promue par l'industrie pharmaceutique et vantée par des experts friands d'innovation ne résume pas l'évolution des pratiques. Des essais sont conduits pour réduire les protocoles de chimiothérapie ou de radiothérapie dans certains cancers[46]. Ces études sont justifiées par la gravité des effets secondaires : paralysie du bras par dégénérescence nerveuse après radiothérapie d'un cancer du sein, insuffisance cardiaque après certaines chimiothérapies, deuxième cancer après guérison d'une maladie de Hodgkin, etc. Une radiothérapie plus focalisée, des protocoles de chimiothérapie plus courts ou d'intensité moindre contribuent à réduire les effets secondaires, les hospitalisations et les coûts, sans perte d'efficacité.

N'étant pas financés par l'industrie pharmaceutique, ces essais sont difficiles à conduire. Pour prouver que ces nouvelles stratégies ne sont pas inférieures aux protocoles de référence, une méthodologie particulière et une analyse statistique délicate sont requises[47]. Comme ils remettent en cause les pratiques habituelles, leurs résultats ne sont acceptés qu'avec réticence[48]. Ils sont pourtant indispensables, ne serait-ce que parce que certains protocoles très anciens ont acquis force de loi mais ne répondent plus aux exigences de la recherche actuelle. Evidemment la désescalade thérapeutique peut sembler moins glorieuse que l'ascension vers les cimes de la nouveauté. Mais ne sommes-nous pas là pour apporter aux malades ce qui est bien pour eux ? Evoquant les effets secondaires des chimiothérapies, un jeune hématologue m'a confié : « tu ne peux pas imaginer que c'est ». Lui savait de quoi il parlait : il est mort en six mois d'un cancer généralisé. Entendre la souffrance des malades force à réfléchir. Nous devons absolument changer de perspective, faire ce qui est bon pour eux, rien d'autre.

Pour cela, commençons par leur demander leur avis. C'est ce qui a été fait dans un essai consacré à la maladie de Parkinson, dont le critère de jugement n'était pas l'efficacité des médicaments sur les troubles moteurs, mesurée par les médecins sur une échelle clinique, mais la qualité de vie, appréciée par les réponses des malades à un auto-questionnaire. Ce qui veut dire qu'étaient pris en compte les accès de fatigue, les douleurs, les troubles de concentration, l'humeur dépressive, les périodes de constipation, symptômes aussi gênants pour les parkinsoniens que les blocages moteurs, et bien plus que les mouvements anormaux constatés par les médecins. Le résultat est sans appel : la L-DOPA, bien qu'exposant à des fluctuations de mobilité, apporte une meilleure qualité de vie que les agonistes dopaminergiques évoqués plus haut[49]. Ce résultat n'a pas surpris les médecins qui écoutent leurs malades. Mais cet essai montre aussi qu'une autre évolution des critères de jugement est possible, qui améliore la pertinence de l'évaluation, dans l'intérêt du malade. Il faut souhaiter que ce type d'étude, qui dépasse l'opposition stérile entre évaluation objective et standardisée du médecin et vécu subjectif et unique du malade, devienne plus fréquent. Hélas, la recherche médicale n'a pas pris ce chemin.

L'effacement de la singularité

En effet, comme toute science, la médecine vise à établir des « catégories, théories, généralisations, permettant de classifier, de prévoir, d'expliquer et de manipuler une pluralité de phénomènes individuels qui s'émancipent de leur singularité »[50]. L'application des statistiques conduit la médecine fondée sur les preuves à remplacer par des données quantitatives l'estimation personnelle du clinicien. Ainsi la dévalorisation du malade va de pair avec celle du médecin qui le soigne. Le constat date de 1825, année où sont publiées les premières statistiques sur l'évolution et le traitement de la phtisie[51]. Aujourd'hui, la médecine fondée sur les preuves n'est pas seulement le passage obligé pour évaluer les thérapeutiques : elle est nécessaire pour valider les méthodes diagnostiques et identifier les facteurs pronostiques des maladies. En étendant son *imperium* à l'ensemble des activités médicales, elle a définitivement établi « une victoire de la théorie sur la pratique et du standard sur la singularité »[52]. L'évolution des connaissances médicales suit une méthode nomothétique et non idiographique[53] : le malade n'est qu'un exemple concret d'une loi générale ; l'étude de ses particularités est négligée.

Pourtant, « l'étude de cas est le maillon initial de la chaîne des preuves » qui amène à la description de nouvelles maladies, à leur explication, à la compréhension des échecs thérapeutiques et à l'innovation[54]. L'élargissement des connaissances provient de l'inattendu, de l'écart à la norme que représente le cas individuel. C'est la clairvoyance du clinicien qui a permis de décrire les encéphalites auto-immunes évoquées plus haut. Mais pondérer le savoir intellectuel par la pratique n'est plus de mode : « L'expérience clinique est insuffisante pour comprendre les tests diagnostiques, mais aussi la façon dont les traitements agissent ou le pronostic d'une pathologie (...) L'apprentissage de la médecine clinique et le sens commun sont de bien peu d'utilité pour savoir si quelque chose est validé scientifiquement »[55]. Réduit à l'application de règles, le raisonnement médical s'appauvrit. Il se construit une *nouvelle médecine*, où l'exercice particulier s'efface derrière les standards, bientôt réduits à des stéréotypes.

Plus cette formalisation des soins avance, plus les médecins sont désorientés face à l'inattendu. Habitués à suivre les propositions des arbres de décisions et des recommandations, ils sont déroutés lorsque les cas rencontrés ne correspondent pas aux situations schématiques prévues par les textes.

L'emprise de la science s'explique facilement. La médecine clinique repose sur une analyse nuancée, appuyée sur le recueil patient d'une histoire complexe, synthèse d'éléments parfois contradictoires, pondérés par l'expérience du praticien, alors que la médecine fondée sur les preuves procède par la seule vérification des critères permettant d'appliquer un traitement ou une procédure validés. La démarche est plus simple et le gain de temps évident. La référence au savoir scientifique est sécurisante pour le médecin qui n'applique que ce qui est prouvé. Mais le jugement prudentiel, cette application à une situation singulière d'une « sagesse pratique » résultant selon Paul Ricœur de l'enseignement et de l'exercice, est aboli. Demeure la seule relation contractuelle, où le respect de la procédure tient lieu de garantie. Le raisonnement médical est inversé. Désormais, « le diagnostic (…) exige un froid calcul (…) Chaque observation place son cas dans une population différente et indique une éventualité (…) La médecine s'est mise hors d'état de choisir le bien pour un patient concret »[56]. Le malade est représenté par un point sur un graphique, dont les coordonnées résument le savoir médical et dictent la prescription. « Voyez cette très belle droite de régression » s'extasie l'orateur commentant les résultats d'une étude lors d'un congrès scientifique. Le nuage de points figure la foule des personnes malades. La beauté, la réalité, la vérité sont sur l'écran : notre époque est devenue « l'âge du show »[57]. Abdiquant tout jugement personnel, le médecin s'incline devant la science. Domaine d'application privilégié de la médecine fondée sur les preuves, la prévention illustre cette croyance en la maîtrise absolue des connaissances, des traitements et de l'évolution des maladies. Il est temps de décrypter ce mythe fondateur de la médecine contemporaine.

2
LE MYTHE DE LA PREVENTION

« Mieux vaut prévenir que guérir » : le slogan est devenu, à force de répétitions, l'alpha et l'oméga du discours politique. Chaque ministre de la santé reprend inlassablement les mêmes arguments : « on ne fait pas assez pour la prévention », « on a trop fait pour les hôpitaux », « la France est en retard », etc. Le conseil de l'ordre des médecins n'est pas en reste, lui qui titre sur « la prévention, maillon faible de notre système de santé »[1], devenue le thème dominant de la santé publique[2]. Le mot est tellement valorisé qu'il est impossible de le remettre en cause. Prévenir c'est maîtriser et donc rassurer, alors que rien n'est plus inquiétant que l'incertitude. Qui ne voudrait s'épargner la souffrance, plutôt que d'attendre l'arrivée d'une maladie grave pour se soigner, avec les aléas de la thérapeutique ? La supériorité de la prévention sur les soins s'impose comme une évidence qu'il n'est plus besoin de démontrer. Mais justement : est-il possible d'éviter la maladie ? Examens de dépistage, consultations itératives, traitements préventifs : quelle est l'efficacité de ces mesures, quels en sont les risques et bien sûr les coûts ? Loin des déclarations péremptoires et des pétitions de principe, c'est ce qu'il faut examiner d'un regard lucide, sans complaisance.

Les différentes modalités de la prévention

Analyser l'efficacité de la prévention est d'autant plus difficile que le terme amalgame un ensemble d'actions assurées par des intervenants distincts. La confusion règne dans le discours politique et bien souvent médical. Ainsi réduire la quantité de sel dans le pain, prendre une statine parce qu'on a du cholestérol et même pratiquer une épreuve d'effort chez un cardiologue ou se faire opérer du rétrécissement d'une artère carotide découvert fortuitement, tout cela est assimilé à de la prévention ! « Le médecin doit rester au cœur de la prévention » écrit d'ailleurs le Conseil de l'Ordre[3], en plaçant au même niveau les actions médicales, qui relèvent de la prescription de régimes spécifiques ou de médicaments, de suivis en consultation voire d'examens de surveillance, et des recommandations générales, visant toute la population. Même le dépistage du cancer du sein ou du côlon promu par les pouvoirs publics est intégré au discours sur la prévention, alors qu'il s'agit d'une stratégie de diagnostic précoce, nullement de prévention, comme peut l'être une campagne anti-tabac visant à éviter la survenue du cancer bronchique. « Les médecins ne sont pas assez formés à la prévention » affirme un professeur de santé publique[4]. L'exemple illustrant son propos concerne les anticoagulants oraux, traitements pour lesquels il faudrait « développer une démarche éducative en médecine générale ». Pourtant ces médicaments sont prescrits à des malades, non à des personnes en bonne santé : il s'agit d'améliorer l'observance de traitements potentiellement dangereux. Cet amalgame entre soins et prévention, intervention médicale et action des pouvoirs publics, empêche toute évaluation des décisions prises. La crédibilité du discours s'en ressent fortement.

Il est possible de distinguer trois niveaux d'intervention différents : les mesures globales décidées et appliquées par l'Etat, s'adressant à toute la population ; la prévention ciblée de certaines infections, qui mobilise médecins, infirmiers et maintenant pharmaciens, qui mettent en œuvre la vaccination ; enfin les actions appliquées par les médecins à leurs consultants, visant à contrôler certains facteurs de risque et à réduire la fréquence des affections vasculaires et de certains cancers. Mais la multiplicité des interventions fait qu'il est difficile d'attribuer à une mesure particulière la baisse d'incidence d'une maladie. C'est dire que l'action médicale n'est pas toujours, loin s'en faut, la plus utile. L'efficacité du volontarisme étatique lui-même doit être relativisée. Les changements des conditions de vie jouent en effet un rôle prépondérant dans l'évolution des maladies. C'est cet aspect essentiel qu'il faut aborder en premier.

L'amélioration des conditions de vie et de l'hygiène

Le médecin et démographe anglais Thomas Mac Keown attribuait l'augmentation continue de la population mondiale, de la fin du XVIIIème siècle jusqu'au milieu du XXème, à la baisse importante de la mortalité par infection, expliquée par une meilleure alimentation et par l'amélioration des conditions de vie depuis la Révolution industrielle. L'hygiène publique, la vaccination et les soins médicaux n'auraient joué qu'un rôle mineur dans cette évolution. Cette thèse a eu un retentissement certain dans les années 1970, avant d'être fortement critiquée et progressivement abandonnée[5]. En effet, tout au long du XIXème siècle et jusqu'aux années 1950, l'amélioration des conditions de travail a notablement contribué à réduire les accidents et les maladies professionnelles. Le développement des réseaux d'eau potable et d'évacuation des eaux usées a diminué le risque de maladies infectieuses, choléra et fièvre typhoïde notamment[6]. Diverses mesures sanitaires, parmi lesquelles la pasteurisation du lait et bien sûr la vaccination ont sans aucun doute participé à l'augmentation de l'espérance de vie des populations[7].

Mais si ses conclusions ne sont plus acceptées aujourd'hui, les questions posées par Mac Keown restent pertinentes : notre santé est-elle mieux protégée par des interventions directes, qu'il s'agisse de prévention globale émanant de la puissance publique, telle les mesures d'hygiène ou de lutte contre la pollution, ou ciblée vers certaines catégories de la population, comme la vaccination des enfants ? Ou vaut-il mieux agir indirectement, en améliorant les conditions de vie de tous, par des mesures de redistribution des ressources économiques et des aides sociales renforcées ? Le débat a ressurgi dans les années 1990, lorsque l'anthropologue américain Merrill Singer a mis en évidence les relations étroites existant entre la paupérisation d'une partie de la population, l'usage de drogues et l'épidémie de sida[8]. Ses travaux ont montré que l'approche traditionnelle de la santé publique, consistant à identifier les facteurs de risque d'une maladie dans la population, puis à mettre en œuvre des actions correctrices, était inopérante. Dans une population vulnérable, les conditions de vie précaires déterminent la survenue de maladies dont l'évolution apparaît synergique : dans les métropoles américaines, la pauvreté, la violence, la toxicomanie et le sida sont présents conjointement et se renforcent mutuellement dans une véritable spirale infernale. Seules des interventions ciblant les conditions de vie de cette population précarisée pourraient réduire l'incidence de ces maladies qualifiées de *syndémiques*, et d'autres qui surviennent sur le même terrain : tuberculose, cirrhose, etc. S'ils ont connu un début d'application dans certains pays d'Afrique, ces travaux sont largement ignorés dans les pays « les plus développés ».

La prévention sans les médecins

En France, l'action des pouvoirs publics pour éviter les maladies infectieuses ou limiter leur diffusion est illustrée par le contrôle des abattoirs ou de la chaîne alimentaire. L'identification rapide des cas de salmonellose ou de listériose montre l'efficacité d'interventions visant à circonscrire les épidémies naissantes. Mais c'est dans la lutte contre les accidents de la route que l'Etat obtient les résultats les plus probants[9]. Alors qu'en 1972 ceux-ci avaient entraîné plus de 18 000 décès, l'amélioration du réseau routier associée à un ensemble de mesures coercitives ont permis de réduire fortement la mortalité routière. En quarante ans, le nombre de personnes tuées a chuté de plus de 80%[10]. Les services d'orthopédie, de neurochirurgie et de rééducation fonctionnelle ont vu leur activité se transformer : les jeunes accidentés ont été remplacés par des malades plus âgés. Les unités dédiées à la traumatologie ont fermé. Après une brève remontée, la mortalité routière a atteint son plus bas niveau en 2018, avec « seulement » 3248 personnes tuées[11]. Certes, la mise en place de mesures contraignantes ne s'est pas faite sans résistance : le port de la ceinture de sécurité a été ressenti par certains comme une atteinte à leur liberté. Il faut pourtant se rendre à l'évidence : le trafic routier ayant doublé en quarante ans, réduire davantage la mortalité ne se fera pas sans efforts. La loi limitant la vitesse à 80 kilomètres par heure sur les routes secondaires, adoptée en juillet 2018, illustre les difficultés rencontrées pour appliquer de nouvelles dispositions. Avec 125 personnes tuées en moins hors agglomérations et autoroutes au deuxième semestre 2018 puis 82 au premier semestre 2019, le bénéfice de la mesure est évident[12]. Hélas, le gouvernement est en partie revenu sur ce dispositif efficace. L'intérêt de tous entre en contradiction avec les souhaits de chacun, peut-être parce que la conduite automobile reste un symbole de l'autonomie de l'individu, capable de se déplacer rapidement et sans limites, quand bien même la vitesse élevée demeure le facteur essentiel de la mortalité routière et fait perdre du temps dans les transports[13].

Autre versant de l'action de l'Etat, la lutte contre les addictions a des résultats mitigés. Le tabac est responsable d'un décès sur dix dans le monde[14]. Pourtant, malgré toutes les mesures prises : limitation de la publicité, interdictions de la vente aux mineurs, hausse du prix du tabac, création d'un paquet de cigarettes neutre, la diminution du nombre de fumeurs en France est seulement de 0,6% pour les femmes et 1,5% pour les hommes en vingt-cinq ans. En 2015, un homme sur quatre et une femme sur cinq fument encore quotidiennement. La lutte contre le tabagisme passif a des effets plus spectaculaires : une baisse de 10% des infarctus du myocarde a été obtenue après que son usage dans les lieux publics et au travail ait été interdit[15]. Qui a oublié les wagons fumeurs, à l'atmosphère irrespirable ? Aujourd'hui, quasiment personne ne fume dans le train ou le métro. Peu auraient imaginé que la gare devienne un espace non-fumeur. Il est donc possible d'influencer les comportements individuels et d'obtenir des résultats bénéfiques pour tous par des mesures obligatoires, voire coercitives. La « contrainte profane »[16] imposée par le législateur semble ainsi plus efficace que les mesures reposant sur le libre choix de chacun, intériorisées progressivement par une partie seulement de la population, et dont le bénéfice ne peut s'apprécier que sur le long terme.

Ces exemples montrent qu'une politique de prévention existe en France. Certes, la lutte contre les accidents du travail et les maladies professionnelles est insuffisante. Le retard pris pour limiter la contamination par l'amiante est un triste exemple de nos insuffisances. Mais l'Etat n'est pas inerte. Il met en œuvre un nouvel hygiénisme visant à favoriser la santé de tous en instaurant des mesures de prévention, de contrôle, sinon de surveillance de notre vie quotidienne. Nourri du scientisme ambiant, il ne laisse rien au hasard : nous nous soumettons à un nombre croissant d'injonctions afin d'éviter l'apparition de maladies : « fumer tue », « boire nuit à la santé », mais aussi « mangez des fruits et légumes cinq fois par jour », « bougez », etc. Nous respectons des normes reposant sur un modèle présupposé de la vie en commun. Afin « d'éradiquer les risques pour conquérir une santé parfaite », il nous est demandé d'abandonner les comportements malsains[17]. Ce qui est malsain étant à la fois nuisible à la santé et contraire à la morale, la prévention se révèle être une entreprise ambigüe de normalisation des conduites.

Cette ambivalence explique certaines dérives. La promotion d'un mode de vie prônant la tempérance s'accompagnait autrefois de la stigmatisation des buveurs et des « classes laborieuses », considérées comme prédisposées à l'alcoolisme. La prohibition américaine des années 1920-1930 illustre les excès d'une politique criminalisant les consommateurs d'alcool au nom du bien-être de la jeunesse et qui, sous couvert de santé publique, visait à augmenter la productivité des ouvriers : « La prohibition (...) est économiquement bonne. Or, nous le savons, ce qui est économiquement bon est aussi moralement bon » disait Henri Ford[18]. Le propos est révoltant. Mais souligner les ambiguïtés de la prohibition ne devrait pas disqualifier les actions menées pour éviter la consommation excessive d'alcool dans un pays démocratique, où la contrainte a cédé le pas à un ensemble législatif au service du bien commun. Il reste un fléau pour tous ceux qui en sont dépendants et pour leurs familles. Hélas, le lobby de l'alcool, tout puissant en France, s'oppose ouvertement à toute mesure visant à réduire sa consommation. Au point qu'à l'été 2019, la représentation nationale a envisagé d'autoriser à nouveau la vente de boissons alcoolisées dans les stades de football. Le plan « Ma santé 2022 », pourtant axé sur la prévention, ne comprend aucune mesure contraignante contre la publicité et la vente d'alcool, alors que sa consommation reste proche de 12 litres par an et par habitant, et que plus de 40 000 décès lui sont imputés chaque année[19]. Les enjeux politiques et économiques s'opposent aux objectifs sanitaires. Le respect de l'individu entre en conflit avec l'intérêt de la collectivité. Là sont les limites de la prévention.

Planifiée par l'Etat, appliquée par les soignants, la vaccination est l'acte préventif par excellence. Son succès tient à sa simplicité : une infection est due à un germe qu'un vaccin permet d'éviter, au prix de rares effets secondaires. Née sous la Troisième République, la vaccination de masse est un instrument de construction de l'égalité citoyenne : nous sommes tous vulnérables devant la maladie, quelle que soit notre origine sociale ; chacun tire bénéfice de la vaccination des autres, une large couverture vaccinale évitant la dissémination de l'infection. Symbole de l'espoir d'en finir avec les fléaux des siècles précédents, elle a conduit les médecins pastoriens à s'attaquer aux infections sévissant dans l'empire colonial français, les rendant acteurs de la « mission civilisatrice de la France »[20]. Mais le rêve ne s'est pas accompli. Le paludisme, le sida, la tuberculose, les infections respiratoires ou digestives restent les causes majeures de mortalité dans les pays de l'ancienne Afrique Equatoriale et Occidentale Française[21].

Bien qu'elle connaisse des échecs, la vaccination de masse a permis l'éradication de la variole et la quasi-disparition de la poliomyélite dans le monde, l'élimination de la diphtérie et une réduction drastique des cas de tétanos, de coqueluche, d'oreillons et de rubéole en France. Mais le succès n'est pas complet. La couverture vaccinale de la rougeole doit atteindre 95% pour que la maladie soit éliminée. Or, nous en sommes loin : elle n'atteint pas 80% des enfants de deux ans[22]. Même en Hollande, où elle est de 93%, l'augmentation du nombre de personnes non protégées entraîne la survenue d'épidémies[23]. Que par défiance, croyance religieuse ou défaut d'accès aux soins, des communautés, de petits groupes ne soient pas vaccinés et l'infection se propage rapidement. En effet si la réponse au vaccin varie d'un sujet à l'autre du fait de prédispositions génétiques, celles-ci ne rendent compte que d'une minorité des cas. Ceux-ci s'expliquent essentiellement par une vaccination incomplète ou absente[24]. Plus, la rougeole frappe préférentiellement les nourrissons, qui sont aussi les plus gravement atteints. La protection des tout-petits nécessite donc de vacciner leur entourage. Enfin, les complications respiratoires ou neurologiques peuvent être fatales. Avec un taux de 44 cas par million d'habitant en 2018, notre pays où les théories anti-vaccinales vont bon train est le plus infecté de l'Union Européenne[25], ce qui nous a valu une citation en première page du *Lancet* dont nous aurions pu nous passer : « De la France aux Philippines, du Yémen aux Etats-Unis, la rougeole revient »[26].

C'est la limite du concept de vaccination de masse : notre société individualiste devient réticente à accepter un message de prévention qui ne soit strictement personnel. La méfiance croissante vis-à-vis des vaccins actuels, pourtant bien plus sûrs que ne l'était le vaccin antivariolique, reflète la crise du modèle démocratique. Il est plus facile pour un scientifique de mettre au point un vaccin que pour l'autorité de santé publique de décider de son application, compte tenu de son coût et de l'alourdissement des calendriers vaccinaux qui en résulte. La position de l'Etat, garant de la sécurité collective, rendant obligatoires les 11 vaccins dont le bénéfice est démontré pour la population apparaît donc aussi salutaire pour la santé que nécessaire au plan politique[27]. *A contrario*, les changements de décisions sur la vaccination contre l'hépatite B illustrent les difficultés à assumer une ligne de conduite face aux pressions de l'opinion. Et pourtant, les maladies infantiles ont diminué de 99% et leurs redoutables complications ont quasiment disparu : malformations de la rubéole congénitale, surdité des méningites à Haemophilus, stérilité due aux oreillons, encéphalite de la rougeole, séquelles pulmonaires, neurologiques ou urinaires de la tuberculose[28]. On ne le dira jamais assez : l'impact de la vaccination sur la santé des populations dépasse tout ce que l'ensemble des interventions médicales ont accompli. On estime que depuis un siècle, elle a permis de sauver deux à trois millions de vies par an[29].

Cette réussite inégalée est lourde de conséquences, comme le souligne Georges Canguilhem : « L'objet de la révolution médicale c'est désormais moins la maladie que la santé (...) Par le biais de l'hygiène publique, institutionnalisée, l'épidémiologie entraîne la médecine sur le champ des sciences sociales, et même des sciences économiques »[30]. Ainsi, « du concept de *santé* à celui de *salubrité* puis à celui de *sécurité* la dérive sémantique recouvre une transformation de l'acte médical ». La médecine n'est plus la réponse à un appel mais l'obéissance à une exigence : « La santé, c'est le pouvoir de résister à une maladie éventuelle, elle comporte, pour qui en jouit, la conscience de la maladie comme possible. La sécurité c'est la négation de la maladie, l'exigence de n'avoir pas à la connaître. Sous l'effet des demandes de la politique, la médecine a été amenée à adopter l'allure et les procédés d'une technologie biologique ». Ainsi est réalisée « la mise entre parenthèse du malade individuel, objet singulier, électif, de l'attention et de l'intervention du médecin clinicien ». Il était donc inévitable que la conjugaison d'un déterminisme biologique toujours plus affirmé à la puissance prédictive de l'épidémiologie aboutisse à la création d'un hybride monstrueux : la « médecine anticipative ».

Le recul de la mortalité due aux maladies infectieuses est la principale explication de l'augmentation de la population au XXème siècle. Les cancers et les affections vasculaires représentent désormais la première cause de décès. Le démographe américain Abdel Omran a dénommé ce changement la « transition épidémiologique » : « l'âge de la pestilence et des famines » a remplacé « l'âge des maladies dégénératives et engendrées par l'homme »[31]. La recherche de facteurs de risque prédisposant aux cancers et aux maladies vasculaires remplace l'identification des germes responsables des infections. L'approche quantitative et probabiliste de l'épidémiologie a donc transformé l'étiologie, « étude des causes des maladies » : le risque, de l'italien *risco,* ce qui coupe, c'est l'écueil sur lequel le navire s'échoue au cours d'une tempête, sans qu'il y ait faute de l'équipage. La conception du mal qui en résulte est changée : la maladie, comme le naufrage, n'est pas la conséquence d'une faute ; elle est accidentelle[32]. L'identification des facteurs de risque tient lieu de diagnostic et leur dénombrement résume le pronostic. Leur correction médicamenteuse devient l'essentiel de la thérapeutique. Mais le terme de prévention, consacré par l'usage, est abusif : il s'agit en réalité d'une « médecine anticipative », « activiste », véritable « maintenance de la santé », mise en œuvre pour des personnes bien-portantes, qualifiées de « sujets à risque », sollicitées par des médecins financièrement intéressés à multiplier leurs interventions[33]. C'est dans le domaine des maladies vasculaires qu'elle connaît une croissance invétérée, au point de représenter désormais la forme dominante de la prévention. Son développement repose sur une triple illusion : il serait possible de connaître exactement les risques encourus par chacun, de les prévenir à coup sûr et sans danger.

Les mirages de la médecine anticipative

L'affirmation est osée : les principaux facteurs de risque que sont l'âge, le sexe et l'hérédité ne sont pas modifiables. Quant aux autres, aucun n'est présent chez tous les malades ; aussi les épidémiologistes en cherchent-ils sans cesse de nouveaux. La liste ne cessant de s'allonger, seule une action ciblant la totalité serait susceptible d'avoir une efficacité maximale pour un individu donné. Mais multiplier les conseils et les prescriptions accroît le poids des contraintes qui pèsent sur lui. De plus, ces facteurs de risque sont permanents : ainsi l'hypertension artérielle peut-elle être contrôlée par un traitement mais réapparaît s'il est arrêté. Le « sujet à risque » doit être traité toute sa vie : l'observance est la condition du succès. C'est dire que la force de conviction du médecin et l'adhésion de la personne aux prescriptions sont fondamentales : le traitement est bien différent du vaccin, dont une ou deux injections suffisent à protéger d'une infection. Persuader quelqu'un de se traiter est d'autant plus difficile que le succès n'est jamais garanti : le bénéfice de la médecine anticipative est probabiliste, comme le risque qu'elle est censée prévenir. Ainsi ce malade d'un nouveau type se soigne-t-il pour une maladie qu'il n'a pas encore, n'aura peut-être jamais et sans certitude du succès. On comprend qu'il hésite et même qu'il puisse refuser ou abandonner en cours de route. Voilà qui relativise les propos sur le caractère évitable des AVC, dont on proclame qu'ils pourraient être réduits de 80% grâce à la prévention[34]. Entre les personnes qui ne savent pas quel est leur risque ou qui refusent d'entamer un traitement, celles qui l'arrêtent en cours de route et les malchanceux qui ont un accident vasculaire malgré un suivi assidu, le bénéfice de nos interventions ne peut qu'être largement inférieur à ces projections optimistes. La médecine anticipative se révèle être une utopie, qui « ne décrit pas la réalité telle qu'elle est, mais contribue à changer le monde pour qu'il lui ressemble »[35]. En voici la preuve.

Les seuils de traitement

Prévenir c'est d'abord prédire. Pour illustrer la difficulté du sujet, il n'y a pas de meilleur exemple que l'hypertension artérielle. Comme toute maladie, elle fut d'abord reconnue par ses symptômes (céphalées, bourdonnement d'oreilles, flou visuel, etc.) que le traitement soulage ou par ses complications (hémorragie cérébrale, insuffisance cardiaque, etc.) dont il évite les rechutes. Le médecin annonce au malade la maladie et son traitement[36]. Mais elle s'est effacée progressivement au profit du facteur de risque, à mesure que les études épidémiologiques démontraient que toute élévation de la pression artérielle, si modeste soit-elle, augmente le risque d'événement vasculaire, même si elle n'entraîne aucun symptôme. Certes, l'hypertension sévère confère un risque vasculaire plus élevé que l'hypertension modérée. Mais celle-ci étant bien plus fréquente, sa prise en charge est plus utile à l'échelle d'un pays. Ainsi est-on passé du traitement de l'individu malade à celui d'un nombre croissant de sujets en bonne santé. A cette fin, le seuil de traitement a diminué : dans les années 1980, l'hypertension est définie par des chiffres dépassant 160/95 mm Hg de pression artérielle ; depuis le milieu des années 1990, le seuil est fixé à 140/90 mm Hg et en 2017, il a été proposé aux Etats-Unis de le placer à 130/80 mm Hg[37]. Comme l'écrit un professeur au Collège de France : « Il n'existe pas de seuil précis de pression artérielle ou de cholestérolémie mettant à l'abri de tout risque d'accident cardiovasculaire »[38]. La réduction inexorable des seuils de traitement se justifie par cette affirmation angoissante : nous sommes tous des sujets à risque.

Pourtant, comme « il est permis de définir l'état normal d'un vivant par un rapport normatif d'ajustement à des milieux »[39], un chiffre de pression artérielle doit toujours être interprété. Chacun connaît « l'effet blouse blanche », cette hypertension expliquée par le stress de la consultation. Que la personne soit seule dans la pièce et mesure elle-même sa pression artérielle suffit à la faire baisser. Celle-ci change aussi avec l'activité et les maladies associées[40]. Même dans des conditions standardisées, elle varie d'un moment à l'autre. C'est parce qu'elles multiplient son recueil dans la vie de tous les jours que l'automesure et l'utilisation d'appareils automatisés sont plus fiables[41]. Claude Bernard lui-même considérait les variations d'une grandeur physiologique avec les conditions de vie plus indicatives du bon fonctionnement de l'organisme qu'une mesure isolée. Aussi interpréter la mesure d'une *variable* physiologique nécessite de replacer le résultat dans le contexte clinique. « En matière de normes biologiques, c'est toujours à l'individu qu'il faut se référer (…) une moyenne statistiquement obtenue, ne permet pas de décider si tel individu, présent devant nous, est normal ou non »[42]. Baisser la pression artérielle doit rester la conséquence d'un diagnostic médical étayé par la connaissance approfondie de la personne. Le médecin propose alors un traitement avec toutes les chances qu'il soit accepté. Hélas, il est plus simple de traiter un chiffre.

Prescrire un médicament dès que la pression artérielle dépasse 130/80 mm Hg aurait des conséquences majeures : aux Etats-Unis, la proportion d'hypertendus passerait de 32 à 46% de la population ; 60 millions de personnes devraient débuter ou majorer un traitement hypotenseur[43]. L'objectif semble irréaliste autant qu'infondé. En effet, les essais ayant évalué l'efficacité de la baisse de la pression artérielle sous ce seuil sont plus souvent négatifs que positifs[44]. Et quand les résultats sont favorables, le risque d'accident vasculaire est réduit dans des proportions infinitésimales[45]. De plus, les définitions de l'infarctus du myocarde et de l'infarctus cérébral appliquées dans ces études reposant sur les « biomarqueurs » (dosage de la troponine et IRM cérébrale), une partie des accidents évités est sans gravité. Jamais le décalage entre la publicité accordée à certains essais randomisés et leur impact sur la pratique quotidienne n'a été aussi grand. Pourquoi alors changer les recommandations ? C'est qu'il faut conforter une vision idéologique de la médecine : la prévention, universelle et maximaliste, doit être privilégiée coûte que coûte.

Les scores de risque

Comme il n'est pas envisageable de traiter des millions de personnes pour un bénéfice aussi faible, des scores de risque ont été mis au point, intégrant l'âge, le sexe, le niveau de pression artérielle ou de cholestérol, le tabagisme, etc. Ils s'avèrent effectivement plus performants que la seule mesure de la pression artérielle pour prédire la survenue d'un accident vasculaire[46]. Leur application éviterait donc de traiter certains hypertendus au risque vasculaire faible. Mais elle conduirait à traiter des sujets à la pression artérielle normale, parce que leur risque est élevé. Certes, éviter de traiter sur un simple chiffre serait une avancée, mais traiter des personnes normotendues les exposerait aux effets secondaires des médicaments. Les critiques ne s'arrêtent pas là. Il existe plusieurs scores de risque vasculaire : comment les départager[47] ? Validés dans certains pays, sont-ils utilisables dans d'autres, où les prédispositions génétiques et le mode de vie sont différents ? Appliquer à nos concitoyens des résultats obtenus en Amérique du Nord, en Angleterre ou en Scandinavie serait hasardeux. Enfin, ces scores ne sont pas optimaux : au mieux, ils permettraient de repérer et de traiter deux tiers des personnes devant présenter un infarctus cérébral ou du myocarde, ce qui montre bien que l'éviction de tous les événements vasculaires est un leurre.

Mais ils finiront par s'imposer et chacun aura l'impression d'y gagner : le médecin plus confiant dans sa prescription, la personne traitée à bon escient et la Sécurité Sociale qui fera des économies. Le médecin n'aura plus à s'interroger sur la pertinence d'un seuil de traitement dont la définition n'échappe pas à l'arbitraire. Le sujet sera dit à risque faible ou élevé d'accident vasculaire, après application d'un score précis et moins stigmatisant. Un tel changement n'est pas sans conséquences : le médecin n'interprétera plus les phénomènes cliniques et biologiques, certes changeants mais objectifs, pour fonder ses décisions thérapeutiques. Le calcul d'un pourcentage, prédiction hypothétique de l'avenir, deviendra la justification irréfutable du traitement. Rendu obligatoire, le score de risque mènera à la subordination du malade. Absolu autant qu'invérifiable, il conduira à l'application systématique du traitement, à une prescription normalisée et arbitraire. Les sujets réfractaires pourraient être exclus par la collectivité de la mutualisation du risque lié à la santé[48]. Cette prédiction du médecin tchèque Petr Skrabanek, pourfendeur de la médecine anticipative, n'est pas excessive. L'obtention d'une assurance complémentaire pourrait être conditionnée à l'acceptation du traitement, comme les prêts bancaires et les assurances, qui sont déjà accordés ou refusés selon l'âge et les antécédents des personnes. Il ne faut pas oublier en effet que ce sont les compagnies d'assurance américaines qui se sont intéressées dès les années 1950 à la prédiction de l'état de santé des populations, en établissant les premières corrélations entre le poids corporel des assurés et leur espérance de vie[49]. L'évolution semble donc inéluctable.

Les limites de la prédiction

Pourtant, l'utilisation d'un score de risque ne facilite pas toujours la prescription, comme l'a rappelé un spécialiste de l'hypertension artérielle, intervenant dans un colloque consacré à la prévention tenu au Collège de France en 2012 : il n'est pas possible de prédire le risque de maladie cardio-vasculaire d'une personne, que ce soit à dix ans ou sur une vie entière. Il s'agit plutôt de la situer dans un groupe à risque cardio-vasculaire élevé, moyen ou faible, prévision qui sera exacte, reproductible, mais peu précise[50]. Aussi la prescription est-elle un compromis entre ce que sait le médecin et ce qu'attend la personne[51]. On ne saurait mieux souligner l'importance de la relation entre le médecin et son malade. Mais pourquoi l'évaluation du risque vasculaire peut-elle être à la fois exacte et peu précise ? C'est que le résultat d'un essai thérapeutique peut être positif mais l'estimation de l'effet du traitement imprécise, compatible avec un bénéfice important ou très faible. Austin Hill, père de l'épidémiologie moderne, brocardait ainsi le culte des différences « statistiquement significatives » en soulignant qu'un test statistique peut être un bon serviteur et un mauvais maître[52].

Il n'est nul besoin en effet d'avoir une certitude pour agir sur un facteur de risque. Il peut même être nécessaire de décider d'une action sur des arguments ténus, comme dans le cas de l'exposition des femmes enceintes à certains médicaments : se passer d'un traitement prescrit pour les malaises et nausées de la grossesse conduit à un peu d'inconfort mais « la femme et l'industrie pharmaceutique survivront » écrit-il. Cette phrase s'applique à l'exemple dramatique de la thalidomide, médicament administré aux femmes enceintes dans les années 1960, anodin en apparence, mais responsable de malformations majeures des membres. Austin Hill plaidait pour que les autorités sanitaires exercent leur jugement au-delà du niveau de preuve des études scientifiques. Cette parole est parfois oubliée des décideurs, comme l'illustre l'histoire de la Depakine° dans notre pays. Etre plus précis dans le libellé des effets secondaires du médicament et plus incitatif aurait sans doute infléchi les prescriptions aux femmes enceintes ou susceptibles de l'être, et contribué à réduire la fréquence des complications observées chez les nouveau-nés et les nourrissons. Les décisions de santé publique ne peuvent pas toujours attendre des certitudes scientifiques qui ne viendront que des années plus tard.

Une efficacité partielle et des risques tangibles

Une prédiction imparfaite et un repérage difficile des sujets à risque n'empêchent pas l'Organisation Mondiale de la Santé (OMS) d'affirmer que la plupart des événements vasculaires sont évitables, les facteurs de risque étant modifiables[53]. Pourtant l'efficacité des traitements est inconstante : des régimes sont abandonnés, des médicaments sont oubliés, leur action est neutralisée par d'autres, des affections intercurrentes obligent à les interrompre. Un oubli de vingt-quatre heures d'un médicament anticoagulant peut déclencher une embolie cérébrale, une interruption de quelques jours d'une statine entraîner un infarctus du myocarde. Le bénéfice de la médecine anticipative n'est jamais assuré. Plus, les mesures préventives sont souvent présentées comme dépourvues de risque, alors qu'il n'en est rien : la variabilité de la pression artérielle des sujets âgés expose à des épisodes d'hypotension artérielle, responsables de chutes traumatisantes ; prendre de l'aspirine après un infarctus du myocarde accroît les risques d'hémorragie digestive et d'ulcère gastrique. Il s'agit pourtant de situations cliniques où ces traitements sont validés. Mais les effets indésirables ne sont pas tous évitables et peuvent être pire que l'événement que l'on cherche à prévenir. Ainsi des hémorragies cérébrales surviennent chez les personnes recevant un anticoagulant pour éviter les embolies cérébrales[54]. Aussi, bien que le traitement de l'hypertension artérielle réduise notablement la fréquence de l'hémorragie cérébrale, l'utilisation croissante des anticoagulants l'augmente. Au bout du compte, son incidence reste stable.

Prévention globale et prévention ciblée

Les hémorragies sous anticoagulants illustrent les risques de la prescription médicamenteuse. C'est ce qui a conduit l'épidémiologiste anglais Geoffrey Rose à conceptualiser au début des années 1980 la *prévention globale* des maladies vasculaires : il s'agit de réduire la survenue d'une maladie en s'attaquant aux facteurs de risque extérieurs aux sujets, comme le tabagisme, la pollution de l'air ou certains écarts alimentaires[55]. Cette approche apparaît moins contraignante et plus sûre que la prise quotidienne de médicaments, non dépourvus d'effets secondaires. Appliquée à toute la population elle aurait un bénéfice plus large que la *prévention ciblée* vers les sujets à risque. Ces idées sont aujourd'hui décriées : la modification des habitudes alimentaires est décrédibilisée par la promotion sans preuves de régimes pauvres en graisses, qui ont favorisé l'adoption d'une alimentation riche en sucres et l'augmentation de l'obésité. La réduction des apports en sel ne serait bénéfique que dans des maladies bien établies, comme l'insuffisance cardiaque et certaines hypertensions, mais pas pour toute la population[56]. Les partisans de la médicalisation de la prévention ont beau jeu : le niveau de cholestérolémie justifiant l'emploi des statines a considérablement baissé depuis trente ans, du fait de leur efficacité et de leur sécurité d'emploi : « Le traitement médicamenteux est devenu la forme favorite de prévention primaire des événements cardio-vasculaires »[57]. Aux Etats-Unis, un risque d'événement vasculaire de 7,5% à 10 ans suffit pour prescrire une statine et certains vont jusqu'à proposer de traiter toute personne ayant un risque vasculaire de 5% à 10 ans : « le haut risque est devenu le risque moyen, et le risque moyen signifie que beaucoup, sinon tous, sont éligibles à la prévention ». Il ne reste plus qu'à « adapter le système de soins à la médecine préventive de population ».

Quel paradoxe ! Alors que la fréquence des maladies vasculaires a considérablement diminué dans les pays occidentaux[58], la prévention ciblée ne cesse de se renforcer. De nouvelles molécules apparaissent, pour réduire davantage le cholestérol ou mieux traiter le diabète. Des stratégies de plus en plus agressives sont régulièrement testées : le plus faible taux possible de cholestérol et le plus bas niveau de pression artérielle, armes nécessaires pour aboutir à la disparition voulue, annoncée, programmée, des maladies vasculaires. Le mouvement semble irrésistible. Certains épidémiologistes vont jusqu'à envisager de proposer à toute la population, après la cinquantaine, de prendre dans un seul comprimé, une combinaison de statine et de plusieurs antihypertenseurs à faibles doses, afin de réduire de 70 à 80% les AVC et les infarctus du myocarde[59]. Cette démarche radicale n'est cependant pas validée. Initialement envisagée pour faciliter l'observance des personnes ayant des facteurs de risque multiples, la prescription de médicaments à tous est qualifiée par Joël Ménard, spécialiste de la prévention vasculaire et ancien directeur général de la santé, de *manipulation*. Hélas, il n'est pas besoin d'attendre essais thérapeutiques et recommandations pour voir se multiplier les prescriptions abusives. On ne compte plus les sujets de 80 ans et plus, indemnes de maladies vasculaires, prenant des statines[60] ou de l'aspirine[61] sans preuve d'efficacité. Le courant qui emporte la médecine vers le tout préventif dépasse le pouvoir d'influence des épidémiologistes et les instructions des pouvoirs publics. La médicalisation de la prévention est intériorisée par les prescripteurs.

Les dérives de la médecine anticipative

Une hygiène de vie normative

Cette tendance est renforcée par l'évolution de la santé publique, qui s'immisce toujours plus dans la vie quotidienne. En véhiculant des normes rigides en matière de poids corporel, d'alimentation, d'activité physique ou d'abstinence, elle semble vouloir supprimer toute différence entre les individus et mettre en avant une uniformité réductrice de l'existence humaine. Il est vrai que les études ne manquent pas pour nous prouver que les personnes suivant un régime pauvre en sel, en graisses saturées et en sucres, mais riche en poisson, ont une mortalité moindre[62]. Il ne s'agit pourtant que d'observations : les personnes adoptant cette alimentation « saine » sont aussi plus actives, fument moins et sont moins souvent en surpoids que les autres, ce qui suffit peut-être à expliquer les résultats observés. Peu importe les faiblesses de la démonstration : les sociétés savantes nous recommandent à tous une répartition stricte des proportions de graisses, sucres et protéines dans l'alimentation, alors que ces schémas devraient être adaptés à chacun.

A l'opposé des régimes de santé du Moyen Age, proposés par le médecin après une analyse soigneuse du tempérament et du mode de vie de la personne, nos prescriptions sont uniformes et non dénuées de risque. Il n'empêche : épaulée, sinon débordée, par les innombrables mouvements végétariens qui prolifèrent depuis deux siècles, les confréries de mangeurs d'ail et les thuriféraires du régime sans gluten, la santé publique multiplie les messages directifs, sans craindre la contradiction, visant à la fois à limiter la part des graisses saturées dans l'alimentation, mais aussi des sucres rapides et désormais des protéines animales. Impossible équilibre puisque la réduction de l'un dans la ration alimentaire ne peut s'associer qu'à l'augmentation des autres, à moins de ne plus manger du tout ! Il est vrai que certains militent pour l'adoption de périodes de jeûne complet, dont l'innocuité est pourtant loin d'être évidente. Au Moyen Age, le respect du Carême et des jours maigres expliquait les variations du régime alimentaire, les périodes d'abondance succédant aux périodes de jeûne. Aujourd'hui, un puritanisme sanitaire se répand insidieusement et nous recommande de faire plus que ce que les Eglises imposaient aux fidèles. Pourtant, lorsque les régimes en vogue sont comparés à une alimentation traditionnelle, il faut se rendre à l'évidence : il n'existe pas de régime universellement protecteur ; tous confèrent des risques pour la santé[63].

Peu importe, le médecin insinue la peur de la maladie dans l'esprit de l'homme gras chez qui il s'est imposé comme commensal : « Vous avez probablement le diabète, et si vous vous coupez, ou si vous vous piquez, vous allez courir un grand danger (…) la plaie ne se cicatrise pas et on a la gangrène. Cela décompose la main (l'homme gras laissa tomber sa fourchette), puis le bras se pourrit (l'homme gras resta sans manger) et ensuite le reste y passe (on vit sur la figure de l'homme gras l'expression d'un sentiment qui n'y avait jamais paru, et qui était l'effroi)[64] ». La suite est prévisible : « Monsieur, vous pouvez m'empêchez d'avoir le diabète ? » demande l'homme gras. « Je règlerai votre vie » répond le médecin dont les prescriptions débutent aussitôt : « De la poularde, il ne vous en faut point. Faites-vous un œuf avec du thé, une once de pain grillé ». Et l'homme gras de perdre sa joie de vivre à mesure qu'il maigrit et que son rusé docteur s'engraisse : « Il avait le cou ridé comme un dindon ; sa figure était couverte de plis entrelacés et la peau de son ventre flottait sur un gilet à jabot. Sa charpente osseuse, qui avait poussé à proportion, se balançait sur deux bâtons minces qui avaient été des cuisses et des jambes. Il lui pendait des lambeaux le long des mollets. Et il était poursuivi par la crainte du diabète et de la mort. (…) L'homme maigre lui représentait le danger, plus cruel de jour en jour. Et le pauvre homme gras soignait son diabète et son âme (…) Au milieu de cette désolation, l'homme maigre se remplissait graduellement. Sa peau se gonflait et devenait rosée. Ses doigts commençaient à tourner. Et son air de douce satisfaction allait toujours croissant ». Satire d'un certain exercice médical, dogmatique et moralisateur, reflet d'une époque passée ? Ou texte prémonitoire, où la médecine justifie son immixtion dans la vie quotidienne par la peur de la mort et de la maladie qu'elle suscite dans l'esprit des gens ?

La confusion des soins et de la prévention

Les dérives vont plus loin encore. En principe, le contrôle des facteurs de risque vasculaire repose sur des mesures d'hygiène de vie personnalisées et l'usage judicieux des traitements médicamenteux prescrits par le médecin généraliste. Mais de nombreux spécialistes - cardiologues, angiologues, chirurgiens vasculaires, etc. - se sont immiscés dans le suivi, multipliant examens complémentaires et actes invasifs chez des personnes ne se plaignant de rien. Pour accomplir ce tour de force, il a suffi d'assimiler ces sujets à risque aux personnes ayant fait un infarctus cérébral ou du myocarde. Associée aux procédures de revascularisation, aux traitements symptomatiques de la maladie et à la réadaptation, initiée à l'hôpital et poursuivie au domicile, la prévention secondaire à l'accident vasculaire est justifiée par le risque élevé de récidive qu'encourent les malades. Des explorations recherchent les rétrécissements artériels à corriger ; des médicaments fluidifiant le sang sont administrés ; un traitement intensif et un contrôle strict de la cholestérolémie et de la pression artérielle sont instaurés. Mais la population ciblée est faible : environ cent mille infarctus cérébraux par an, autant d'infarctus du myocarde. A l'échelle du pays, l'impact est limité. Aussi des épidémiologistes proposent de leur assimiler un nombre croissant de sujets à risque : le diabète par exemple, est considéré comme équivalent à une atteinte coronarienne[65]. Les stratégies thérapeutiques validées chez les malades ayant eu un infarctus du myocarde sont donc appliquées aux diabétiques : des atteintes artérielles sont recherchées et bien souvent traitées. Quand bien même la validité du concept est discutée, cette pratique concerne toujours plus de personnes, y compris des sujets non diabétiques. L'arsenal des examens complémentaires est utilisé pour établir une graduation des niveaux de risque, rendant superflue la distinction entre la prévention primaire, mise en œuvre avant tout accident vasculaire et la prévention secondaire, débutée à son décours[66]. Malades et bien-portants sont confondus : *le concept de maladie disparaît*. Que cette annihilation de la clinique ne soit pas confirmée par les résultats des essais thérapeutiques importe peu. La médecine anticipative peut n'être qu'une promesse de prévention, appuyée sur les seules probabilités : elle se fonde toujours sur la peur du consultant et la conviction de celui qui l'applique, dont elle garantit les revenus[67]. C'est dire son pouvoir de séduction. L'alliage incongru entre des interventions validées pour traiter des maladies établies et une stratégie de santé publique visant à réduire leur incidence est une chimère, « assemblage monstrueux » issu d'une « vaine imagination »[68].

La guerre contre l'obésité

C'est dans le combat contre « l'épidémie d'obésité » que l'illusion apparaît la plus forte. L'emploi du mot épidémie, habituellement réservé aux maladies infectieuses, est fait pour frapper les esprits : l'obésité est devenue le symbole d'une société inactive et qui mange trop. Frappant une proportion croissante de la population des pays les plus développés, elle les expose à une « épidémie de diabète » plus redoutable encore et à la recrudescence des maladies vasculaires qui en résulte. Aussi doit-elle être combattue avec la plus grande énergie. Pourtant, force est de constater que si l'obésité a fortement augmenté depuis cinquante ans aux Etats-Unis, l'incidence des maladies vasculaires a continué de baisser. Signe au déterminisme multiple et aux conséquences variables selon les personnes, l'obésité est pourtant représentée comme un facteur de risque vasculaire à part entière et une maladie qu'il faut éradiquer. Le combat est mené à l'aide de régimes draconiens, d'injonctions à l'activité physique et bénéficie désormais d'une nouvelle arme aux effets impressionnants : la chirurgie bariatrique.

Les études se sont multipliées sur ces opérations visant à réduire le poids corporel : pose d'anneau resserrant l'estomac, ablation jusqu'à 75% de son volume, court-circuit gastrique, etc. Les conséquences en sont la réduction mécanique du volume d'aliments que la personne peut digérer et des capacités d'absorption de l'intestin. A court terme, les résultats sont spectaculaires : trente kilos, parfois plus, perdus en six mois ! Même si la chirurgie ne permet que rarement de retrouver un poids « idéal », l'excès de poids est souvent réduit de moitié, ce qui permet la diminution des douleurs articulaires, de l'essoufflement, des apnées du sommeil. Beaucoup de malade ressentent une amélioration de leur qualité de vie et de leur estime de soi. Plus, le diabète et l'hypertension peuvent diminuer, voire disparaître, et leurs traitements être arrêtés. La mortalité semble moindre chez les personnes opérées que chez celles qui ne le sont pas. Il est possible que le risque d'accident vasculaire soit réduit, mais l'absence de suivi à long terme et de comparaison rigoureuse avec des sujets non opérés ne permet pas de l'affirmer. Peu importe, le meilleur contrôle des facteurs de risque vasculaire qu'elle permet est un nouvel argument pour réaliser l'opération. Sous la dénomination de « chirurgie métabolique », elle est désormais effectuée dans certains pays chez des personnes en surpoids modéré, afin de corriger un diabète associé[69]. Autrement dit, le seuil d'intervention s'abaisse, comme ce fut le cas pour l'hypertension artérielle ou l'hypercholestérolémie.

Ce nouvel amalgame du soin et de de la prévention qui assimile l'obésité à la mesure d'un chiffre pose question, puisque sa correction ne repose pas sur un médicament mais sur un geste chirurgical qui expose à des complications parfois graves, exceptionnellement fatales. Lors du suivi, des ré-interventions peuvent être nécessaires. De plus, la personne doit garder toute sa vie un suivi médical régulier, prendre des vitamines, effectuer des bilans biologiques. Un rapport d'évaluation de la chirurgie bariatrique publié en 2009 a montré que si les modalités opératoires sont bien codifiées, les conséquences nutritionnelles à long terme restent mal connues. De multiples carences en protéines, fer, vitamines ou oligo-éléments peuvent survenir[70], responsables notamment de complications neurologiques graves, paralysies ou confusion mentale[71]. La personne reste malade et « à risque » de complications, métaboliques plus que vasculaires.

Surtout, les résultats ne sont pas garantis : à long terme, le poids peut remonter et le diabète réapparaître. Il est d'ailleurs significatif que la plupart des études évaluant les résultats de la chirurgie bariatrique n'aient suivi les malades qu'un ou deux ans : une revue systématique de 2014 n'a trouvé qu'une trentaine de publications sur un peu plus de 7000 où le suivi était assuré au-delà de deux ans[72]. Pour que le bénéfice de l'intervention persiste, des changements définitifs sont indispensables : adoption d'une activité physique régulière et bouleversement du régime alimentaire. Les repas sont fragmentés, plus liquides que solides, pour éviter douleurs abdominales et ballonnement. Le plaisir de manger est réduit, voire aboli. Le tube digestif mutilé est traité en ennemi. Dans ces conditions, quelles peuvent être les conséquences psychologiques d'une intervention qui modifie à ce point le corps humain ? Curieusement, elles semblent mal connues, alors que bien souvent, c'est une des motivations pour se faire opérer de personnes qui ne s'acceptent plus telles qu'elles sont. Si certains malades voient leurs symptômes dépressifs s'améliorer, d'autres vont plus mal : des troubles du comportement alimentaire peuvent apparaître[73] ; le risque suicidaire est accru[74]. Ce qui prouve que modifier le corps, c'est altérer la personne. C'est toute l'ambiguïté d'une approche strictement mécaniste de l'obésité, focalisée sur le nombre de kilos à perdre, qui apparaît. Prise isolément comme un acte salvateur, la chirurgie, bariatrique ou métabolique, ne peut réussir. Nutritionnistes et chirurgiens en sont-ils tous conscients ?

Le nombre d'interventions réalisées en France a doublé en sept ans, atteignant le chiffre record de 58 000 pour la seule année 2016[75]. Avec un taux six fois supérieur à ce qu'il est en Grande Bretagne, notre pays est un de ceux où cette chirurgie est la plus pratiquée au monde[76]. L'explication tient à l'organisation adoptée : l'Angleterre et l'Ecosse ont développé la prise en charge pluri-professionnelle de l'obésité, alors que la France a mis en place des centres experts autorisés à pratique la chirurgie bariatrique au-delà d'un certain volume d'activité. Justifié par la volonté de réduire les risques opératoires, plus faible avec un opérateur expérimenté, ce choix a pour effet pervers de pousser à l'intervention. Or les contrôles sont inexistants. En 2015, la collection des indicateurs de qualité effectuée par la HAS était laissée au bon vouloir des établissements de santé : seuls un tiers ont répondu, qui ont réalisé la moitié des interventions. Seulement 60% effectuaient l'évaluation recommandée avant de poser l'indication opératoire[77]. Les interventions n'ont été décidées au cours de réunions multidisciplinaires que dans 40% des cas ; la majorité était programmée après une simple consultation avec le chirurgien. Les centres ayant répondu étant sans doute les mieux organisés, on peut craindre que les résultats soient encore moins satisfaisants chez les autres. Quant au suivi médical, il n'est tout simplement pas organisé. Tout est centré sur l'acte opératoire : recherche des contre-indications, choix de la technique, suivi chirurgical. Ce n'est pas la prise en charge de l'obésité qui est assurée, mais une étape particulière du processus de soins. La conséquence est prévisible : les indications s'élargissent plus qu'il n'est raisonnable.

Le traitement de sujets en surpoids modéré, de personnes de plus de 60 ans, de très jeunes adultes, voire d'adolescents est parfois effectué. Alors qu'il serait plus efficace de proposer une prise en charge médicale, psychologique et nutritionnelle à tous, intégrant la discussion d'une intervention, nous assimilons le traitement de l'obésité à l'acte chirurgical. Pourtant, avant d'être une maladie, l'obésité est un signe physique, résultant d'altérations métaboliques complexes et variées : chaque personne obèse devrait bénéficier d'un traitement adapté à son cas[78]. Derrière un chiffre stigmatisant la déviation d'une norme arbitraire se cachent des situations très différentes : ainsi existe-t-il des obèses au métabolisme normal sans complications métaboliques et vasculaires[79]. Certains ont des carences multiples parce qu'ils suivent des régimes déséquilibrés pour tenter de maigrir à tout prix, d'autres une perte importante de masse musculaire, qui limite leur activité et aggrave la prise de poids[80]. Obnubilés par leur poids, les malades sont fascinés par un traitement simple, rapide, efficace et - ce n'est pas l'aspect le moins important - esthétique. Les médecins se rassurent avec les effets spectaculaires obtenus sur le diabète et la pression artérielle, quitte à oublier que des résultats similaires sont parfois obtenus par le régime, sans altérer l'anatomie et la physiologie du tube digestif ni faire courir de risques au malade[81]. Mais comment le suivi nutritionnel et psychologique de toutes les personnes obèses serait-il assuré, alors que celui des malades opérés est quasi-inexistant ? La consultation d'un diététicien ou d'un psychologue n'est pas prise en charge par la Sécurité Sociale : une situation d'autant plus aberrante que beaucoup de personnes obèses sont défavorisées socialement[82]. Les soins des maladies chroniques et la lutte contre les inégalités seraient devenus prioritaires ? Rien n'est moins sûr.

La prévention envers et contre tout

Pourtant, l'obésité illustre l'intérêt de réunir la prévention et les soins dans une approche de *santé communautaire*, associant au « travail en réseau non hiérarchique des professionnels de santé » l'intervention de personnes extérieures au soin : représentants d'association, élus municipaux, travailleurs sociaux[83]. Mais cette vision décloisonnée et multidimensionnelle de la santé n'intéresse pas le pouvoir politique pour qui « la prévention doit devenir centrale dans toutes les actions qui visent à améliorer la santé de nos concitoyens »[84]. Cette approche partielle de la santé publique est vouée à l'échec. L'obésité à l'adolescence étant un facteur de risque de complications vasculaires et de mortalité à l'âge adulte[85], il faudrait intervenir dès l'enfance, avant même l'école primaire, pour éviter l'installation d'un surpoids qui une fois établi, est le plus souvent définitif. C'est bien ce que vise la « Stratégie nationale de santé 2018-2022 », par la promotion de l'activité physique, associée au suivi diététique et psychologique entre trois et huit ans[86]. Mais plus rien n'est proposé après cet âge. Le « bien manger » est mis en avant, mais aucune mesure contraignante n'est envisagée vis-à-vis des professionnels : le texte évoque seulement « un engagement volontaire des industriels et des distributeurs »[87]. Pourtant, les recommandations de Santé Publique France mentionnent explicitement qu'une baisse de 10% des prix des fruits et légumes pour l'ensemble de la population, assortie d'une réduction supplémentaire de 30% pour les personnes bénéficiant de l'aide alimentaire, serait la mesure la plus efficace pour réduire la mortalité vasculaire[88]. Hélas, ces propositions, gênantes pour les professionnels du secteur, n'ont pas été reprises. L'absence d'intervention à tous les âges de la vie démontre qu'il n'existe pas de vision à long terme : la « Stratégie nationale de santé » n'en est pas une. Au contraire, ses propositions empreintes des concepts de la psychologie cognitive font reposer la prévention des maladies sur la seule « éducation à la santé » de citoyens devenus capables de choix parce qu'informés, responsables puisque « compétents » : « L'éducation à la santé (...) s'appuie sur une conception émancipatrice de l'éducation, c'est-à-dire favorisant l'autodétermination, autrement dit la liberté de choix des personnes »[89]. Les propositions sont justifiées par un choix idéologique : chacun déterminera ce qui est bon pour lui, car « il est essentiel de respecter les choix et libertés individuelles »[90]. Tel est l'aspect le plus significatif de cette nouvelle manière d'envisager la santé publique : responsabiliser chacun pour déresponsabiliser l'Etat.

La persistance des inégalités en santé

Mais cette stratégie est vouée à l'échec, car une fois pris en compte les facteurs de risque démographiques et médicaux, les personnes situées en bas de l'échelle sociale ont un excès de mortalité prématurée et de maladie grave, qui se traduit par une réduction de deux ans de l'espérance de vie après 40 ans[91]. La pauvreté, des conditions de travail défavorables, le chômage et le faible niveau d'intégration sociale sont associés à une augmentation des maladies vasculaires[92]. Ces déterminants sociaux de la santé influencent en effet défavorablement les comportements à risque : mauvaise alimentation, sédentarité, tabagisme et alcoolisme, lesquels facilitent l'apparition de l'hypertension artérielle, de l'obésité et du diabète[93]. Ils augmentent aussi les réactions de stress, qui favorisent la survenue d'affections psychiatriques. Or les personnes anxieuses ou déprimées, comme les schizophrènes, ont davantage d'addictions, de troubles du comportement alimentaire et de maladies vasculaires. Les personnes vivant dans des conditions défavorables sont également exposées aux polluants atmosphériques, source d'un excès de maladies respiratoires et vasculaires. Enfin, l'accès aux soins est plus difficile pour les exclus. Ce constat, établi pour les affections vasculaires, se retrouve pour les maladies chroniques, telle l'insuffisance cardiaque[94]. Ces observations rejoignent celles des premières statistiques médicales faites au début du XIXème siècle, qui avaient déjà objectivé la surmortalité des pauvres[95]. Elles sont renforcées par un constat décourageant : les personnes défavorisées sont celles qui se soignent le moins. Même dans les pays développés disposant d'un système de soins à couverture universelle, les personnes au niveau social le plus élevé ont un meilleur contrôle des facteurs de risque vasculaires[96]. Ainsi, un ensemble d'affections frappe préférentiellement une fraction bien définie de la population ; leur fréquence et leur gravité se renforcent mutuellement. Ce sont ces maladies que Merrill Singer a qualifiées de *syndémiques* et pour lesquelles la seule réponse sanitaire est insuffisante et doit s'associer à des actions sociales et politiques.

Pour réduire les inégalités en santé, l'Etat devrait améliorer l'éducation et la nutrition, lutter contre le chômage et la pauvreté, comme le demande l'OMS[97]. Pour preuve, si l'espérance de vie des cadres et des ouvriers a progressé en France au même rythme au cours des quarante dernières années, l'écart constaté au début de la période, de sept ans pour les hommes et de quatre ans pour les femmes, persiste, inchangé[98]. La diffusion de messages portant sur la prévention vasculaire ou le dépistage du cancer bénéficiant surtout aux couches les plus favorisées de la population[99], le résultat de ces campagnes pourrait être paradoxalement d'accroître les inégalités[100]. Qu'il s'agisse de correction de facteurs de risque ou de dépistage du cancer, iI faudrait appliquer des actions adaptées aux populations vulnérables[101]. La détection du cancer bronchique dans des camions à la porte des supermarchés en Grande Bretagne ou celles des facteurs de risque vasculaires par des « bus AVC » en Ile-de-France, sont des tentatives pour atteindre directement les personnes, au plus près de leur lieu de vie, sans attendre qu'elles répondent à des campagnes anonymes. Mais rapportée à l'échelle de la population, la portée de ces interventions est faible. De plus, alors que les personnes défavorisées ont une espérance de vie moindre, elles vivent dans des territoires dépourvus de médecins et sont traitées dans des hôpitaux sous-équipés. Cette situation injuste a été dénoncée en 1971 par le médecin généraliste anglais Julian Tudor Law sous le nom de « loi inverse des soins »[102]. En France, elle est tout simplement ignorée[103]. La sacro-sainte liberté d'installation est défendue bec et ongles par la corporation médicale. L'amélioration des conditions de logement et de l'alimentation des plus pauvres est négligée. Voilà qui relativise un peu plus le discours politique, proclamant pourtant que « les inégalités de mortalité et de morbidité, entre hommes et femmes, entre territoires et entre groupes sociaux (...) sont inacceptables » et que « pour les combattre, nous devons intervenir le plus tôt possible et tout au long de la vie des Français, sur les facteurs de risque, ainsi que sur les déterminants socio-environnementaux[104] ».

Aussi irréaliste soit-il, le propos n'est guère surprenant : aux frontières de la médecine et de la politique[105], la prévention est promue autant, sinon plus, pour des raisons idéologiques que scientifiques. La croyance en son efficacité supérieure, fortement enracinée dans l'esprit des dirigeants, les conduit à moins investir dans les soins, immédiatement plus coûteux mais peut-être aussi bénéfiques, si ce n'est plus. Comme le dit l'économiste Claude Le Pen : « Vaut-il mieux prévenir que guérir ? La réponse ne va pas de soi ». Le coût des traitements préventifs devrait être mieux évalué. Mais l'intérêt de l'industrie pharmaceutique est évidemment d'épouser le discours officiel et de proposer de traiter des millions de personnes. La médecine anticipative, préemptée par les spécialistes libéraux, justifie quantité de consultations, d'explorations biologiques, d'échographies cardiaques, d'écho-doppler artériels, d'épreuves d'effort, de mesure automatisées de de la pression artérielle, d'angioscanner, d'interventions chirurgicales ou endovasculaires, avec des avantages financiers évidents. Pratiqués sans discrimination, ces explorations et ces traitements augmentent les dépenses de la Sécurité Sociale sans toujours bénéficier aux personnes traitées. Les pouvoirs publics, prompts à stigmatiser le manque d'efficience des hôpitaux, sont d'un angélisme confondant face aux pratiques de la médecine libérale. Cet aveuglement s'explique par la croyance en les économies escomptées : s'il y a moins d'accidents vasculaires, il sera possible de baisser le nombre de lits dans les hôpitaux et de réduire les dépenses de santé. Si peu fondé soit-il, le raisonnement montre qu'il existe une convergence d'intérêts pour valoriser la médecine anticipative au détriment des soins.

La médicalisation de la société

La montée en puissance de la médecine anticipative va donc se poursuivre. Allons-nous assister à une médicalisation de la société telle que la redoutait Ivan Illich ? Puisque nous sommes tous à risque de diabète, maladie vasculaire, cancer, etc. il nous faut prendre les devants. Un courant de pensée prône la « santé positive », dont témoigne le succès des régimes, des remises en forme et du coaching, des diverses formes de méditation ou de maitrise des émotions. Chacun devrait se soigner préventivement[106]. L'idée d'un être humain expliqué à l'avance semble caricaturale : « on ne dicte pas scientifiquement des normes à la vie »[107]. Mais le nombre croissant d'études analysant les gigantesques bases de données des systèmes de santé traduit cette nouvelle tendance de la recherche[108]. Censées refléter davantage la diversité des situations cliniques que les essais randomisés conduits chez des malades sélectionnés, aidées par des méthodes de calcul des risques beaucoup plus puissantes, elles prédiraient mieux la survenue des maladies. Fondées sur l'ensemble de la population elle-même, elles apparaissent plus légitimes. La collusion entre universitaires, financeurs et politiques, aussi surprenante soit-elle, leur confère une force irrésistible. Le rôle du médecin va complètement changer : alors qu'il devait définir et distinguer le normal du pathologique, il sera bientôt investi de la mission de reconnaître les comportements à risque des personnes en bonne santé[109]. Comme le craignait Georges Canguilhem : « Du jour où l'on a dénommé santé ce qu'auparavant on appelait la condition physique et morale d'une population (...) le corps médical est devenu un appareil d'Etat »[110]. La prévision de Petr Skrabanek se vérifiera : « Avec le culte de la santé comme idéologie d'Etat, les plans pour un Etat iatrocratique sont prêts »[111].

Mais comme le souligne l'économiste Claude Le Pen, le calcul individuel repose sur l'intérêt exclusif de la personne agissante et ne tient pas compte de l'intérêt de la collectivité. L'individualisme grandissant de notre société pourrait donc nous conduire vers une démarche de prévention égocentrée. Pour convaincre une personne en bonne santé de se soigner, il sera fait appel à l'éducation thérapeutique, appuyée sur une cohorte de professionnels : diététiciens, psychologues, éducateurs sportifs, encadrés par des experts de la pédagogie. Des professionnels de la communication développeront les éléments de langage nécessaires à la compréhension des risques encourus.

Pour atteindre des normes biomédicales, la personne devra « corriger ses défauts » ou « améliorer ses comportements vertueux », assimiler « des directives précises qui lui confèrent de l'autonomie »[112]. Avec « l'auto-soin » l'individu appliquera « volontairement sur lui-même une entreprise de normalisation ». Ultime étape, « l'ubimédecine » mettra à sa disposition appareils de mesure et algorithmes, sans recours au professionnel de santé. Mais cette démarche « d'autosoin » pourra culpabiliser le sujet si les objectifs quantitatifs ne sont pas atteints. Sous couvert d'autonomie et d'indépendance vis-à-vis du corps médical jugé omnipotent, pour échapper à un Etat envahissant, l'individu se livrera à des entreprises dont les logiciels surveilleront ses paramètres biométriques et utiliseront les données collectées pour lui vendre des services dédiés à la correction des anomalies observées. Issu de la sphère privée, ce nouveau « biopouvoir » n'est pas moins inquiétant.

Ces constructions théoriques reposent sur l'illusion, entretenue par la surabondance de chiffres produits par l'épidémiologie, qu'il serait possible de maîtriser l'évolution des maladies. Mais c'est un leurre. Il n'existe aucune comparaison possible entre les bénéfices de la vaccination, qui protège chaque personne vaccinée contre un grand nombre de maladies infectieuses, et ceux de la médecine anticipative, mise en avant par le corps médical et l'industrie pharmaceutique, tolérée par les pouvoirs publics, dont l'efficacité est largement surévaluée. S'il n'est pas douteux que la variole a disparu grâce à la vaccination, comme la poliomyélite dans de nombreux pays, il persiste beaucoup d'accidents vasculaires, qu'il est trop facile d'attribuer aux défaillances d'un système de soins qui promeut la prévention depuis des dizaines d'années. La relative faiblesse des résultats obtenus ne relève pas d'un défaut de moyens mais de l'ignorance où nous sommes de déterminants essentiels de l'évolution de ces maladies, de l'efficacité limitée de nos interventions et de la faible conviction d'une partie de la population, celle qui est précisément la plus à risque.

La prévention ne consiste pas à corriger des facteurs de risque déviant d'une norme changeante et constamment manipulée au mépris des réalités biologiques. Pour être pleinement efficace, elle nécessite une approche holistique prenant en compte l'ensemble des interactions de l'individu avec son milieu tout au long de sa vie, comme cela a pu être proposé pour l'obésité. Ses interventions concerneraient aussi bien la personne elle-même que son environnement proche ou l'ensemble de la société. Une telle vision nécessite une « démédicalisation » de la prévention. Nous en sommes loin. L'intervention du médecin reste prépondérante, fondée sur une liste d'interdits et centrée sur la prescription médicamenteuse. Or pour beaucoup de personnes, prendre un traitement à vie reste une perspective insupportable. Persuader de se soigner celui qui n'en éprouve pas le besoin suppose de rendre toute sa place à la relation médecin-malade et à la reconstitution de l'histoire de la maladie. Découvrir quand s'est installé le surpoids, pourquoi la personne dort mal, quel mode de vie explique son alimentation déséquilibrée, pourquoi elle continue de fumer, puis comment se sont succédés et associés ces différents éléments est indispensable pour bien traiter l'hypertension artérielle ou le diabète que l'on vient de découvrir. Alors seulement il est possible de décider ensemble s'il faut débuter par l'arrêt du tabac ou par un régime, revoir l'hygiène du sommeil, prescrire d'emblée un médicament. Parce que nous ignorons si la personne qui nous fait face va souffrir de la maladie que l'on cherche à prévenir, la prudence doit prévaloir et le dogmatisme disparaître. Pour déculpabiliser le fumeur, le diabétique qui ne suit pas son régime, l'hypertendu qui oublie son traitement, le médecin doit quitter sa position dominante, admettre les limites de son savoir[113]. Le moindre contrôle de l'hypertension artérielle observé en France[114] signe peut-être l'affaiblissement de ce « pacte de confiance », fait d'écoute et de respect, nécessaire pour obtenir l'acquiescement du malade au diagnostic et au traitement. Loin des injonctions de la santé publique et des fausses promesses de la société cognitive, il nous faut reconnaître ce que Geoffrey Rose avait pressenti : savoir ce que l'on risque est de peu d'aide pour se soigner. Il est plus important de retrouver l'estime de soi et d'accepter le regard des autres. La prescription d'un antihypertenseur ou d'une statine devient alors un acte médical, utilisant les résultats de la médecine fondée sur les preuves et les scores de risque sans s'y asservir, respectant la liberté de choix du malade. Subordonner la décision médicale aux seuls résultats des essais thérapeutiques équivaut à abdiquer son propre jugement pour prêter allégeance à un maître tyrannique et injuste : en voici la preuve.

3
LA GRANDE ILLUSION DU PROGRES MEDICAL

Un monde artificiel

Une façade trompeuse

C'est un lieu commun continuellement ressassé : « la médecine fait des progrès ». Derrière cette affirmation, qu'il est dangereux de contester sauf à passer pour rétrograde, se cachent des ambiguïtés qui débutent avec la définition du mot. Le progrès, du latin *progressus,* c'est l'action d'avancer ; un développement dans le temps ; un changement d'état vers un degré supérieur ; un développement en bien, une amélioration ; enfin, dernier sens attesté en 1757 : « l'évolution de l'humanité, de la civilisation, vers un terme idéal »[1]. C'est dire que « parler d'un progrès (…) suppose de se référer à une idée du bien qui nécessairement est extérieure, et même antérieure à la chose que l'on considère (…) L'idée de progrès décrit le changement à la fois comme fait et comme valeur, comme réalité et comme norme »[2]. Ainsi le progrès médical ne peut-il être confondu avec une découverte, comme put l'être l'identification de la mutation du gène de la globine responsable de la drépanocytose, qui valut le prix Nobel à son découvreur. Il ne peut être assimilé à une invention, « action de trouver », comme le fut la mise au point du stéthoscope par Laënnec, à l'origine de la méthode anatomo-clinique. Il n'est pas une innovation, « introduction dans quelque chose d'une élément nouveau », qui est du seul domaine technique. Réunir dans une sonde unique la mesure des flux Doppler et l'enregistrement d'une image échographique facilita le diagnostic des lésions vasculaires ; mais cette avancée, aussi importante soit-elle, ne peut être qualifiée de progrès. Le terme doit être réservé aux évolutions qui améliorent la santé des malades, qui leur font du bien. Aussi la médecine connaît beaucoup d'innovations techniques, quelques inventions et découvertes retentissantes et plus rarement des progrès significatifs.

Pourtant, l'idée d'un progrès médical ininterrompu, long fleuve charriant de nouvelles connaissances, dont l'accumulation permet une évolution continue des soins, est largement partagée. Cette image d'Epinal, répandue par les experts, complaisamment reproduite par les médias, n'est pas réaliste. L'évolution des connaissances ne se décrète pas : dans certaines maladies, la thérapeutique n'a pas évolué depuis des décennies. Et quand un traitement est mis au point, il ne s'applique souvent qu'à une fraction des malades. Certes, depuis que la médecine fondée sur les preuves l'oblige à suivre la méthodologie rigoureuse des essais randomisés et les règles du calcul statistique, la recherche clinique a gagné ses lettres de noblesse et suit les principes décrits par Thomas Kuhn pour les sciences fondamentales. Cette science médicale « semble être une tentative pour forcer la nature à se couler dans la boîte préformée et inflexible du paradigme »[3]. Elle est « une entreprise cumulative », visant à « étendre régulièrement, en portée et en précision, la connaissance scientifique »[4]. Mais parce que « rejeter un paradigme est toujours simultanément décider d'en accepter un autre »[5], la recherche médicale s'obstine parfois dans des schémas dépassés, au risque de la stagnation. Parés des habits de la science, les médecins délaissent l'observation ; ils ne se confrontent plus à la maladie. Pourtant la recherche médicale n'engage pas les seuls scientifiques. Poursuivre des études fondées sur des concepts dépassés, au soubassement méthodologique imparfait, éloignées des réalités cliniques, représente une perte de chance pour les malades qui y participent.

Ces réserves ne pèsent pas lourd. Les experts le proclament et les médias nous le répètent à l'envie : « Le savoir médical se renouvelle tous les cinq ans ». Peu importe l'exactitude de la formule, faite pour frapper les esprits : elle traduit une conception mécanique de l'évolution des connaissances, assimilant l'exercice de la raison à une performance sportive. De même entend-on régulièrement « qu'on ne fait assez pour la recherche », comme si ses avancées dépendaient exclusivement de moyens supplémentaires, obtenus par d'âpres négociations avec les tutelles. Aussi pour « faire avancer la science », faut-il appliquer des techniques toujours plus sophistiquées et coûteuses : greffes d'organes, prothèses, robots, dispositifs de stimulations, cellules souches, thérapies ciblées, thérapie génique, etc. Ces techniques font appel à de nouveaux métiers : informaticiens, biostatisticiens, généticiens, ingénieurs biomédicaux[6]. Cette transformation de la recherche l'éloigne toujours plus du clinicien. Débordé par l'afflux des données nouvelles, celui-ci ne maîtrise plus qu'une fraction de son domaine de compétence, où il est devenu expert. Comme le souligne Jacques Ellul en parlant du phénomène technique, il laisse le reste à d'autres experts, aux connaissances tout aussi limitées[7].

Certes, les avancées diagnostiques et thérapeutiques impressionnent. Mais la multiplication des méthodes d'examens et des traitements n'apporte pas toujours de bénéfice clinique, sans quoi nous obtiendrions une transformation spectaculaire du pronostic des maladies et nul ne douterait de l'efficacité de nos actions. Convenons que nous en sommes loin. Les objectifs de la recherche médicale ne sont pas déterminés par l'évolution des maladies, ils suivent la pression toujours plus forte du changement technique. Chaque innovation diagnostique ou thérapeutique est adoptée, quelle que soit sa pertinence clinique. Nous accomplissons ce qu'il est possible de faire, non ce qu'il est bien de faire. La technique médicale se développe en fonction de ses seules possibilités de croissance, « se suffit à elle-même, se conditionne elle-même, ne se situe jamais que par rapport à elle-même »[8]. L'entreprise médicale n'a de limites que matérielles, d'autant plus qu'elle rencontre les croyances d'une population pour laquelle la santé est le bien suprême et la médecine, la religion qui permet de l'obtenir. Voilà qui explique qu'on nous conjure parfois « d'accomplir des miracles ». Que cette attente ne puisse être comblée frustre une société réduite à l'immanence mais n'empêche pas les médecins d'user des mots les plus forts : progrès, mutation, rupture, révolution, pour qualifier l'évolution du savoir et des pratiques. Il est temps de regarder au-delà des apparences.

L'envers du décor

Les résultats de la recherche médicale sont divulgués au cours de congrès internationaux réunissant des milliers, voire des dizaines de milliers de participants. Le volume de communications est tel qu'ils sont parfois consacrés à une seule maladie. Ainsi en neurologie, les AVC, la sclérose en plaques, l'épilepsie, la maladie d'Alzheimer, la maladie de Parkinson, ont leurs propres réunions. Des sessions différentes traitent les aspects épidémiologiques, physiopathologiques, génétiques, diagnostiques et thérapeutiques des maladies. Les résultats des principaux essais sont divulgués au cours de séances plénières attendues par tous. L'industrie pharmaceutique multiplie les symposiums pour présenter ses médicaments. Les sponsors organisent des réunions d'investigateurs pour faire le point sur l'avancement de leurs études. Il est impossible aux congressistes d'assister à toutes les présentations, et plus encore de prendre connaissance des milliers de posters affichés chaque jour.

Pour autant, peut-on dire que les connaissances scientifiques explosent tous les ans dans un feu d'artifice de nouveautés, bouleversant la pratique clinique ? Certainement pas. Celui qui assiste régulièrement aux congrès de sa spécialité sait à l'avance qu'au mieux trois ou quatre études parmi les dizaines qui ont l'honneur d'une communication orale auront des conséquences concrètes. Nombre d'entre elles ne sont que d'ennuyeuses redites de résultats déjà établis, justifiées par quelques variantes méthodologiques. Beaucoup de présentations ne sont que des études ancillaires d'essais déjà publiés. Quantité de procédures diagnostiques sont conçues, non parce qu'une question clinique importante doit être résolue, mais parce qu'une nouvelle technique d'exploration est apparue. Des essais thérapeutiques sans intérêt sont mis en œuvre, que leurs auteurs justifient par la rigueur de la méthodologie adoptée. Lorsqu'ils sont négatifs, la discussion des experts n'est qu'un bavardage ennuyeux qui laisse les cliniciens indifférents. La forme a définitivement pris le pas sur le fond. La carrière des chercheurs avance plus vite que les soins des malades.

Comme il faut bien publier toutes ces études, le nombre de journaux médicaux ne cesse de croître, surtout depuis l'apparition d'Internet et la multiplication des revues en ligne. En neurologie, une douzaine de titres publient des études de qualité, sans compter les autres. Nul ne peut lire toutes ces revues ; même la lecture intégrale d'une seule d'entre elle est impossible, le nombre d'articles augmentant sans cesse, au point que des revues mensuelles sont devenues hebdomadaires. Certains titres ont même créé des « revues sœurs », qui publient des études jugées acceptables, n'ayant pas trouvé place dans la revue principale. L'inflation de publications à laquelle nous assistons s'explique par le développement conjoint des laboratoires de recherche et de la médecine universitaire, dont le poids dans le corps médical s'est considérablement accrû[9]. Elle explique l'augmentation spectaculaire des essais thérapeutiques randomisés, *nec plus ultra* pour démontrer l'efficacité d'un traitement. Impliquant des professionnels issus de milieux différents : biologistes, cliniciens, méthodologistes, laboratoires pharmaceutiques et administrateurs de la santé, ils représentent un défi organisationnel majeur. La coordination sur plusieurs continents d'activités aussi diverses que l'inclusion et le suivi des malades, le transport et l'analyse des prélèvements biologiques, le contrôle de la conformité des dossiers, la surveillance du traitement, apparente leur mise en œuvre à une entreprise industrielle. C'est un monde à part qui s'est créé, toujours plus éloigné de la pratique clinique, de plus en plus proche plus d'une activité commerciale.

De fait, la proportion d'essais thérapeutiques financés par l'industrie pharmaceutique ne cesse de croître. Durant plusieurs années, incluant des milliers, voire des dizaines de milliers de malades, leurs coûts dépassent largement les ressources publiques de plus en plus limitées. Ainsi pour les cancers du sein, du côlon et des bronches (les trois cancers les plus fréquents), les laboratoires pharmaceutiques ont financé 5% des essais entre 1975 et 1984, 30% entre 1985 et 1994, 57% entre 1995 et 2004 et 78% entre 2005 et 2009[10]. C'est pire encore dans la sclérose en plaques : quasiment aucun essai thérapeutique n'est indépendant de l'industrie. Celle-ci contrôlant la conception, l'analyse et la publication des études, il est permis de s'interroger sur la fiabilité des résultats et des conséquences qui en sont tirées[11]. Ces essais menés dans des affections observées dans les pays développés, où la prise en charge des soins permet l'obtention d'un prix du médicament élevé et un gros volume de prescriptions, garantissent un retour sur investissement important. En revanche, bien peu sont conduits dans les pays en voie de développement. C'est dire que les choix de la recherche médicale dans son aspect le plus important, la thérapeutique, ne sont plus assumés par les pouvoirs publics pour le bien commun mais par des sociétés privées en vue de leur profit.

Ainsi pour l'industriel, si les parts de marché à conquérir sont substantielles, il vaut toujours la peine de chercher un médicament qui fluidifie davantage le sang que l'aspirine : plus de soixante-dix mille malades ont ainsi participé à des essais testant des médicaments « antiplaquettaires » pour prévenir les récidives d'infarctus cérébral[12]. Aucun ne s'est imposé, et pour cause : les plaquettes sanguines sont activées par différentes voies métaboliques, chacune ciblée par un médicament spécifique. Il est douteux que l'un puisse être supérieur à l'autre ; seule leur combinaison peut apporter un bénéfice supplémentaire, ce qui a d'ailleurs été démontré dans certaines situations cliniques. C'est ainsi que privées du regard de biologistes compétents et de cliniciens avertis, les études de l'industrie pharmaceutique vont d'échec en échec. Le *fiasco* des neuro-protecteurs dans l'infarctus cérébral en est une autre illustration : en vingt ans, plus de vingt mille malades ont été inclus dans une trentaine d'essais, tous négatifs[13]. Ces études ont été conçues avant qu'existent des méthodes de revascularisation efficaces : on voit mal comment un médicament administré par voie sanguine aurait pu protéger une région du cerveau qui lui restait inaccessible. Pour les cliniciens inutilement mobilisés, culpabilisés d'avoir fait participer leurs malades à des essais défaillants, ces échecs laissent un goût amer. Ce n'est pas mieux lorsqu'un médicament est efficace : l'industriel multiplie alors les études, à seule fin d'élargir ses indications pour maximiser ses gains. Ainsi en a-t-il été pour les statines, dont la prescription est incontestée après les accidents vasculaires. Elles ont été testées chez des personnes sans antécédent, à faible risque, quitte à modifier les critères de jugement pour aboutir à un résultat favorable et obtenir une AMM élargie[14].

Si les essais conduits par l'industrie pharmaceutique ont parfois une pertinence limitée, ils sont souvent correctement réalisés. Parce que l'évaluation formelle est devenue prioritaire, ces qualités méthodologiques leur confèrent une place de choix dans l'établissement des recommandations de bonne pratique. Si les médecins analysant la littérature ont participé à ces essais, leurs propositions servent les intérêts des industriels. Les conflits d'intérêts ne doivent en effet pas être sous-estimés[15]. Bien sûr, tout médecin participant à un essai thérapeutique a intérêt à ce que l'étude apporte des résultats probants, utiles aux malades. Mais il peut aussi être rémunéré par l'industriel pour sa participation à la conception de l'essai ou à l'inclusion des malades ; avoir son nom dans la publication, ce qui fera avancer sa carrière ; éprouver une fierté personnelle et bénéficier de l'admiration de ses pairs. Ces intérêts secondaires ne sont pas condamnables mais ils entrent en concurrence, voire en contradiction avec l'intérêt scientifique. Nombre de médecins siégeant au conseil d'administration des sociétés savantes ou rédigeant des recommandations sont sujets à de tels conflits. En France, la HAS traque tous leurs contacts avec l'industrie et évite toute collaboration avec celui qui aurait eu le moindre bénéfice financier ou matériel avec la compagnie pharmaceutique dont le médicament est évalué. Ses critères de sélection sont tellement stricts qu'elle éprouve de grandes difficultés à composer ses groupes de travail : le simple fait d'avoir été invité à un congrès abordant la thématique abordée exclut la participation du médecin, même s'il n'a perçu aucun avantage financier. Les universitaires minimisent ces conflits et préfèrent parler de « liens d'intérêt » voire de relations professionnelles[16], pour éviter les mots qui fâchent et ne pas passer pour une personne vendue à l'industrie : combat d'arrière-garde ! La contradiction entre l'intérêt du malade et celui de l'investigateur est réelle. La maîtrise des techniques de lobbying acquise par les sociétés pharmaceutiques requiert un regard lucide sur les rapports de force qui sont à l'œuvre[17]. C'est faire preuve de naïveté que de croire à l'indépendance intellectuelle de personnes en contact régulier avec des groupes de pression passés maîtres dans l'usage des stratégies d'influence, capables de véhiculer dans leur seul intérêt des concepts parfois très éloignés de la réalité scientifique.

A la fragilité du jugement des experts s'ajoute la tendance au sensationnalisme : dès qu'une nouvelle technique apparaît, elle est qualifiée de révolutionnaire. Un exemple caricatural concerne l'infarctus cérébral, où la désobstruction mécanique des artères a fait l'objet d'une promotion surprenante : « la révolution est en marche », « une nouvelle ère commence », etc. Certes, la technique est beaucoup plus efficace que le traitement médicamenteux et peut-être utilisée lorsqu'il est contre-indiqué ; les délais de traitement sont allongés, ce qui permet de soigner davantage de malades[18]. Un essai a même montré le bénéfice de la procédure « six à vingt-quatre heures après le début des symptômes », laissant croire à sa très large application[19]. La réalité est toute autre. Si la recanalisation artérielle est le plus souvent obtenue, la guérison des malades est plus rare et la mortalité n'est pas diminuée ; le traitement s'adresse au plus à 10% des infarctus cérébraux et n'est pas dénué de risque ; l'allongement des délais de traitement ne concerne au plus que 3% des cas, idéalement sélectionnés par des mesures sophistiquées de la perfusion cérébrale, qui ne sont pas disponibles en pratique courante[20]. Alors, la « thrombectomie » est-elle une révolution ? C'est plutôt une arme supplémentaire dans l'arsenal thérapeutique des infarctus cérébraux, syndrome de causes et de mécanismes variés, relevant de traitements différents, dont aucun ne s'adresse à la totalité des malades.

Si les médecins perdent le sens de la mesure, les médias ne sont pas en reste. En octobre 2017, à l'occasion de la journée mondiale de l'AVC, le traitement des infarctus cérébraux fut présenté au journal télévisé par le prisme exclusif de la technique : à côté de la désobstruction artérielle mécanique, il a été fait état de la fermeture d'une communication anormale entre les oreillettes cardiaques, mise en œuvre pour prévenir de nouvelles embolies. Pourtant cette procédure ne s'applique qu'à une proportion très faible des infarctus cérébraux, survenus chez des sujets jeunes et lorsqu'aucune cause n'a été trouvée. Des soins comme la kinésithérapie ou l'orthophonie, nécessaires pour un tiers des malades au moins, sont passés sous silence. Plus, alors que la moitié d'entre eux rentrent directement au domicile après quelques jours d'hospitalisation, la maladie est dépeinte de manière catastrophiste. La diversité des situations rencontrées est passée sous silence. La déformation des réalités cliniques rejoint celle des congrès médicaux, dont l'essentiel est consacré à des thérapeutiques innovantes certes efficaces, mais applicables à un petit nombre de malades. Les traitements aux effets spectaculaires sont privilégiés, les autres sont négligés.

Quant aux laboratoires pharmaceutiques, ils ne sont pas avares de communications sur leurs investissements : « 1800 nouveaux médicaments contre le cancer » proclame une campagne d'affichage du LEEM dans le métro parisien en janvier 2018. A nouveau transparaît une conception strictement quantitative de la recherche médicale. Investissez, les connaissances progresseront. Cancer, sida, Alzheimer : combien de milliards ? Les résultats sont, au mieux, contrastés. Il faut le redire : les révolutions scientifiques sont aussi rares qu'imprévisibles. Dans le domaine thérapeutique, le XXème siècle a connu *une* révolution médicale : la découverte des antibiotiques. Encore celle-ci fut-elle en partie l'effet du hasard. L'action des cultures de champignon sur la croissance des bactéries a plusieurs fois été observée dès la fin du XIXème siècle, mais négligée[21]. En 1928, Alexander Fleming constata accidentellement l'effet bactéricide de la culture du champignon *Penicillium.* Ce n'est que pendant la Seconde Guerre mondiale que débuta l'utilisation à grande échelle de la Pénicilline. En 1984, il a été établi que l'ulcère gastrique était consécutif à une infection de la paroi de l'estomac par une bactérie[22]. L'idée que l'ulcère soit dû à un excès d'acidité gastrique, lui-même favorisé par le stress, était tellement ancrée dans l'esprit des médecins que cette publication a été accueillie avec incrédulité[23]. Aujourd'hui, le résultat n'est plus contesté. Sept jours d'antibiotiques suffisent à éradiquer une maladie chronique aux rechutes nombreuses, requérant un traitement médical indéfini ou des interventions chirurgicales mutilantes : voilà bien une révolution thérapeutique. Même des cancers de l'estomac sont dus à cette infection, dont le traitement en diminue la fréquence et la gravité. Le cancer, une maladie infectieuse, qui l'eut cru ? Cette atténuation de l'opposition chère aux épidémiologistes entre maladies communicables, aiguës et infectieuses, et maladies non communicables, chroniques, cancer et ulcère, est un « changement de paradigme », au sens où l'entendait Thomas Kuhn. On comprend que cette découverte ait valu le prix Nobel à ses découvreurs.

Au contraire, ce que certains experts qualifient de révolution est souvent de portée moindre. En chirurgie et en médecine interventionnelle, les succès techniques obtenus, parfois spectaculaires, font croire que la thérapeutique peut être assimilée à la correction de problèmes mécaniques. Pourtant, qu'il s'agisse d'artères désobstruées, de valve cardiaque dilatée, de chirurgie bariatrique, il faut regarder au-delà des apparences pour apprécier le succès obtenu. Si remarquable que soit la prouesse accomplie, le clinicien doit souvent réviser à la baisse le bénéfice pour le malade. En oncologie, les connaissances accumulées sur les perturbations subtiles qui affectent le métabolisme des cellules tumorales permettent la mise au point de nouveaux médicaments issus des biotechnologies. Le fonctionnement du corps humain semble se réduire à un ensemble de réactions chimiques qu'il s'agit d'élucider. Certains proclament que le traitement du cancer reposera essentiellement sur ces biothérapies, dont la prescription nécessitera l'analyse préalable d'une carte génétique complète de la tumeur[24]. La vérité serait découverte grâce au décryptage des phénomènes biochimiques et génétiques impliqués dans les maladies. Comprendre se limiterait à connaître l'infiniment petit : faisons justice de cette idée simpliste.

Ombres et lumières de la recherche médicale

Le cancer et le mirage de la médecine personnalisée

Longtemps, le traitement médical du cancer fut dominé par les chimiothérapies, qui détruisent les cellules tumorales, sans épargner les autres cellules en division de la moelle osseuse, des muqueuses et du cuir chevelu notamment, entraînant anémie, infections, diarrhée ou perte de cheveux. D'autres thérapeutiques sont apparues, dirigées contre les vaisseaux tumoraux et les cellules de l'immunité, ou combattant directement les effets sur le métabolisme cellulaire des mutations génétiques acquises par les cellules tumorales. Ces dernières sont appelées thérapies ciblées et leur application médecine de précision, médecine personnalisée ou médecine stratifiée : la connaissance de la mutation permet au médecin de choisir un médicament spécifique de la voie métabolique perturbée.

Ces thérapies ciblées sont efficaces lorsqu'elles corrigent les effets des mutations « conductrices », dont la présence dans les cellules cancéreuses est nécessaire à la progression tumorale : bloquer la voie métabolique altérée permet d'obtenir un effet anti-tumoral majeur et durable. Les autres mutations découvertes par le séquençage du génome tumoral, appelées mutations « passagères », ont un rôle accessoire et ne sont que le reflet de l'instabilité génétique majeure de ces cellules. Le meilleur exemple pour illustrer l'action d'une thérapie ciblée est la leucémie myéloïde chronique, affection rare des cellules souches de la moelle osseuse, où une mutation génétique unique aboutit à la prolifération tumorale des globules blancs, dont l'évolution spontanée est, après une longue phase de latence, uniformément fatale. La découverte d'un médicament corrigeant l'anomalie moléculaire spécifique de la maladie permet d'obtenir une rémission définitive au prix d'un traitement à vie. Mais ce succès spectaculaire est un cas particulier et même une exception.

En effet l'analyse moléculaire des cancers a révélé aux chercheurs une complexité insoupçonnée. Auditionnée en 2013 lors du rapport parlementaire consacré à la médecine personnalisée, la présidente de l'Institut National du Cancer (INCa) admettait en être aux « balbutiements » : un test unique est réalisé pour identifier une anomalie génétique connue, alors que le séquençage à haut débit de tout le génome en révélerait bien plus[25]. De fait, dans les adénocarcinomes bronchiques, une douzaine d'altérations génétiques différentes ont été décrites[26]. Pour ne rien arranger, les cellules cancéreuses ne sont pas toutes identiques : il existe une hétérogénéité intra-tumorale, résultat d'une « évolution branchée » : une mutation conductrice initiale peut-être suivie d'autres altérations dans une fraction seulement des cellules tumorales[27]. Le tronc de l'arbre se divise ainsi en de multiples branches. En cas de récidive, de nouvelles mutations peuvent apparaître, induites par les traitements utilisés. Les métastases ont parfois des caractéristiques génétiques distinctes des tumeurs dont elles sont issues[28]. Cette extrême diversité des cellules cancéreuses chez un même malade pose question puisque les thérapies ciblées n'agissent que sur les cellules porteuses des anomalies qu'elles sont censées corriger. Certes, il est possible d'associer ces traitements, mais leur toxicité est cumulative : les essais combinant des thérapies ciblées nécessitent des réductions des doses de médicaments qui compromettent leur efficacité[29].

L'hétérogénéité des tumeurs impose la réalisation d'un « test compagnon », reconnaissant l'anomalie ciblée par le traitement et permettant sa prescription. Les oncologues ont l'impression de sélectionner certains malades et d'abandonner les autres, qui se trouvent exclus des nouvelles thérapeutiques. En plus, si les analyses doivent porter sur l'ensemble du génome tumoral et être répétées en cas de récidive ou de métastase, les moyens techniques et humains nécessaires, comme les coûts qui en résultent, pourraient fortement augmenter. Ces dépenses seront-elles justifiées ? La réponse dépend à la fois du coût du traitement administré et de celui du test réalisé, mais plus encore de ses performances : le « test compagnon » n'est en effet qu'un nouvel exemple de « biomarqueur », censé prédire le pronostic de la maladie[30]. Or les résultats des études sont parfois en deçà des espérances[31]. Pourtant, rien ne semble pouvoir arrêter le développement de la médecine de précision. L'analyse génétique de multiples types de cancers ayant montré qu'une même voie métabolique peut être altérée dans des tumeurs issues d'organes différents, certains ont voulu fonder le traitement du cancer sur les tests de génétique moléculaire. C'est la justification des « essais paniers », incluant des malades dont les tumeurs siègent dans différents organes mais partagent une même anomalie génétique, qui reçoivent tous un même médicament agissant sur la voie métabolique perturbée. Le type histologique de la tumeur et l'organe atteint ne comptent plus : le réductionnisme biologique est total. Ce concept est voué à l'échec : faire fi de l'organe cible du cancer, c'est oublier que le processus pathologique ne se résume pas à l'altération d'une voie métabolique et que l'environnement tissulaire et la réaction de l'organisme influencent l'évolution de la maladie[32].

Lire les articles consacrés à ces nouvelles voies thérapeutiques est passionnant et frustrant à la fois, comme en témoigne le rapport parlementaire de 2014 sur la médecine personnalisée, largement consacré aux thérapies anti-cancéreuses. La construction de nouveaux modèles d'essais thérapeutiques et le risque d'en tirer des conclusions prématurées, la sélection des malades à traiter et la crainte des discriminations qui en découle, la nécessaire rationalisation des dépenses, qui croissent avec l'utilisation de plateformes de génétique moléculaire, le stockage des données collectées et leur protection : autant d'interrogations auxquelles politiques, scientifiques, médecins et industriels avouent ne pas pouvoir donner de réponses[33]. Certains, fascinés par ces perspectives, en arrivent à proposer une remise en cause complète de l'organisation de la recherche médicale et des soins. C'est aller un peu vite en besogne. Les résultats sont en effet loin d'être acquis, comme le soulignait crûment le directeur de la HAS en 2013, qualifiant la médecine de précision de « contes de fée »[34]. La plupart des thérapies ciblées améliorent la « survie sans progression », c'est-à-dire qu'elles retardent la croissance des tumeurs, sans allonger la durée de vie des malades ; elles exposent à des effets indésirables parfois graves ; la valeur pronostique des « tests compagnons » est discutable car des résistances au traitement peuvent apparaître ; enfin la survenue de complications à long terme ne peut être éliminée quand les traitements sont poursuivis indéfiniment, ce qui est la règle.

Le décalage entre les connaissances biologiques et l'effet des traitements n'est pas propre à l'oncologie mais c'est dans cette spécialité qu'il est le plus fort. Chaque semaine, des essais thérapeutiques aux conclusions limitées paraissent dans les plus grands journaux médicaux ; la promotion des thérapies ciblées continue, appuyée sur l'expression trompeuse de médecine personnalisée ou de précision, qui laisse croire à une action plus efficace et plus sûre, alors qu'il n'en est rien. Ces médicaments sont autorisés sans restriction, même s'ils sont peu utiles. Sur dix-huit molécules ayant reçu une AMM entre 2003 et 2012, trois seulement apportent un bénéfice important pour les malades. Ces chiffres extraits de l'intervention du président de la HAS lors du rapport parlementaire déjà cité montrent que l'Autorité peut reconnaître le faible intérêt des médicaments qu'elle évalue et s'avérer en même temps incapable de refuser la délivrance de l'AMM. A l'échelon supérieur, la situation est identique : l'Agence Européenne du Médicament (EMA) a délivré 68 AMM à des anti-cancéreux entre 2009 et 2013, dont 24 seulement allongent la survie de un à six mois et sept améliorent la qualité de vie. Encore le bénéfice était-il jugé pertinent pour seulement la moitié des indications considérées[35]. Le constat est le même aux Etats-Unis où la moitié des médicaments autorisés entre 2005 et 2012 par la *Food and Drug Administratio*n (FDA), dont la plupart des anticancéreux, l'ont été sans preuve d'efficacité clinique. Moins de 10% ont fait l'objet d'essais ultérieurs confirmant leur validité sur des critères de durée ou de qualité de vie[36].

Est-ce la fascination pour la science qui explique une telle absence de retenue, ou la crainte de rejeter un traitement potentiellement efficace dans une maladie létale ? Il semble que « personne ne veuille dire non à un médicament anti-cancéreux »[37]. Cette précipitation conduit pourtant à de brusques revirements, comme l'illustre l'histoire du bevacizumab. Cet agent limitant la prolifération vasculaire est utilisé dans de nombreux types de cancers pour retarder la croissance tumorale, même si les preuves de son bénéfice sur la survie sont faibles. Il n'existe aucun test pour sélectionner les bons candidats : ce n'est pas une thérapie ciblée[38]. Agissant sur le système vasculaire, il peut entraîner une hypertension artérielle, des hémorragies, des infarctus cérébraux ou du myocarde[39], au point d'augmenter de 50% la mortalité liée au traitement[40]. La FDA a pourtant validé sa prescription dans le cancer du sein métastatique dès 2008, par une procédure accélérée, avant de revenir en arrière en 2011[41]. En France, onze indications ont été retenues par l'AMM dans six cancers différents. En 2014, le bevacizumab représentait 22% des dépenses de médicaments remboursés « en sus » du séjour à l'hôpital et 39% dans les établissements privés, soit un total dépassant les 370 millions d'euros, ce qui en faisait le premier poste de cette liste[42]. La dépense a augmenté de 20 millions d'euros entre 2012 et 2014[43]. Suite à la décision de la FDA, une réévaluation des indications a eu lieu. La lecture des différents avis de la Commission de Transparence de la HAS émis entre avril et juillet 2016 montre la faiblesse des éléments retenus pour la prescription : « l'amélioration du service médical rendu », autrement dit le progrès thérapeutique, est mineure ou nulle dans la totalité des indications[44]. Si certaines ont fait l'objet d'un arrêt du remboursement, la HAS a considéré que le médicament peut encore être prescrit et remboursé dans certains cancers du sein. L'EMA a également accepté sa prescription, conjointe à certaines chimiothérapies, parce que « le médicament prolonge la survie sans progression sans avoir d'effet négatif sur la survie ». La phrase est édifiante !

En Angleterre, le NICE (organisme équivalent de la HAS) a pris une position différente : le médicament n'est plus remboursé.

On reste songeur devant cet enchevêtrement de revirements et de décisions contradictoires. Hélas l'exemple du bevacizumab n'est pas isolé : d'autres médicaments, évalués dans les cancers de vessie et du côlon, ont fait l'objet d'avis divergents. Lorsque le retrait d'une autorisation est décidé, les associations de malades protestent : « des femmes privées de leur traitement » peut-on lire ; médecins prescripteurs et associations appellent au combat, avec le soutien tacite de l'industrie pharmaceutique. S'en suivent pétitions, actions de lobbying auprès du ministère : les passions prennent le pas sur l'évaluation objective. Les décideurs semblent paralysés. Pourtant les médicaments remboursés « en sus » du séjour hospitalier ont coûté à eux seuls 2,9 milliards d'euros à la collectivité en 2014 et 56% de cette dépense concerne les anti-cancéreux. La même année les traitements par voie orale du cancer ont coûté 1,4 milliard d'euros[45]. La croissance des dépenses est de 15% par an[46]. Et les nouvelles thérapeutiques sont encore plus coûteuses : les immunothérapies, qui allongent la survie dans le mélanome et sont désormais utilisées dans un grand nombre de cancers coûtent près de 20 000 euros par mois[47]. De nouvelles classes médicamenteuses vont apparaître dans les cancers du sein, du poumon et du colon, de loin les plus fréquents. Près de 90 molécules pourraient être mises sur le marché ou voir leurs indications s'élargir dans les prochaines années.

S'il est exclu de priver les malades de traitements efficaces, il est incompréhensible que des médicaments soient mis sur le marché précipitamment, sans une évaluation rigoureuse de leurs bénéfices et des risques majeurs qu'ils entraînent parfois. Ainsi les études de phase I qui déterminent la dose de médicament à la fois efficace et bien tolérée, montrent qu'avec les thérapies ciblées, les posologies les plus élevées sont les plus toxiques, ce qui n'est guère surprenant, mais que contrairement aux chimiothérapies classiques, elles ne sont pas plus efficaces que des posologies plus faibles[48]. Des mécanismes d'action différents expliquent des règles pharmacologiques nouvelles. Pour une spécialité habituée à prescrire la dose maximale tolérée des chimiothérapies cytotoxiques, le changement est majeur. Au point qu'une revue de référence comme le *Lancet Oncology* appelle à prescrire la dose minimale efficace d'un traitement, pour limiter à la fois la toxicité et le coût des médicaments[49]. C'est la conception même des essais thérapeutiques qui devrait être revue. Mais la tâche semble difficile. Comme dans les maladies vasculaires, beaucoup d'essais en oncologie ont pour objectif d'obtenir l'AMM la plus large possible. Les anti-cancéreux sont d'abord testés chez les malades dont le cancer récidive malgré les traitements validés. L'intérêt de l'industriel étant que son produit soit utilisé avant la récidive, voire en première ligne, dès le diagnostic, nombre d'essais évaluent des stratégies thérapeutiques sans intérêt, où le nouveau traitement est comparé à un médicament ou à un protocole obsolète[50]. S'il est efficace à un stade évolué de la maladie, il n'est pas surprenant qu'il retarde la progression tumorale à un stade précoce. Mais cela ne prouve nullement qu'il améliore également la survie. Ces critiques extraites d'une revue publiée dans le *Lancet* montrent l'ampleur du problème : il est demandé aux agences américaine et européenne « de faire coïncider les essais cliniques et les questions cliniques », manière de dire qu'elles ne le font pas.

Pourtant nous entendons souvent que la mortalité du cancer recule. Alors que nombre de médicaments anticancéreux commercialisés depuis dix ans n'ont pas apporté de bénéfice tangible aux malades, on en oublierait presque le rôle majeur des autres spécialités dans cette évolution. Bien traiter le cancer, c'est d'abord en faire le diagnostic rapidement et confier le malade à une équipe chirurgicale entraînée. L'expérience des chirurgiens et la qualité des soins post-opératoires sont en effet déterminantes pour la survie du malade[51]. C'est ce résultat primordial qui a conduit l'INCa à instaurer des seuils pour autoriser un établissement à réaliser la chirurgie du cancer[52]. Les avancées de la chirurgie démontrent que le progrès médical n'est pas toujours issu des résultats les plus brillants de la biologie moléculaire. Il est aussi important d'appliquer des procédures éprouvées, régulièrement réévaluées et perfectionnées.

Le fiasco des maladies neurodégénératives

Le contraste avec les affections neuro-dégénératives est saisissant : les maladies d'Alzheimer, de Parkinson et de Charcot sont traitées aujourd'hui comme il y a vingt ans. D'ailleurs, continuer à les appeler du nom des médecins qui les ont découvertes il y a un à deux siècles, c'est reconnaître que leur diagnostic a peu évolué. Celui-ci repose toujours sur le recueil de l'histoire de la maladie et la collection des signes cliniques. Le médecin ressemble à l'expert chargé d'authentifier un tableau de maître : comme la ressemblance avec les œuvres du peintre assure l'identification de la toile, la similitude du cours évolutif de l'affection et des signes observés avec une maladie connue permet son diagnostic. On conçoit que dans les cas difficiles - et ils sont nombreux - l'erreur reste possible. Nous ignorons quels sont les causes et les mécanismes de la dégénérescence, « définie » comme une perte progressive et sélective de populations de neurones, qui n'est pas d'origine infectieuse, vasculaire, toxique, inflammatoire ou tumorale. C'est dire que nous sommes incapables d'établir un pronostic et d'enrayer l'évolution du processus pathologique. La décade du cerveau des années 1990-2000 aux Etats-Unis, les plans Alzheimer et maladies neuro-dégénératives en France n'y ont rien changé. Dans la maladie de Parkinson, les médicaments existent depuis 50 ans et les techniques de stimulation cérébrale profonde sont appliquées depuis plus de 20 ans. Au moins certains symptômes sont soulagés et la qualité de vie des malades améliorée. Dans la maladie de Charcot, le seul médicament disponible existe depuis 25 ans et ne peut que prolonger un peu la survie ; le traitement est symptomatique et l'évolution fatale à plus ou moins brève échéance.

Mais que dire de la maladie d'Alzheimer ? Les médicaments spécifiques de l'affection ont une efficacité si faible qu'aucune amélioration n'est ressentie par le malade ni perçue par l'entourage. Ces résultats décevants et la médiocre qualité des essais ont conduit à leur déremboursement en août 2018. La HAS est réduite à promouvoir « l'approche non médicamenteuse », mêlant des mesures de bon sens telle que le « confort psychologique et un environnement adapté », « la prise en charge psychologique et psychiatrique du patient et de son entourage » et des actions non validées comme la stimulation cognitive ou la promotion de l'exercice physique[53]. Pourtant, mettre en avant les limites méthodologiques des essais signifie que leurs conclusions ne sont pas valides, pas que les médicaments testés sont inefficaces[54]. En toute rigueur, il faudrait mettre en œuvre de nouvelles études en s'aidant des « biomarqueurs » désormais disponibles, afin d'évaluer l'effet à long terme de médicaments qui n'ont guère été testés plus de six mois. France Alzheimer s'est dit prête à financer une telle étude : ce sont donc les malades et leurs familles qui devraient initier la recherche pour valider les médicaments qui vont les soigner ! Mais l'association trouvera-t-elle les équipes universitaires acceptant de repartir sur une hypothèse émise dans les années 1970[55] ? Rien n'est moins sûr.

Captivés par les avancées de la biologie, les chercheurs courent d'autres chevaux. Entre 2002 et 2012, plus de 400 essais ont été conduits dans la maladie d'Alzheimer, financés par l'industrie dans 80% des cas : il y a eu 99,6% de résultats négatifs[56] ! Les médicaments « anti-amyloïde » illustrent l'échec d'une stratégie fondée sur la seule recherche fondamentale. Les lésions caractéristiques de la maladie, décrites par Alzheimer dès 1911, sont en partie constituées de dépôts de protéines insolubles, appelés amylose, dont l'analyse biochimique détaillée a été effectuée entre 1960 et 1990. Des anticorps visant à empêcher leur accumulation ont été développés. Des essais incluant des milliers de malades ont été conduits, en pure perte. Le résultat était prévisible : on sait depuis longtemps que les dépôts d'amylose apparaissent précocement au cours du processus pathologique, bien avant les premiers symptômes, et que leur distribution dans le cerveau n'a pas de relation avec la présentation clinique ou la gravité de la maladie. Autant dire que la prudence aurait dû prévaloir. Mais le monde académique et industriel s'est obstiné, parce que « l'hypothèse amyloïde » est dominante dans le milieu scientifique et qu'il est devenu facile de fabriquer des anticorps bloquant l'accumulation de la protéine amyloïde : parfaite illustration de la routine qu'est la « science normale ». Bien sûr, être le premier à trouver le traitement d'une maladie fréquente et porteuse d'un enjeu symbolique aussi fort a fait perdre toute mesure à l'industrie. En témoigne le fait que de grands essais ont été conduits alors même que les études préliminaires visant à identifier un bénéfice potentiel de ces traitements étaient mal conçues et ne donnaient aucun résultat[57]. Les industriels se sont lancés dans un combat perdu d'avance. Plus encore que pour le cancer, les cliniciens ont démissionné : aucun neurologue ne peut empêcher qu'une molécule dont la mise au point s'appuie sur un modèle biologique, aussi hypothétique soit-il, fasse l'objet d'un essai thérapeutique. Le scientifique est en position dominante ; les autres n'ont qu'à suivre. Pour preuve, alors que les éditoriaux des grandes revues demandent d'envisager d'autres voies thérapeutiques[58], les essais de médicaments « anti-amyloïde » continuent, envers et contre tous : ils sont désormais testés avant l'apparition des symptômes, chez les personnes prédisposées à la maladie par des mutations génétiques de la protéine amyloïde, comme l'était la malade décrite par Alzheimer lui-même. En quelque sorte, il s'agit désormais de promouvoir l'usage préventif d'un traitement initialement conçu comme curatif. Sera-t-il plus efficace ? Il est permis d'être sceptique.

Les malades ont peu à attendre de recherches aussi éloignées des réalités cliniques[59]. Le déclin des fonctions intellectuelles résulte en effet de l'intrication de multiples facteurs, particulièrement dans le grand âge, où les lésions de la maladie d'Alzheimer sont souvent associées à d'autres lésions dégénératives, vasculaires ou traumatiques[60]. Une approche focalisée sur un seul mécanisme a donc peu de chances d'être bénéfique. Le fait est connu de longue date : dans les années 1960, la maladie d'Alzheimer est considérée comme une affection rare, survenant chez des personnes d'âge moyen, parfois familiale. Elle entraîne des troubles du langage, des difficultés à reconnaître et utiliser les objets, à s'habiller[61]. Au contraire la « démence sénile » atteint les sujets âgés et se manifeste par des troubles de mémoire inexorablement croissants, la personne oubliant peu à peu l'essentiel de sa vie, dont seules les premières années restent présentes, sous formes de bribes de souvenirs. Les lésions vasculaires sont alors considérées comme prépondérantes. La confusion est venue des études anatomo-pathologiques ultérieures, qui ont mis en évidence des lésions identiques à celles de la maladie d'Alzheimer dans le cerveau de sujets âgés déments[62]. C'est alors que le terme a été utilisé pour désigner l'ensemble des troubles intellectuels des personnes vieillissantes. Récemment, les techniques histochimiques et immunologiques, la quantification des différentes lésions cérébrales ont permis de mieux préciser la contribution respective des différents processus pathologiques à l'état intellectuel des malades[63]. Le suivi de grandes cohortes, de la cinquantaine jusqu'à la vieillesse, a mis en lumière l'importance du déséquilibre des variables physiologiques : pression artérielle, glycémie, oxygénation cérébrale, dans la survenue des troubles cognitifs[64]. L'impact des AVC[65] et de l'épilepsie[66] sur les performances intellectuelles a été démontré, tout comme celui des infections, des interventions chirurgicales et des états de stress, longtemps sous-estimé[67]. Des recommandations ont été publiées pour que les médecins s'attachent à corriger tous ces facteurs pour tenter de prévenir la survenue des démences, signe salutaire du retour à une médecine clinique, loin des illusions des modèles biologiques[68].

L'influence des *comorbidités* sur le cours évolutif d'une maladie n'est pas propre aux processus neurodégénératifs : le pronostic des cancers est aussi influencé par les affections associées[69]. La recherche devrait donc changer de paradigme et adopter des modèles explicatifs ouverts[70], plutôt que d'en rester à une approche strictement moléculaire des maladies[71]. Mais rares sont les chercheurs qui admettent la nécessité d'une approche globale intégrant l'ensemble des phénomènes pathologiques pour comprendre la genèse des symptômes de la maladie d'Alzheimer[72]. Beaucoup oublient les phénomènes compensateurs et les facteurs aggravants qui modulent son expression. Pourtant, à lésions cérébrales égales, certaines personnes ont un fonctionnement intellectuel satisfaisant alors que d'autres ont des troubles cognitifs sévères[73]. Cette différence s'explique par l'effet protecteur de la « réserve cognitive », fruit de l'éducation, de l'activité intellectuelle et des interactions sociales du sujet. Ainsi resurgit le rôle primordial du milieu de vie mis en avant par le neurologue allemand Kurt Goldstein : « chaque organisme a son milieu » car « son existence et ses opérations normales sont liées à la possibilité d'une adaptation telle entre sa structure et les événements environnants qu'il y ait formation du milieu adéquat »[74]. Alors qu'il s'agit de déterminer les mécanismes des maladies du système nerveux, « réseau (…) en relation avec le monde extérieur »[75] , l'abstraction des analyses *in vitro* éloigne le scientifique du réel. Lorsque la vie du malade n'est plus considérée, quand la médecine clinique est négligée, la recherche scientifique s'égare, tel le navire sur une mer inconnue, sans but à atteindre ni boussole pour le guider.

Les failles de la médecine scientifique

De l'iatrogénie à l'excès de soins

Non seulement la recherche connait des échecs et surestime ses succès, mais elle sous-estime les risques des traitements qu'elle découvre. L'heure de vérité pour un médicament, une opération chirurgicale ou une procédure interventionnelle sonne bien après la démonstration de son efficacité. A l'enthousiasme des chercheurs, toujours prompts à prêcher pour la nouveauté, doit répondre la prudence des prescripteurs. On estime en effet que les complications des traitements expliquent 3,5% des hospitalisations et concernent jusqu'à 10% des malades hospitalisés[76]. En Europe, les décès de cause iatrogène représentent 0,5% des hospitalisations, soit près de 420 000 morts par an. Parmi les traitements à risque, les anticoagulants sont les premiers en cause, par les hémorragies cérébrales et digestives qu'ils entraînent. Certes, le risque hémorragique des médicaments plus récents est moindre, mais des malades plus âgés et plus fragiles sont désormais traités : il est donc inévitable que l'accroissement des prescriptions entraîne une augmentation des complications[77].

D'autres traitements sont fréquemment incriminés dans l'iatrogénie. Les infections nosocomiales, acquises dans les établissements de soins, atteignent 5% des malades en 2012 et rendent compte de 80% des prescriptions hospitalières d'antibiotiques[78]. Et malgré une politique de prévention appliquée par les équipes opérationnelles d'hygiène, les chiffres restent stables depuis 2006. Comment pourrait-il en être autrement ? De plus en plus souvent traités par des anticancéreux et des immunothérapies, les malades sont davantage prédisposés aux infections. L'utilisation de cathéters de perfusion intraveineuse et de sondes urinaires favorise la pullulation microbienne, tout comme les dispositifs d'abord vasculaire assurant des perfusions itératives pendant plusieurs semaines, ou les perfusions sous-cutanées prescrites pour hydrater les sujets âgés. Dans ces conditions, l'efficacité limitée de la prévention n'est guère surprenante. De plus, l'usage croissant des antibiotiques rend les bactéries plus résistantes à leur action, ce qui oblige à utiliser des médicaments à spectre élargi, au risque de favoriser l'apparition de germes réfractaires à tous les traitements disponibles.

Hémorragies sous anticoagulants et infections nosocomiales n'étant pas toujours évitables, les maladies iatrogènes croissent inexorablement, favorisées par l'évolution des soins, plus techniques, plus efficaces et donc plus dangereux. La médecine crée de nouvelles maladies : situation déroutante mais inéluctable. Pour réduire les effets indésirables liés aux soins, de multiples procédures sont mises en place par les établissements de santé, via les comités du médicament et la politique de la qualité. La HAS instaure des plans de gestion de risques pour surveiller l'apparition des effets secondaires des nouveaux traitements. Mais ces dispositifs ne réduisent pas les risques. Au mieux, ils mesurent les complications et surveillent leur évolution. Au pire, ils se limitent à une bureaucratie tatillonne, accumulant les chiffres sans aboutir à des mesures concrètes. Dans les faits, rien n'arrête la prescription. Les effets secondaires sont même banalisés par certains prescripteurs qui se targuent, contre toute évidence, de maîtriser les traitements. Mais le médecin n'est pas chimiste, le chirurgien n'est pas mécanicien, le cardiologue interventionnel n'est pas plombier et le corps humain n'est pas une machine. Nous pesons nos décisions mais nous ignorons ce qui va arriver à la personne qui nous fait face. Traiter, c'est toujours prendre un risque. Chaque malade est différent et son unicité est bien souvent ce qui nous échappe : il y a loin de la démonstration scientifique à la réalité clinique.

Pire, certaines maladies iatrogènes sont dues à un *excès de soins* : les malades payent un lourd tribut à la précipitation des médecins, les soignants perdent du temps à accomplir des actes inutiles et les établissements gaspillent des ressources déjà limitées[79]. Le constat est ancien : il y a plus de quarante ans paraissait *Némésis médicale*, pamphlet retentissant dénonçant l'iatrogénie consécutive à l'activisme médical[80]. Rien n'a changé. Ainsi l'usage des antibiotiques en ville est-il excessif dans la plupart des pays d'Europe, où les infections des voies aériennes supérieures font l'objet de prescriptions inappropriées une fois sur deux. Rien qu'en France, 40% des prescriptions sont contraires aux recommandations[81]. C'est l'explication principale de la résistance bactérienne aux antibiotiques. Autre exemple bien connu : notre pays est le deuxième consommateur de benzodiazépines en Europe[82] : 13% des français en prenaient quotidiennement en 2015, ce qui représentait 4% de la consommation totale de médicaments[83]. Malgré l'édiction de règles de bon usage, 15% des ordonnances dépassent la durée autorisée[84]. Pourtant, les benzodiazépines multiplient par quatre le risque de chute et augmentent de 60 à 80% le risque d'accident de la route[85]. Les prescripteurs méconnaissent la différence entre la physiologie et la pharmacologie : « Ce serait une erreur de croire que le sommeil provoqué par des moyens pharmacologiques et le sommeil normal aient (...) une phénoménologie exactement semblable (...) provoquer artificiellement le sommeil par intervention sur les centres nerveux ne nous éclaire pas sur le mécanisme par lequel le centre hypnique est naturellement mis en jeu par les facteurs normaux du sommeil »[86]. La croyance que l'on dort mieux avec un hypnotique ne pouvait être plus vigoureusement dénoncée que dans ces lignes de Georges Canguilhem, écrites plusieurs années avant la découverte des benzodiazépines. Pourquoi alors les médecins continuent-ils à les prescrire et les malades à les réclamer ?

Sans doute nous reposons-nous sur la définition utopique de la santé proposée en 1946 par l'OMS, présentée comme un « droit fondamental de l'individu »[87], « un état de complet bien-être physique, mental et social (...) qui ne consiste pas seulement en une absence de maladie ou d'infirmité »[88]. Comprenons bien : nous ne sommes pas en bonne santé ; celle-ci est un objectif à atteindre, qui doit mobiliser toutes l'énergie du médecin, tenu de traquer le moindre symptôme et de le soulager. Lui mentionner un trouble, c'est le mettre dans l'obligation de le faire disparaître : ainsi la constipation, la toux, l'insomnie et bien sûr la douleur. Celle-ci n'est seulement un signal d'alarme, c'est une souffrance qu'il faut atténuer à tout prix. Ainsi sont apparues dans les hôpitaux des procédures d'administration d'antalgiques parfois avant toute évaluation médicale, au risque de modifier la symptomatologie et d'égarer la démarche diagnostique. En ville, après une période où les médicaments antalgiques étaient insuffisamment prescrits, l'emploi de la morphine est banalisé, tout comme celui des médicaments des douleurs neuropathiques - consécutives aux lésions du système nerveux - et des dispositifs de stimulation, transcutanés ou implantés sur les racines nerveuses, pour soulager une sciatique rebelle. Alors que les consultations spécialisées dans la prise en charge de la douleur chronique se sont multipliées, peu de malades adhèrent aux approches thérapeutiques qu'elles proposent : relaxation, hypnose, yoga, etc. Rares sont ceux qui comprennent que la douleur est entretenue par l'angoisse et la dépression. Beaucoup n'accordent foi qu'aux médicaments ; ils admettent difficilement que leur efficacité soit limitée et leurs effets secondaires parfois pires que le mal qu'ils sont censés soulager.

Soulagé par le « juste, subtil et puissant opium »[89], celui qui souffre passe ses nuits sous l'emprise des visions qu'il engendre : « Tu bâtis sur le sein des ténèbres, à l'aide des matériaux imaginaires du cerveau, avec un art plus profond que celui de Phidias et de Praxitèle, des cités et des temples, qui dépassent en splendeur Babylone et Hékatompyle »[90]. Abruti par la torpeur, il est assailli de douleurs au moindre arrêt de traitement, couvert de sueurs, envahi de cauchemars : « La nuit, lorsque je reposais dans mon lit sans dormir, de vastes processions défilaient avec une pompe lugubre, frises d'histoires interminables, que je ressentais comme aussi tristes et aussi solennelles que si elles eussent été tirées des temps d'avant Œdipe et Priam - d'avant Tyr - d'avant Memphis »[91]. Eprouvant dans leur esprit les effets contradictoires de la morphine magistralement décrits par de Quincey, certains malades sont incapables de se passer de leur remède. Les conséquences de cette dépendance sont redoutables : aux Etats-Unis, les traitements morphiniques sont responsables d'overdoses fatales et de suicides en nombre si élevé qu'ils rendent compte en partie du recul de l'espérance de vie constaté en 2015 et 2016[92]. Si nous n'en sommes heureusement pas là en France, les dérives d'une médecine exclusivement symptomatique ne sont pas à négliger. Combien de somnifères, d'anxiolytiques, d'antalgiques, mais aussi d'antiulcéreux, de traitements de la constipation, prescrits à tort ? Alors que bien des malades ne savent plus pourquoi certains médicaments leur sont donnés, ils craignent toute tentative d'interruption. C'est la triste illustration de la dépendance dans laquelle nous sommes entrés, médecin ne sachant que prescrire et malade incapable de se passer de médicament, tous deux placés sous l'autorité tutélaire du *pharmacos* à l'ambivalence oubliée, pourvu d'une puissance magique, gouvernant désormais notre relation.

L'excès de soins ne se limite pas aux médicaments. La profusion d'examens complémentaires aboutit à un nombre abusif de procédures chirurgicales ou interventionnelles. Alors que 95% des rétrécissements de l'artère carotide sont détectés en dehors des recommandations des sociétés savantes, 80% font l'objet d'interventions[93], la plupart chez des personnes asymptomatiques, bien que le bénéfice soit pourtant très discuté, tant le risque d'infarctus cérébral est faible[94]. Il en est de même en cardiologie où le recours à la pose de stent est inapproprié dans 10 à 20% des cas. Chez les malades atteints d'angine de poitrine, la revascularisation des artères coronaires est en effet controversée[95]. Les essais randomisés ne montrent pas de bénéfice de l'intervention sur la survie ou les symptômes cliniques[96]. Pourtant, leurs résultats ne sont pas acceptés : contre toute évidence, les médecins appliquent des procédures de revascularisation aux malades ayant un angor d'effort stable[97]. Pour les justifier, ils avancent deux arguments : la mise au point d'examens sophistiqués permettrait une meilleure sélection des malades et les endo-prothèses seraient devenues plus sûres. Las, les essais thérapeutiques les plus récents aboutissent aux mêmes conclusions que les plus anciens[98]. L'explication est simple : le risque d'infarctus du myocarde ou de décès est surévalué. L'évolution technique ne peut rien changer à cette réalité. Comme pour le rétrécissement des artères carotides, la méconnaissance de l'histoire clinique conduit à poser de fausses questions et à envisager un traitement inutile.

Il y a plus. « Oublier l'amplitude de l'effet placebo empêche l'exploration des relations inévitablement complexes entre l'anatomie, la physiologie et les symptômes »[99]. Cette phrase extraite d'un essai thérapeutique ayant montré l'inutilité de la revascularisation coronaire dans l'angine de poitrine souligne l'importance de comparer à un placebo toute procédure visant à réduire des symptômes subjectifs. Ces études sont difficiles à mener, puisqu'il faut admettre le malade en salle d'opération, l'anesthésier, parfois même lui faire une incision pour qu'il soit convaincu d'avoir été opéré. Mais le résultat est là : la moitié des procédures chirurgicales ainsi évaluées - souvent en chirurgie orthopédique - sont inefficaces[100]. Bien sûr les essais thérapeutiques ne s'appliquant pas à tous les malades, le traitement peut différer d'un cas à l'autre. Mais précisément : il ne varie pas. Des interventions démontrées comme inefficaces sont toujours largement pratiquées. Les faits scientifiques sont autant méconnus des chirurgiens que des cardiologues, peut-être parce que des intérêts financiers entrent en considération. Plus surprenant, les malades eux-mêmes sont convaincus des bénéfices de l'opération. Il est vrai qu'y renoncer s'avère difficile puisqu'ils n'ont d'autre alternative que la poursuite d'un traitement médical peu efficace. Réévaluer la pertinence des actes chirurgicaux et interventionnels serait pourtant loin d'être inutile : rien qu'en cardiologie, plus de 40% des angioplasties-stent effectués en France en 2014 ont été mises en œuvre chez des malades ayant une cardiopathie ischémique stable[101]. Etaient-elles toutes indispensables ?

Chacun comprend que la prise de médicaments ou la réalisation d'une intervention n'est pas dépourvue de risques. Mais sait-on que même les soins les plus banals en comportent ? Ainsi chez les personnes âgées, indépendamment de toute prescription médicamenteuse, peut survenir une confusion mentale lors d'un séjour en soins intensifs, une fracture du col du fémur suite à une chute dans un environnement étranger et même une dépression du seul fait d'être hospitalisé. Aucune action médicale ou soignante ne peut être incriminée, sinon l'alitement imposé par la maladie, la contrainte de repas hachés et sans goût, la contention pour éviter l'arrachage d'une perfusion, la toilette par des étrangers. Cette irruption dans l'intimité est si douloureusement vécue qu'elle conduit le malade à lâcher prise, parfois jusqu'à la mort. Depuis plus d'un demi-siècle, des besoins élémentaires ont été définis, dont le recensement fait partie des tâches des infirmiers et qu'ils s'obligent à satisfaire[102]. Tout inconfort doit disparaître.

Cet interventionnisme extrême que nous imposons aux malades et que certaines familles nous réclament est parfois pire que le mal qu'il prétend traiter. C'est un des aspects de la iatrogénèse médicale vigoureusement dénoncée par Ivan Illich : « au-delà d'un certain niveau d'effort, la somme des actes diagnostiques et thérapeutiques (...) abaisse nécessairement le niveau global de la société en rétrécissant précisément ce qui constitue la santé de chaque individu : son autonomie »[103]. La privation de liberté du sujet fragilisé, à qui les soins sont imposés, y compris dans ce qu'ils ont de plus humiliant, le viol de son intimité, sont d'autant plus délétères que le malade n'est pas en état d'exprimer sa volonté. Il n'existe plus en tant que personne : « les besoins, définis sous le couvert de la science, permettent de redéfinir la nature humaine suivant les convenances et les intérêts des professionnels qui les administrent »[104]. Dures paroles, hélas confortées par l'expérience de certains malades, infantilisés par les soignants. Telle est notre « civilisation médicale » : « l'institution assume la gestion de la fragilité, et en même temps, restreint, mutile, et finalement paralyse la possibilité d'interprétation et de réaction autonome de l'individu confronté à la précarité de la vie »[105].

De l'abus de la technique à l'insuffisance des soins

Si certains traitements sont prescrits avec excès et s'avèrent délétères, d'autres au bénéfice dûment établi sont insuffisamment appliqués[106]. Cette disparité n'est pas l'effet du hasard : la valorisation de la médecine technique contraste avec le faible investissement dans les soins humains, pourtant pas moins efficaces, comme l'illustre le traitement des AVC. Jusqu'au début des années 1990, le nihilisme prévaut ; beaucoup de malades sont délaissés, sans soins spécifiques. C'est l'époque où des études menées dans les pays scandinaves et en Grande Bretagne prouvent que l'hospitalisation en unité spécialisée permet de réduire la mortalité et la dépendance[107]. Pourtant aucun médicament, aucune procédure interventionnelle ou chirurgicale n'améliore le pronostic. Comment de tels résultats ont-ils pu être obtenus ? D'abord, l'admission des malades dans une unité dédiée permet l'action coordonnée d'un personnel formé et compétent : neurologues, infirmiers et aides-soignants, mais aussi kinésithérapeutes, orthophonistes, psychologues, ergothérapeutes, assistante sociale. L'analyse clinique permet de définir les soins nécessaires à chacun, tant est grande la variété des signes et le retentissement fonctionnel de la maladie. Rien de commun en effet entre une paralysie, une perte du langage, l'impossibilité de lire, des vertiges avec déséquilibre, une anesthésie avec perte du sens de position des membres, etc.

Chaque cas requiert des interventions particulières : positionner correctement les membres affaiblis au lit et au fauteuil pour éviter les attitudes vicieuses et les rétractions ; évaluer la motricité pour mettre en œuvre la kinésithérapie appropriée ; surveiller la déglutition pour adapter la texture alimentaire, éviter les fausses routes et les pneumonies ; analyser les troubles du langage oral et écrit, voire du calcul, pour les rééduquer ; détecter les troubles de mémoire qui vont compromettre le suivi du traitement médicamenteux ; comprendre le retentissement psychologique, démesuré en apparence, de certains accidents transitoires, etc. Il est alors possible d'établir le pronostic et d'orienter le malade au domicile ou vers un centre de rééducation. Cette médecine où la clinique garde ses lettres de noblesse démontre que la thérapeutique ne se résume pas aux opérations spectaculaires et à l'administration de médicaments. Ces résultats obtenus par des essais randomisés ont été confirmés par les méta-analyses, *nec plus ultra* de la médecine fondée sur les preuves : le risque de décès ou de dépendance est réduit d'un quart en unité neuro-vasculaire[108]. Ils ont pourtant suscité l'incrédulité de nombreux médecins, ce qui explique le retard pris en France dans leur développement.

Les indicateurs de la HAS montrent en effet qu'au plus 60% des malades ont été admis en unité neuro-vasculaire en France en 2016[109]. Et pour cause : des établissements importants en sont dépourvus ; la taille des unités existantes est limitée ; le nombre de neurologues est insuffisant pour recevoir et traiter les malades vingt-quatre heures sur vingt-quatre. Les disparités entre les régions sont édifiantes : en 2015, l'admission en unité neuro-vasculaire a concerné 30% des AVC en Provence-Alpes-Côte d'Azur, contre 63% en Ile-de-France et 69% dans le Nord[110]. Les écarts entre départements sont encore plus marqués : 10 à 20% seulement des AVC sont admis en unité neuro-vasculaire dans les Alpes de Haute-Provence, en Corrèze, en Haute-Corse, en Mayenne ou dans les Ardennes, mais plus de 60% à Paris, dans les Yvelines ou dans le Nord. Près de 20% des malades arrivés aux urgences d'un établissement disposant d'une unité neuro-vasculaire n'y sont pas admis, faute de place. Même si les chiffres se sont améliorés, les décisions prises n'ont pas été à la hauteur de l'enjeu. L'Etat laisse persister les inégalités d'accès aux soins qu'il prétend réduire. Le nombre d'hospitalisations pour AVC a en effet augmenté de 14% entre 2008 et 2014, soit environ 14 000 nouveaux cas[111]. La tendance devrait s'accentuer : la maladie frappant préférentiellement les sujets âgés, le vieillissement de la population fait craindre une augmentation de 50% du nombre de cas d'ici 2030[112]. Les personnes âgées récupérant moins facilement et plus lentement, le nombre de malades dépendants va augmenter[113]. Il faudrait donc davantage d'unités neuro-vasculaires et de lits dans les unités existantes. Au contraire, en mettant en avant la télémédecine et « l'accès à une expertise neurologique », la HAS laisse croire qu'une consultation peut remplacer les soins en unité spécialisée. Ce qui lui permet d'afficher un taux de « prise en charge neurologique » des AVC de 90%, alors qu'un tiers des malades n'ont eu qu'un avis ponctuel, tout à fait insuffisant.

Même pour les malades passés par les unités neuro-vasculaires, les soins font parfois défaut. Chez une personne jeune, au décours d'un infarctus cérébral étendu, un œdème cérébral apparaît et peut entraîner un coma d'évolution fatale, à moins qu'une craniectomie (ablation du crâne du côté de l'infarctus) ne permette au cerveau de gonfler vers l'extérieur, évitant la compression des structures vitales qui assurent la respiration et l'éveil. Alors que spontanément 70% des personnes décèdent, la mortalité est inférieure à 25% après l'intervention[114]. Ensuite, des soins complexes sont nécessaires pendant plusieurs semaines, en réanimation, puis en unité neuro-vasculaire, avant le transfert en rééducation. Après quelques mois, une fois l'œdème résorbé, une cranioplastie est effectuée, qui rétablit une pression normale dans la boîte crânienne et redonne à la tête une apparence quasiment normale. L'étendue des lésions fait que la personne garde une hémiplégie sévère et des troubles intellectuels qui requièrent une rééducation en centre spécialisé durant près d'un an, sinon plus. Pourtant, des familles se voient signifier l'obligation de reprendre leur parent après quelques mois. Ce sont elles qui cherchent alors d'autres services de rééducation, avec l'aide de leur médecin traitant ou du neurologue, parfois seules. Leur obstination est souvent récompensée, l'état du malade continuant de s'améliorer longtemps après l'accident, au-delà de ce qui était prédit.

Malheureusement certains malades gardent des séquelles si lourdes qu'ils ne peuvent rentrer à la maison. Après l'hospitalisation ils doivent vivre en maison de retraite ou d'accueil spécialisé pour les plus jeunes. Le suivi médical s'effiloche, la rééducation se ralentit, quand elle ne s'arrête pas purement et simplement. C'est ce dont témoignent des personnes atteintes de *locked-in syndrome,* cet état de paralysie complète et définitive succédant à certains AVC localisés au tronc cérébral, la portion du cerveau surmontant la moelle épinière où passent les voies nerveuses commandant les sensations et la mobilité de l'ensemble du corps. En maison d'accueil spécialisée, ils subissent les restrictions d'effectifs soignants ou la modification de la préparation des repas qui les obligent à manger une nourriture mixée, préparée à l'avance, comme à l'hôpital[115]. Ainsi perdent-ils ce qu'ils avaient retrouvé : le plaisir de manger, une activité physique limitant douleurs et rétractions, quand ils ne sont pas privés d'exercer leur devoir de citoyen, puisqu'en France, il faut parler ou signer pour pouvoir voter[116]. Notre société n'assume pas les conséquences de ses choix : nous sauvons la vie des gens mais les laissons vivre dans des conditions difficiles. On peut rêver à ce que serait la médecine si autant de moyens avaient été consacrés à soigner au long cours les maladies invalidantes qu'à valoriser la mal-nommée médecine personnalisée. Alors que le traitement de maladies aussi graves que les AVC devrait s'inscrire dans un projet médical et social complet de *santé communautaire*, les soins s'interrompent souvent, la phase aiguë passée. Et la situation ne semble pas prête de s'améliorer : le projet « Ma santé 2022 » est presque muet sur le thème du handicap.

Si toute affection grave conduit à une vie « rétrécie » au niveau biologique[117], le constat est identique pour les relations sociales : notre société individualiste a beau jeu de prôner l'autonomie du sujet, elle a fait du handicap « l'incapacité à se soustraire à un rapport de tutelle sous la double forme d'assistance et de contrôle », écrit Paul Ricœur[118]. « L'écart biologique se trouve consolidé par la mise à l'écart sociale », au point que la personne malade ou handicapée soit privée de sa propre estime et fasse l'objet d'un « déni de dignité ». Pourtant « la maladie n'est pas seulement disparition d'un ordre physiologique mais apparition d'un nouvel ordre vital » remarque Georges Canguilhem. Pour l'individu, « la maladie est autre chose qu'une déficience, elle est une manière autre d'être au monde ». C'est ce dont témoignent beaucoup de personnes en *locked-in syndrome*, qui vivent une vie pleinement humaine, avec ses joies et ses peines[119]. L'existence d'une personne handicapée ne correspond pas à l'idée que s'en font les bien-portants[120]. Comme le rappellent Fred Plum et Jérôme Posner, les neurologues américains qui l'ont décrit, le *locked-in syndrome* avait été observé au XIXème siècle et la possibilité de communiquer avec le malade au moyen d'un code fondé sur les battements de paupières était déjà connue[121]. La préservation de son intellect était un fait avéré. Il gardait sa place dans la société, au point de pouvoir établir son testament devant notaire, de déshériter son fils… et de devenir ainsi un ressort essentiel de l'action d'un roman de mille cinq cent pages, en même temps qu'un de ses personnages les plus émouvants. « Le regard qui dénonçait cette vie intérieure était semblable à une de ces lumières lointaines qui, durant la nuit, apprennent au voyageur perdu dans un désert qu'il y a encore un être existant qui veille dans ce silence et cette obscurité (…) Dans cet œil s'étaient concentrées toute l'activité, toute l'adresse, toute la force, toute l'intelligence, répandues autrefois dans ce corps et dans cet esprit (…) il commandait avec les yeux ; il remerciait avec les yeux ; c'était un cadavre avec des yeux vivants »[122]. Si le regard de mon malade ne me touche pas, si je me détourne pour éviter l'échange auquel il m'invite, comment pourrait-il trouver le « courage d'être » dont parle Paul Ricœur et conserver l'estime de soi ? Celle-ci n'est pas que le résultat du travail de deuil de l'individu atteint dans sa chair, contraint de renoncer à ses idéaux, d'accepter ses limites. « La reconnaissance de soi ne vas pas sans reconnaissance par autrui (...) Il importe à l'individu bien portant de discerner dans l'individu handicapé les ressources de convivialité, de sympathie, de vivre et de souffrir avec, expressément liées à l'être malade ». Il s'agit pour nous d'accueillir « cette proposition de sens de la maladie » pour aider les malades « à supporter leur propre précarité, leur propre vulnérabilité, leur propre mortalité ».

Ces phrases s'appliquent aussi bien au malade en fin de vie, qu'il s'agit de « soigner encore, sans projet de guérison », quand la souffrance n'est « plus seulement un symptôme à interpréter mais une condition d'existence à accompagner »[123]. Contrastant avec les soins des personnes handicapées, largement délaissés, les unités de soins palliatifs se sont multipliées, des équipes mobiles de médecins, d'infirmières et de psychologues se déplacent dans les services pour aider au soulagement des malades en fin de vie. Contrairement aux unités neuro-vasculaires, les effectifs soignants recommandés par les sociétés savantes sont mentionnés dans les textes réglementaires décrivant le fonctionnement de ces unités[124]. Bien qu'il ne s'agisse pas de normes opposables - seuls la réanimation et les soins intensifs en bénéficient, privilège significatif - ces préconisations sont une incitation forte pour les directions hospitalières. Les soins palliatifs sont aussi une des rares disciplines où une formation spécifique est apportée aux soignants. Le résultat est là : beaucoup de familles témoignent des bienfaits qui y sont accomplis. Je garde en mémoire la photographie d'un malade entouré des membres de l'équipe soignante, placardée sur le mur de la salle de détente d'une de ces unités : entre sourire aux anges et rire aux éclats, tous les visages exprimaient la joie de vivre. L'image avait capté un moment de communion, de vie intense, transparaissant dans les regards de chacun. Le malade est mort le lendemain de la photographie, heureux. Ce qui s'accomplit en soins palliatifs est unique.

Leur intervention peut être précoce, lorsqu'un cancer entraîne une souffrance physique et psychologique intense, même si les chimiothérapies sont toujours prescrites[125]. C'est ce que l'on appelle d'une curieuse expression les « soins de support », comme s'il s'agissait d'aider le malade à supporter ce traitement curatif qui ne l'est pas toujours. Il est vrai que les spécialistes ont souvent un temps de retard dans la perception de l'état de santé et la compréhension des souhaits du malade. Nos consultations, envahies par les explications sur le bien-fondé des médicaments, leurs risques et leurs contraintes, ne laissent plus place à l'expression du vécu de la maladie. Contraints de réduire les durées des séjours hospitaliers, nous écoutons moins nos malades et leur parlons moins. La formation toujours plus spécialisée des jeunes médecins ne leur facilite pas l'appréhension de décisions aussi délicates que l'arrêt des traitements à visée curative. Techniciens mettant en œuvre des thérapeutiques spécifiques, nous nous en remettons de plus en plus à d'autres spécialistes pour ce qui apparaît comme les à-côtés du soin principal[126]. Cette division des soins aboutit à hiérarchiser les interventions : ceux qui appliquent les traitements curatifs ou prétendus tels restent en première ligne, décideurs exclusifs, valorisés par leurs prescriptions porteuses d'espoir. Comment dès lors faire place aux équipes de soins de support ou palliatifs sans que le malade croie qu'il est perdu ? La compartimentation de l'exercice médical fait qu'elles interviennent souvent trop tard. Le soulagement des symptômes les plus pénibles, douleur et souffrance psychologique, est insuffisant. Il nous faudrait définir précisément quels soins relèvent du médecin en charge du malade et lesquels nécessitent le recours aux spécialistes en soins palliatifs, dont le nombre reste insuffisant. En attendant, la prise en charge globale, tant vantée, reste un objectif plus qu'une réalité.

Le fantasme de la toute-puissance technique

Ainsi sommes-nous loin d'équilibrer les actes techniques et les soins humains. Nos recherches portent davantage sur les traitements à visée curative que symptomatique. Sous couvert d'objectivité et de rigueur scientifique, une fausse hiérarchie des valeurs s'est insidieusement mise en place. La technique impose sa main de fer à la recherche médicale et à l'exercice professionnel. Elle oriente les investissements des établissements et leur activité. Chaque spécialité se bat pour obtenir des moyens supplémentaires et dans cette compétition, celles qui s'appuient sur la technique sont toujours gagnantes, qu'il s'agisse d'acquérir la méthode d'exploration la plus sophistiquée, le matériel chirurgical dernier cri et même des renforts en personnel. .La nouveauté est parée des avantages de la rapidité et de l'efficacité. Le technicien doit toujours disposer du *nec plus ultra,* sous peine d'être dévalorisé, précisément parce son exercice professionnel se réduit à l'exécution d'actes techniques. En face, les spécialités cliniques font pâle figure. La technique dispose en plus d'un avantage décisif : en rendant les diagnostics plus sûrs et les traitements plus performants, elle fait gagner du temps et permet d'accroître l'activité. Et bien sûr, ce gain est quantifiable. Dans un monde hospitalier gagné par la folie de l'évaluation, le soin humain, qui n'est pas mesurable, devient suspect.

La technique apporte la puissance à celui qui l'emploie. Mais elle a ses exigences, au premier rang desquelles la productivité, que l'on dit apporter une amélioration de la qualité des soins. Il est vrai que dans de nombreuses spécialités, l'augmentation du volume d'actes est associée à un meilleur pronostic. Qu'il s'agisse du nombre d'accouchements[127], d'interventions chirurgicales[128], d'insuffisance cardiaque, d'infarctus du myocarde ou de pneumonies[129], les complications sont moindres dans les établissements effectuant un nombre d'actes ou de séjours élevé. Incontestable, le constat est pourtant d'interprétation délicate. Soit l'augmentation de la pratique permet d'optimiser les résultats et de réduire les complications : *practise makes perfect* disent les américains. Soit au contraire les meilleurs opérateurs ou les centres les plus performants se voient adressés préférentiellement les malades : *perfect makes practise*. Les conséquences sur la planification sont diamétralement opposées. Dans la première hypothèse, la concentration des malades dans quelques centres à haut volume d'activité est recommandable. Dans la seconde, l'évaluation de la qualité des pratiques des équipes médicales ou chirurgicales est prioritaire pour maintenir ou développer les centres ayant les meilleurs résultats. Il n'est pas toujours possible de tirer des conclusions de la littérature médicale - pourtant très fournie - consacrée à la question[130]. Peu importe, les pouvoirs publics ont tranché : les centres les plus actifs sont régulièrement favorisés. Bien sûr des considérations autres que l'efficacité interviennent, notamment les dépenses de personnel et de matériel ou les problématiques de recrutement médical. Les décideurs, toujours enclins à faire des économies, préfèrent concentrer les soins techniques, y compris pour les maladies courantes, dans quelques grands établissements.

Dans cette démarche, ils peuvent s'appuyer sur les médecins qui y exercent, universitaires pour la plupart, qui ne voient point de salut hors de leurs services, bien que la divulgation des connaissances et la diffusion des techniques d'explorations permettent d'assurer les traitements médicaux, la chirurgie et la médecine interventionnelle dans de très nombreux hôpitaux. La concurrence qui en résulte explique l'évolution de la relation entre les établissements. La confusion entre médecine universitaire, volume d'activité et qualité des soins, l'a réduite à un simple rapport de forces. L'autorité est aujourd'hui fondée sur la quantité et non la qualité, la technique et non la science, la vitesse d'action et non la réflexion. Le professeur n'est plus un grand médecin, c'est un expert. Parce que son service obtient les examens plus vite, les soins y sont meilleurs. Aussi ne concentre-t-il pas les cas difficiles, il développe son activité. « Vous n'avez pas les seuils » est la phrase redoutée par nombre de maternités et d'équipes chirurgicales. Ce qui explique la lutte effrénée pour garder des autorisations ou en obtenir de nouvelles, sauver une réanimation ou un service de chirurgie. Les praticiens, les services, les établissements sont jugés sur des chiffres, autant dire les apparences : le changement est rude, la méthode brutale.

Mais le gigantisme hospitalier et la concentration des malades ne garantissent pas la qualité des soins. Les plus grandes maternités ne sont pas toujours les plus sûres : aux Etats-Unis, le taux de complications y est plus élevé que pour celles de taille intermédiaire. Des résultats analogues sont observés dans le traitement de l'insuffisance cardiaque et de l'infarctus du myocarde : les établissements traitant plus de 500 à 600 malades par an ont une mortalité accrue par rapport à la moyenne. Au-delà d'un certain seuil, la machine hospitalière devient contre-productive, ce qui rappelle le retournement dénoncé par Ivan Illich[131]. Il faut comprendre que ce n'est pas la lourdeur de l'intervention ou la multiplicité des traitements qu'elle subit qui est dangereuse pour la personne. Désormais, l'accumulation des malades et la nécessité d'aller toujours plus vite conduisent à des erreurs individuelles et collectives, qui peuvent atteindre n'importe qui, et pas seulement les cas les plus graves ou les plus complexes. Si c'est aux urgences que ce triste constat est le plus évident, il n'épargne aucun service. Les décideurs, prompts à définir le seuil minimum d'une activité devraient aussi s'intéresser aux seuils à ne pas dépasser pour garantir des soins de qualité.

Le prix de l'innovation

La recherche de l'innovation thérapeutique est dans une impasse. L'amélioration des performances des examens complémentaires permet d'accélérer le diagnostic de nombreuses maladies et pour beaucoup d'entre elles, l'arsenal thérapeutique est désormais conséquent. Aussi les malades participant aux essais thérapeutiques sont-ils soignés plus tôt et mieux que dans le passé. Cette amélioration du pronostic est loin d'être marginale. Pour ne prendre que quelques exemples, les récidives d'infarctus cérébral ont baissé de moitié en quarante ans[132] ; la survie à cinq ans des cancers du sein est passée de 68% dans les années 1975-85 à 81% dans les années 1995-2005[133] ; les poussées de sclérose en plaques sont quatre fois moins fréquentes et le nombre de malades sans poussée a doublé en vingt ans, passant de moins de 30% à près de 60%[134]. Prouver l'efficacité d'un nouveau traitement devenant difficile, les industriels favorisent l'adoption de critères de jugement plus souples, afin d'augmenter le nombre d'évènements et d'obtenir rapidement un résultat positif[135]. Il en résulte inévitablement une baisse du rapport entre le bénéfice du traitement (diminué) et les risques encourus par le malade (inchangés sinon augmentés). Le prix de l'innovation devrait donc être modéré. Or, c'est le contraire qui se produit.

Le prix des nouvelles thérapeutiques ne cesse de croître. L'industrie pharmaceutique le justifie par ses investissements dans la recherche et le développement : un argument fallacieux. Aux Etats-Unis, les anticancéreux rapportent en moyenne 14,5 dollars pour chaque dollar investi[136]. Même après la fin de la période d'exclusivité du brevet, les bénéfices atteignent plusieurs milliards de dollars. Sont également invoqués les coûts de production[137]. Mais ils ne devraient pas intervenir en France où le prix du médicament dépend, en principe, de sa valeur thérapeutique[138]. Cet ultime argument n'est hélas pas plus crédible, car il est impossible d'établir une relation entre le coût d'un médicament et son efficacité. Pour preuve, si le traitement de certaines maladies rares atteint plusieurs centaines de milliers d'euros par an[139], le prix est fixe bien que le bénéfice varie énormément selon les indications[140]. Ainsi l'enzymothérapie substitutive de la maladie de Pompe, affection musculaire responsable d'une paralysie des membres et des muscles respiratoires, améliore la survie des enfants atteints, alors que son effet chez l'adulte est limité à une augmentation de la vitesse de marche et de la fonction respiratoire[141]. De plus, elle perd son efficacité chez beaucoup de malades adultes, après deux à trois ans d'utilisation[142]. Mais ceux-ci étant près de 140 à être traités, contre une dizaine enfants seulement[143], les dépenses s'expliquent essentiellement par le traitement des malades qui bénéficient le moins du médicament.

En réalité, l'envolée des prix s'explique par la faiblesse du système de régulation. Comme les critères de jugement des essais thérapeutiques ont été modifiés pour obtenir rapidement des résultats favorables, les procédures de mise à disposition des médicaments se sont accélérées pour faciliter l'accès à l'innovation. A l'impatience des médecins et des scientifiques, aux exigences des associations de malades, à la pression des industriels, répond la précipitation des autorités de santé. Celles-ci ont créé un dispositif d'autorisation temporaire d'utilisation (ATU) qui permet de prescrire un médicament avant la délivrance d'une AMM[144]. La mise à disposition de médicaments innovants peut ainsi être plus rapide qu'aux Etats-Unis[145], au risque de jugements hâtifs sur l'efficacité et la tolérance, obligeant à un retour en arrière si l'AMM n'est pas délivrée. Comme pendant toute la durée de ce régime transitoire, le Code de la Santé Publique prévoit que le laboratoire fixe lui-même le montant de l'indemnité qu'il réclame aux établissements de santé[146], il existe un risque de surévaluation du prix. C'est ce qu'illustre l'histoire de la biotine, une vitamine prescrite en ATU au prix de soixante euros par jour, à des milliers de malades atteints de forme progressive de sclérose en plaques, au vu d'études préliminaires[147]. L'évaluation défavorable de l'EMA a conduit le laboratoire à retirer sa demande d'AMM puis à mettre fin au dispositif d'ATU, une fois connus les résultats négatifs d'un essai international de grande ampleur. L'ocrelizumab est un autre médicament sous ATU, ayant obtenu l'AMM dans la sclérose en plaques progressive, qui s'est pourtant vu refuser son remboursement après un avis défavorable de la Commission de Transparence de la HAS[148]. Dans ce cas, il fut difficile d'expliquer aux malades les raisons obligeant à arrêter un traitement validé, prescrit et remboursé dans toute l'Europe dans la même indication. Ces exemples illustrent la complexité du circuit du médicament en France, inopérant au point de mener à des décisions contradictoires, qui décrédibilisent l'ensemble du processus d'évaluation. Mais peu importe : le dispositif d'ATU, censé être exceptionnel, est systématiquement utilisé pour toute thérapie innovante anticancéreuse[149]. Hors de contrôle, il apparaît comme un accélérateur des prescriptions, alors que la liberté des prix conduit à l'explosion des dépenses. C'est ce qu'illustre le cas emblématique du sofosbuvir, un traitement de l'hépatite C dont la rapidité de diffusion et le niveau de prescription au cours de l'année 2014 ont largement dépassé ceux de tous les pays européens, y compris les pays du Sud, où la prévalence de la maladie est pourtant beaucoup plus élevée qu'en France[150].

Rien ne semble pouvoir arrêter la course au profit, comme l'admet le rapport sur les modalités d'évaluation du médicament publié en 2015 : « ce n'est pas tant la valeur qui dicte les prix actuels que la capacité qu'ont les industriels à les faire accepter aux acheteurs (…) Les prix sont élevés parce que le rapport de forces entre les industriels et les systèmes de santé leur permet de l'être »[151]. Ce constat désenchanté est confirmé par le développement récent de la thérapie génique. L'amyotrophie spinale est une maladie héréditaire responsable d'une perte des fibres nerveuses commandant les muscles des membres et de la respiration, dont plus de cent cas sont diagnostiqués chaque année en France. Quatre formes cliniques ont été décrites selon l'âge de début et la sévérité des troubles : les cas les plus graves commencent avant six mois et sont souvent d'évolution fatale avant deux ans, les plus bénins débutent à l'âge adulte sans limiter l'espérance de vie[152]. Mais dans chaque groupe, la sévérité clinique est très variable et le pronostic à l'échelle individuelle difficile à établir[153]. Une première thérapie génique, le Spinraza°, est validée depuis 2017 ; elle agit sur l'ARN messager produit par la transcription du gène pathologique. Administrée par injections répétées dans le liquide céphalo-rachidien, elle permet le développement psychomoteur et améliore la survie des nourrissons[154]. Près de la moitié des enfants respirent sans assistance, tiennent leur tête, s'assoient, se mettent de debout, commencent à marcher. Les services de pédiatrie doivent s'organiser pour les traiter et les suivre tout au long d'une vie qui pour beaucoup n'est plus limitée à quelques années de souffrance. Les dépenses induites par les consultations et les hospitalisations, la prise en charge d'éventuelles complications, s'ajoutent au coût déjà conséquent du médicament : 500 000 euros la première année, puis 250 000 euros par an. Cependant, la brièveté des essais ne permet pas de savoir si le traitement est efficace à long terme et nul ne sait combien de temps les injections devront être poursuivies. Ce n'est pas non plus la panacée : certains enfants n'en tirent aucun bénéfice. De plus, l'efficacité n'est pas établie chez l'adulte, alors qu'aux Etats-Unis, plus de 35% des malades traités en 2019 ont plus de 18 ans[155]. L'évolution de la maladie à cet âge est d'ailleurs mal connue, au point qu'on ne dispose même pas d'échelles fiables pour la mesurer[156]. L'action du traitement semble plus modeste que chez l'enfant, inconstante et difficilement prévisible[157]. Ainsi les avancées thérapeutiques précèdent les connaissances cliniques. Hélas, le malade peut en pâtir, les complications du traitement étant parfois fatales[158]. En 2019, un organisme américain indépendant, l'*Institute for Clinical and Economical Review*, a jugé le Spinraza° survalorisé par rapport à son efficacité : c'est le moins qu'on puisse dire.

Le Zolgensma° est une autre thérapie génique de l'amyotrophie spinale consistant en l'injection unique par voie intraveineuse d'une copie du gène normal, couplée à un vecteur viral qui permet son incorporation dans le génome des cellules mutées[159]. Contrairement à son concurrent, son efficacité ne repose que sur une étude de 15 malades, dont l'évolution a été comparée à des contrôles historiques : ce que l'on fait de pire au plan méthodologique. Pourtant, parce qu'il s'agit d'une thérapie encore plus innovante, puisqu'elle modifie directement le génome, elle a été autorisée très rapidement aux Etats-Unis puis en Europe. Le prix du Zolgensma° est de près de deux millions d'euros, ce qui en fait le médicament le plus cher au monde[160]. Cette démesure est d'autant plus choquante que l'efficacité à long terme et la sécurité ne sont, là encore, pas connues. En effet, l'usage du même type de vecteur viral a entraîné une hépatite d'évolution fatale chez deux malades sur trois au cours d'un essai de thérapie génique consacré à une forme rare de myopathie[161]. Spinraza° et Zolgensma° ne guérissent pas les malades ; mais les débuter avant l'apparition des symptômes, comme certains le proposent, semble difficile : la connaissance précises des anomalies génétiques exactes ne suffit pas à prédire l'évolution de la maladie[162]. Ces médicaments n'ont pas été comparés et ne le seront sans doute pas : comment les prescripteurs pourraient-ils les hiérarchiser ?

Pour contrôler l'augmentation des dépenses de médicaments, il est envisagé de recourir à l'analyse médico-économique ou à la mise en place de contrats de performance. Mais les expériences menées dans d'autres pays européens ne sont guère concluantes. La confidentialité des accords passés avec les industriels rend difficile l'évaluation de l'impact des contrats d'accès au marché. Le retard dans la collecte des données en vie réelle fait obstacle à l'évaluation du processus de remboursement conditionnel des médicaments orphelins, même dans les maladies rares. De plus, un ratio coût-efficacité défavorable ne conduit à aucun déremboursement, « l'efficience ayant peu de poids au regard de la pression des patients et du corps médical »[163]. On ne peut mieux souligner la fragilité du dispositif de régulation. Pourtant, d'incurables optimistes soutiennent que l'augmentation des dépenses de médicaments est temporaire et se résoudra une fois les malades guéris ou le système de santé réorganisé. C'est méconnaître les réalités médicales. Le sida, où les trithérapies antirétrovirales introduites dans les années 1990 ont réduit en quelques mois les complications infectieuses et les hospitalisations, est l'exception qui confirme la règle. Quel que soit le point de vue adopté, celui du médecin, du malade ou de l'Assurance Maladie, *la médecine obéit à la loi des rendements décroissants*[164]. L'absence de réflexion sur la valeur des soins apparaît comme la faiblesse essentielle de l'évaluation de la recherche médicale. La surestimation du bénéfice des traitements est encore plus grande si l'on tient compte de l'évolution des maladies au cours du temps. Il est maintenant temps d'élargir notre point de vue et de situer l'évolution de la médecine dans cette perspective.

4
L'EVOLUTION DES MALADIES

Si de nombreux traitements ont amélioré et pour certains transformé le pronostic des grands fléaux du XXème siècle, rien ne permet d'affirmer qu'ils sont seuls responsables d'une évolution qui a souvent précédé leur mise au point. Seul le suivi prolongé sur des dizaines d'années permet en effet de distinguer les fluctuations occasionnelles de l'incidence d'une maladie des tendances durables. Les résultats sont alors surprenants, objectivant l'inanité de certaines proclamations péremptoires sur l'efficacité d'un régime ou d'un traitement particulier. Certes, la thèse de Mac Keown, qui déniait tout rôle à la médecine dans l'évolution démographique, est dépassée. Cependant, affirmer que l'intervention médicale, même planifiée et coordonnée par l'Etat, est la principale explication de l'amélioration de l'espérance de vie et de la réduction de la morbidité est excessif, que ce soit pour les maladies vasculaires ou les cancers, les affections inflammatoires ou neuro-dégénératives.

La baisse inattendue des maladies vasculaires

Dans les pays occidentaux, il a été observé une réduction continue de la mortalité des AVC tout au long du XXème siècle et une ascension de la mortalité cardio-vasculaire après la Seconde Guerre mondiale, suivie d'une baisse après 1960[1]. L'incidence de ces maladies suit la même tendance, même si l'analyse ne concerne que les décennies récentes et dépend des méthodes diagnostiques utilisées comme des définitions adoptées, variables au cours du temps. Les changements des facteurs de risque vasculaire suffisent-ils à expliquer cette évolution ? Quelle place accorder aux interventions médicales ? Ces questions ont conduit à la réalisation de multiples études épidémiologiques, sans connaître de réponse définitive.

La pression artérielle a diminué bien avant que les médicaments antihypertenseurs soient mis sur le marché et largement prescrits. Aux Etats-Unis, la surveillance depuis les années 1930 de cohortes de plusieurs dizaines de milliers d'individus nés entre 1887 et 1969, les *National Health Examination Surveys,* montre que plus les personnes sont nées récemment, plus basse est leur pression artérielle, qu'il s'agisse de la pression systolique ou de la pression diastolique[2]. Cette baisse concerne l'ensemble de la population et ne peut donc être attribuée aux médicaments, prescrits aux seuls hypertendus. De plus, elle s'observe dès les années 1940, alors que les antihypertenseurs n'existaient pas encore. La baisse de pression systolique atteint 2,4 mm Hg par décade, soit près de 10 mm Hg en quarante ans. Or, les études épidémiologiques et les essais thérapeutiques ont démontré une relation étroite entre la baisse de la pression artérielle et la réduction du risque vasculaire. Une diminution de 10 mm Hg de la pression systolique permet ainsi une baisse d'incidence des AVC de 25 à 30%[3]. Une évolution similaire a été observée dans d'autres pays occidentaux, y compris en France. Les antihypertenseurs, prescrits à 1% de la population au début des années 1980 et à 10% seulement à la fin des années 1990, ont donc faiblement contribué à la baisse de la pression artérielle[4]. Depuis, celle-ci s'est poursuivie au même rythme de 2 à 2,5 mm Hg par décade dans les pays occidentaux[5]. Mais l'utilisation croissante des antihypertenseurs n'a pas accéléré cette tendance.

Si les médicaments ne rendent pas compte de la baisse observée, comment l'expliquer ? La réduction de la consommation de sel, facteur déterminant du niveau de la pression artérielle, est souvent mise en avant. Mais les actions des pouvoirs publics envers l'industrie alimentaire pour réduire la teneur en sel des aliments sont trop récentes pour avoir joué un rôle majeur dans une tendance presque séculaire. Et si la consommation de sel a diminué du fait des changements de mode de conservation alimentaire, avec la réduction des salaisons et le développement de la réfrigération, elle a pu augmenter du fait de la consommation de plats préparés ou surgelés. D'ailleurs, il n'est pas établi que manger salé soit néfaste pour toute la population : la question reste ouverte[6]. Il n'y a pas que le sel qui élève la pression artérielle : la consommation régulière d'alcool a le même effet. Or, bien qu'elle ait diminué dans les pays producteurs de vin, passant notamment en France de 25 litres par an et par habitant en 1960 à moins de 15 litres par an en 2010, elle a augmenté dans les pays anglo-saxons. Elle ne peut donc expliquer l'évolution observée, similaire dans tous ces pays. L'élévation du poids corporel est un autre facteur dont l'influence néfaste sur la pression artérielle est bien établie. Mais l'augmentation de l'obésité constatée dans les pays occidentaux depuis une quarantaine d'années[7] n'a pas empêché la baisse de se poursuivre. La consommation de fruits, qui augmente les apports en potassium, a-t-elle eu au contraire un effet favorable sur la pression artérielle ? Ce n'est pas exclu mais il est bien difficile d'évaluer les habitudes alimentaires, alors que tant de régimes différents sont adoptés pour des raisons culturelles, religieuses ou écologiques au sein d'une même population. Il faut donc se rendre à l'évidence : nous ignorons les raisons exactes de la réduction de la pression artérielle observée tout au long du XXème siècle et dans quelle mesure elle explique la diminution de l'incidence des AVC et de leur mortalité[8].

Les constatations sont les mêmes pour le cholestérol plasmatique, qui s'est réduit en moyenne de 0,4g/l depuis les années 1960[9]. La moitié de la baisse est survenue avant la mise sur le marché des statines. Celles-ci n'ont pu jouer un rôle qu'après les années 2000, dans les pays où elles sont largement prescrites, comme aux Etats-Unis[10]. Parallèlement, un déclin majeur de 70% de la mortalité cardio-vasculaire a été observé dans les pays occidentaux, y compris en France. Des changements d'habitudes alimentaires des populations peuvent l'expliquer, comme en Finlande, où la réduction de la consommation de graisses saturées d'origine animale a permis une réduction de 0,35 g/l de la cholestérolémie[11]. Mais les taux de cholestérol de la population finlandaise sont parmi les plus élevés au monde. Transposer ce résultat à d'autres pays au régime alimentaire moins déséquilibré est hasardeux, d'autant plus que comme pour la consommation de sel, les modifications du régime alimentaire sont difficiles à quantifier à l'échelle d'un pays. L'hypothèse selon laquelle un régime pauvre en graisse permet une baisse de la cholestérolémie et réduit le risque d'infarctus du myocarde est donc insuffisamment étayée, sauf dans des situations extrêmes.

Il est certain que les réductions de la pression artérielle et de la cholestérolémie n'expliquent pas à elles seules la baisse d'incidence et de mortalité des AVC et de l'infarctus du myocarde. La relation entre ces facteurs de risque et les événements vasculaires varie en effet considérablement selon les pays. Ainsi, bien que les baisses de la pression artérielle et du taux de cholestérol y soient similaires, la mortalité cardio-vasculaire a davantage diminué en Australie que dans d'autres pays occidentaux. Et malgré une élévation de la cholestérolémie, la mortalité par infarctus du myocarde a baissé au Japon[12]. Plus, le tabagisme a augmenté chez les femmes sans empêcher la baisse d'incidence des infarctus du myocarde dans les années 1990. « L'épidémie de diabète » progresse, favorisée par une mauvaise alimentation et une activité physique réduite, notamment aux Etats-Unis, où elle touche toujours plus de sujets jeunes[13], mais elle n'a pas empêché la baisse des maladies vasculaires. Sans doute les mesures de prévention appliquées à ces malades à haut risque vasculaire y contribuent-elles : dans certains pays, la mortalité cardio-vasculaire des diabétiques diminue en effet davantage que celle des personnes non diabétiques[14].

Toutefois, même en intégrant l'ensemble des facteurs de risque, les modèles épidémiologiques sont impuissants à expliquer l'évolution des maladies vasculaires. Le constat demeure : l'incidence et la mortalité des AVC et des infarctus du myocarde ont diminué bien avant la découverte des antihypertenseurs et des statines. Ainsi, contrairement aux affirmations des partisans de la médicalisation de la prévention, l'hypothèse de Geoffrey Rose se vérifie : la réduction, imprévue et mal comprise, des principaux facteurs de risque dans l'ensemble de la population a contribué notablement à la baisse de l'incidence des maladies vasculaires et s'avère plus efficace que la prévention médicamenteuse, même élargie à une grande partie de la population. Si les médicaments ont une place importante aujourd'hui, du fait des réductions successives des seuils de traitements de l'hypertension artérielle et de l'hypercholestérolémie, leur introduction n'a pas accéléré cette évolution. Sous-estimer l'importance des habitudes alimentaires, du mode de vie, des facteurs environnementaux, c'est favoriser une vision faussée de la prévention.

Attribuer à la prévention la moitié ou les deux tiers de la réduction des événements vasculaires survenus lors des vingt ou trente dernières années, comme le font certains épidémiologistes, est donc une hypothèse invérifiable. Mais considérer que le traitement en phase aiguë en est responsable est aussi inexact. La revue exhaustive des facteurs susceptibles d'expliquer la baisse de mortalité cardiovasculaire et cérébro-vasculaire n'apporte aucune certitude, comme l'illustre la courbe de mortalité des AVC en France (annexe 1). Alors qu'existe une réduction majeure des décès de 1980 à 2015, les deux tiers de la baisse de mortalité est observée dans les années 1980-1995, avant la diffusion du traitement des facteurs de risque vasculaires, notamment l'hypertension artérielle. Il n'existait alors pas de prise en charge spécifique des malades à la phase aiguë. Ces résultats incitent à la modestie : nos interventions ne jouent qu'un rôle limité dans une évolution dont les déterminants nous échappent largement.

Le cancer : un modèle qui vacille

L'épidémiologie du cancer est tout aussi surprenante. Le volontarisme des médecins qui multiplient les examens, tels le dosage de l'antigène prostatique spécifique ou PSA pour le cancer de prostate et l'échographie pour les cancers de la thyroïde, fait que le nombre de cancers diagnostiqués ne reflète plus la réalité clinique. Aux Etats-Unis, le cancer de la thyroïde a vu son incidence augmenter progressivement, sans que sa gravité ou son pronostic soient modifiés, signe que davantage de cas bénins sont identifiés par le recours accru à l'imagerie[15]. Il en est de même avec le cancer de prostate : toujours aux Etats-Unis, du fait de la pratique indiscriminée du dosage du PSA au milieu des années 1980, l'incidence en a été multipliée par deux en moins de dix ans[16]. Si les cancers diagnostiqués au stade métastatique ou d'évolution fatale sont devenus moins fréquents, ce n'est pas le fait des seules avancées thérapeutiques mais aussi la conséquence des modifications des pratiques diagnostiques[17]. *A contrario*, la pratique du dosage de PSA s'étant réduite, en vingt ans l'incidence du cancer est quasiment revenue au niveau qui était le sien en 1975. Parallèlement, la proportion de cas diagnostiqués au stade métastatique s'est accrue : la maladie semble plus agressive, mais ce n'est qu'une apparence.

Si la pratique de l'échographie thyroïdienne et le dosage du PSA relèvent de la responsabilité des médecins, le « dépistage organisé » du cancer du sein en France résulte d'une politique promue par les pouvoirs publics, appuyée sur les méta-analyses d'essais randomisés, objectivant une baisse de 20% de la mortalité par cancer du sein chez les femmes de 45 à 70 ans participant au dépistage par mammographie[18]. Pourtant, il n'existe pas de différence entre les pays européens ayant mis en place précocement une stratégie de dépistage et les autres : la mortalité par cancer du sein a diminué dans l'ensemble de l'Union de 20 à 25% entre les années 1989 et 2006[19]. La réaction de l'INCa à cette publication est éloquente : « Cette étude (...) ne justifie pas de remise en question du dispositif français. Car le programme de dépistage organisé représente avant tout une mesure égalitaire (...) Le Plan Cancer actuel renforce l'engagement national dans le dépistage organisé des cancers du sein, principal vecteur de la qualité des pratiques et de la lutte contre les inégalités face au premier risque de cancer chez les femmes »[20]. Un organisme étatique peut donc évacuer d'un trait de plume des résultats scientifiques et poursuivre l'exécution d'une politique publique justifiée par une posture idéologique. Pourtant, le présupposé égalitaire du discours est contredit par les faits : une étude réalisée dans le Calvados entre 2004 et 2006 a montré que dans les zones les plus défavorisées du département, la probabilité que les femmes participent au dépistage organisé était réduite de 29% par rapport aux zones favorisées[21]. Par ailleurs, le taux de participation au dépistage organisé en France est de 50% en 2016, pour un objectif affiché de 70%[22]. Le volontarisme étatique montre donc ses limites, mais rien ne semble altérer l'optimisme des pouvoirs publics : « Il est encore nécessaire d'améliorer la participation au dépistage organisé en sensibilisant les femmes » nous dit l'INCa.

S'agit-il vraiment d'un enjeu majeur de santé publique ? Rien n'est moins sûr. Les femmes échappant au dépistage ne semblent pas courir de risques supplémentaires, ce pourrait même être le contraire ! Aux Etats-Unis, le dépistage repose sur une démarche personnelle et non sur une politique publique : n'étant pas pris en charge par l'Etat mais par les assurances privées, il dépend du niveau de revenus de la personne. Suite à la promotion du « dépistage individuel », le nombre de nouveaux cas de cancers du sein a très fortement augmenté entre les années 1985 et 2000, avant de se stabiliser[23]. L'augmentation est beaucoup plus marquée dans les régions à haut niveau de revenus que dans les régions défavorisées. Mais la mortalité par cancer est quasiment identique et suit la même tendance : une baisse continue jusqu'en 2013. Les auteurs de cette étude, un brin provocateurs, concluent que la richesse peut être un désavantage dans un pays où la promotion de la santé repose sur une prévention tous azimuts et un activisme médical non dénué d'intérêts, les praticiens ayant souvent des incitations financières pour accroître leur activité.

Les résultats du dépistage organisé ne sont pas plus convaincants. L'analyse des registres de cancers de neuf départements français entre 1990 et 2008 montre une augmentation similaire d'incidence des cancers du sein invasifs entre 1996 et 2003 dans chaque département, que le dépistage ait été mis en place avant cette période, pendant celle-ci ou après[24]. Celui-ci n'explique donc pas cette augmentation, qui a pu être favorisée par d'autres facteurs, dont la prescription du traitement hormonal substitutif de la ménopause dans les années 1990-2000. En effet, lorsque son utilisation a baissé à partir de 2003, une diminution d'incidence s'en est suivie. Les résultats sont similaires aux Etats-Unis : entre 1975 et 2010, les cancers du sein invasifs ont augmenté de 30%[25], en parallèle à l'introduction du dépistage individuel par mammographie, là encore sans exclure l'effet néfaste du traitement hormonal substitutif de la ménopause, alors largement prescrit. Cette augmentation concernait uniquement les petites tumeurs détectées par la mammographie, dont la plupart n'ont pas une taille suffisante pour être repérées par la palpation. Dans le même temps, la proportion des tumeurs de grande taille s'est considérablement réduite, de deux tiers à un tiers des cas diagnostiqués. Ainsi en est-il du cancer du sein comme des cancers de la prostate et de la thyroïde : ce sont surtout des petites tumeurs au pronostic favorable qui sont découvertes par le dépistage.

Cet *excès de diagnostic* des cancers est connu de longue date : décrit pour la première fois avec le dépistage du cancer du poumon par radiographie, il est consécutif au repérage de tumeurs à croissance très lente[26]. Au contraire, beaucoup de cancers agressifs, de mauvais pronostic, sont manqués par le dépistage, parce que leur croissance rapide les fait apparaître entre deux examens. Dans les études randomisées, davantage de cancers sont découverts parmi les personnes soumises au dépistage le plus performant ou le plus intensif. Si tous ces cancers devaient devenir symptomatiques, un rattrapage surviendrait dans les années suivant l'arrêt de l'étude : un nombre équivalent de cancers serait diagnostiqué parmi les personnes ayant eu un suivi traditionnel. Mais il n'en est rien : il persiste toujours une différence[27]. Pour le cancer du sein elle est de 7% à 22% selon les études[28]. Ce chiffre correspond à la proportion de cancers diagnostiqués par excès.

Le dépistage est fondé sur l'hypothèse qu'il existe un état physiologique normal, distinct de la maladie et facilement identifiable ; que le cancer se développe progressivement, par une série d'étapes successives s'enchaînant de manière inexorable et qu'une intervention précoce est requise pour obtenir la guérison[29]. Malheureusement les études épidémiologiques précitées démontrent que cette théorie est fausse : la maladie n'est connue que par ses formes apparentes. La métaphore de l'iceberg permet de comprendre qu'il existe un grand nombre de lésions asymptomatiques, hétérogènes au plan génétique et morphologique, dont l'histoire naturelle ne peut être déduite de celle des cas symptomatiques, plus rares. Loin d'être un processus fait de l'accumulation de mutations successives et inéluctables, la genèse des cancers apparaît comme un phénomène complexe où mutations cancérigènes et protectrices s'opposent, où des facteurs d'environnement accélèrent ou ralentissent l'évolution de la pathologie, au point parfois d'empêcher son émergence clinique. Même dans les cas les plus simples en apparence, comme les mutations du gène BCRA2 prédisposant aux cancers du sein et des ovaires, le mode de vie peut retarder de plusieurs dizaines d'années l'apparition d'un cancer[30]. L'exemple bien connu des lésions dites précancéreuses du col de l'utérus illustre l'inutilité d'un traitement systématique. Les dysplasies légères du col utérin sont réversibles. Les dysplasies modérées sont également bénignes puisqu'elles régressent spontanément dans la moitié des cas et progressent jusqu'à un stade précancéreux dans seulement 10 % des cas[31]. Finalement, seules les lésions sévères ont un risque élevé de transformation maligne et sont traitées de manière radicale. Il en est sans doute de même pour tout cancer : l'utilisation de traitements aux effets secondaires parfois invalidants chez des personnes ayant une lésion cancéreuse asymptomatique est très discutable[32].

Mais aujourd'hui, la plupart des cancers sont traités. Les seules situations où l'on observe l'évolution naturelle d'une tumeur sont celles où une contre-indication empêche de mettre en œuvre plus qu'un traitement symptomatique, à moins que le malade lui-même ait refusé tout traitement.

Et parfois, le médecin a la surprise de constater une période de stabilité prolongée de la maladie. Plus, il est établi que certains cancers, voire des métastases, peuvent - rarement il est vrai - disparaître spontanément. Pour surprenants qu'ils paraissent, ces faits montrent que la progression de la maladie dépend des capacités de l'organisme à contrecarrer l'évolution du processus pathologique. Le système immunitaire, capable de reconnaître les cellules tumorales et de les combattre, est un médiateur essentiel de cette réaction, comme l'illustre le bénéfice remarquable de l'immunothérapie[33]. Mais la croyance que le cancer dévore inexorablement jusqu'à la fin celui qui l'héberge reste ancrée dans les esprits. Elle témoigne, comme dans d'autres domaines de la médecine, d'une défaillance de l'observation, focalisée sur les lésions, oubliant ce qui est invisible : l'adaptation de l'organisme à la pathologie. L'œil fixé sur le microscope, fasciné par les processus cellulaires de l'oncogenèse, le chercheur oublie que « le fait pathologique n'est saisissable comme tel (...) qu'au niveau de la totalité organique »[34]. Plus qu'une tâche difficile, prédire l'avenir en analysant des lésions tumorales découvertes sur des examens systématiques est une erreur conceptuelle. Négliger l'hétérogénéité des cancers est une faute scientifique. Aux exceptions notables du cancer du col de l'utérus et du cancer colorectal, l'édifice sur lequel est bâti le dépistage du cancer apparaît construit sur du sable : beaucoup de lésions détectées ne deviendront pas symptomatiques ; les traitements appliqués sont potentiellement dangereux ; ils n'ont pas de bénéfice démontré sur la survie globale. Il en résulte que l'augmentation du nombre de cancers ne reflète pas la seule évolution des maladies mais aussi la pratique croissante et anarchique de procédures de dépistage. Le coût pour la société de l'ensemble du processus, des examens complémentaires aux prélèvements, aux analyses, aux traitements et au suivi médical, est considérable et semble excessif, au vu des résultats obtenus.

Le mystère des maladies incurables

Une autre maladie a vu sa gravité changer sans véritable explication : la sclérose en plaques. Alors que l'espérance de vie des malades était réduite de sept à dix ans, plusieurs études réalisées en Europe du Nord ont montré qu'elle a notablement augmenté au cours des soixante dernières années, au point qu'elle est désormais proche de celle de la population générale[35]. Les raisons de cette évolution pourraient être une meilleure prise en charge des complications de la maladie, notamment infectieuses ; l'amélioration du traitement symptomatique et de l'état nutritionnel ; la prise en charge des maladies associées. Pour la période récente, l'accélération du diagnostic permise par l'IRM, qui allonge la durée d'évolution de la maladie joue certainement un rôle majeur. L'effet des traitements immuno-modulateurs, parfois évoqué, est moins probable : ceux-ci n'ont été largement prescrits qu'à la fin des années 1990 ; ils n'agissent - partiellement - que sur la survenue des poussées, qui n'entraînent qu'exceptionnellement le décès. Alors que des traitements de plus en plus puissants sont prescrits, exposant à des complications infectieuses parfois fatales, l'évolution spontanée de la maladie devrait nous rendre prudents : les risques encourus ne sont sans doute pas toujours justifiés.

Plus surprenante encore est l'évolution des démences. Les causes de la maladie d'Alzheimer et des autres affections neurodégénératives étant inconnues, il n'y a pas de prévention possible ou de traitements stoppant leur évolution. Quatre-vingt pourcents des malades ayant plus de 75 ans, le vieillissement de la population devrait s'accompagner d'une explosion des cas. Certes, leur nombre augmente dans les pays développés, mais à un rythme moindre qu'attendu[36]. Les personnes de 80 ans ont aujourd'hui un risque de développer une démence plus faible que celles ayant eu le même âge il y a vingt ans. Comment est-ce possible ? On invoque la réduction des AVC, obtenue par l'usage croissant de traitements préventifs, notamment les antihypertenseurs. Toutefois, les démences vasculaires représentent au plus 20% des cas et une fraction seulement des AVC peut être évitée par un traitement préventif. L'explication est donc insuffisante. On suppose également une diminution du nombre d'infarctus et d'hématomes cérébraux de petite taille, passant inaperçus, bien plus fréquents que ceux qui sont responsables de troubles cliniques, et dont le rôle dans la survenue de troubles cognitifs est avéré. D'autres facteurs pourraient aussi intervenir, comme l'état nutritionnel, qui s'est amélioré après la Seconde Guerre mondiale. Enfin le niveau d'éducation, aujourd'hui plus élevé, aurait un rôle protecteur contre la démence. Cette hypothèse de « la réserve cognitive » s'appuie sur l'observation de personnes qui meurent indemnes de démence alors que leur cerveau montre des lésions extensives de la maladie d'Alzheimer. Ces personnes ont en moyenne un niveau d'études plus élevé, des qualifications professionnelles plus hautes et des activités sociales et culturelles plus diversifiées que celles qui présentent des signes de démence et une charge lésionnelle identique[37]. Ainsi rester actif tout au long de la vie protègerait contre le déclin intellectuel. Et pourtant, même la conjonction de ces différents facteurs ne permet pas d'apporter une explication cohérente à la baisse de l'incidence des démences, qui garde une part de son mystère.

Voilà qui relativise le prophétisme médical et complique un peu plus la tâche de ceux qui doivent décider des orientations de la politique de santé.

Ouverture

Il faut se rendre à l'évidence : nous ne maîtrisons pas l'évolution des maladies. Il arrive, comme avec la thérapie ciblée de la leucémie myéloïde chronique, qu'un traitement change du tout ou tout le pronostic d'une affection : la courbe de mortalité chute alors en quelques années. Le cas est aussi spectaculaire qu'exceptionnel : les changements sont le plus souvent lents à apparaître et d'analyse difficile, tant les facteurs en cause sont nombreux et parfois contradictoires. Nous constatons l'évolution, guère plus. Son explication est d'autant plus complexe qu'elle doit prendre en compte des facteurs apparus bien avant le début des maladies, parfois des dizaines d'années auparavant, dans la petite enfance, voire *in utero*.

La plasticité du développement

C'est ainsi qu'a été démontrée l'importance de l'alimentation maternelle pendant la grossesse et du poids à la naissance dans la survenue des maladies vasculaires. C'est en Angleterre qu'un parallélisme entre la mortalité néonatale et la mortalité par infarctus du myocarde a été mis en évidence pour la première fois, les deux étant maximales dans les régions les plus pauvres du pays[38]. Depuis, d'autres études ont établi une relation entre un faible poids à la naissance, l'apparition d'une hypertension artérielle ou d'un diabète et le risque d'infarctus du myocarde ou d'AVC[39]. Hors prématurité, un faible poids à la naissance s'explique par l'alimentation insuffisante de la mère pendant la grossesse, qui compromet la croissance fœtale. La santé de la mère est donc déterminante pour celle de son enfant devenu adulte. La croissance du nourrisson est aussi importante : un faible gain de poids dans les deux premières années de vie augmente les risques d'infarctus du myocarde et d'AVC[40]. Selon l'hypothèse développée par Barker de la « plasticité du développement », il existe « une période critique où le métabolisme est plastique et sensible à l'environnement, suivie d'une perte de plasticité et d'une capacité fonctionnelle définitivement fixée ». La malnutrition durant la phase *in utero* et les premières années de vie modifierait définitivement la composition du corps. Des changements de l'expression des gènes induits par la carence en vitamines et en acides aminés dévieraient le métabolisme vers une « épargne métabolique », favorisant l'apparition du diabète et de l'hypertension artérielle[41]. La malnutrition n'est pas le seul facteur invoqué puisque l'obésité maternelle et le diabète gestationnel augmentent également le risque d'accident vasculaire dans la descendance. Enfin, l'alimentation de la mère, le surpoids de la mère ou du père, favoriseraient l'apparition de maladies métaboliques ou vasculaires en modifiant le métabolisme de l'ovocyte et des spermatozoïdes avant même la fécondation.

Certes, l'augmentation du risque vasculaire observée dans ces études est très modérée, mais appliquée à la population d'un pays, elle devient conséquente. Il est significatif que beaucoup de publications consacrées à cette thématique émanent d'Amérique du Sud et d'Inde, où la malnutrition est répandue et le fardeau des maladies vasculaires de plus en plus important. La reconnaissance que ces affections sont influencées par les conditions de vie *in utero* et dans les premières années de l'existence aide à comprendre le faible poids des facteurs génétiques dans leur déterminisme[42]. Les études du génome entier n'ont en effet pas identifié de polymorphismes génétiques fortement associés à ces maladies. D'un autre côté, la plasticité du métabolisme diminuant avec l'âge, l'efficacité des mesures d'hygiène de vie : modification du régime alimentaire et promotion de l'activité physique, est moindre chez les jeunes adultes qu'elle ne le serait dans l'enfance. Le projet « les mille premiers jours », dirigé vers la santé de la mère et du petit enfant, constitue pour la France une première réponse à cette problématique.

Le fardeau des événements de vie

Si les caractéristiques du développement influencent le risque des maladies métaboliques et vasculaires, les événements de vie survenus dans l'enfance jouent un rôle aussi important. Lorsqu'on interroge des adultes sur les événements traumatisants survenus dans leur jeunesse, tels le divorce des parents ou la mort d'un proche, les violences verbales ou physiques, les agressions sexuelles, l'alcoolisme dans la famille, il apparaît que tous ces facteurs, surtout quand ils sont associés, favorisent la survenue de maladies graves à l'âge adulte : dépression ou conduites addictives, ce qui ne surprend pas, mais aussi diabète, obésité, infarctus du myocarde, AVC et cancer[43]. Confronté à une situation menaçante, l'organisme répond par une réaction de stress, traduite par l'activation d'un certain nombre d'hormones et de médiateurs chimiques. Les modèles expérimentaux montrent que la répétition des stimulations stressantes induit un état de stress permanent, aboutissant à des modifications profondes du métabolisme[44]. Ainsi les enfants et les adolescents soumis à de multiples agressions adoptent des comportements addictifs : alcoolisation, troubles du comportement alimentaire, tabagisme, etc. Ils développent davantage de compulsions alimentaires et devenus adultes, ils ont plus de mal à suivre un régime et à perdre du poids, à observer un traitement contre le cholestérol. L'action anti-stress de la nicotine explique les difficultés qu'ils rencontrent pour obtenir un sevrage tabagique. La répétition d'événements stressants rend ces sujets encore plus vulnérables aux problèmes de santé mentale, aux maladies chroniques et vasculaires.

Ainsi, un état de stress post-traumatique s'observe après 20% des AVC[45]. Pour les médecins, ce trouble est incompréhensible parce qu'il n'est pas proportionnel à la gravité de l'événement : il est banal qu'il complique des accidents peu invalidants, voire transitoires. De fait, l'accident vasculaire n'est qu'un facteur de réminiscence, pas toujours reconnu comme tel par le malade, d'événements traumatisants parfois très anciens. C'est dire combien une approche étiologique limitée à compter les facteurs de risque et à rédiger une ordonnance est insuffisante. L'écoute de l'histoire personnelle des malades fait apparaître dans une proportion surprenante des agressions ou des souffrances remontant à la petite enfance ou à l'adolescence. Longtemps nous avons ignoré ce domaine, considérant tout au plus avoir affaire à des personnalités fragiles. Il semble pourtant qu'il faille accorder une place importante à ces événements, non seulement parce qu'ils éclairent le vécu de la maladie, mais aussi parce qu'ils doivent être compris comme des facteurs déterminants du processus pathologique et intégrés à la prise en charge. Cette plongée dans le passé donne une profondeur insoupçonnée à l'histoire de la maladie. Jusqu'alors seuls les psychiatres, conscients de son importance dans la compréhension du présent, s'attachaient à reconstituer l'histoire d'une vie. Qu'une dépression à l'âge adulte puisse être la conséquence lointaine d'abus dans l'enfance semble évident. Qu'il en soit de même pour les maladies somatiques est plus surprenant mais pas moins fondé. Ainsi devons-nous dépasser le dualisme artificiel du corps et de l'esprit, retrouver l'unité perdue de l'être humain, pour assurer la prise en charge globale du malade nécessaire au succès thérapeutique.

Sans tomber dans un déterminisme absurde qui ne laisserait aucune place aux facultés d'adaptation et à la liberté de chacun, on peut dire que dans une vie, tout fait sens. La reconstruction patiente de l'histoire de la maladie permet de comprendre que celle-ci plonge ses racines très loin dans l'intimité de la personne. Cette démarche ne va pas de soi, puisque le refoulement des événements passés peut être une adaptation aux difficultés de la vie, évitant la réminiscence de souffrances profondément enfouies dans les tréfonds de la mémoire. Nous vivons dans une société violente. Les enfants nés après 1970 sont plus souvent victimes de violences que leurs aînés. Que deviendront-ils ? Quel sera l'impact de ces agressions et du stress qu'elles engendrent ? Nous ne le savons pas. Le regard croisé des cliniciens, somaticiens, psychiatres et psychologues est indispensable pour décrypter les tendances qui se font jour et appréhender l'évolution future des maladies.

L'évolution de la pathocénose

Même en ajoutant aux facteurs de risques connus chez l'adulte, les caractéristiques physiologiques de l'enfant à la naissance et dans ses premières années, les traumatismes subis dans l'enfance, nous sommes loin d'une compréhension globale de l'évolution des maladies. Au Moyen Age, la lèpre était dominante en Europe occidentale. Pourquoi a-t-elle reflué à la Renaissance ? Qu'est-ce qui explique l'ampleur prise par la tuberculose au XIXème siècle ? Pourquoi l'ulcère gastroduodénal est-il devenu si fréquent au XXème siècle ? Qu'est-ce qui rend compte de la montée des maladies vasculaires et des cancers ? Pourquoi le virus du sida est-il apparu ? Pour répondre à ces questions, l'historien de la médecine Mirko Grmek a proposé le concept de *pathocénose,* pour décrire la répartition des maladies dans une région donnée à une période de l'histoire. Dans cette perspective, « la fréquence et la distribution de chaque maladie dépendent, en plus de divers facteurs endogènes et écologiques, de la fréquence et de la distribution de toutes les autres maladies »[46]. Ainsi, « deux maladies faisant partie d'une pathocénose peuvent être entre elles dans une relation de symbiose, d'antagonisme ou (...) d'indifférence ».

De nombreuses maladies sont en relation de symbiose, parce qu'elles partagent les mêmes facteurs étiologiques, tels la bronchite chronique, le cancer du poumon et l'infarctus du myocarde, favorisés par le tabagisme. Réduire la consommation de tabac contribue à réduire leur incidence, même si l'effet est sans doute plus rapidement obtenu sur l'incidence des événements vasculaires que sur les cancers pulmonaires et les insuffisances respiratoires. Au contraire le paludisme et les maladies héréditaires de l'hémoglobine sont antagonistes. La prévalence élevée de celles-ci dans les régions d'endémie palustre : Afrique subsaharienne, Inde, Asie du Sud-Est, s'explique par la résistance au parasite des globules rouges des porteurs sains du trait drépanocytaire. Tout se passe comme si la survie dans ces régions avait nécessité la sélection génétique d'individus résistants au paludisme, au risque d'une autre maladie qui, ironiquement, aboutit aussi à la destruction des globules rouges, mais de façon insidieuse, chronique et chez une faible partie de la population. Une relation antagoniste existe aussi entre l'insuffisance rénale consécutive à l'hypertension artérielle et une autre parasitose, la maladie du sommeil : une prédisposition génétique protège de l'infection par le trypanosome les sujets hypertendus mais favorise chez eux le développement de l'insuffisance rénale[47]. Ainsi s'expliquerait le retentissement particulièrement sévère de l'hypertension artérielle chez les personnes originaires d'Afrique subsaharienne.

La pathocénose n'est pas figée mais évolutive. L'immunisation progressive de la population en contact avec les lépreux a sans doute contribué à la diminution de la maladie en Europe. Mais cette résistance acquise ne suffit pas à expliquer sa disparition complète. Il est nécessaire qu'un autre facteur soit intervenu. La primo-infection tuberculeuse, comme le BCG, confère une immunité contre la lèpre. Or, la période de disparition de la lèpre est précisément celle de l'émergence de la tuberculose. La pathocénose européenne s'est donc modifiée pour atteindre un nouvel équilibre, où la tuberculose est devenue la maladie dominante du continent européen, au XIXème siècle et au début du XXème. Puis elle a diminué à son tour, sous l'effet conjugué de l'amélioration des conditions de logement et d'hygiène, de la vaccination et peut-être des médicaments. Cette conception élargie de l'évolution des maladies explique que si l'incidence d'une affection diminue, bien souvent une autre apparaît ou revient au premier plan. Nos actions médicales, que nous voyons toujours comme primordiales n'ont souvent qu'une fonction d'appoint. Comme ce fut le cas pour les maladies vasculaires à la fin du XXème siècle, les médecins volent au secours de la victoire.

Pourtant, après avoir été essentiellement dépendantes de phénomènes naturels, les ruptures d'équilibre entre maladies apparaissent aujourd'hui largement influencées par l'homme, quand bien même son rôle est souvent indirect et involontaire. Conséquence de l'amélioration de l'hygiène et de l'état nutritionnel, du succès de la lutte contre le paludisme et les épidémies, l'hypertension artérielle, l'obésité et le diabète sont ubiquitaires et ne sont plus restreints aux pays les plus développés[48]. Cette évolution explique la montée des maladies vasculaires dans des pays jusque-là relativement épargnés. La chute de l'empire soviétique et les bouleversements qui l'ont suivi ont entraîné une augmentation massive des accidents vasculaires et des morts par suicide ou addiction en Russie et en Ukraine. Les guerres survenues depuis dix ans au Moyen Orient ont favorisé la résurgence de maladies infectieuses et carentielles[49]. Qui peut dire quelles seront les conséquences de la pandémie de COVID 19 ? Au printemps 2020, les hospitalisations pour AVC et infarctus du myocarde ont chuté de 30% en Ile-de-France[50]. La moindre pollution, les modifications du mode de vie et la surmortalité des sujets âgés, plus à risque d'événement vasculaire, peuvent expliquer un changement aussi rapide. Sera-t-il transitoire ou durable ?

La dure leçon de la COVID 19 est qu'on ne peut pas appliquer un schéma stéréotypé à l'histoire de la médecine et considérer que l'avenir est déjà écrit, comme le faisait Abdel Omran en 1971 en décrivant les trois âges successifs de la transition épidémiologique. Sa théorie - même révisée pour inclure deux âges supplémentaires - n'est que la version moderne du *mythe du progrès*. La croissance économique et les avancées techniques feraient passer l'humanité d'un stade de développement à un autre. Parallèlement, l'augmentation de la population s'expliquerait par l'évolution des causes de mortalité, désormais dominées par les maladies dégénératives (cancers, affections vasculaires) et engendrées par l'homme (accidents, toxicomanies, maladies professionnelles). Certes, les politiques de santé publique ont pu être couronnées de succès, comme le fut l'éradication de la variole. Mais en réduisant les infections dans l'enfance, il est possible que la médecine moderne ait favorisé l'apparition des allergies et des maladies auto-immunes dans les pays les plus développés[51]. Sans doute le dépistage réduit-il la mortalité du cancer du sein, mais au prix d'un nombre non négligeable de diagnostics en excès. Les succès obtenus contre les maladies vasculaires contribuent au vieillissement de la population mais favorisent l'apparition des maladies neuro-dégénératives. Surtout, l'année 2020 a montré que ce sont les pays les plus développés qui ont payé le plus lourd tribut au SARS-CoV2. « La santé pour tous », objectif de l'OMS dans les années 1970, est un espoir souvent déçu pour l'individu, un leurre pour la société. L'horizon de la prévention absolue, de la guérison de tous les cancers, de la désobstruction de toutes les artères et plus généralement de la vie sans maladie est inatteignable.

La précarité sociale reste un des facteurs de risque majeur de maladie et de mortalité prématurée. L'analyse conjointe de 48 études de cohortes totalisant 1,7 millions de personnes, suivies pendant treize ans, aux Etats-Unis, en Australie et dans cinq pays européens dont la France, a montré que les personnes ayant le plus bas niveau socio-économique ont une espérance de vie inférieure de deux ans à la moyenne, une fois pris en compte tous les facteurs de risque connus de mortalité prématurée, comme le tabagisme, l'alcoolisme et le diabète[52]. La part de décès prématurés attribuable à un faible statut socio-économique est de 15% pour les femmes et 18% pour les hommes. La mortalité précoce due au tabac est de 29% chez les hommes et 21% pour les femmes. Elle est de 8-9% pour l'hypertension, de 6-7% pour le diabète et de 3-4% pour l'alcoolisme. Pour éviter des maladies graves, mieux vaut donc améliorer les conditions de vie de la population, lutter contre le tabagisme et l'alcoolisme. S'obstiner à baisser davantage le niveau de pression artérielle de la population en généralisant le traitement médicamenteux n'aura qu'un impact limité. Voilà qui relativise un peu plus le monde médicalisé dans lequel nous vivons.

CONCLUSION

L'évolution des connaissances médicales doit être relativisée. La découverte de mécanismes physiopathologiques des maladies n'a pas toujours d'application clinique. Trop largement utilisés les examens complémentaires détectent des pathologies sans traduction clinique et faussent l'évaluation pronostique des maladies. Ils deviennent source d'angoisse pour le malade et d'incertitude pour le médecin. Même les traitements les plus efficaces entraînent parfois des effets secondaires graves, impossibles à prévenir, plongeant le médecin dans le trouble et le malade dans la détresse[53]. Afin d'améliorer la sécurité des soins, l'organisation hospitalière se rigidifie au point de générer des complications, dès lors qu'elle n'est plus adaptée à la réalité clinique de chacun. Conséquence inévitable de ses succès, la médecine crée de nouvelles maladies. Progrès pour beaucoup, l'application des sciences et techniques médicales peut être une catastrophe pour d'autres. C'est dire combien le médecin doit faire preuve de prudence dans ses avis et de pondération dans ses décisions.

Nous pouvons désormais répondre à la question du statut de la médecine : elle est une science (*épistemè*), construite sur un corpus de données précises et rigoureusement évaluées. Mais « la preuve ne suffit pas à la pratique (...) Le devoir d'assistance, le devoir de réponse à la demande amènent des transgressions par rapport à la science (...) Il y a quelque chose d'irréductible à la connaissance objective qui se trouve inscrit au cœur même de la médecine »[54]. C'est pourquoi elle reste un art (*technè*), résultat de l'action particulière d'un artisan au service d'une personne, quelle que soit la sophistication des outils qu'il emploie. « La pratique suppose des décisions précédées de délibération », une « rectitude de la pensée » apte à « distinguer le but à poursuivre et les moyens pour y parvenir », une « raison intuitive » qui permet la juste perception des cas particuliers et la perspicacité du jugement[55]. L'exercice médical est l'art de discerner, de choisir et d'appliquer ce qui est bon pour le malade : une pratique à la fois sobre et juste. Le médecin ne considère pas la santé sous une « forme idéale » mais « celle de cet homme-ci, car c'est le particulier qu'il soigne »[56]. Je crois que mon abord des malades est plus approprié, grâce à une plus grande maîtrise des connaissances requises et à l'expérience accumulée. J'espère être devenu moins maladroit dans mes propos. Chaque médecin peut en dire autant : « Il faut posséder le savoir et les remèdes mais l'essence de la médecine ne s'accomplit que dans la pratique du soin »[57].

Au contraire, le discours sur le progrès médical ininterrompu est le signe d'une croyance en la raison humaine qui ne saurait se tromper. Le refus des limites du savoir scientifique, la négation de l'évolution naturelle des maladies conduisent à un déterminisme absolu, qui renforce le pouvoir du médecin. Mais pour ce prophète du scientisme dominant, le doute n'est pas permis, l'erreur de prédiction et l'échec thérapeutique sont interdits. Malheur à lui s'il déçoit ! La foi du public en la puissance de la médecine est telle que l'efficacité est obligatoire, l'échec interdit. Ultime espoir de l'individu solitaire dans une époque sans transcendance, le progrès médical remplace le soulagement dans l'au-delà promis par les religions. La surestimation de l'efficacité des interventions médicales conduit médecin et malade à subordonner leur relation à la science, à l'inscrire dans un véritable système, qui refuse l'imprévu. C'est ce dispositif envahissant qu'il nous faut maintenant scruter sans défaillir. Contemplons les yeux ouverts ce nouveau monde : celui de la planification absolue, de la santé publique toute puissante et de la maîtrise complète des coûts. Bienvenue dans la réalisation la plus aboutie du *système technicien*[58] : le « système de santé ».

IV

LE SYSTEME DE SANTE TOTALITAIRE

Les hôpitaux sont en quelque sorte la mesure de la civilisation d'un peuple : ils sont plus appropriés à ses besoins, et mieux tenus, à proportion qu'il est plus rassemblé, plus humain, plus instruit.

Jacques Tenon

Contrastant avec les incertitudes de la recherche scientifique, l'exercice médical est toujours plus organisé, administré et hiérarchisé. La médecine, jusqu'à ses extensions dans le domaine de la prévention, la prise en charge des handicapés et des personnes âgées, est désormais conçue comme un élément d'un système de santé. Traduction du grec *sustema*, « assemblage, composition », le système est défini comme un « ensemble organisé d'éléments intellectuels »[1]. Au-delà du sens premier de théorie scientifique ou de doctrine philosophique, lorsqu'il est appliqué à la politique, à l'éducation, à la justice, aux finances, le système devient un « ensemble de doctrines et d'institutions formant à la fois une théorie et une méthode pratique ». C'est dire qu'employer le terme pour qualifier l'ensemble des actions visant à améliorer la santé de l'homme est osé, alors que nous ne pouvons ni maîtriser l'évolution des maladies, ni mesurer l'impact exact de leurs traitements dans la population. Pourtant, la volonté des pouvoirs publics de contrôler jusqu'aux moindres aspects de la prise en charge du malade n'a jamais été aussi forte. Celui-ci doit désormais se laisser porter par ceux dont la mission est de savoir ce qui est bon pour lui. Le médecin n'a plus besoin d'écouter la plainte de la personne qui lui fait face et d'y répondre de façon adaptée, il lui suffit d'appliquer les protocoles de soins spécifiques de la pathologie. La priorisation de l'intérêt collectif sur celui de l'individu met à mal le colloque singulier qu'il partage avec son malade, fondement de la médecine clinique. « Un conflit latent tend à opposer le souci de la personne et de sa dignité et le souci de la santé comme phénomène social »[2]. Le malaise de la profession médicale est là.

1
LE NOUVEAU MONDE

Une doctrine scientiste

La planification des soins repose sur une idée simple : organiser à l'avance l'activité par des protocoles préétablis augmente l'efficacité du travail médical et paramédical. Les étapes successives où le rôle de chacun est précisément défini sont standardisées comme la construction d'une automobile sur une chaîne de montage. Le raisonnement médical, laborieux, est remplacé par l'application immédiate d'un schéma décisionnel, bientôt par un algorithme issu de l'intelligence artificielle. Alors que l'expérience du médecin joue un grand rôle dans le recueil des informations pertinentes et la synthèse d'une observation clinique, son importance est niée. Simplifié, l'exercice de la médecine se réduit à la déclinaison de règles opératoires. Nous traitons nos malades avant que le temps nécessaire à l'éclaircissement de l'histoire de la maladie se soit écoulé. L'uniformisation des procédures diagnostiques et thérapeutiques rend notre pratique artificiellement prévisible. La réflexion est inutile et les choix n'ont plus lieu d'être. La preuve scientifique justifie les décisions et valide les actes médicaux : la médecine est efficace quand elle se conforme aux standards établis. Confronter le savoir théorique à la réalité clinique n'importe plus.

La mise en avant par les tutelles de l'organisation des soins est aussi l'expression d'une croyance en des gains de productivité sous-tendus par l'optimisation du temps médical. Mais si augmenter la performance des agents permet de traiter davantage de malades, le temps consacré à chacun est nécessairement réduit. On voit mal comment leur état de santé pourrait s'en trouver amélioré mais peu importe, il nous faut toujours aller plus vite : les temps morts sont exclus de la journée de travail des soignants. Le temps biologique n'est plus seulement dominé par le temps de la technique. Désormais, le temps du gestionnaire s'impose aux médecins, aux soignants, aux malades. Le processus semble irréversible. Tout, tout de suite : telle est la devise des malades, dominés par l'angoisse, confondant vitesse et qualité des soins ; des médecins, persuadés que les examens complémentaires remplacent l'observation nécessaire à l'établissement du pronostic ; des décideurs, convaincus que le temps gagné c'est de l'argent économisé.

Illustration du dogmatisme jacobin, chacun doit « bénéficier d'une égalité d'accès aux soins ». L'uniformité est la règle : tous les AVC doivent passer en soins intensifs, mêmes les plus bénins, dont le risque d'aggravation ou de complications est quasiment nul ; même les cas désespérés, qui annoncent malheureusement la fin de vie[1]. Le traitement de tout cancer doit être discuté en RCP, même s'il relève d'emblée des soins palliatifs, puisqu'il faut « garantir à chaque patient un parcours de soins personnalisé et coordonné »[2]. Toute décision est validée dans un compte-rendu établi par des experts, seuls aptes à se prononcer, quand bien même ils ne rencontreront jamais le malade. Ainsi s'exerce un « monopole radical »[3], qui néglige la connaissance de la personne, dénie la participation d'autres praticiens et accroît le risque d'erreurs. Le malade doit suivre le protocole sans participer aux décisions. Qu'il s'agisse d'AVC ou de cancers, l'exhaustivité devient un objectif en soi, la preuve ultime du bon fonctionnement du système.

Une vision théorique de l'exercice médical s'impose, où l'administration décide elle-même des soins à appliquer. Pour y parvenir, elle va jusqu'à définir l'emploi des termes : le Plan Régional de Santé (PRS) « s'appuie sur certains mots-clés, dont la définition peut être polysémique (…) essentiels à définir avant de se lancer dans sa lecture »[4]. Est ainsi créée une *novlangue* nécessaire à la mise en place de ce nouveau pouvoir administratif : dans le cadre de son « parcours de santé », à proximité de son « lieu de vie », sur le « territoire », « l'usager » bénéficie de « prises en charges » qui peuvent être « non programmées », voire « non programmables », mais toujours « pertinentes » et « de qualité ». Il a accès à « l'innovation » et met en œuvre son « pouvoir d'agir » en utilisant son « savoir expérientiel » et ses « compétences psycho-sociales ». La maîtrise de ce jargon est indispensable à celui qui veut se faire entendre des autorités.

Appuyée sur un foisonnement de textes réglementaires, accumulant les « dispositifs » obligatoires sans les financer, menaçant les établissements de suspendre les enveloppes allouées s'ils manquent d'évaluer leur activité, la haute administration, Direction Générale de l'Offre de Soins (DGOS) et Agences Régionales de Santé (ARS), est omnipotente. La planification des activités ne se limite plus en effet à la délivrance d'autorisation pour des équipements lourds ou des secteurs de réanimation. Elle précise dans le moindre détail le nombre de séjours, d'actes ou de consultations à assurer dans chaque « filière de soins ». A l'hôpital, les dossiers médicaux sont l'objet de multiples contrôles, mis en œuvre par la Sécurité Sociale s'il s'agit de la prescription de médicaments onéreux et de la tarification des séjours, par l'ARS elle-même pour le suivi d'activités soumises à un financement spécifique, par la HAS pour l'évaluation de la qualité des soins. Ces analyses sont effectuées par les médecins et les soignants, tenus de répondre aux injonctions de la tutelle en colligeant soigneusement les données exigées. En ville, la Sécurité Sociale impose via les « rémunérations sur objectifs de santé publique », des prescriptions de validité douteuse aux médecins généralistes, pervertissant leur jugement et subordonnant, moyennant finance, leur liberté de prescription[5].

La mesure est indispensable pour vérifier l'efficacité de chaque composante du système. A l'hôpital, tout ce qui fait la spécificité des malades est impitoyablement éliminé d'une évaluation réduite à quelques paramètres : âge, sexe, « diagnostic principal », « comorbidités » et durée d'hospitalisation. L'individu n'est plus qu'un élément d'une série. Par un renversement inouï des valeurs, il est neutralisé, effacé au profit de la seule réalité du monde hospitalier : le séjour. La finalité du système apparaît en pleine lumière : optimiser son fonctionnement pour devenir efficient, c'est-à-dire moins coûteux. A cet effet, tout concourt : l'organisation, maître mot de la gestion hospitalière ; les moyens, de plus en plus rarement dédiés et de plus en plus souvent mutualisés ; l'évaluation de la qualité, fondée sur des chiffres et non sur un jugement de valeur. Au moment d'appliquer la loi « Hôpital, Patient, Santé Territoire » (HPST), la DGOS le soulignait avec force : « le Schéma régional d'organisation sanitaire doit constituer un outil privilégié de rationalisation de l'offre de soins globale au regard des enjeux nationaux de respect de l'Objectif national des dépenses d'assurance maladie »[6]. Il s'agit de mettre en place une « restructuration de l'offre de soins », « substituant aux organisations de soins traditionnelles, des organisations de soins plus efficientes ». « Intégré » au PRS, étendu à « l'offre de soins ambulatoire », ce « schéma » doit « *s'appliquer à l'ensemble des secteurs de soins* »[7] (souligné dans le texte). *In fine*, l'hôpital doit déléguer une part croissante de ses missions aux établissements privés ou à la ville, par souci d'économie de la dépense publique.

Un système contradictoire

L'impossible équilibre financier

La gestion des hôpitaux n'a plus d'autre but que l'équilibre des comptes. Les phrases citées plus haut démontrent que le « virage ambulatoire » et le développement des « alternatives à l'hospitalisation » prônés par la tutelle ont pour but la réduction du « capacitaire » et des effectifs de la fonction publique hospitalière. Le résultat escompté n'est cependant pas au rendez-vous. En effet, la gestion des comptes publics obligeant le directeur à présenter un état prévisionnel des recettes et dépenses (EPRD) à l'équilibre chaque année, les établissements parient sur une augmentation d'activité pour y parvenir. Mais le recrutement de médecins, les investissements en matériel médical, le développement d'une filière de soins, n'impactent l'activité de l'établissement qu'après plusieurs années et à un niveau souvent moindre qu'espéré, ce qui explique l'incompréhension entre les médecins et l'administration. La tarification à l'activité (T2A) étant inflationniste, l'Etat diminue chaque année les tarifs des séjours pour respecter l'Objectif national des dépenses d'assurance maladie : c'est ce que l'on appelle la « régulation prix-volume ». Le seul autre levier sur lequel s'appuient les établissements est le gel des investissements, avec pour conséquences le vieillissement du patrimoine hospitalier, l'absence de renouvellement des équipements médicaux et de modernisation du système d'information. La situation est inextricable puisque dans le même temps, ils subissent l'augmentation inexorable des dépenses de personnel, liée au vieillissement des agents - le « glissement vieillesse-technicité » - sans compter les mesures catégorielles prises pour compenser le gel du point d'indice des fonctionnaires. Ainsi doivent-ils se restructurer sans cesse, c'est-à-dire réduire les lits et le personnel, pour tenter d'atteindre un hypothétique équilibre financier. Le cycle infernal recommence chaque année. Le déficit budgétaire apparaît ainsi comme un instrument de gestion, l'aiguillon indispensable pour mettre en œuvre les changements exigés.

Une gouvernance inadaptée

La centralisation de la gestion hospitalière se traduit par une chaîne de commandement réduite : le directeur de l'ARS nomme le directeur de l'hôpital et lui remet une « feuille de route » à accomplir pour la durée de son mandat : remettre les comptes à l'équilibre, mettre en œuvre un groupement hospitalier de territoire avec les établissements voisins, développer une filière d'activité, etc. Ces objectifs émanant du PRS sont traduits dans le contrat pluriannuel d'objectifs et de moyens (CPOM), signé par l'ARS et l'hôpital, qui n'engage en réalité que ce dernier, tenu de le mettre en œuvre dans les délais impartis. Médecins et direction n'ont pas la possibilité de discuter la pertinence et la faisabilité d'objectifs décidés à l'échelon supérieur, imposés au nom d'une vision régionale faisant fi des spécificités de l'établissement. Seuls de minimes ajustements peuvent être entrepris, les moyens désormais réduits étant réservés aux projets ayant l'aval de la tutelle. Les décisions ne s'appuient plus sur la connaissance du terrain des médecins hospitaliers mais sur des schémas mis en place à partir d'évaluations limitées aux chiffres de l'activité.

La disparition de l'autonomie médicale favorise la concentration du pouvoir sans accroître son efficacité. La pieuvre administrative projette ses tentacules sur les services sans rien agripper. La centralisation des décisions est vouée à l'échec car elle entre en contradiction avec la diversité croissante des spécialités et de leurs activités, qui empêche de leur appliquer des règles communes. Pourtant, la loi HPST avait un tout autre but : le regroupement des services en pôles d'activité devait permettre la déconcentration des prises de décision, par une délégation de signature accordée aux chefs de pôles[8]. Soucieux d'asseoir son pouvoir, le corps de direction s'est bien gardé d'appliquer la directive. En sept années de chefferie de pôle, sous l'autorité de trois directeurs successifs, aucune délégation ne m'a jamais été accordée sur le moindre sujet, même le plus bénin. Des contrats devaient être signés entre directeurs et chefs de pôles, délimitant les objectifs assignés au pôle : ils n'ont jamais vu le jour. Un décret prévoyait la formation théorique à apporter aux chefs de pôles pour leur permettre d'assurer leur mission : il n'a jamais été mis en œuvre. La loi a été vidée de sa substance par ceux-là même qui devaient l'appliquer. Au lieu d'une déconcentration des processus décisionnels, la centralisation s'est renforcée à un niveau jamais atteint. Non seulement les chefs de service sont écartés de toute responsabilité, mais les chefs de pôle font de la figuration. Omnipotent, le directeur décide dans la solitude de son bureau, à moins qu'il ne se voit imposé par l'ARS les actions à entreprendre. Les équipes de direction elles-mêmes sont réduites au rôle de courroie de transmission. Alors que les soins s'accélèrent et se multiplient, que la complexité de la gestion hospitalière s'accroît, que les prises de décisions stratégiques nécessitent un niveau élevé de connaissances, que les investissements sur le long terme demandent temps et réflexion, le résultat est, sans surprise, catastrophique. Projets de nouvelles activités mal conçus, logistique mal assurée, gestion de matériels défaillante, divorce entre un volontarisme administratif et des possibilités médicales insuffisantes : la mutation de l'hôpital en entreprise est un *fiasco*. L'erreur fondamentale de la loi HPST fut de demander à des fonctionnaires d'appliquer une réforme libérale. Engoncés dans leur statut, préoccupés par leurs carrières, irresponsables devant les élus et le corps médical de l'établissement, ils n'ont retenu de la loi que la phrase de Nicolas Sarkozy, président de la République de l'époque : « je ne veux qu'un seul patron à l'hôpital, le directeur ». Soumis en permanence aux injonctions de la tutelle, bien peu acceptent de prendre des risques. *Nolens volens*, ils se contentent d'exécuter les tâches demandées. Les établissements ont perdu toute autonomie et sont incapables de s'adapter aux évolutions de la médecine.

Un univers concurrentiel

Tenus de développer leur activité pour tenter d'assurer leur équilibre financier, les hôpitaux sont rentrés dans une concurrence effrénée. Il ne s'agit pas de contrer l'influence des cliniques privées. Les différences dans « l'offre de soins » des uns et des autres suffisent à apaiser des relations, qui de concurrentielles, deviennent celles de partenaires obligés. Ce n'est que lorsque deux établissements interviennent sur le même « segment d'activité » que les conflits apparaissent. Et bien souvent c'est entre les hôpitaux qu'ils sont les plus rudes. On a peine à croire que le service public puisse être le lieu de telles empoignades, mais les guerres entre services et entre directions sont féroces pour capter autorisations d'activité et ouverture de lits supplémentaires. Chacun fourbit ses armes : recrutement de spécialistes, experts du domaine considéré ; obtention de matériel haut de gamme, dont la publicité est largement assurée dans la presse locale par la direction de la communication ; établissement de conventions avec d'autres centres pour assurer le « recrutement » de malades *via* des « consultations avancées » ; intervention des politiques locaux bien en cours auprès du ministère, etc. Tous les moyens sont bons pour « se positionner » sur les « segments d'activité » les plus lucratifs, à seule fin de conquérir des « parts de marché » supplémentaires.

L'emploi d'un vocabulaire issu du monde de l'entreprise n'est pas l'effet du hasard : dès que sont évoqués un projet capacitaire d'importance, un projet médical de territoire, un plan de retour à l'équilibre, la certification des comptes ou l'établissement d'un schéma directeur immobilier, l'hôpital fait appel aux sociétés de consultants. Bien ancrées dans le milieu hospitalier, mandatées par les ARS, elles ont su se rendre indispensables aux directions, qui semblent ne plus avoir les capacités à conduire le moindre projet. En réalité, l'intrusion de ces sociétés dans le monde hospitalier signe leur immixtion croissante dans la sphère publique, où elles portent le discours et les réformes sur « la modernisation de l'action publique », moyennant de lucratives rémunérations : « Manifestation de l'hybridation croissante des élites politiques, technocratiques et économiques (...) sans considération pour le contenu du travail et les identités professionnelles des acteurs ciblés par leurs interventions (...) les consultants sont des acteurs décisifs de la dédifférenciation de la sphère publique et de la déprofessionnalisation » de l'hôpital[9]. Réduits au rôle d'exécutants, directeurs, chefs de pôle et chefs de service appliquent une politique de réforme continue du système de santé calquée sur les exigences de la sphère privée. Il n'est donc pas surprenant que s'effacent les valeurs de solidarité et de service autrefois au cœur de nos hôpitaux. La dépossession des processus de décision que subissent les médecins s'étend désormais à la conception même de l'évolution des missions premières de l'hôpital : l'accueil des malades, les soins qui leur sont apportés, le suivi qui leur est proposé.

2
ORGANISATION ET CONTROLE DE L'ACTIVITE

L'optimisation des séjours hospitaliers

En 2008 est publié un rapport édifiant sur la gestion des lits dans les hôpitaux et les cliniques[1]. Le texte émane de la Mission d'expertise et d'audit hospitalier (MeAH) : cette agence qui revendique un savoir-faire strictement technique et affiche une neutralité de façade est en réalité le bras armé de l'Etat auprès des établissements, chargée d'implémenter le programme du « nouveau management public »[2]. Le rapport s'appuie sur une affirmation placée en exergue : le lit est un « actif fondamental » de l'hôpital, une « référence », qu'il s'agit de « gérer »[3]. Les « professionnels des services de soins » sont invités à prendre conscience de la « non pertinence des journées d'hospitalisation » et des « séjours anormalement longs », qui constituent des « gisements », permettant d'espérer des « marges de progression »[4] pour assurer « l'adaptation de l'offre à l'évolution de la demande »[5]. Ce texte marque une étape essentielle de la transformation de l'hôpital en entreprise.

Les précurseurs

C'est parmi les disciplines les plus dépendantes de l'évolution technique que la rationalisation des soins s'est d'abord affirmée. Ainsi en est-il de l'organisation des séjours en chirurgie, dont le modèle avoué pour la MeAH est la gestion des lits dans un hôtel, puisque « quel que soit le modèle d'entreprise, les conditions de la pérennité sont les mêmes » (sic). Plus qu'une amélioration des soins, le raccourcissement de la durée d'hospitalisation traduit la volonté « d'optimisation des séjours ». La planification des durées de séjour et l'anticipation des transferts en réadaptation, avant même l'intervention, visent à réduire au minimum le nombre de lits vacants. Le développement de la chirurgie ambulatoire doit permettre la « réduction capacitaire » exigée par la tutelle. L'hospitalisation n'est plus organisée selon des critères médicaux : type de pathologie et soins requis par le malade, mais d'après la durée de séjour prévue. Le malade suit un « circuit-patient » prédéterminé : ambulatoire court (circuit debout) ou long (circuit couché), hospitalisation conventionnelle. Il n'existe plus de service dédié aux spécialités. Le chirurgien se plie à une organisation qui l'oblige à passer voir ses malades dans des unités distantes les unes des autres, à donner ses consignes à des équipes infirmières distinctes. Celles-ci n'ont plus de lien avec une spécialité chirurgicale particulière, pas d'identité propre. Les soins sont dépersonnalisés.

Le fonctionnement quotidien d'un hôpital de jour d'oncologie obéit aux mêmes principes : toute l'organisation vise à effectuer le maximum de « venues » sur un minimum de « places », afin de rentabiliser la structure[6]. Une « venue » désigne la personne qui vient recevoir une chimiothérapie ; une « place » correspond à un lit ou à un fauteuil, puisque l'alitement des malades n'est pas toujours nécessaire : ainsi peut-on augmenter le nombre de personnes présentes dans une chambre et le nombre de séances effectuées sur la journée. De longues réunions sont consacrées à « optimiser » le fonctionnement de ces unités. Face aux médecins se plaignant de travailler dans des locaux exigus et mettant en avant le manque d'infirmiers, épuisés par la cadence de travail, l'expert mandaté par l'ARS explique doctement que « le taux de rotation par place » dans les établissements performants est de 1,5 malade par jour, autrement dit que la moitié des lits ou des fauteuils doivent être utilisés deux fois dans la même journée. Quand bien même certains jours son activité atteindrait le double des capacités d'accueil, si le taux de rotation à l'année n'est pas « à l'objectif », l'unité ne manque pas de place : elle en a trop. La perception des médecins et des infirmiers est donc fausse. Ils se fient à ce qu'ils voient, alors que seuls les chiffres sont réels. Aussi doivent-ils « se réorganiser » continuellement pour accélérer le passage des malades, en distinguant ceux qui viennent pour des injections sous-cutanées de ceux qui ont des perfusions intraveineuses ; ceux dont la chimiothérapie s'administre en une heure et ceux qui doivent rester la journée pour un protocole d'hydratation, etc. Comme en chirurgie, la durée de l'acte technique conditionne l'organisation. Sont ainsi programmées des « venues » le matin de bonne heure et d'autres en fin de matinée voire en début d'après-midi. Le processus nécessite une parfaite coordination avec la pharmacie, la préparation des médicaments ayant ses propres contraintes. On va jusqu'à programmer la veille et préparer tôt le matin certains traitements, avant l'arrivée du malade, pour gagner du temps, au risque de jeter le médicament si une contre-indication apparaît une fois le malade examiné par le médecin. Les traitements anti-cancéreux étant très coûteux, cette procédure est adoptée pour des médicaments génériques, pas pour ceux dont l'injection revient à plusieurs milliers d'euros. Comparée au gain représenté par le nombre supplémentaire de « venues », la perte s'avère minime. On voit là que seul importe l'équilibre des comptes de l'unité.

L'adhésion des professionnels à cette logique est surprenante : les médecins sont obsédés par le suivi de leur activité ; ils considèrent le nombre de séances comme le reflet de la qualité de leur travail. Oncologues et hématologues se vantent de voir douze à quinze malades par matinée. Une croissance d'activité de 10% d'une année sur l'autre suscite la fierté et la demande de moyens supplémentaires, pour « faire face aux besoins ». Le cadre infirmier « gère » son effectif comme un contremaître une équipe de chantier : un infirmier en plus ou en moins selon le nombre de poches de chimiothérapies prévues. Soumises aux mêmes cadences, les secrétaires programment les examens de suivi, les nouvelles venues, les consultations de fin de traitement, sans oublier de frapper et d'envoyer d'innombrables courriers de suivi. Tous sont sur la brèche en permanence. Les médecins travaillent dans l'urgence, ce qui étonne s'agissant du traitement de maladies chroniques, où le temps de réflexion est important, tant les décisions à prendre sont lourdes de conséquences. Tous tentent l'impossible : « optimiser » le fonctionnement de l'unité, autrement dit colmater les brèches d'une organisation défaillante par un surcroît de travail dans des tâches secondaires, alors que le temps passé avec le malade se réduit, au risque d'évaluations cliniques superficielles, de décisions précipitées et entachées d'erreurs.

La généralisation du modèle

Irrésistible, le mouvement s'étend à toutes les spécialités. Pour hospitaliser un malade, l'urgentiste ne peut plus se contenter de déterminer l'urgence de la situation clinique et de traiter les cas graves. Bien soigner la personne ne suffit plus ; il doit désormais déterminer combien de jours le malade restera à l'hôpital, afin de l'orienter vers l'unité de soins adaptée pour « valoriser » le séjour. Ainsi des « unités d'hospitalisation de courte durée » (UHCD) reçoivent les malades qui nécessitent un traitement et une surveillance durant au plus vingt-quatre heures, condition requise pour que le tarif du séjour soit avantageux. D'autres malades reçoivent un traitement simple et restent en surveillance quelques heures sur un brancard, dans une « zone de surveillance de très courte durée » (ZSTCD), avant de repartir. Le principe est le même : seuls les examens indispensables sont mis en œuvre, seuls les traitements qui ne peuvent être administrés en dehors de l'hôpital sont assurés, la prise en charge est la plus brève possible et utilise le minimum de ressources pour obtenir un tarif privilégié. Sacralisé, le lit doit être préservé, son « occupation » mûrement réfléchie, puisque comme tout bien précieux, il se fait rare. Aussi l'idéal est-il parfois ne pas l'utiliser, autrement dit d'améliorer la « pertinence des hospitalisations ». En effet, si nous ne pouvons pas accueillir certains malades, c'est que d'autres « occupent » des lits, qui devraient être chez eux. Jusqu'à 20 % des hospitalisations seraient « non pertinentes ». C'est oublier qu'aux urgences interviennent des généralistes et de jeunes médecins peu expérimentés. Il leur est impossible de faire preuve du savoir et de l'expérience que possèdent l'ensemble des spécialistes. C'est aussi parce que les symptômes ont évolué et que le tableau clinique s'est précisé qu'on peut juger le lendemain qu'un malade peut quitter l'hôpital : *a posteriori* tout est plus facile. Les limites du diagnostic et du pronostic en urgence expliquent l'impossibilité de prédire exactement la durée de séjour. Hélas, cette réalité est méconnue des planificateurs.

Ce qui s'applique aux urgences vaut pour les services traditionnels, où le médecin devrait établir dès l'admission une « durée prévisionnelle de séjour » et s'y tenir, démontrant par là sa compétence[7]. Pour ce faire, il lui faut « anticiper la sortie », l'idéal étant de « libérer » le lit le matin, pour permettre aussitôt l'entrée d'un autre malade et « désengorger » les urgences. Les médecins sont sommés de commencer leur visite par les malades sortants, quitte à faire attendre les cas graves ou complexes : illustration de la subordination du travail médical au fonctionnement de la structure[8]. Pour les malades recevant des médicaments en perfusion, une alimentation par sonde, des soins infirmiers lourds, on « accélère » la sortie en mettant en place les traitements au domicile, avec l'aide de sociétés prestataires. L'hospitalisation ne sert plus à établir un diagnostic difficile ou à traiter une maladie grave. Ce que permet l'hôpital : des évaluations cliniques répétées et rapprochées, la concertation approfondie des médecins et des soignants, la surveillance d'un traitement, un dialogue quotidien avec le malade, ne compte plus. C'est la faisabilité technique plus que le suivi clinique et l'accompagnement du malade qui détermine son départ. Et pour celui qui ne peut rentrer chez lui, afin de diminuer au minimum l'hospitalisation, la demande de transfert en SSR est envoyée au plus tôt, l'idéal étant de la rédiger dès l'arrivée.

Pour réduire davantage les durées de séjour, il est même envisagé de faire dormir les malades dans des hôtels. Ils ne viendraient plus à l'hôpital que pour les soins. Un tel système, développé aux Etats-Unis, n'est guère compatible avec la volonté de soigner jusqu'aux plus démunis, qui seront toujours dans l'incapacité de s'offrir un « hôtel hospitalier ». Pourtant, ceux-ci commencent à apparaître[9]. En sortant plus tôt de l'hôpital, le malade voit ses relations avec les soignants se réduire. L'organisation fait de lui un « consommateur de soins » ; il n'est plus cette personne que médecins et infirmiers découvrent au fil des jours. L'hospitalisation n'est plus l'occasion d'une rencontre mais d'une prestation. Souvent, elle se termine sans diagnostic et la synthèse est remise à une consultation ultérieure. « L'optimisation » de la durée moyenne de séjour (DMS) prime sur toute autre considération, au point que l'administration tance les médecins dont le service a un « index de performance de la durée moyenne de séjour » (IPDMS) supérieur à la moyenne nationale[10]. L'abstraction est poussée au maximum : un seul chiffre suffit à évaluer le bon fonctionnement d'un service. Sacralisé par l'ARS, il devient un objectif à atteindre, voire à dépasser : il faut maintenant « surperformer » en obtenant un IPDMS inférieur à un. L'hôpital doit faire sortir les malades plus rapidement que ses voisins, ouvertement désignés comme des concurrents. L'erreur d'orientation, la complication médicale inattendue, la fragilité du tissu social autour du malade, tout ce qui « retarde » la sortie devient un obstacle au fonctionnement d'un système qui a pris en haine l'imprévu et la complexité, tout ce qui sollicite l'intelligence et l'humanité des soignants.

Nous ne sommes pas à une contradiction près. Il n'y a de prise en charge réussie que si le malade sorti de l'hôpital n'y revient pas. Aussi les établissements comptabilisent les « réhospitalisations à trente jours », « indicateur » d'un échec de la prise en charge[11]. Pourtant, c'est la réduction des durées des séjours au minimum chez des malades atteints d'affections multiples qui fait manquer des diagnostics potentiellement graves et conduit à les réhospitaliser en urgence. C'est ce qui s'est passé au Danemark, où l'accélération de la sortie des AVC des unités neuro-vasculaires a entraîné une augmentation des réadmissions précoces[12]. En France, le phénomène est rare, peut-être parce que la Sécurité Sociale assure la couverture des soins en ambulatoire et donne accès aux médicaments à tous[13]. Mais la pression très forte qui s'exerce pour réduire les durées de séjour conduit à s'interroger sur l'évolution future de nos pratiques. Aux Etats-Unis, la conjonction d'une baisse drastique des durées de séjour et d'un programme de réduction des réadmissions à trente jours par les hôpitaux, à seule fin d'éviter des pénalités financières, a entraîné une surmortalité chez les insuffisants cardiaques[14]. Saurons-nous éviter pareille évolution ?

« L'optimisation » des DMS étant irréaliste, l'administration a réagi en créant une « commission des séjours complexes » pour aider à l'orientation des malades restant « trop longtemps » dans les services. Réunissant assistantes sociales, médecins et cadres infirmiers, elle cherche des solutions de sortie pour ces personnes souvent atteintes de plusieurs maladies sévères et handicapantes, isolées ou demeurant dans un logement inadapté. Il est révélateur que la procédure se soit étendue à tous les « séjours longs » : au jugement qualitatif posé par des professionnels sur la complexité des cas se substitue un chiffre défini par l'administration, mesure de la déviation de la sacro-sainte DMS. Mises en demeure d'accélérer la sortie des personnes, les assistantes sociales sont devenues un rouage du système, chargées d'évacuer tous ceux qui l'empêchent d'atteindre la norme. Entre une profession qui vise à « construire le projet de vie » du malade et une institution qui se contente d'assurer « l'utilisation pertinente des journées d'hospitalisation », le conflit est insoluble[15]. Aussi l'administration voudrait-elle réduire les missions de l'hôpital aux « soins de haute technicité ». En attendant, les commissions de séjours longs s'occupent de ces malades que la *novlangue* hospitalière désigne par un anglicisme détestable : les *bed-blockers*. Le terme nous vient des Etats-Unis, pays au système de soins radicalement différent du nôtre. La solidarité, dont la Sécurité Sociale est l'illustration, est en effet à l'opposé du système américain individualiste, fondé sur les assurances privées. Pourtant celui-ci devient notre référence : désormais, le bon malade est un malade qui sort vite. Celui qui « traîne » perturbe les statistiques et rend le service moins performant. Et ce même si du fait de la réduction du nombre de lits, l'impact du *bed-blocker* sur la capacité d'hospitalisation augmente, ce dont personne ne semble s'aviser. Ce malade est souvent dans un état grave et son état évolue lentement. Les soins prodigués sont lourds et astreignants. La valorisation financière est faible au regard des moyens déployés[16]. « Coûtant » plus qu'il ne « rapporte », il n'est plus qu'un gêneur. Nous avons intégré un mode de pensée réduit aux chiffres, donc à l'argent. Le « bloqueur de lit » est l'expression ultime d'un système déshumanisé : la valeur c'est le lit ; le concept-clé, le séjour ; les comptes de l'établissement, la fin ultime ; le malade, un moyen pour les équilibrer. Nous nous rapprochons du fonctionnement des cliniques privées où les actes et les séjours sont choisis à l'avance parmi les plus valorisants, pour tenter d'assurer l'équilibre financier de l'établissement. Les séjours non rentables - autrement dit les personnes qui les génèrent - sont rejetés. Le malade est exclu d'un système qui n'est plus fait pour lui et le rend responsable de ses dysfonctionnements.

L'objectif étant d'accélérer les « flux de patients », une grande importance est accordée à l'amélioration de « l'aval » : les transferts en SSR. Le postulat ne change pas : une meilleure organisation permet des gains de temps et d'efficience. L'orientation du malade n'est plus décidée par un médecin effectuant la synthèse d'une observation clinique après entretien avec un confrère rééducateur mais suit les règles édictées par l'algorithme d'un logiciel : le malade doit rentrer dans les cases préétablies, sinon il est rejeté par le système[17]. La recherche de la rentabilité a gagné les SSR, dont le fonctionnement obéit au principe de la rareté des ressources et peut s'appuyer sur le dogme de l'exclusivité des filières spécialisées. Une sélection sévère s'exerce, appuyée sur une séparation des malades en quelques catégories, fondées sur le repérage de signes parfois fluctuants ou de signification ambiguë, mais dotés d'une valeur absolue. L'orientation se caractérise par son extrême rigidité : une fois placé dans une « filière de soins », le malade n'en sort plus. Les autorités proposent bien la création de nouvelles « structures », censées répondre aux « besoins » des malades. Mais cette balkanisation des SSR les rend moins compréhensibles aux médecins, aux malades et à leurs familles, sans résoudre les difficultés d'orientation : plus les unités se spécialisent, moins les malades y trouvent leur place.

Le fonctionnement des SSR montre que la culture du chiffre est généralisée au point de contaminer les services faisant le moins appel à la technique. Là aussi les malades sont hospitalisés pour un temps limité, souvent fixé à l'avance, alors qu'autrefois la rééducation durait tant que des progrès étaient observés. C'en est au point qu'avant même l'admission, les familles sont prévenues : le séjour est fixé à trois ou quatre semaines maximum. Il leur faut d'emblée se préoccuper de « l'avenir », avoir un « projet de vie » pour le malade… avant de savoir comment évoluera son état de santé. Pour faciliter l'accès en SSR, la réflexion est entamée dès le séjour en service aigu. Pour les familles, ces démarches sont d'autant plus pénibles qu'elles sont engagées tôt dans l'évolution de la maladie. Non seulement le cas est grave et la vie du malade et de ses proches bouleversée, mais on les somme de décider sans délai de le « reprendre » ou de le « placer ». Tenir ce discours à des enfants est dur, mais à la femme du malade, elle-même âgée, frappée dans la personne d'un mari fréquenté quotidiennement pendant cinquante ans ? C'est inhumain, et d'autant plus choquant que ce faisant, nous oublions qu'établir le pronostic exact d'une maladie demande du temps, sous peine d'erreurs grossières. Quelle valeur garde notre parole ?

L'évaluation de la qualité

Non seulement le système rigidifie la structuration des services et dicte des choix fondés sur la seule logique financière, mais il s'insinue dans l'exercice médical quotidien. Par le discours sur « la qualité », la HAS fait avancer à grands pas la normalisation des soins. Pour ce faire, le fonctionnement de l'hôpital est évalué dans les moindres détails lors de « visites de certification » accomplies par une nouvelle bureaucratie[18]. Des « experts-visiteurs », médecins ou cadres de santé formés et mandatés par la HAS, passent au crible l'organisation médicale et soignante des secteurs-clés de l'établissement : urgences, blocs opératoires, radiologie, médecine nucléaire, pharmacie, etc. Ils évaluent la prescription médicamenteuse, les comptes rendus médicaux, les transmissions soignantes. Ils vérifient le respect des normes de radioprotection. Ils contrôlent la sécurité informatique, etc. Au décours, ils font une « restitution » à la direction, aux chefs de pôles et aux cadres supérieurs, puis rédigent un rapport pour la HAS, émaillé de réserves mineures ou majeures, ces dernières évidemment plus menaçantes. Celle-ci décide alors de la « certification » de l'hôpital, parfois en contradiction avec les conclusions du rapport : c'est dire la vanité de l'exercice. Les établissements sont tenus de diffuser les résultats, comme dans ces gares dépourvues de salle d'attente, où des panneaux muraux vous apprennent que la certification a été obtenue. L'hôpital non certifié - éventualité rarissime - est soumis à l'opprobre du public. Plus souvent, les réserves émises lui imposent une réorganisation à marche forcée, jusqu'à la prochaine visite.

Médecins et infirmiers ne se sentent guère concernés par le processus, surtout s'ils ont assisté à l'évaluation d'un « expert-visiteur ». Les yeux rivés sur un écran d'ordinateur, celui-ci coche des dizaines de cases à la suite pour remplir le « manuel de certification » où tout est prévu. Certes, ce contrôle tatillon permet de vérifier le respect de normes de sécurité et la conformité des soins à certains standards. Mais il montre surtout que la « qualité » se mesure, à l'aide d'une quantité de scores appréciant le respect d'un nombre croissant de procédures dont l'arbitraire le dispute parfois à l'absurde[19]. Sous prétexte de « promouvoir le bon usage » et « d'améliorer la qualité des soins »[20], il s'agit en réalité de favoriser l'évolution vers des « bonnes pratiques » définies à l'avance, suivant les recommandations établies par la HAS elle-même. Cette conformité des pratiques aux standards établis équivaut à la mise en place d'une *soft law*, un « droit mou » contraignant, qui réduit progressivement l'autonomie des soignants[21].

En plus des visites de certification, la HAS impose le recueil « d'indicateurs de qualité », théoriquement choisis pour leur « pertinence »,

« ciblant » des maladies ou des « actes traceurs » assurés à l'hôpital. En réalité ces indicateurs sont choisis pour être consensuels et surtout ne pas perturber l'ordre établi. Ce qui conduit la HAS à en inventer de toutes pièces, telle « l'expertise neurovasculaire » des AVC, qui n'est là que pour masquer le nombre insuffisant d'hospitalisation en unité neurovasculaire[22]. Le système n'est pas près de reconnaître ses insuffisances. De même, quand l'évaluation de la chirurgie bariatrique fait apparaître qu'un opéré sur trois n'a pas eu l'évaluation préopératoire requise, si peu contraignante soit-elle, la HAS attend « des établissements de santé qu'ils s'améliorent sur chacun des indicateurs afin que tous les patients bénéficient d'une prise en charge préopératoire minimale de qualité sur l'ensemble des indicateurs »[23]. Leur recueil apparaît donc comme un exercice formel, sans portée pratique. Le risque est pourtant qu'ils deviennent progressivement le témoin unique de la qualité des soins. Gagner des points pour la certification, obtenir des taux de réponses élevés lors des « campagnes d'évaluation » de la qualité est l'objectif ultime de l'administration. Aux « recommandations de bonne pratique » s'ajoutent désormais ces « objectifs institutionnels ». Cette normalisation des pratiques déforme les réalités cliniques et thérapeutiques. Peu à peu se met en place une structuration des soins entièrement formalisée qui - malgré un financement différent - nous rapproche des *managed care* américains : des soins organisés, dirigés, contrôlés[24].

La transversalité et l'uniformisation des pratiques

Pour atteindre cet objectif, les hôpitaux multiplient les comités chargés d'accomplir des « missions transversales », supposées améliorer son fonctionnement. Leur création est justifiée par un argument simple : beaucoup de problématiques de soins étant communes à la plupart des services, les procédures peuvent être partagées. Leur harmonisation garantirait efficacité, rapidité et sécurité. Qu'il s'agisse de la prescription du médicament, du soulagement de la douleur, de la politique transfusionnelle, de la correction d'une dénutrition, de la lutte contre les infections nosocomiales, de l'hygiène, de la prévention des escarres, du dépistage des troubles de la déglutition et de bien d'autres sujets, comités et groupes de travail se réunissent à qui mieux-mieux pour établir ou « actualiser » des procédures, les diffuser et vérifier leur application. Leur crédibilité auprès des soignants est cependant faible. La plupart des médecins et des infirmiers ignore les « procédures institutionnelles ». La raison en est la diversité des situations cliniques d'une spécialité à une autre. Le soulagement d'une douleur post-opératoire n'a rien de commun avec celui des douleurs dues à une lésion cérébrale. Lutter contre la douleur d'un cancéreux n'est pas traiter la lombo-sciatique récidivante d'un malade perclus d'arthrose. Excepté le mot douleur, tout sépare ces situations en termes de mécanisme, de circonstances de survenues, d'évolution, de traitement. On peut en dire autant des problèmes nutritionnels rencontrés en réanimation et en cancérologie, dans un service traitant des diabétiques ou des insuffisants cardiaques. Quant aux troubles de la déglutition, ils diffèrent complètement selon qu'il s'agit d'une maladie neurologique, des suites de la chirurgie du larynx ou de la reprise alimentaire après intubation prolongée en réanimation. Logiquement, chacun suit les recommandations propres à sa spécialité et se fie à son expérience.

Pourtant, un dispositif envahissant se met en place, visant à remplacer les pratiques originelles des services par des procédures passe-partout, estampillées par l'établissement, conformes aux exigences de la « démarche qualité », au risque de limiter les soins à des stéréotypes. Le jargon des « transmissions ciblées » des infirmiers illustre parfaitement cette évolution : l'écoute du malade est remplacée par le repérage de symptômes prédéfinis et de « besoins » à satisfaire. Ainsi faut-il détecter systématiquement et mesurer la douleur ; agir, soit administrer un antalgique ; évaluer son effet, c'est-à-dire coter l'intensité douloureuse sur une échelle ; et pour finir tracer l'ensemble de la procédure suivie[25]. La valorisation des « actions » des soignants réduit la place de l'analyse du discours et du comportement de celui qui souffre. Il importe peu que l'expression de la douleur soit modifiée chez les personnes démentes et rende son identification difficile[26]. Sous prétexte d'organisation, « l'élaboration d'un programme de lutte contre la douleur »[27] se limite à la mise en place de « protocoles transversaux », au risque de réduire la spécificité des évaluations cliniques et d'appauvrir les soins. Tout se passe comme si ceux-ci devaient être ramenés au plus petit dénominateur commun partagé par tous.

Cet état d'esprit déforme la mission des cadres de santé : essentiellement chargés de tâches administratives, éloignés de leurs équipes, placés dans des services où ils n'ont jamais travaillé, ces anciens infirmiers se contentent souvent d'appliquer la politique de la direction, c'est-à-dire les circulaires ministérielles et les injonctions de la tutelle. Rares sont ceux qui gardent leur regard de soignant. Conditionnés au cours de réunions qui leur sont dédiées, ils sont devenus un levier essentiel permettant à la direction de contrôler l'hôpital, jusque dans l'application des soins les plus élémentaires. Privé de toute possibilité de choix de ses agents, le médecin chef de service est aussi dépossédé des projets d'amélioration de la qualité des soins. Que lui reste-il ? La « gestion » du personnel médical, réduite à l'organisation du temps de travail et au planning des vacances, à seule fin « d'optimiser » la production des actes et des séjours. Les services ne sont plus dirigés. Plus personne n'applique son empreinte sur leur fonctionnement. Faites vos heures, assurez-vous que vos collaborateurs sont présents pour faire tourner les lits, les blocs, les consultations. On ne vous demande rien de plus : « l'institution » s'occupe du reste.

3
INFORMATISATION ET TRANSFORMATION DES SOINS

La planification des hospitalisations, l'uniformisation des soins, la mesure et le contrôle de l'activité reposent sur la centralisation du fonctionnement hospitalier, permise par la montée en puissance de l'informatique. Longtemps celle-ci fut un *outil*, facilitant le travail administratif et la bureautique au sein des services. Puis elle a servi à l'archivage et à la transmission des examens biologiques et d'imagerie médicale. Ainsi les cliniciens observent les images d'un scanner ou d'une IRM sur un écran d'ordinateur, modifient les contrastes et les fenêtres, mesurent la taille des lésions, applications qui furent longtemps l'apanage des radiologues. Ils reçoivent les examens biologiques dès que les analyses sont effectuées. Ils ont accès à toute heure du jour ou de la nuit aux comptes rendus d'hospitalisation. Ils transmettent les images d'un scanner vers un autre établissement sans transférer le malade. Ces évolutions ont grandement amélioré l'exercice de la médecine hospitalière.

Mais une autre conception de l'informatique est apparue : elle est désormais le *média* indispensable à toute activité hospitalière. Après les fonctions administratives et les plateaux médicotechniques, l'objectif poursuivi est l'informatisation complète du dossier médical et soignant[1]. Aux résultats d'examens biologiques et d'imagerie, aux comptes rendus opératoires et d'hospitalisation, aux courriers de consultation, doivent s'ajouter la prescription médicamenteuse, les transmissions paramédicales, les feuilles de surveillance clinique, l'observation médicale, les ordonnances de sortie. Certes, le dossier médical traditionnel sous format papier a ses limites : encombrant, mal rangé, incomplet, etc. Mais elles n'ont pas disparu avec le dossier informatisé. Médecins et infirmiers se soumettent aux contraintes de logiciels qu'ils n'ont pas choisi et qui sont loin d'être optimaux. Après quelques années de suivi dans l'établissement, le rangement et la consultation des comptes rendus et des courriers du malade s'avère tout aussi aléatoire que dans un dossier cartonné. La lecture des observations médicales est un véritable pensum, tant les données cliniques sont fragmentaires. Le médecin qui accueille un malade transféré d'un autre établissement doit se contenter d'un compte rendu limité à quelques notes en style télégraphique. A l'évidence, le dossier médical informatisé est un échec. Pourquoi alors persister dans cette voie ? Les partisans de l'informatisation avancent trois arguments : le gain de temps réalisé et l'économie de personnel qui en résulte augmenteraient l'efficience du travail hospitalier ; le contrôle de l'activité réalisée permettrait d'améliorer la qualité des soins. Pour atteindre ces objectifs, l'informatisation complète serait indispensable : la survivance d'une portion même minime du dossier papier serait le signe d'un archaïsme à éliminer impitoyablement, pour apporter au système hospitalier toute sa cohérence et son efficacité. Qu'en est-il réellement ?

Gain de temps, économies et efficience

Hélas, l'informatisation ne fait pas gagner de temps, comme le montre le fonctionnement des services d'urgence. Lenteur des connections, saisie laborieuse de l'observation et des traitements, validations répétées des actes infirmiers, délais de sauvegarde : tout concourt à retarder les soins. Au point que celui qui passe donner un avis est sûr de trouver médecins et infirmiers figés devant les écrans d'ordinateur plutôt qu'auprès des malades : un paradoxe pour des services qui voient défiler jusqu'à deux cent malades par jour. La perte de temps est telle que dans certains pays, on forme des agents à noter l'observation médicale sur un ordinateur portable à la place du médecin : ils sont appelés les scribes[2]. Ce travail de tâcheron est justifié par le raccourcissement du temps passé par les malades dans les urgences et l'augmentation de la productivité des médecins, c'est-à-dire le nombre de cas traités dans la journée. Mais contrairement au scribe de l'ancienne Egypte, détenteur d'un savoir apporté par la connaissance de l'écriture, son lointain descendant n'est qu'un supplétif, palliant les défaillances de l'informatique. Qui voudrait d'un tel travail ?

Dans les situations les plus urgentes, celle-ci est un obstacle aux soins : observation clinique, résultats d'examens et traitements doivent être notés au fur et à mesure, sans délai. Lorsqu'un AVC arrive aux urgences, sachant que toutes les minutes, deux millions de neurones sont détruits, nous courons dans les couloirs, nous examinons le malade alors que les infirmiers mesurent la pression artérielle, font l'électrocardiogramme et prélèvent le bilan sanguin, nous poussons le brancard vers la radiologie, puis nous débutons le traitement juste après l'imagerie, dans le sas d'attente de l'IRM, avant même l'arrivée en soins intensifs, tout en organisant parfois le transfert du malade vers un autre établissement, même si l'admission administrative n'est pas encore effectuée. L'ensemble doit s'accomplir en moins d'une heure : inutile de dire que seul le dossier papier est utilisable. Nous écrivons sur un coin de table ou en marchant dans le couloir l'histoire de la maladie et l'examen neurologique, la posologie des médicaments et l'heure de leur administration, l'évolution du malade dans les premières minutes, quand il est crucial de ne rien perdre de données qui impactent le pronostic et les décisions ultérieures. Mais dans l'établissement où je travaille, le dogme du « zéro papier » est allé si loin qu'on n'en trouve plus aux urgences. Les infirmiers doivent noter la pression artérielle et la fréquence cardiaque sur le papier hygiénique utilisé pour se sécher les mains ! C'est dire où le fanatisme des sectateurs de l'informatique peut mener. Pourtant, parce qu'il facilite le transfert d'information et la continuité des soins, notamment en urgence, l'usage du papier reste indispensable[3].

La situation est identique dans les services, où l'utilisation systématique de l'informatique ralentit le travail quotidien. Médecins, infirmiers, aides-soignantes, secrétaires : tous connaissent des temps morts devant des écrans bloqués. Les dysfonctionnements s'expliquent par le nombre élevé de logiciels, une centaine au moins dans les gros établissements, le plus souvent incompatibles entre eux. Les interfaces sont si complexes que les informaticiens eux-mêmes admettent que le fonctionnement harmonieux de l'ensemble est un rêve qui ne sera jamais réalisé. La situation ne peut donc que s'aggraver, une anarchie complète présidant au choix des nouveaux équipements, pour le plus grand bonheur des développeurs, mais sûrement pas dans l'intérêt des utilisateurs ! Le marché de l'informatique hospitalière est en effet fortement concurrentiel : en 2014 on comptait en France plus de 350 éditeurs de logiciels. Dans le même temps le nombre d'utilisateurs ne cesse de croître : la puissance des réseaux s'avère insuffisante lorsque des centaines d'agents sont connectés simultanément. Les blocages et les pannes se multiplient. Pourtant, si la rentabilité est le mot d'ordre à l'hôpital et l'efficacité l'objectif prioritaire, le système informatique est toujours dédouané des retards considérables qu'il génère.

Pour ses partisans, l'informatique permettrait des économies de personnel, notamment dans les secrétariats, grâce à la dictée vocale ou numérique. C'est oublier que sa mise en place est un échec dans de nombreuses spécialités. Il est illusoire d'espérer réduire le nombre de secrétaires par l'informatisation, sauf à transférer leurs tâches vers les médecins, sommés de frapper, corriger et mettre en page eux-mêmes les courriers. En revanche, il est certain que l'informatique nécessite des informaticiens en nombre pour installer les logiciels et en assurer la maintenance. Mais qu'une panne survienne et plusieurs jours peuvent être nécessaires pour régulariser une situation qui bloque l'accès aux comptes rendus, aux résultats d'examens, jusqu'aux procédures d'admissions des malades. Maintenir une équipe de techniciens en nombre suffisant et payer une astreinte coûte cher. Pourtant ces coûts sont minimisés, comme ceux consécutifs aux nombreuses pannes du système. Aux Etats-Unis, une minute de blocage du système informatique hospitalier coûte 250 à 1000 dollars selon la taille de l'établissement et la complexité de son réseau[4]. Nul n'a fait le calcul en France. Le marché de l'informatique hospitalière a été estimé par l'agence nationale d'aide à la performance (ANAP) entre 1,6 et 2,1 milliards d'euros en 2014 : la somme est conséquente, même si l'imprécision du chiffre laisse rêveur. Le financement de l'informatique évoque le tonneau des Danaïdes, vidé aussitôt qu'il est rempli.

Sécurité des soins et contrôle de l'activité

Le principal argument justifiant l'informatisation du dossier médical est la réduction des erreurs médicamenteuses permise par les logiciels de prescription, c'est-à-dire l'amélioration de la sécurité des soins. La prescription d'un médicament par le médecin, sa dispensation par le pharmacien, son administration par l'infirmière sont plus sûres. Lorsqu'un malade change de service, la retranscription, source fréquente d'erreurs, est évitée. Alors que 10% des prescriptions sont erronées, une étude anglaise a montré que près d'un tiers pourrait être évité par l'informatisation[5]. Mais les auteurs soulignent que ces résultats ne peuvent être généralisés, puisqu'ils dépendent des pratiques médicales antérieures et du logiciel adopté. Surtout, le médecin est contraint de se plier à son fonctionnement : contrairement à celui qui écrit en suivant sa pensée, il doit sans cesse choisir entre les différentes propositions du logiciel en matière de voie d'administration et de dosage des médicaments, d'où un risque de prescription aberrante, voire dangereuse[6]. Ces « opportunités d'erreurs » nécessitent une vigilance accrue[7]. C'est donc au médecin de pallier les défauts du système. Même les logiciels dédiés à une spécialité mettent l'utilisateur en difficulté, leur conception n'ayant pas fait appel aux professionnels. Une étude évaluant les performances d'un logiciel utilisé par 60% des établissements américains a montré qu'il pouvait induire vingt-deux types d'erreurs différentes[8]. Une revue de la littérature consacrée aux hôpitaux français évaluait en 2012 entre 6 et 35% la proportion d'erreurs de prescriptions médicamenteuses. Aucun logiciel n'en est exempté et contrairement à une idée reçue, les erreurs ne diminuent pas toujours avec le temps et l'usage croissant du matériel par l'utilisateur. Pire, alors que les logiciels ont des performances variables, les comparaisons sont peu fréquentes et guident rarement le choix des établissements. Bien sûr, toutes les erreurs ne sont pas imputables à des défauts de conception : dans bon nombre de cas, l'entraînement insuffisant des cliniciens, leur absence de vigilance ou leur charge de travail élevée en rend compte[9]. C'est dire que l'adaptation de l'homme à la machine conditionne ses performances. Aussi n'est-il pas surprenant de constater des effets néfastes sur l'organisation du travail médical, démesurément consacré à établir les prescriptions et à les vérifier, sur la communication entre médecins et soignants, considérablement réduite, sans oublier l'impact émotionnel négatif des dysfonctionnements du système pour de nombreux praticiens[10]. Le bénéfice clinique de l'informatisation de la prescription médicamenteuse est donc incertain : non seulement elle n'élimine pas toutes les erreurs médicamenteuses graves, mais elle peut en générer ; son effet sur la mortalité n'est nullement établi. Avec de tels résultats, on comprend que son développement nécessite d'autres arguments.

Plus qu'améliorer la qualité des soins, l'informatique permet de suivre l'activité des services et des agents. Appliquer des procédures, les « tracer » dans un dossier préétabli, mesurer la performance, analyser les erreurs commises, mettre en place des procédures d'amélioration, puis recommencer le cycle. La « roue de la qualité », condamne médecins, infirmiers et secrétaires à l'évaluation incessante de leur travail, tel l'écureuil, prisonnier dans sa cage, tournant indéfiniment sur lui-même[11]. Mesurer le délai d'envoi d'un compte-rendu ou compter le nombre de malades ayant eu une évaluation de la douleur, calculer un taux d'occupation des lits ou une DMS, rapporter le nombre de malades non venus en consultation, c'est faire de la quantification l'unique moyen d'évaluation du travail hospitalier, au point que l'administration a créé dans chaque hôpital une « direction de la performance » dont c'est la mission. La profusion de chiffres et de courbes fournis par le contrôle de gestion et le département d'informatique médicale, auxquels s'ajoutent les évaluations de la HAS et de l'ARS, épuisent les destinataires soumis à des envois répétés de données à analyser, mis en demeure d'apporter des réponses assorties de plans d'action à mettre en œuvre dans les délais les plus brefs. La rupture est désormais totale entre une administration qui construit des grilles d'évaluation théoriques et des professionnels qui, davantage que des règles, appliquent le savoir-faire de leurs métiers respectifs et s'appuient sur leur expérience.

L’informatisation totale

Les transmissions infirmières ont profondément changé. Insérées dans des rubriques préétablies, « ciblées », elles correspondent à des « besoins » prévus par le logiciel. Ces restrictions ne laissent pas place à l’expression libre du soignant, appréciant au jour le jour l’évolution du malade. Moins formalisé, le dossier médical s’appauvrit également. Pour l’utilisateur du papier, il est évident que l’écriture permet un recueil bien plus complet de l’observation. En transcrivant le récit du malade, le praticien reprend ses mots et ses expressions ; adjectifs et adverbes précisent et nuancent le rappel des symptômes. Plusieurs pages de notes prises au lit du malade sont parfois nécessaires pour rendre compte de la richesse de l’examen clinique. L’évolution détaillée au jour le jour prouve l’assiduité du suivi. L’argumentaire soutendant les décisions thérapeutiques illustre la réflexion de l’équipe médicale. Le compte-rendu des rencontres avec les familles montre comment les informations sont délivrées et les décisions partagées. Mais le médecin qui tourne ses phrases pour exprimer clairement sa pensée ou corrige un compte rendu pour que la conclusion soit précise et argumentée est un fossile vivant. L’informatisation du dossier médical le réduit à « identifier les savoirs formalisés selon des règles adaptées collectivement »[12], à circonscrire la transmission au minimum échangeable entre tous. La pensée du médecin n’a plus lieu d’être. Sa personnalité s’efface comme son écriture, remplacée par l’anonymat d’une police de caractère. Sa signature, « inscription qu’une personne fait de son nom sous une forme particulière et constante pour affirmer l’exactitude, la sincérité d’un écrit ou en assumer la responsabilité »[13] est remplacée par une validation anonyme. Ce qui est vrai des médecins et des infirmiers vaut pour les aides-soignants. Alors que leur savoir-faire est dans leur toucher et dans leur regard, ils doivent désormais frapper sur un clavier, les yeux rivés sur l’écran. La « trace » du soin prime sur le soin lui-même. Il n’est donc pas surprenant qu’au lieu du « partage des informations », l’informatisation accroisse les « tensions dans la coordination de la prise en charge des patients ». Insidieusement se met en place une véritable *métamorphose* des professions soignantes.

Bien qu’elle s’avère incapable d’améliorer leur organisation et contribue même à le détériorer, l’informatisation totale des hôpitaux se fera, précédant celle de l’ensemble du système de santé. La HAS le justifie par « la collecte d'un nombre de données tous les jours plus grand sur les patients, la production toujours plus importante de références auxquelles doivent se conformer les professionnels de santé et le caractère de plus en plus collaboratif des prises en charge »[14]. Cette argumentation peut être émaillée de superlatifs, elle n'a rien de décisif pour autant. Nous n'avons besoin que des données essentielles sur nos malades : les principaux antécédents, qui ne changent guère ; les résultats d'examens utiles, or il y en a peu ; les ordonnances, qu'ils ont le plus souvent avec eux. L'exhaustivité des informations est inutile. De plus, le nombre élevé de recommandations de bonne pratique dépasse de beaucoup les nécessités du quotidien. Enfin, l'échange oral ou écrit entre praticiens est bien plus efficace que les bribes d'informations colligées dans un mythique « dossier médical partagé ». Cette réalité est admise aux Etats-Unis, pays où est née l'informatique médicale : si celle-ci est le support de l'archivage, le papier reste un moyen vital de communication, comblant les défaillances de la technique.

Pourquoi alors informatiser totalement les hôpitaux - et la médecine de ville - si l'intérêt est aussi faible ? La finalité de l'informatisation n'est pas l'amélioration de la qualité des soins, qu'elle contribue à dégrader. Elle n'est pas l'efficacité de la communication, qui diminue du fait des limites conceptuelles des logiciels, des défaillances incessantes du système et des difficultés d'adaptation des utilisateurs. Elle n'est pas économique : les coûts explosent du fait de l'acquisition incessante de nouveaux logiciels, des pannes répétées et de la maintenance nécessaire. Ce n'est pas davantage la réduction du personnel : si la fermeture progressive des archives ou la réduction des secrétariats conduit à des suppressions de postes, elle est compensée par l'embauche d'informaticiens. Ce n'est pas la productivité, puisque l'informatisation du dossier médical se fait aux dépens du travail médical. Ce n'est pas le contrôle de l'activité, totalement inopérant. En réalité, l'informatisation est sa propre justification, ce pourquoi son succès ne peut se mesurer qu'à l'application totale du processus[15]. La médecine est entrée de plein pied dans la *civilisation des machines* pressentie par Georges Bernanos, où « la Machinerie ne crée pas seulement les machines » mais « de nouveaux besoins qui assureront la vente de nouvelles machines »[16], dans la *société technicienne* décrite par Jacques Ellul, où la technique autonome suit un processus automatique d'auto-accroissement et « transforme en facteur technique tous les actes humains »[17].

Le développement de l'informatique est aujourd'hui suffisamment abouti pour faire obstacle à la relation entre le soignant et le malade, réduite à la collection d'éléments factuels et impersonnels, aussi bien qu'entre soignants eux-mêmes, de plus en plus isolés devant leurs écrans. Le médecin qui prend des notes sur un ordinateur ne formule plus ses phrases ? Bientôt, celui-ci lui proposera les mots à employer, comme le fait déjà son téléphone portable, pour « gagner » encore plus de temps. La pensée et la parole du médecin disparaitront. *Média* obligatoire entre le médecin et le malade, l'ordinateur crée une nouvelle réalité[18], objective, stable et mesurable. Le réel, subjectif, incertain et fragmentaire, changeant, n'est plus pris en compte. A la relation médecin-malade s'appliquera ce que Jacques Ellul dit de la relation interpersonnelle : « Il n'y a plus que la médiation technique qui s'impose et devient totale (…) Les relations humaines ne sont plus l'objet de l'expérience, de la tradition, de codes culturels, de symbolique : tout doit être à la fois mis au jour (…) élucidé, puis transformé en schémas techniques applicables (…) La conscience (…) aujourd'hui est formée directement par la présence de la Technique, par l'immersion de l'homme dans ce milieu, sans la médiation d'une pensée pour qui la Technique ne serait qu'un objet, sans la médiation d'une culture (…) *maintenant* la conscience est devenue le simple reflet du monde technicien »[19]. L'appréhension de la maladie et l'abord de celui qui en souffre ne seront plus les mêmes. Contrairement à ce qu'écrivait Michel Foucault, ce n'est pas tant le regard du médecin qui objective la maladie et réduit l'autonomie du malade face au professionnel détenteur du « biopouvoir », c'est la technique et d'abord l'informatique, qui la déshumanise en la réduisant aux seuls éléments objectivables. « La technique n'est jamais rien d'autre qu'un moyen de puissance » écrit Jacques Ellul[20]. Le médecin n'est donc plus qu'un esclave du système. Qui ne comprendrait son mal-être ? « L'homme ne peut pas s'adapter à la civilisation des machines »[21].

4
LE DELITEMENT DE LA MEDECINE HOSPITALIERE

L'éclatement de la communauté médicale

Les médecins exercent dans un système de santé envahissant, contraignant, exclusif, bientôt universel, en un mot : *totalitaire*. La médecine de ville subit l'intrusion de la Sécurité Sociale qui contrôle toujours plus les prescriptions et le suivi des malades, jusqu'à définir le contenu même des actes médicaux et récompenser les bons élèves observant ses recommandations : la liberté de prescription est menacée. Beaucoup de médecins hospitaliers quittent la fonction publique, quand ils n'abandonnent pas le métier. Dans les disciplines à forte valence technique, comme la radiologie interventionnelle, le faible nombre de praticiens formés rend le remplacement des départs aléatoire et contribue à la fermeture de services, à la disparition d'activités. La situation n'est pas meilleure dans les autres spécialités. Elle est même très inquiétante dans les services d'urgences. Pourtant, les urgentistes bénéficient d'un privilège conquis de haute lutte : ils sont payés à l'heure et non à la demi-journée, comme les autres praticiens hospitaliers[1]. Mais l'activité excessive de nombre de ces services, où la nuit ne se distingue plus du jour que par la faiblesse des effectifs présents, fait que même les avantages arrachés aux pouvoirs publics n'arrivent plus à séduire les jeunes médecins[2]. Pour assurer la permanence des soins, le mercenariat triomphe. Les postes vacants sont comblés par des médecins grassement payés à la vacation, peu au fait du fonctionnement de l'hôpital, mal intégrés aux équipes existantes. Il en est de même pour les anesthésistes, également payés à l'heure. Dans de nombreux hôpitaux, des vacataires payés à prix d'or assurent le programme des blocs opératoires. A contre-courant des objectifs poursuivis, les coûts augmentent et la qualité baisse.

Il n'est pas de meilleur exemple des contradictions du système que la situation de la radiologie conventionnelle, où près de la moitié des postes hospitaliers sont vacants. Les radiologues préfèrent s'installer dans le privé, où leurs revenus sont largement supérieurs à ceux d'un praticien hospitalier. Mais ils sont désormais concurrencés par la téléradiologie[3]. Des sociétés réunissent jusqu'à plusieurs centaines de radiologues exerçant en télétravail, sans contact avec les malades et les cliniciens. Elles contractualisent avec des dizaines d'hôpitaux différents pour lesquels elles assurent les explorations programmées, scanner et IRM, mais aussi les urgences, notamment la nuit et le week-end. Les cliniciens n'ayant plus d'interlocuteur, la qualité des examens et des interprétations s'en ressent[4]. Sans relation avec les services cliniques, ces lecteurs d'images travaillent dans l'anonymat, à moins qu'ils n'aient un exercice hybride mélangeant le télédiagnostic et la médecine hospitalière publique. Les coûts de ces collaborations sont élevés mais les établissements paient rubis sur l'ongle : que serait un hôpital sans radiologie ? « Maintenir un service de proximité de qualité (…) assurer la permanence et la sécurité des soins, rompre l'isolement d'équipes médicales, d'établissements sur certains territoires enclavés » : ces entreprises maîtrisent parfaitement les codes de communication des pouvoirs publics. Le temps n'est pas loin où elles seront les partenaires obligés d'hôpitaux qui ne sauront plus faire sans elles. Il est vrai que leur situation est florissante : même s'il ne peut être une pratique exclusive, cet exercice solitaire, au domicile, peu contraignant, assorti du payement à l'acte, est plébiscité par de nombreux jeunes radiologues. Comme le proclame une de ces sociétés sur son site Internet : « ce service pionnier a désormais vocation à s'ouvrir à d'autres spécialités »[5].

Leur statut unique réunissait les médecins des hôpitaux ; sa destruction, entamée sous l'égide de spécialités fortement syndiquées, renforcée par les inégalités de traitement des services, a fait éclater ce que l'on appelait autrefois d'une expression aujourd'hui désuète, la communauté médicale. La médecine hospitalière est devenue instable, ce que les concepteurs du système de santé n'avaient sans doute pas prévu. Le mode de financement des hôpitaux favorise l'externalisation d'un nombre croissant d'activités et montre que la coopération avec le privé est promise à un bel avenir. Sous l'effet de la tarification à l'activité, les médecins hospitaliers sont devenus des ouvriers du soin, travaillant à la tâche, se battant pour obtenir les examens complémentaires afin d'accélérer les sorties et d'augmenter le nombre de séjours. Auparavant, chacun travaillait à son rythme, développait ses compétences, consacrait le temps nécessaire à ses malades. Désormais, nous sommes interchangeables et devons tous être aussi performants. Comme l'avait prévu Georges Bernanos, « le nombre crée une société à son image, une société d'êtres non pas égaux mais pareils »[6]. Insidieusement, chacun en vient à regarder la performance du pôle ou du service voisin, voire de son collègue. Les tensions s'exacerbent. Qu'un départ survienne et l'équipe est mise en difficulté : maintenir l'activité s'avère difficile et les négociations avec l'administration, obnubilée par l'équilibre financier, tournent souvent au dialogue de sourds.

La normalisation de l'exercice médical mène à la judiciarisation, notamment aux urgences : il est facile de stigmatiser les praticiens, alors que la connaissance de la situation clinique du malade est souvent incomplète, sans parler des effets de la charge de travail et de la fatigue, qui influent sur les décisions prises. Des jugements péremptoires oublieux de ce contexte difficile sont prononcés, dont l'influence sur la pratique ne doit pas être sous-estimée. De plus en plus isolés, beaucoup de médecins se contentent d'appliquer les procédures. Les prescriptions à visée médico-légale se multiplient, l'urgentiste ne demandant un examen ou l'avis du spécialiste que pour se protéger d'éventuelles poursuites : une pratique défensive du soin apparaît[7]. Pourtant le prescripteur est conscient de l'inutilité de sa demande, du surcroît de travail qu'elle entraîne et du temps perdu. Mais une part notable de son activité est accomplie dans le seul but de respecter un cadre dont la transgression pourrait le mettre en difficulté. La relation médecin-malade est pervertie. La confiance n'est plus donnée d'emblée. La méfiance et le soupçon s'installent.

La désespérance des médecins hospitaliers

En conséquence des difficultés d'exercice, de plus en plus de médecins sont en *burn out* : « éteints, carbonisés, au bout du rouleau »[8]. Le *burn out* se caractérise par l'association d'une perte d'enthousiasme au travail, d'un sentiment de détachement à l'égard des malades et d'une perte du sens de l'accomplissement personnel[9]. Ce n'est pas une défaillance face aux obligations professionnelles : le *burn out* est lié aux conditions de travail. Ses conséquences sont graves : manque de professionnalisme, baisse de la qualité des soins, augmentation des erreurs médicales, interruption précoce de la carrière. Près de la moitié des médecins américains ressentent un des symptômes du *burn out*, un taux supérieur à la population générale. Les principaux facteurs l'expliquant sont un nombre élevé d'heures de travail et de malades vus chaque semaine, le travail de nuit et une charge importante de travail administratif[10]. Sans surprise, urgentistes et médecins généralistes sont les premiers concernés ; mais pourquoi juste après viennent les neurologues ? Cela ne tient ni à la charge de travail, les pédiatres travaillant davantage, ni à la gravité des cas rencontrés, les oncologues étant confrontés à des situations aussi lourdes[11], alors que ces deux spécialités sont moins atteintes par le *burn out*. La dévalorisation de l'examen clinique long et complexe, fierté du neurologue, au profit d'examens complémentaires aux conclusions immédiates, génère sans doute un sentiment d'inutilité[12], ce d'autant que le temps passé devant l'ordinateur est désormais supérieur à celui passé auprès du malade[13]. Il ne nous est plus possible d'exercer correctement ce qui fait la spécificité de notre métier, ce pourquoi nous l'avons choisi. Pour tous les médecins, s'y ajoute le sentiment de perdre leur autonomie de prescription, de n'être qu'un élément d'un système qu'on ne comprend plus, où « l'accent mis sur la performance médico-économique pourrait entraîner sa déshumanisation progressive »[14].

Une enquête sur les conditions d'exercice des métiers hospitaliers, préalable au projet de réforme de la santé, donne un aperçu de l'état d'esprit régnant dans les hôpitaux et singulièrement parmi les médecins : le rapport fait état d'un « système fragmenté, bloqué »[15]. Pourtant le commentaire inquiète tant il est émaillé de réserves : « il est indispensable de répondre, à tout le moins de donner des signes à ce malaise » ; le rapporteur suggère que la puissance publique pose « un regard nouveau (...) modestement mais résolument ». Pour répondre à « une perte de sens globale de l'engagement professionnel à l'hôpital public »[16], c'est peu. Les mesures annoncées en 2016, puis en 2020 lors du « Ségur de la santé » consécutif à l'épidémie de COVID 19, ne répondent pas au problème : il faudra bien plus qu'une valorisation financière pour redonner la motivation aux médecins. Aujourd'hui, trouver un chef de service relève de la gageure ; garder ceux qui sont en place est difficile. On feint de découvrir notre malaise en parlant d'une « culture du management »[17], qu'il s'agirait d'enseigner aux chefs de service et aux chefs de pôle. La vérité est que l'autorité, autrefois fondée sur l'exemple, l'acceptation des règles et une éthique partagée est aujourd'hui remplacée par un dogmatisme médico-administratif inconsistant, fait de phrases creuses, vide de sens. Une gouvernance de papiers a remplacé la conduite des hommes. Toute une idéologie visant à rabaisser la valeur s'est mise en place dans les hôpitaux. La conformité aux règles tient lieu de mode de pensée. Les actions se limitent à l'exécution des exigences de la tutelle. Le simple bon sens n'a plus sa place. L'intelligence est suspecte. « Sommes-nous des êtres conscients et libres ou des pierres roulant sur une pente ? » s'interrogeait Georges Bernanos[18]. La question reste d'actualité. Enfermées dans le respect des procédures, incapables d'innover, ralentissant toute initiative médicale au lieu d'accélérer, les directions hospitalières sont les premières responsables de l'effondrement du système. Alors que les changements majeurs générés par l'évolution technique devraient nous conduire à une plus grande souplesse et à une meilleure réactivité, la rigidité ne cesse de croître. Sans une révolution copernicienne de sa gouvernance, l'hôpital public ne survivra pas à ses contradictions. Mais les médecins hospitaliers ne sont pas exempts de responsabilités. Conformistes à l'excès, engoncés dans la routine des protocoles établis, nous avons abandonné toute curiosité intellectuelle. La satisfaction du diagnostic exact et du traitement adéquat, obtenus avec les seuls moyens requis, n'est plus. C'est dire la profondeur du malaise. « Le déplaisir des soignants (...) résonne comme signal d'un véritable malaise dans la culture »[19].

Afin d'augmenter le recrutement de médecins pour l'hôpital, les pouvoirs publics veulent supprimer le concours de praticien hospitalier et favoriser un exercice mixte. C'est faire peu de cas des spécificités de notre métier. Le travail en équipe et les contraintes du service pèsent lourdement sur l'organisation du travail. Attachés à un établissement, les praticiens hospitaliers subissent les aléas de sa gestion et de sa situation financière. Contrairement aux médecins libéraux, ils assurent la permanence des soins, le week-end et la nuit, qu'ils soient médecins, chirurgiens, biologistes ou pharmaciens. Ils ne sélectionnent pas les malades : que leur état soit grave ou pas, que le cas soit simple ou complexe, tous sont soignés. Ils ne peuvent leur dire, et pour cause : allez à l'hôpital. Obligation leur est faite d'affronter la difficulté. Supprimer le concours, c'est négliger l'état d'esprit nécessaire pour accepter ces contraintes et répondre aux bien nommées obligations du service public. L'esprit de corps, cette solidarité entre praticiens hospitaliers, est annihilé. Le résultat est prévisible : n'étant plus protégé par son statut, le médecin hospitalier deviendra un contractuel, tenu de rendre des comptes sur son activité. L'administration règnera seule dans des hôpitaux où les médecins seront engagés sur des contrats de droit privé, pour une durée définie par l'activité à accomplir. Qui pourrait adhérer à un tel modèle ?

L'effondrement de l'enseignement médical

La dévalorisation de l'enseignement clinique

Pour défendre l'exercice professionnel, hospitalier ou libéral, il sera difficile de nous appuyer sur le corps enseignant, de plus en plus éloigné de la pratique quotidienne. Qu'est devenu l'enthousiasme des professeurs à transmettre le métier, l'étonnement mêlé d'excitation des médecins devant un cas inhabituel ? L'art de l'interrogatoire est-il encore appris ? L'histoire naturelle des maladies est délaissée au profit d'études épidémiologiques réduites à l'identification de quelques facteurs pronostiques. Pourtant, Hippocrate faisait du pronostic une étape essentielle de l'activité du médecin qui doit « étudier à fond tous les signes pour pouvoir juger, calculant leur valeur en les confrontant les uns aux autres »[20] ; ainsi quand il appliquera le traitement, « il le mènera au mieux, sachant à l'avance ce qui arrivera »[21]. Et que dire de l'examen clinique ? Enseigne-t-on encore l'auscultation du cœur, la palpation du foie, l'analyse d'une démarche ? La réforme du deuxième cycle des études médicales prévoit une validation par des « examens cliniques objectifs et structurés ». Il n'est pas question d'une confrontation de l'étudiant au malade, mais de réaliser une « évaluation standardisée et objective des compétences professionnelles », par de « courtes séquences de simulation chronométrées reposant sur un scénario le plus proche possible de la réalité, interprété par un " patient standardisé " (comédien, enseignant...) en présence d'un examinateur qui s'appuiera sur une grille d'évaluation prédéfinie »[22]. Comment ce théâtre de marionnettes permettrait-il de vérifier que l'étudiant reconnaît un foie cirrhotique à la palpation, un souffle d'insuffisance mitrale à l'auscultation, la démarche d'un ataxique ?

L'apprentissage clinique n'a pourtant rien perdu de son importance. Dans l'introduction à la réédition de sa monumentale *Sémiologie des affections du système nerveux*, Jules Déjerine soulignait la grande diversité des présentations cliniques des maladies neurologiques. Mais loin de s'attarder à décrire une « poussière de symptômes » dont la connaissance lui semblait superflue, il insistait sur les « conquêtes apportées par les nouvelles méthodes d'observation » que représentaient, en 1914, les analyses du liquide céphalo-rachidien[23]. Réfléchissant à l'évolution rapide des connaissances, il constatait que « la Sémiologie, en théorie peu sujette à variations, se trouve dans le fait suivre toutes les étapes de la Science Médicale, progressant des groupements cliniques formés par la simple observation, jusqu'aux généralisations des synthèses pathogéniques »[24]. Ainsi le « territoire de l'observation » n'est pas « essentiellement fixe » mais changeant, éclairé par l'apport des explorations complémentaires et la compréhension des mécanismes biologiques de la maladie. C'est dire que la clinique est toujours vivante et que l'enseignant doit transmettre « non pas seulement la matière de l'observation (...) mais son intelligence ».

Malheureusement l'enseignement médical se divise entre des présentations cliniques sommaires, des exposés sur les mécanismes biologiques des maladies, les performances des examens complémentaires et l'analyse de grandes études épidémiologiques ou d'essais thérapeutiques. Il n'y a plus de confrontation et de hiérarchisation des connaissances. La présentation de la maladie oscille entre le réductionnisme biologique, qui confond la diversité des cas avec les prédispositions génétiques ou les analyses biochimiques, et l'anonymat de la médecine de population, qui assimile l'individu au calcul d'un risque statistique et aux sous-groupes des essais randomisés. De nombreux témoignages de médecins en montrent les conséquences sur la pratique : l'histoire de la personne malade est annihilée, l'examen clinique négligé[25]. Dans ces conditions, comment l'application des tests diagnostiques et des thérapeutiques pourrait-elle être juste ? Sans un enseignement clinique renouvelé, éclairé par l'afflux des connaissances scientifiques, les surprises du diagnostic, les nuances du pronostic, les aléas de la thérapeutique ne seront plus compris ni même envisagés.

Nos jeunes confrères doivent recevoir un enseignement de chair et de sang, loin des projets ésotériques bâtis par des théoriciens rêvant d'appliquer des modèles abscons du savoir. Le lecteur reste interdit devant le programme d'enseignement du deuxième cycle des études médicales paru en 2020 : les noms des spécialités sont impitoyablement bannis et les maladies d'un même organe dispersées dans de multiples thématiques dont la justification échappe à l'entendement[26]. En voici un florilège : « perception, système nerveux, revêtement cutané » réunit à la dermatologie une partie de l'ophtalmologie, de l'otorhinolaryngologie et de la neurologie... peut-être parce que la peau est l'organe du toucher. Un chapitre place « le poumon » entre « l'inflammation » d'un côté, « le sang » de l'autre : est-ce le retour à la médecine de Molière ? « Circulation et métabolismes » comprend l'endocrinologie, une part de cardiologie et de néphrologie, mais aussi le reflux gastro-œsophagien ou les douleurs lombaires aiguës ! Sans doute l'esprit classificatoire des auteurs du programme ne savait que faire de la rhumatologie et de la gastro-entérologie. Le handicap et le vieillissement sont regroupés avec la douleur et les soins palliatifs : vu du ministère, tout cela est sans doute un peu la même chose. Cette balkanisation des connaissances est faite pour « passer d'un paradigme d'enseignement à un paradigme d'apprentissage », aider les étudiants à « construire graduellement leurs compétences ». Sans doute inquiet de leur niveau intellectuel, le programme va jusqu'à donner aux enseignants des définitions - restrictives - des verbes « diagnostiquer », « identifier », « planifier », « différencier ». Loin de préciser les objectifs de l'enseignement, le recours au charabia de la psychologie cognitive fait douter de la clarté d'esprit de ses concepteurs.

Comme si cela ne suffisait pas, les étudiants subissent les excès de la docimologie, qui déforme l'évaluation des connaissances en dévaluant le jugement de l'enseignant à seule fin d'assurer la reproductibilité des notes. Les examens devraient comprendre une véritable évaluation clinique au lit du malade, plutôt que ces jeux de rôle formalisés promis par la réforme. Pareillement, il faudrait évaluer les capacités de ceux qui se destinent à la chirurgie ou à la médecine interventionnelle et ne pas permettre à ceux qui n'ont pas l'habileté et le sang-froid nécessaires d'y faire carrière. Enfin, le contrôle des connaissances devrait comporter un examen oral, permettant de vérifier la justesse du raisonnement et la clarté du discours, tant notre métier nécessite l'établissement d'une relation humaine de qualité. Au contraire, on exige des étudiants qu'ils sachent analyser un article médical, alors que bien peu feront une carrière hospitalière et que faute de temps, la majorité se contentera de lire les recommandations. On veut développer l'esprit critique, mais les essais randomisés sont si difficiles à comprendre que c'est la suspicion qui augmente, à moins que ne joue l'argument d'autorité, le lecteur se rangeant à l'avis des experts.

La médecine est le produit d'une culture. Au pays de Bichat, de Laënnec et de Claude Bernard, la confrontation entre la clinique, l'anatomie et la physiologie vise à l'explication la plus exacte possible du cas singulier. L'Angleterre, confrontée aux excès de la Révolution Industrielle, faisant face à la paupérisation des milieux ouvriers, a très tôt privilégié une approche collective de la santé, axée sur l'identification des risques sociaux et la prévention des maladies. Guidés par leur esprit de conquête, soutenus par leur foi inébranlable dans le progrès, les Etats-Unis poursuivent un projet d'explication complète des mécanismes biologiques des maladies, appuyé sur la mise en œuvre des méthodes scientifiques les plus innovantes, que leur permet leur puissance économique[27]. Force est de constater l'effacement de notre culture médicale face à ces modèles aujourd'hui dominants. Leur hégémonie s'exprime par la domination sans partage de la langue anglaise. Les anglicismes sont systématiquement utilisés. Toutes nos recherches sont publiées en anglais. Pire, des revues centenaires comme *La Presse Médicale* ou *La Revue Neurologique* ont abandonné le français. Cette dernière publiait des articles analysant en détail les différents troubles du langage consécutifs aux lésions cérébrales de malades français, interrogés en français par des médecins français : ils ont évidemment disparu. Même les recommandations, écrites pour la communauté médicale française, sont publiées en anglais ! Nos revues s'éloignent ainsi du lectorat francophone, dont les publications venaient les enrichir de la description de maladies que nous ne connaissons plus et d'autres qu'ils nous faisaient découvrir. Ces renoncements en annoncent d'autres. Il sera bientôt impossible de lire et même d'apprendre la médecine en français. Contraints de publier dans une autre langue que la leur, nos chercheurs sont menacés d'une véritable « aliénation » de la pensée, d'un affaiblissement de leurs capacités de conceptualisation, d'une « science conservatrice »[28]. L'enseignement ne peut que s'appauvrir et le savoir s'affaiblir, puisque chacun le sait, « enseigner c'est apprendre »[29].

Eldorado médical surévalué, l'Amérique est vantée par ceux qui y effectuent un stage pour devenir professeurs des universités. Mais importer des méthodes de travail et d'enseignement d'un pays dont l'histoire médicale, l'organisation des soins et le système de protection sociale sont si différents des nôtres, c'est abdiquer devant un impérialisme culturel infondé. Nous n'avons pourtant pas à rougir de notre médecine. La France est attractive. Les pays francophones nous adressent de jeunes médecins qui profitent de notre méthode d'enseignement au lit du malade, de la qualité de nos équipements et de notre savoir-faire. De nombreux praticiens d'origine étrangère travaillent dans nos hôpitaux. Ils n'y cherchent pas un ersatz de la médecine anglo-saxonne mais la formation clinique et le mode d'exercice qui nous sont propres et dont nous pouvons être fiers. Ils nous rejoignent pour découvrir ce qui a fait la réputation de la médecine française : la finesse d'analyse des symptômes, la précision de l'examen physique, la sûreté du diagnostic, la justesse des décisions thérapeutiques.

La place des enseignants et des chercheurs

Le médecin doit intégrer à sa pratique, sans s'y soumettre, les apports de la biologie et de la médecine fondée sur les preuves : la finalité de la médecine est le soin et non la connaissance. Il ne s'agit pas de dévaloriser la recherche médicale, bien au contraire. Les médecins chercheurs doivent recevoir une formation spécifique, tant la conception des essais thérapeutiques, de plus en plus complexes, nécessite la maîtrise des méthodes de la médecine fondée sur les preuves et de ses outils statistiques. Il est impossible de couper le lien entre les laboratoires pharmaceutiques et ces chercheurs qui les conseillent dans la conception des essais et qui reçoivent des aides financières pour mener leurs projets. Rémunérés par l'industrie pharmaceutique parfois autant, sinon plus que par l'Etat, libres de participer à ses études, quelle que soit leur pertinence, comment ces médecins pourraient-ils garder leur indépendance d'esprit ? Alors que les essais thérapeutiques doivent répondre aux questions cliniques, il n'est pas possible que persiste une profusion d'études initiées par l'industrie, conçues avec l'aide de leaders d'opinion choisis pour leur pouvoir d'influence sur leurs confrères dans le seul but d'élargir les AMM et de multiplier les prescriptions. De plus, s'il est exigé une déclaration de conflits d'intérêts des orateurs d'un congrès scientifique avant chaque communication, ce n'est pas le cas lorsqu'un cours est donné à la faculté. Or les étudiants sont les plus influençables, les médecins expérimentés pouvant faire appel à leurs connaissances et à leur jugement clinique pour pondérer les propos d'un intervenant. Il est permis de s'interroger sur le contenu de la formation médicale alors qu'aucun contrôle ne s'exerce sur ceux qui la délivrent.

Aussi, dans la hiérarchie des responsabilités, la première place doit revenir à des cliniciens sans relation avec l'industrie pharmaceutique. C'est à eux qu'il revient d'initier les essais thérapeutiques en définissant leurs objectifs et leurs critères de jugement, et d'établir les recommandations pour la pratique clinique, au sein des sociétés savantes et des organismes officiels. Eux seuls peuvent assurer l'enseignement médical, parce que l'enseignant doit avant tout être un bon médecin, capable de relativiser l'apport des thérapeutiques nouvelles grâce à son expérience clinique. Il doit assurer le compagnonnage avec les plus jeunes, indispensable à la transmission du savoir-faire et du savoir-être avec le malade. A l'époque d'Internet, l'accès à la connaissance s'est démocratisé. L'enseignant n'est plus celui qui détient le savoir mais qui transmet une méthode de travail, les concepts fondamentaux et les données cliniques indispensables au bon exercice professionnel. Il est aussi ce collègue expérimenté qui aide le futur praticien à éduquer son regard de clinicien. La fragilité de notre savoir est telle que la prudence elle-même doit être enseignée, plutôt que cette médecine « prédictive, personnalisée, préventive, participative », que certains nous promettent et qui évoque plus un slogan publicitaire que notre humble exercice quotidien[30]. L'acte intellectuel qui fonde notre métier doit rester ce va-et-vient permanent entre les données scientifiques, l'observation clinique et la réflexion sur la personne.

L'essence du métier

Malheureusement nous prenons un tout autre chemin. A travers un cursus en « sciences de la santé » (sic), partagé avec d'autres professions, la réforme du premier cycle des études médicales vise à augmenter le nombre de médecins par la création de filières communes et de passerelles facilitant le passage des études de sciences vers celles de médecine. Ce qui donne du crédit à l'idée que la médecine est un travail techno-scientifique et que tout y sera résolu par le progrès. On voudrait croire qu'elle est d'apprentissage aisé et d'exercice facile. Il en découle l'idée pernicieuse que le médecin pourrait travailler moins qu'auparavant pour apprendre son métier et que celui-ci, plus simple et plus prévisible, serait assimilable à celui d'un ingénieur[31]. Nous en sommes loin : le métier est dur et le restera. Tous ceux dont l'exercice est technique, au sens premier du terme, chirurgiens, radiologues, cardiologues interventionnels, tous ceux qui ponctionnent, drainent, opèrent, mettent des années avant de maîtriser les gestes spécifiques de leur métier. Il n'en faut pas moins à ceux qui doivent reconnaître des diagnostics difficiles derrière des présentations cliniques déroutantes. Laisser croire aux jeunes médecins que l'on peut apprendre son métier sans effort et sans difficultés est une tromperie. Il faut dix ans pour former un médecin et une dizaine d'années supplémentaires pour qu'il se sente moins emprunté. Ensuite, il devra parfaire ses connaissances, réfléchir aux cas difficiles et bien souvent les soumettre à ses pairs. En médecine, l'apprentissage n'est *jamais* terminé.

La suppression annoncée du concours de médecin des hôpitaux, après celle de l'internat et de la fin de la première année, va à l'encontre de ce qui est depuis ses origines un élément fondateur de notre profession : un certain élitisme. Les concours permettent de s'assurer de la vocation de celui qui veut devenir médecin. Ceux qui choisissent notre métier doivent être prêts à faire des sacrifices : assumer une formation longue et difficile, travailler la nuit et le week-end ; être confrontés à la souffrance et à la mort ; vivre des échecs professionnels ; faire des erreurs et les assumer ; entendre la plainte des malades ou la colère des familles. Notre exercice quotidien est très loin de la vision aseptisée et neutre promue aujourd'hui. Profession hybride, art et science à la fois, la médecine échappe à la pensée classificatoire et aux modélisations simplistes. La langue anglaise, en cela plus précise que la nôtre, dispose de trois mots différents pour désigner la maladie et caractériser nos interventions : *disease*, pour le processus pathologique, la maladie catégorisée par les médecins ; *illness*, pour la maladie éprouvée par le malade, les symptômes ressentis ; *sickness*, pour le retentissement de la maladie, sa visibilité sociale. Soigner quelqu'un, c'est prendre en compte tous ces aspects. Aujourd'hui, seul l'élément biomédical, est mis en valeur, au risque d'appauvrir le soin de la personne et sa dimension sociale.

L'enseignement de la médecine est dominé par les matières scientifiques. Alors que la dépression est un facteur majeur d'échec thérapeutique dans les maladies chroniques, l'intrication du somatique et du psychique est largement ignorée. Malgré la montée des addictions, l'enseignement de la neurobiologie du comportement n'est pas devenu une priorité. Bien que les conditions de vie influencent fortement la survenue des maladies, l'enseignement de l'épidémiologie est limité à la présentation des facteurs de risque biologiques ; l'apport des sciences humaines est négligé. A l'heure de la mondialisation, les représentations culturelles des maladies sont ignorées. Les interrogations suscitées par le diagnostic et la thérapie génique, l'aide à la procréation, les interventions sur le cerveau justifieraient une formation philosophique. Quant à l'enseignement de l'histoire de la médecine, il est inexistant. Pourtant, comprendre l'évolution des connaissances est indispensable pour mettre en perspective les avancées de la science et apprécier les progrès accomplis. La réflexion sur le bien-fondé des interventions médicales ne se réduit pas à évaluer leur faisabilité technique. Il nous faut réfléchir aux principes qui les justifient et à leurs conséquences. Aujourd'hui, c'est dans la mise en œuvre des procédures de prélèvements d'organes qu'apparaît le mieux cette intrication étroite entre science et technique d'une part, questionnement éthique de l'autre. C'est ce traitement, quintessence de l'acte médical salvateur, représentation emblématique de nos contradictions, qu'il faut maintenant analyser.

5
LES DERIVES DES PRELEVEMENTS D'ORGANES

Chacun connaît la saga des transplantations d'organes : les premières tentatives « héroïques », la ténacité des médecins et des chirurgiens tentant d'améliorer les résultats d'interventions périlleuses et de réduire les rejets. Nous avons tous entendus les témoignages émus de malades sauvés après avoir reçu le cœur, le rein ou le foie d'un autre. Naguère geste salvateur exceptionnel, proposé à des sujets jeunes frappés d'affections rares et mortelles, perçues comme une fatalité qu'il faut combattre à tout prix, la greffe d'organes a bien changé. Les inflammations rénales consécutives aux infections des enfants et des adolescents ont cédé la place aux insuffisances rénales des diabétiques et des hypertendus d'âge mûr. Les maladies valvulaires cardiaques de la quarantaine, secondaires au rhumatisme articulaire contracté dans l'enfance, sont remplacées par les cardiopathies génétiques et vasculaires. Les cirrhoses alcooliques dominent les insuffisances hépatiques dues aux hépatites virales et aux intoxications. Toutes ces maladies métaboliques et dégénératives augmentent avec le vieillissement de la population. Autrefois exceptionnelle, la greffe est devenue un traitement comme un autre. Processus à grande échelle, complexe, centralisé, sa mise en œuvre est assimilée à une industrie, gérée par un organisme spécialisé : l'agence de Biomédecine[1]. Les pionniers ont cédé la place aux gestionnaires. Comme le souligne le CCNE : « On parle ainsi de "promotion" du don d'organe sur fond d'une "pénurie" - vocabulaire utilisé pour des biens de consommation - tout en écartant cependant la marchandisation des organes (...) Les progrès scientifiques et techniques autour des greffes (...) ont pour conséquence directe l'augmentation de la demande »[2], « mais chaque seuil technique franchi pose de nouvelles questions éthiques »[3]. Le processus s'est banalisé mais fait l'objet d'une évaluation permanente : des rapports d'activités analysent minutieusement les taux de prélèvements et la réussite des interventions. Alors que la réglementation évolue pour augmenter la performance du système, les questions éthiques persistent.

La procédure de prélèvements d'organes

La mort encéphalique

La spécificité des greffes tient aux conditions du prélèvement des organes. Seules les greffes de rein effectuées à partir de donneurs vivants, souvent apparentés au malade, peuvent être prévues à l'avance, mais elles restent très minoritaires en France[4]. Les reins, le cœur, le foie, plus rarement les poumons ou le pancréas, sont prélevés sur des personnes décédées, le plus souvent hospitalisées en réanimation, « en état de mort encéphalique »[5]. Conséquence de l'échec du traitement d'affections cérébrales graves, traumatismes crâniens, AVC, plus rarement arrêts cardiaques, la mort encéphalique a rendu possible la greffe d'organe. Celle-ci est donc la conséquence de l'activisme médical dans des affections auparavant traitées de manière contemplative. C'est en effet la prise de conscience par les médecins que même les AVC les plus graves peuvent bénéficier d'un engagement thérapeutique maximal qui conduit ces malades en réanimation[6]. Mais lorsque les traitements échouent, la mort encéphalique est une éventualité fréquente, ce qui a permis le développement de la greffe, en apportant de nombreux « donneurs potentiels », dont les organes vitaux sont préservés puisque le processus pathologique est restreint au cerveau. La possibilité d'effectuer des prélèvements d'organes est donc étroitement dépendante de l'évolution des affections neurologiques et de leur thérapeutique. Que leur incidence se réduise ou que les traitements s'améliorent, et la mort encéphalique diminue, les prélèvements d'organes chutent[7]. Cette incertitude montre toute la fragilité du dispositif de la greffe, qui ne peut jamais être une promesse faite à un malade mais une hypothèse émise avec la plus grande prudence.

Il est difficile de concevoir la mort encéphalique. Les dénominations initiales, sémantiquement inexactes, de « coma dépassé » puis de « coma irréversible » témoignent des difficultés des médecins à définir clairement un état si différent en apparence de la mort « naturelle », connue de tous[8]. Aujourd'hui encore, son acceptation peut être contestée par certaines familles, au point qu'aux Etats-Unis des décisions de justice ont pu obliger les médecins à poursuivre des soins et une alimentation artificielle chez des personnes pourtant décédées[9]. Néanmoins, médecins et philosophes s'accordent des deux côtés de l'Atlantique sur une même *conception* : « La vie suppose l'existence d'un organisme fonctionnant comme un tout unifié (…) Cela exige que les parties composant l'organisme ne soient pas juxtaposées, mais soient au contraire intégrées dans un ensemble suffisamment unifié où elles entrent d'elles-mêmes en interaction les unes avec les autres. Dans une telle perspective, la mort se produit quand l'organisme cesse irréversiblement d'être ce tout unifié (...) Il n'y a mort que du tout, et non pas d'une partie du corps »[10]. L'intégration de l'ensemble des fonctions de l'organisme en un tout unifié est assurée par l'encéphale. Le *critère* de la mort est donc l'abolition irréversible de l'ensemble de ses fonctions[11], assurées par les hémisphères cérébraux pour la vie de relation et le tronc cérébral pour les fonctions végétatives. Après un arrêt circulatoire, l'encéphale souffre immédiatement d'un défaut d'oxygénation majeur. Le constat d'un arrêt permanent des fonctions cardiaque et respiratoire permet d'inférer la destruction de l'encéphale et d'affirmer la mort du sujet. Après un traumatisme crânien sévère, un AVC majeur et certains arrêts cardiaques récupérés, survient une élévation extrême de la pression intracrânienne, qui a les mêmes conséquences : l'arrêt de la circulation cérébrale et la destruction complète de l'encéphale. Chez ces personnes dont les fonctions respiratoire et circulatoire sont maintenues par les techniques de réanimation, le décès est constaté une fois établie « la perte définitive des fonctions du cerveau, du cerveau tout entier, de ce que l'on dénomme encéphale », ce qui explique la persistance de l'expression de mort encéphalique, malgré la confusion qu'elle peut entretenir. Ainsi, s'il existe « deux manières de la constater », il n'y a qu'une seule définition juridique de la mort[12].

Les *signes* permettant de reconnaître la mort encéphalique sont l'absence totale de conscience et d'activité motrice spontanée ; l'abolition de tous les réflexes du tronc cérébral ; l'absence totale de ventilation spontanée[13]. En France, il est toujours pratiqué un électro-encéphalogramme pour objectiver l'absence d'activité cérébrale ou une angiographie qui montre l'arrêt de la circulation encéphalique[14]. Ainsi ce malade dont la pression artérielle est maintenue et dont le cœur bat grâce aux médicaments, dont la respiration est assurée par une machine, est déclaré mort parce que toute fonction encéphalique a cessé. Pour les familles, la difficulté est de comprendre que la destruction complète d'un seul organe suffise à déclarer la personne décédée. L'observation d'un corps chaud, du pouls qui bat, de la cage thoracique qui bouge, parfois même de soubresauts musculaires, donne l'illusion de la vie. L'image familière de la mort, celle d'un corps immobile, sans mouvement respiratoire, livide, aux extrémités froides, est contredite par le discours médical. Un délai est souvent nécessaire avant que les gens accordent créance à la parole du médecin, plutôt qu'à ce que leurs yeux leur montrent. La mort encéphalique reste un concept plus qu'un fait d'observation, tant les signes témoignant de l'état de la personne semblent contradictoires.

C'est dans ce contexte particulier que le réanimateur en charge de la personne, après avoir constaté son décès, fait appel à l'équipe de coordination des prélèvements d'organes, qui va évoquer avec la famille l'éventualité du prélèvement d'organes[15]. Le médecin coordonnateur est le plus souvent un réanimateur, qui parfois exerce dans le même service, comme l'admet l'agence de Biomédecine[16]. Cette proximité met à mal la séparation voulue par le législateur entre le réanimateur et la coordination. De plus, ces postes médicaux et infirmiers sont rattachés au même pôle d'activité que la réanimation et leur pérennité dépend du nombre de prélèvements réalisés[17]. Cet impératif d'activité soumet l'équipe à une forte pression : obtenir des prélèvements d'organes pour les nombreux malades en attente de greffe peut entrer en contradiction avec le vécu de familles bouleversées par un décès brutal et inattendu. L'indépendance d'esprit des soignants est alors mise à rude épreuve.

Médecin et infirmiers vérifient donc la présence des signes de mort encéphalique. Puis ils s'enquièrent auprès des proches, selon la formule byzantine employée en la circonstance, de « l'absence d'opposition au don d'organes », puisque selon la loi « des prélèvements peuvent être effectués à des fins thérapeutiques ou scientifiques sur le cadavre d'une personne n'ayant pas fait connaître de son vivant son refus d'un tel prélèvement »[18]. Mais comme le rappelle avec force Sylviane Agacinski, « dans le domaine de la santé (...) aucun acte médical et aucun traitement ne peuvent en principe être pratiqués sans le consentement " libre et éclairé" de la personne »[19]. La notion de « consentement présumé » souvent évoquée pour faciliter le prélèvement d'organes apparaît ainsi comme « un paradoxe, voire un stratagème »[20]. Le danger de la formulation tient à ce « qu'en se passant *généralement* du consentement, la loi accorde aux organes des défunts le statut d'une chose *a priori* disponible »[21]. Le prélèvement se limite alors à une forme de transaction, où les termes de « besoins » ou de « pénurie » d'organes, de « source » de prélèvements, empruntés au vocabulaire commercial, traduisent la réification du corps humain. Invoquer l'application de la solidarité ne suffit pas. Quelles que soient les circonstances où il est mis en œuvre, le *don* d'organes fait appel à la pitié que ressent celui qui donne, à la sollicitude qui l'entraîne vers la personne malade et vulnérable[22]. Il établit une relation interpersonnelle, quand bien même le greffé ignore l'identité du donneur, comme c'est le cas dans les prélèvements *post-mortem*. Témoigne de cette relation le sentiment de culpabilité éprouvé par celui qui a reçu et ne peut rendre directement à celui qui a donné. Le don d'organes crée un lien, non seulement entre deux personnes mais entre leurs familles et entre les générations puisque « toute famille est susceptible de se trouver un jour en situation de pouvoir recevoir ou de pouvoir donner - autrement dit de rendre ». Ainsi, « rendre consiste à remettre en d'autres mains ce qui a été reçu dans les nôtres »[23]. L'enjeu est « de savoir si le rapport au corps du tiers doit être conçu et organisé comme un rapport *social*, c'est-à-dire comme une relation du médecin et du malade à une *tierce personne*, ou bien si le *tiers-corps,* réduit à sa choséité, peut être considéré comme un bien utile, qu'il s'agit de *se procurer* pour "produire" de la vie »[24].

On conçoit qu'il faille beaucoup de délicatesse pour aborder un tel sujet avec des familles éprouvées. Entre humanité et professionnalisme, les équipes de coordination des prélèvements d'organes vont certes écouter l'expression de la douleur, mais aussi conduire l'entretien vers le but poursuivi : obtenir les greffons qui permettront de sauver des vies. En principe, l'opposition du malade est seule recevable ; mais si la famille s'oppose aux prélèvements, nul n'ose passer outre. Les équipes de transplantation déplorent ces refus. Il est pourtant remarquable que tant de gens acceptent, alors qu'ils sont confrontés à la souffrance et à l'impuissance de la médecine : bel exemple de confiance en la parole médicale et de générosité. Que plusieurs milliers de malades bénéficient d'une greffe chaque année dans une société aussi individualiste que la nôtre montre que la solidarité est vivante. L'agence de Biomédecine évoque régulièrement les « besoins » qui augmentent. Pour maintenir et développer l'activité de greffe, il est primordial que la confiance en l'ensemble des acteurs de la chaîne très complexe des soins demeure, pour éviter la situation des années 1990, où l'affaire du sang contaminé a durablement impacté le nombre de greffes réalisées[25]. Après les aléas tenant à l'évolution des maladies et des traitements, la relation établie entre la famille et les soignants est l'autre facteur conditionnant la réalisation des greffes.

En contact avec l'agence de la Biomédecine, l'équipe de coordination prescrit les examens nécessaires pour vérifier l'absence de contre-indication aux prélèvements. Des médicaments sont administrés pour garantir la viabilité des organes, puis le corps est transporté au bloc opératoire où les organes sont prélevés. Tout le monde a vu ces reportages où des chirurgiens se lèvent au milieu de la nuit pour prélever un cœur qui sera greffé à un malade quelques heures plus tard. Mais au-delà des images d'Epinal sur le don altruiste, les prouesses chirurgicales, la personne sauvée qui remercie, etc. il faut mesurer à quel point la greffe est le résultat de procédures complexes, qui ne vont pas sans poser question. Ainsi, comment est choisi le receveur ? D'abord parce que son état clinique l'exige et que le greffon est compatible avec son organisme. Ensuite, la distance entre l'hôpital où se fait le prélèvement et celui où s'effectue la greffe doit être réduite, pour ne pas perdre un temps précieux qui compromettrait la viabilité du greffon. Ces critères sont parfois contradictoires et peuvent être cause de décisions insatisfaisantes voire injustes, entraînant selon le CCNE « une iniquité interrégionale de la répartition des organes prélevés »[26]. Privilégier la compatibilité entre greffon et receveur peut obliger à parcourir une grande distance et en allongeant le délai de réalisation de la greffe, compromettre son succès. Préférer la survie immédiate du greffon en choisissant un receveur plus proche mais moins compatible, c'est prendre un risque de rejet plus important. Malgré l'établissement de règles de priorités et la mise au point d'un score, « outil d'aide à la décision »[27], il n'y a pas de réponse pleinement satisfaisante à ce double dilemme, médical et éthique : optimiser la réussite des greffes et maintenir l'équité de traitement des malades.

Aussi rigoureusement organisée soit-elle, la procédure qui va du constat de la mort encéphalique à la réalisation de la greffe est émaillée à toutes ses étapes de multiples questions éthiques. Aussi son succès ne se limite pas à la seule réussite technique de la transplantation d'organes. Il doit intégrer tout ce qui s'est passé auparavant, des conditions d'annonce de la mort encéphalique à l'accompagnement des proches de la personne prélevée. Quelle serait en effet la valeur d'une greffe techniquement réussie, réalisée au corps défendant d'un malade, malgré les réserves de sa famille ? Ces questions sont tout sauf anodines. Le constat de la mort encéphalique étant contingent, le prélèvement d'organes est toujours le fruit des circonstances. Que celles-ci changent, et tout l'édifice de la greffe, avec son agence de Biomédecine, ses équipes de coordination des prélèvements, ses chirurgiens transplanteurs, ses services universitaires spécialisés dans le suivi des greffés, est menacé dans son existence même. L'incertitude dans laquelle tous travaillent n'est pas pour rien dans les considérations qui vont suivre : l'activité de greffe est en permanence menacée par la « pénurie » d'organes. Le mot est tabou mais c'est bien de cela qu'il s'agit : les « besoins » ont augmenté de 36% entre 2012 et 2016, beaucoup plus vite que les greffes qui ont augmenté de 16% seulement[28]. Ce décalage croissant entre « l'offre » et la « demande » explique que l'agence de Biomédecine recherche des solutions alternatives pour répondre à la « pénurie ».

Les réponses à la pénurie

La mort encéphalique est constatée en réanimation, chez des malades dont les fonctions respiratoire et circulatoire sont maintenues artificiellement, principalement après un AVC ou un traumatisme crânien. Mais les temps changent : il y moins d'accidents de la route, donc moins de traumatismes crâniens graves. Les traitements des AVC sont plus efficaces et davantage de malades survivent. D'un autre côté, les personnes greffées sont de plus en plus âgées, parfois jusqu'à 70 ans. Ayant une espérance de vie plus courte, elles peuvent recevoir des greffons de moindre viabilité que les sujets plus jeunes. Signe de cette évolution, l'âge des personnes prélevées en état de mort encéphalique est passé de 53 ans en 2011 à 57 ans en 2014. Rien ne s'oppose donc à greffer les reins normaux d'une personne de quatre-vingts ou quatre-vingt-dix ans à des sujets de soixante-dix ans. Mais admettre en réanimation une personne très âgée, dans le coma suite à un AVC, est rarement justifié. La réanimation est, en règle générale, exagérément agressive et sans bénéfice[29]. Il est donc douteux que le recours à des « donneurs » âgés permette de réduire significativement la « pénurie » d'organes. Aussi le législateur, l'agence de Biomédecine et les médecins tentent-ils de faire changer les pratiques.

L'évolution législative

Le changement de la loi intervenu en 2016 modifie les conditions autorisant le prélèvement d'organes, dans le but de réduire le taux de refus, qui demeure proche de 30%[30]. Désormais, seule une opposition *explicite* du sujet de son vivant interdit le prélèvement d'organes. La loi met en effet l'accent sur la nécessité de disposer d'une trace écrite de la volonté du défunt : « Une personne peut refuser qu'un prélèvement d'organes soit pratiqué sur elle après son décès, à titre principal en s'inscrivant sur le registre national automatisé des refus de prélèvement (...) Une personne peut également exprimer son refus par écrit et confier ce document à un proche. Ce document est daté et signé par son auteur dûment identifié par l'indication de ses nom, prénom, date et lieu de naissance. (...) Lorsqu'une personne, bien qu'en état d'exprimer sa volonté, est dans l'impossibilité d'écrire et de signer elle-même ce document, elle peut demander à deux témoins d'attester que le document qu'elle n'a pu rédiger elle-même est l'expression de sa volonté libre et éclairée »[31]. Enfin, « un proche de la personne décédée peut faire valoir le refus de prélèvement d'organes que cette personne a manifesté expressément de son vivant. Ce proche ou l'équipe de coordination hospitalière de prélèvement transcrit par écrit ce refus en mentionnant précisément le contexte et les circonstances de son expression. Ce document est daté et signé par le proche qui fait valoir ce refus et par l'équipe de coordination hospitalière de prélèvement ». Le recours à l'écrit montre que la parole ne suffit plus. Comme le recueil de la signature du malade en bas d'un protocole de soins, ce formalisme tatillon illustre combien la confiance est mise à mal dans les relations entre médecins, malades et familles. La vérité des échanges est remplacée par l'établissement d'une trace matérielle, même dans ces moments douloureux entre tous où débute le deuil d'une famille. Mais il y a plus. Nous étions sous le régime de la « non opposition » au prélèvement. Désormais, le législateur exige une preuve, datée et signée, « mentionnant précisément le contexte et les circonstances » du refus. Le choix du mot est significatif : en droit, le refus désigne le fait de se soustraire à un devoir, tel le refus d'obéissance ou le refus d'obtempérer[32]. Son emploi comporte inévitablement une connotation négative, sinon dissuasive. Le recours obligatoire et solennel à l'écrit est fait pour obliger la famille, réduite au statut de témoin légal. Par un renversement étonnant, la charge de la preuve lui incombe. Elle est mise en demeure de justifier devant témoins - l'équipe de coordination des prélèvements - le refus du malade. On ne peut mieux dire que le souhait du législateur est que le prélèvement devienne la norme, l'opposition au prélèvement l'exception. Dans une telle perspective, il n'y a plus de *don* gratuit. L'enjeu n'est plus « de faire émerger une capacité à la solidarité (…) présente au cœur de toute personne (…), quelles que soient les modalités et les règlementations »[33]. Au contraire, il s'agit de faire évoluer celles-ci pour contraindre les individus. En transformant ouvertement la procédure du don en un prélèvement qu'il voudrait quasiment systématique, le législateur banalise le geste de la personne décédée, lui dénie son caractère exceptionnel, unique, en un mot : admirable. Dénué de valeur, le don se réduit à une simple procédure, qui ne supporte plus d'hésitation.

C'est ce qu'exprime abruptement l'agence de Biomédecine lors de ses campagnes annuelles : « Vous êtes donneur. Sauf si vous ne voulez pas être donneur »[34]. Parole redoutable ! La personne est enfermée dans un dilemme absolu, sans place laissée à l'incertitude. Affichée sur les murs des services, cette incitation culpabilisante envahit les lieux où se déroulent les soins de ceux qui luttent pour leur survie. Habité par l'espoir de la guérison, le malade est sommé de penser à sa mort, qu'il le veuille ou non, qu'il s'y sente prêt ou non, puisque l'agence l'affirme, « aujourd'hui la loi fait de chacun un donneur d'organes présumé ». Tant pis pour celui qui refuse d'envisager le grand départ : « Tout le monde n'en a pas pris conscience, pourtant chacun est concerné » insiste-telle. Au besoin, sa famille sera pressée de questions le moment venu pour vérifier « l'absence d'opposition ». L'ambiguïté de cette double négation est niée : qui ne dit mot consent. Une transparence totale est exigée de l'individu, sommé de se prononcer. L'évolution est significative, inquiétante même : en 2015, l'agence de Biomédecine écrivait en effet : « si vous souhaitez donner vos organes après votre mort, la seule et unique manière de signifier ce choix est de le dire à vos proches, conjoint, parents »[35]. Une telle phrase, mettant en valeur la démarche volontaire de la personne, apparaît préférable. Hélas, nous avons changé de perspective, sous la tyrannie des chiffres. En 2016 le nombre de personnes en attente de greffe excédait 14 000, alors que le nombre de personnes greffées n'atteignait pas 6000 : « la greffe est en quelque sorte victime de son succès »[36]. Par ailleurs, la moitié seulement des sujets en mort encéphalique font l'objet de prélèvements d'organes. Si la principale explication est l'opposition, celle-ci est rarement notifiée par le malade sur le registre national des refus ou rapportée par les proches. Dans près de deux tiers des cas, elle est exprimée par la famille. Il n'y a pas d'autre explication à l'évolution de la législation.

Cependant, personne ne semble se demander pourquoi il persiste autant de résistance lorsque se pose la question du prélèvement. Bien que 80% des français interrogés par sondage se déclarent prêts à donner leurs organes et que deux tiers acceptent qu'il en soit de même pour leurs proches[37], tout change lorsque les gens sont confrontés à la mort, écrasés par la souffrance. Il n'y a rien d'étonnant à cela. Le respect voué au corps humain est universel. Les réactions des familles montrent que pour beaucoup la personne est encore présente après sa mort. La pratique des greffes sera toujours limitée par la situation qui la permet, moment de bouleversement, instant de vérité où tant de choses se jouent, sans lien avec les « besoins » en organes et la santé publique. Insérer la demande de la société auprès d'une famille devenue l'intermédiaire obligé du défunt demande tact et délicatesse. Mais le savoir-faire et le savoir-être des équipes de coordination des prélèvements d'organes ne peuvent tout obtenir. Les familles doivent être préparées à la question qui va leur être posée, sans quoi la demande sera vécue comme une intrusion intolérable dans un processus de deuil à peine amorcé. Il nous faut accepter que la démarche complexe du prélèvement d'organes après mort encéphalique ne puisse pas aboutir systématiquement. Le refus exprimé ne doit pas être pris comme un échec, même s'il aboutit à ce que de nombreuses personnes ne soient pas greffées, en dépit d'une indication réelle. La pratique des greffes dépend du niveau d'entraide auquel nous sommes prêts à consentir. La générosité ne se décrète pas.

L'évolution législative serait justifiée par l'efficacité de la greffe, qui supplée aux défaillances d'organes vitaux, et pour la fonction rénale remplace la dialyse par une méthode plus efficace et moins contraignante. Mais les résultats de la greffe d'organes prélevés après mort encéphalique ne sont pas parfaits : à dix ans, deux tiers des malades sont vivants après une greffe rénale ou hépatique, la moitié après une greffe cardiaque, un quart après une greffe pulmonaire. Ces bénéfices limités posent question : ne faudrait-il pas concentrer plus de moyens sur le traitement des malades avant qu'ils n'atteignent le stade irréversible ou seul le remplacement de l'organe pathologique est envisageable ? Toutes les indications de greffes sont-elles pertinentes ? Les traitements antirejet et le suivi des greffés sont-ils optimaux ? Répondre à ces questions conduirait à reconsidérer les chiffres évaluant les « besoins » en organes. Sans doute faudrait-il aussi recourir davantage aux greffes de reins - le principal organe greffé - à partir de donneurs vivants, situation où le terme de donneur est parfaitement approprié. En 2015, le taux de greffes rénales ainsi réalisées était quatre fois moins élevé en France qu'aux Pays-Bas et celui des greffes effectuées à partir de personnes décédées était double. Pourtant, le taux de greffes rénales en Hollande est *supérieur* à ce qu'il est chez nous[38]. De plus, la survie des greffes est meilleure lorsqu'elles proviennent de donneurs vivants. Pourquoi alors ne pas promouvoir davantage cette technique ? Point n'est besoin de modifier la loi et de mettre à mal le respect dû aux malades et à leurs familles. Malheureusement, les dons d'organes à partir de donneurs vivants restent très minoritaires ; ils ont même baissé en 2018[39].

L'optimisation des pratiques

L'agence de Biomédecine tente donc par d'autres moyens d'augmenter le nombre de prélèvements d'organes. D'abord, il est demandé aux réanimateurs de faire preuve de vigilance, c'est-à-dire de « recenser » tous les cas de mort encéphalique, afin d'augmenter « le taux de donneurs recensés éligibles au prélèvement ». Ensuite, avec l'aide des équipes de coordination, il faut accroître le « taux de conversion des donneurs recensés éligibles au prélèvement en donneurs prélevés » : de moins de 50% en 2017 il « doit » passer à 55% en 2021[40]. Enfin, on veut « diminuer les variations inter-régionales » : en clair faire que les taux de prélèvements d'organes soient homogènes et bien sûr élevés sur l'ensemble du territoire national. Que les différences constatées reflètent des réalités culturelles, des contraintes matérielles et logistiques, des pathologies et des situations cliniques distinctes importe peu : les différences entre les territoires doivent disparaître, remplacées par une uniformité absolue.

Pour ce faire, l'agence de Biomédecine élargit progressivement les critères de prélèvements. Non seulement ceux-ci peuvent concerner des personnes âgées de plus de 60 ans, parfois de 80 voire 90 ans, mais la possibilité de prélever les organes de sujets contaminés par le virus de l'hépatite C, voire par les virus VIH et HTLV est évoquée[41]. Les reins de personnes diabétiques ou hypertendues peuvent désormais être greffés, bien que ces affections se caractérisent par une atteinte précoce et préférentielle de cet organe. Il est même possible de prélever les reins de sujets atteints d'insuffisance rénale modérée. Le raisonnement est simple : la plupart des candidats à la greffe rénale étant des sujets d'âge mûr, un organe légèrement altéré peut leur suffire. Ce qui serait inenvisageable pour une personne jeune, chez qui on espère une survie largement supérieure à vingt ans, est possible pour des personnes de soixante ans et plus. Pour « répondre aux besoins », le système est donc prêt à mettre en œuvre des greffes moins durables. Les complications de la procédure étant évidemment plus fréquentes à cet âge, le rapport bénéfice-risque diminue. La perspective qui s'ouvre laisse songeur. Jusqu'où irons-nous dans l'élargissement des critères de prélèvements ? Quel niveau de succès estimons-nous suffisant pour justifier la mise en œuvre d'un traitement aussi complexe ? Evidemment plus les personnes sont âgées, plus les contraintes de la greffe sont importantes. Le dosage des médicaments anti-rejets est délicat à établir. Le suivi médical est particulièrement strict. Les infections et les tumeurs induites par les traitements immuno-suppresseurs, difficiles à diagnostiquer et à traiter, grèvent lourdement la qualité de vie des malades. Soigner un greffé est un exercice délicat, redouté de tous les médecins hospitaliers. Imposer un parcours thérapeutique aussi lourd à des sujets âgés et fragiles, pour un succès incertain, est parfois discutable.

Au-delà des soins : la réanimation non thérapeutique

Les mesures énumérées ci-dessus restent insuffisantes, du fait de la diminution de la mortalité des AVC et des traumatismes crâniens évoquée plus haut, qui réduit fortement les morts encéphaliques[42]. Aussi l'une des actions du « Plan 2017-2021 pour la Greffe d'Organes et de Tissus » consiste-t-elle à « développer l'annonce anticipée de la mort encéphalique ; analyser avec les professionnels concernés les causes de non prélèvement dans un but d'amélioration des pratiques (...) contribuer à intégrer le prélèvement et la greffe (...) dans les programmes de DES de médecine d'urgence et des unités neuro-vasculaires »[43]. Qu'est-ce à dire ? Ces phrases sibyllines, apparemment sans suite, cachent en réalité une stratégie soigneusement orchestrée : la formation des neurologues et des urgentistes aux prélèvements et à la greffe d'organes a pour but de les « sensibiliser » à la « pénurie » d'organes. En annonçant le décès probable d'un malade atteint d'un AVC, ces médecins devraient évoquer avec la famille la possibilité que survienne la mort encéphalique. « L'amélioration des pratiques » consiste à obtenir de leur part le transfert anticipé des malades en réanimation, afin d'effectuer des prélèvements d'organes en cas de mort encéphalique. L'analyse des « causes de non prélèvement » est un contrôle externe visant à connaître les raisons qui ont fait que les malades sont décédés ailleurs qu'en réanimation, afin de les corriger.

Ce faisant, l'agence de Biomédecine ne fait qu'entériner - sans l'écrire ouvertement - une pratique établie. Comme le dit un texte de 2012 écrit par des réanimateurs : « Les AVC graves sont devenus la première cause de mort encéphalique en France. Dans ce contexte, se pose la question de la réanimation "non thérapeutique" des victimes d'AVC graves après décision d'arrêt des traitements, afin de préserver leurs organes, leur permettre d'évoluer vers la mort encéphalique, et devenir donneurs d'organes »[44]. Ignorant le hiatus existant entre leurs phrases, les auteurs établissent un lien qui ne va pas de soi. Pour qualifier la procédure, ils créent un oxymore : « la réanimation non thérapeutique ». Aussi maladroitement formulé soit-il, l'argumentaire semble irréfutable : le malade va décéder, de cela on est sûr. Alors s'il est favorable au don d'organes, pourquoi ne pas le placer sous ventilation artificielle, observer l'évolution clinique, et une fois la mort encéphalique constatée, prélever les organes ? Ainsi sa volonté sera-t-elle respectée. Et si on ignore s'il est favorable au don, pourquoi ne pas faire de même en attendant de rencontrer sa famille, pour savoir quel était son choix ? En « l'absence d'opposition », après le constat de mort encéphalique, la personne est transportée au bloc opératoire, où se font les prélèvements d'organes. Ensuite, le corps est rendu à la famille, qui peut se recueillir en sa présence. En apparence, le malade est respecté. En réalité, tout se fait au service de la collectivité, représentée ici par les nombreuses personnes en attente de greffe. Cette procédure serait « universalisable au même titre que d'autres dons de soi », tels le don du sang ou de moelle osseuse. Il faudrait donc « permettre aux malades d'évoluer vers la mort encéphalique », ce qui signifie que cette éventualité est bonne, souhaitable même. Pour les auteurs « la réanimation non thérapeutique d'une maladie entraînant la mort encéphalique pourrait constituer un choix de société », rien de moins. L'insistance est forte : « très peu de personnes sont réellement informées de cette possibilité ». La conclusion va plus loin encore : « Il devient discutable au plan éthique que le patient soit empêché de donner un sens altruiste à sa mort devenue inévitable à court ou moyen terme ». Le texte est inquiétant : sous couvert d'ouverture d'esprit, avec la caution d'un comité d'éthique local, il vise à justifier une pratique, même si en réclamant un cadre légal, ses auteurs font comme si celle-ci n'existait pas. Elle pose pourtant une grave question : est-il possible d'effectuer des actes médicaux sur une personne vivante avec une autre fin que son bien propre ? Pour y répondre, il faut considérer les conditions de réalisation de la procédure et sa capacité à atteindre l'objectif qu'elle s'est fixée.

La « réanimation non thérapeutique » remet en cause la séparation entre l'équipe médicale qui assure les soins du mourant et celle qui coordonne les prélèvements d'organes. Cette séparation a toujours été jugée indispensable pour permettre *d'abord* des soins de qualité, respectueux de la personne en fin de vie et de son entourage, avant d'envisager *après* le constat de mort encéphalique, la possibilité des prélèvements d'organes. Le changement de perspective consiste à introduire la réanimation dans une prise en charge dont elle est habituellement absente : dans la plupart des cas en effet, les soins d'une personne âgée ayant un AVC très grave se font en unité neuro-vasculaire ou en gériatrie. Ces soins strictement palliatifs visent le soulagement de la souffrance, l'éviction des gestes vulnérants, l'accompagnement de la famille. Les soignants évitent toute intervention superflue et facilitent la présence des proches auprès de celui qui n'a que quelques heures, quelques jours à vivre. La réanimation de ces malades est inefficace et sa mise en œuvre compromet les principes élémentaires de bonne pratique médicale, qui reposent sur la juste utilisation des thérapeutiques. Inutilement agressive, elle empêche l'application des soins palliatifs adaptés. La « réanimation non thérapeutique » ne fait donc pas du réanimateur le médecin du malade : son intervention dans les soins est inopportune et n'est justifiée que par le « potentiel » prélèvement d'organes. La place de la coordination des prélèvements d'organes est également faussée : pour vérifier l'absence de contre-indication aux prélèvements et s'assurer de « l'absence d'opposition » du malade, elle peut être sollicitée avant même l'admission en réanimation[45]. En effet, seules l'opposition avérée ou la présence de contre-indications conduiraient à ne pas l'y transférer : la règle obligeant la coordination des prélèvements d'organes à n'intervenir qu'après le constat de mort encéphalique sera transgressée[46].

Alors que le malade doit être soulagé jusqu'à ses derniers instants, au besoin par des mesures de sédation, afin de réduire les signes de lutte associés à une détresse ventilatoire, la « réanimation non thérapeutique », dont la dénomination montre bien que le malade est exclu du processus engagé, consiste à mettre en œuvre une assistance respiratoire pour assurer au mieux l'oxygénation *des organes*. Dans cette optique, l'organisme cesse d'être un « tout unifié » et se trouve réduit à n'être plus qu'une « batterie d'organes, un pourvoyeur d'organes », perspective dénoncée par le CCNE en 2011[47]. C'est une véritable rupture anthropologique, signe d'une contradiction insoluble entre deux objectifs désormais incompatibles. Pour justifier la procédure, ses partisans élargissent les « intérêts » du malade au-delà des traitements requis par son état de santé pour y inclure la volonté de donner ses organes, ce qu'ils appellent un « bénéfice non thérapeutique »[48]. Il faut donc établir une hiérarchie des dits « intérêts » du malade, plaçant son souhait de donner ses organes avant celui de recevoir à la fin de sa vie le soulagement adapté à ses souffrances. Voilà une proposition spécieuse, puisqu'aucun critère n'est proposé permettant d'établir une telle priorité. Ainsi l'éthique peut-elle devenir une arme pour justifier *a posteriori* des pratiques d'autant plus discutables qu'elles ne sont pas formellement autorisées par la loi.

La mise en œuvre de la « réanimation non thérapeutique » s'appuie sur une affirmation péremptoire : « le patient évoluera de façon quasi-certaine vers la mort encéphalique dans un délai court ». Il s'agit donc pour le médecin de faire un triple pronostic : le malade va décéder ; ce décès prendra la forme particulière de la mort encéphalique et il sera rapide. Dans la pratique - puisque malheureusement pratique il y a - ces trois affirmations peuvent être battues en brèche. On ne compte plus les malades pour lesquels les médecins ont affirmé à leur admission qu'ils allaient décéder et qui ont survécu, tant il est difficile d'apprécier le pronostic dans les premières heures d'évolution d'un AVC. Le pronostic dépendant non seulement de l'état clinique mais aussi du niveau d'engagement thérapeutique[49], on conçoit combien devient délicate la position des médecins qui sont amenés à traiter ces malades et qui pourraient décider de mettre en œuvre une « réanimation non thérapeutique ». De plus, nul ne peut savoir à l'avance si le décès surviendra sous la forme particulière de la mort encéphalique : il n'existe aucun critère permettant de prédire à coup sûr une telle évolution[50]. Certaines personnes ne décèdent pas dans les conditions permettant le prélèvement d'organes. La souffrance de la famille est alors à son comble. Prévenue de l'imminence des prélèvements d'organes, elle s'y est préparée, pour finalement se rendre compte de l'inutilité d'une procédure qui a soustrait le malade à sa présence et à son attention dans ses derniers instants. Celui-ci décède dans l'atmosphère bruyante de la réanimation, environné de machines, sous perfusions, et non dans le calme d'une chambre, entouré de ses proches. La perte de confiance envers le corps médical le dispute au sentiment de culpabilité d'avoir laissé se dérouler un processus qui a inutilement prolongé les souffrances de la personne. De plus, le moment du décès est imprévisible et peut largement dépasser le délai de deux à trois jours régulièrement annoncé. Aussi la réanimation doit-elle être interrompue, toute attente supplémentaire s'avérant insupportable pour la famille. Ainsi, alors que l'enchaînement logique qui conduit à l'admission en réanimation d'un AVC grave semble irréfutable, il ne l'est pas. L'édifice construit sur la possibilité offerte au malade « de donner un sens altruiste à sa mort devenue inévitable », comme le veulent ses promoteurs, s'effondre sur lui-même : la procédure repose sur une cascade d'hypothèses invérifiables.

Les prélèvements d'organes à cœur arrêté

Les prélèvements après arrêt cardiaque non contrôlé

Parce que ces mesures sont finalement inefficaces, l'agence de Biomédecine cherche à diversifier les sources de greffons. Beaucoup d'espoir a été placé dans les prélèvements dits à cœur arrêté, par opposition aux prélèvements à cœur battant faits sur les sujets en mort encéphalique, même si le défaut de perfusion inhérent à la phase d'arrêt cardiaque altère notablement la qualité des greffons[51]. Ainsi peut-on, depuis 2005, prélever les organes de personnes ayant fait un arrêt cardiaque inopiné, non récupéré. Habituellement, l'absence de reprise d'activité cardiaque après trente minutes de réanimation conduit à l'interruption de celle-ci et à constater le décès. Si la procédure de prélèvements d'organes est envisagée, l'équipe médicale - le plus souvent le SMUR intervenu sur le terrain - poursuit l'assistance cardio-respiratoire, dans le seul but de maintenir la viabilité des organes qui pourraient être prélevés. La personne est transportée à l'hôpital où la réanimation est alors interrompue. L'absence de reprise d'activité cardiaque pendant les cinq minutes suivantes permet de constater le décès. L'assistance cardio-respiratoire est reprise et des mesures spécifiques de préservation des organes débutées, nécessitant l'administration de médicaments et un abord vasculaire invasif. La famille est informée par l'équipe de coordination des prélèvements d'organes : en l'absence d'opposition de la personne, ceux-ci peuvent être mis en œuvre. Cette procédure complexe et très rigoureusement encadrée permet essentiellement d'obtenir des greffons rénaux. Mais elle ne va pas sans difficultés. Idéalement, la famille devrait savoir dès l'échec de la réanimation pourquoi celle-ci est poursuivie. Or les différentes étapes énumérées ci-dessus se déroulant dans un climat d'extrême urgence, elle ne peut pas toujours être informée à temps. Bien souvent, le médecin en charge de la personne poursuit la réanimation sans savoir si elle est favorable au don d'organes. La famille peut croire que celle-ci se fait pour sauver la personne alors qu'en réalité elle n'a lieu que pour maintenir la perfusion des organes, jusqu'à l'arrivée à l'hôpital. Bien qu'il soit sans doute inévitable, ce manque de transparence ne va pas sans poser question. Peut-être pour ces raisons, le nombre de prélèvements reste marginal : une cinquantaine par an[52].

Les prélèvements après arrêt cardiaque contrôlé

Ces difficultés expliquent l'évolution actuelle vers une autre modalité de prélèvements d'organes, mise en œuvre chez les personnes ayant eu une « limitation des thérapeutiques actives »[53]. Elle concerne des malades hospitalisés en réanimation, qui sont comme on dit communément, au-delà de toute ressource thérapeutique, alors qu'ils sont traités dans l'unité où le maximum de soins est réalisable. Dans de tels cas, une décision d'arrêt des traitements actifs est prise et souvent des traitements sédatifs sont administrés jusqu'au décès, pour soulager la personne et notamment lui éviter les troubles respiratoires. La famille est étroitement associée à cette procédure rigoureuse qui s'inscrit pleinement dans la loi sur la fin de vie du 22 avril 2005[54]. Ce qui est proposé désormais est de répondre à une « double intentionnalité » : arrêter les soins actifs *puis*, après le décès de la personne, effectuer un prélèvement d'organes, mais non pas arrêter les soins actifs *pour*, après le décès de la personne, effectuer un prélèvement d'organes. La procédure suscite néanmoins « une émotion légitime », comme l'écrit le CCNE en 2011, pour qui « l'idée d'une intention de prélèvement qui puisse être mêlée au motif de l'arrêt des traitements suffit pour maintenir l'actuelle prudence de l'agence de la Biomédecine »[55]. La société française de Réanimation adoptait quant à elle une position réservée en 2012, proposant, à la différence des pays anglo-saxons, de limiter ces prélèvements après arrêt cardiaque contrôlé « aux patients cérébro-lésés chez qui un très mauvais pronostic neurologique pouvait être prédit avec un niveau de certitude élevé, au moyen d'examens paracliniques ». En clair, seuls les arrêts cardio-circulatoires avec lésions cérébrales sévères étaient concernés, AVC et traumatismes crâniens étant exclus vu les difficultés rencontrées pour établir le pronostic.

Tout a changé. La procédure, autorisée en 2014 dans un seul établissement, s'étend rapidement : 26 hôpitaux la mettaient en œuvre en 2018 et 35 en 2019[56]. Alors que les prélèvements sur les sujets en mort encéphalique et sur donneurs vivants diminuent, les prélèvements sur cœur arrêté contrôlé connaissent un accroissement de 20% en 2018, de 63% en 2019. Les craintes émises il y a quelques années ont été balayées. L'éthique, par sa lenteur, est dépassée par ces nouvelles pratiques présentées comme un progrès pour les malades. Comment a-t-on pu justifier un procédé vu il y a peu comme porteur d'une menace d'instrumentalisation du corps humain ? Il a suffi à l'agence de Biomédecine de juxtaposer deux arguments.

Le premier est d'ordre éthique : « Le principe, abondamment argumenté dans les recommandations du comité d'éthique anglais, est que les soins de fin de vie incluent l'opportunité de donner ses organes et ses tissus après sa mort si telle est la volonté du patient »[57]. C'est adopter une éthique conséquentialiste issue d'une philosophie marquée par le pragmatisme, qui fait du don d'organes voulu ou présumé, un « intérêt » du malade au même titre que le soulagement de ses souffrances. On retrouve l'argument déjà avancé pour justifier la « réanimation non thérapeutique », qui ne semble pas avoir été discuté par le CCNE lors de son avis sur la révision de la loi de bioéthique en 2018. Tout au plus celui-ci précise que « la crainte évoquée initialement par certains professionnels, celle de laisser croire aux proches du patient, ou même aux équipes soignantes, que l'arrêt de soins pourrait être motivé par la seule perspective du prélèvement, doit continuer à faire l'objet d'une attention toute particulière de la part des équipes de prélèvement comme des équipes de transplantation »[58]. C'est peu.

Le questionnement éthique évacué, l'agence de Biomédecine s'appuie sur un deuxième argument, réglementaire : « En vertu des articles R1232-4-1 et R1232-4-2 du code de la santé publique, les prélèvements des organes (...) peuvent être pratiqués sur une personne décédée présentant un arrêt cardiaque et respiratoire persistant, ce qui est bien le cas dans les situations de limitation ou d'arrêt des thérapeutiques ». Ainsi est évitée une révision de la loi. Ce qui était une expérimentation en 2014 devient la pratique quotidienne d'un nombre croissant d'établissements.

Pour la justifier, les partisans de la procédure avancent deux arguments supplémentaires : les circonstances de l'arrêt des traitements laissent aux médecins le temps de communiquer avec la famille, ce qui réduit le risque d'opposition ; le « contrôle » de l'arrêt cardiaque limite la durée de l'interruption circulatoire, qui compromet la viabilité des organes prélevés. Ces deux points concourent à augmenter le taux de prélèvement et de succès de la greffe, comparativement aux arrêts cardiaques non contrôlés. L'efficacité accrue du dispositif justifie son application, comme l'admet désormais le CCNE, qui semble s'être converti à cette logique arithmétique :

« la nécessité d'augmenter le nombre de greffes pour répondre aux besoins des patients constitue l'un des défis actuels à relever ».

Comme avant tout arrêt des thérapeutiques actives en réanimation, l'avis d'un médecin extérieur est requis pour établir le pronostic. Mais encore une fois, s'agissant d'affections neurologiques aiguës, celui-ci peut être difficile à établir, ce qui explique sans doute pourquoi l'agence de Biomédecine elle-même constate « une certaine hétérogénéité sur le niveau de preuves exigé par les équipes soignantes pour établir le pronostic »[59], ce qui ne va pas sans poser question. A l'évidence, dans les établissements où ce mode de prélèvement est autorisé, affirmer une évolution défavorable débouche *in fine* sur la possibilité d'un prélèvement d'organes. La responsabilité pesant sur le médecin sollicité est alors très lourde. Comment pourrait-il faire abstraction du contexte dans lequel il est appelé : d'un côté un malade entièrement dépendant, ayant comme perspective le décès ou la survie avec un handicap « inacceptable », de l'autre de nombreux malades en attente de greffe ? Quel médecin peut honnêtement affirmer que l'intérêt représenté par la réalisation des prélèvements d'organes pour sauver plusieurs vies n'influera pas sur l'avis qu'il donnera ? Et comment le réanimateur lui-même n'aurait-il pas présente à l'esprit la possibilité des prélèvements d'organes lorsqu'il envisage la limitation des thérapeutiques actives ?

Le principe sans cesse réaffirmé de séparation de l'équipe soignante et de l'équipe de coordination des prélèvements n'évite donc pas le surgissement d'un conflit d'intérêt : d'un côté le réanimateur doit soulager la personne en fin de vie ; de l'autre il veut assurer les conditions optimales de viabilité et de prélèvement des organes. Contrairement aux décisions habituelles de limitation des thérapeutiques en réanimation, où seul l'intérêt du malade est en vue, la demande d'avis, comme l'avis spécialisé lui-même, peuvent être fragilisés par le contexte particulier dans lequel ils s'inscrivent, celui d'un établissement hospitalier participant activement aux prélèvements d'organes, où tout est organisé pour optimiser la chaîne complexe qui mène de la fin de vie d'un malade en réanimation jusqu'à la greffe. Sans doute faudrait-il davantage que l'avis ponctuel d'un seul praticien pour établir sereinement le pronostic. Mais cela nécessiterait d'admettre que le prélèvement d'organes est envisagé avant la mise en œuvre des soins palliatifs ; or l'agence de Biomédecine demande expressément que « toutes les décisions de limitation et d'arrêt des thérapeutiques actives soient prises et mises en œuvre de la même façon, indépendamment de toute possibilité de dons d'organes ».

Maintenir l'unicité de la procédure collégiale quelles que soient les circonstances de l'arrêt des soins vise à maintenir « l'étanchéité des filières » prévue par la loi[60]. Mais l'agence de Biomédecine y voit aussi le moyen de ne pas « limiter la procédure de don d'organes de type Maastricht III à certains patients pour lesquels les critères d'une décision de limitation des thérapeutiques actives seraient plus strictement définis ». La phrase sonne comme un aveu : la crainte de manquer de « donneurs » est prépondérante. Serait-ce que toute décision de limitation des soins doit faire envisager la procédure de prélèvements d'organes ? La « démarche découplée » entre décision d'arrêt des thérapeutiques actives et intervention de l'équipe de coordination des prélèvements d'organes, sans cesse proclamée, apparaît dans les faits bien difficile à maintenir.

La réalisation de prélèvements à cœur arrêté contrôlé nécessite le transport du malade en radiologie pour effectuer un scanner, la pose de dispositifs vasculaires invasifs, l'initiation de traitements antibiotiques ou anticoagulants, et ce afin d'éliminer les contre-indications au prélèvement, vérifier l'état des organes et maintenir leur viabilité[61]. Ces actions sont également mises en œuvre après mort encéphalique. Mais lors des prélèvements à cœur arrêté contrôlé, elles se font alors que la personne est toujours vivante : qu'on le veuille ou non, le malade, et non le corps du défunt, est utilisé. Pour accepter sans réserve la procédure, il faut donc adopter une éthique strictement conséquentialiste, qui justifie des interventions inutiles, voire agressives envers la personne, par l'objectif poursuivi : traiter un ou plusieurs autres malades grâce aux organes prélevés.

Ensuite seulement le malade est transporté au bloc opératoire où débute la phase palliative. « Les traitements visant au confort du patient (analgésie et sédation) seront poursuivis et adaptés au patient et strictement proportionnels à son soulagement (...) aucun traitement ne sera administré dans le but d'accélérer la survenue du décès (...) le décès sera simplement attendu (...) comme dans toute procédure de limitation ou arrêt des traitements »[62]. L'insistance mise sur l'adaptation du traitement à l'état du malade se comprend mieux quand on sait que la durée de la phase d'agonie - période allant de l'interruption de l'assistance cardio-respiratoire au décès - est déterminante pour la qualité des greffons. Si elle se prolonge plus de trois heures, les organes mal perfusés ont une viabilité réduite et les greffes des chances de succès diminuées. La procédure de prélèvement est alors abandonnée. L'agonie prend fin lorsque le pouls, enregistré par voie artérielle, est aboli durant cinq minutes : la personne est alors déclarée décédée. Pendant cette phase dite de *no touch*, aucune action n'est entreprise. Une fois le décès constaté, l'équipe de coordination des prélèvements d'organes vérifie auprès de l'agence de Biomédecine que la personne n'était pas inscrite sur la liste des refus. Aussitôt débute la phase de perfusion des organes qui va déboucher sur les prélèvements. Selon la durée de la phase dite « d'ischémie chaude fonctionnelle », fonction du niveau de pression artérielle avant le décès et du délai de reperfusion effective des organes, les reins, éventuellement les poumons et le foie peuvent être prélevés[63]. Le défaut d'irrigation est trop sévère pour permettre le prélèvement du cœur.

L'ensemble de la procédure suit ainsi un plan défini à l'avance où tous les paramètres physiologiques sont étroitement contrôlés. Mais derrière la rigueur apparente de la démarche se cache l'arbitraire des définitions et pour parler crûment, les incertitudes de la médecine. Pourquoi la phase d'agonie doit-elle se limiter à trois heures ? Comme le rappelle l'agence de Biomédecine, « tous les protocoles étrangers publiés prévoient de ne pas dépasser une ou deux heures de phase agonique (...) pour prendre en compte les conséquences néfastes de l'hypotension prolongée et (...) le problème de maintenir sur place deux ou trois équipes chirurgicales et un bloc disponible en attendant la déclaration de décès ». La durée d'arrêt circulatoire totale requise pour déclarer le décès est fixée à cinq minutes, mais aux Etats-Unis elle a pu être diminuée dans certains établissements à deux minutes, voire soixante-quinze secondes chez l'enfant[64]. C'est la volonté de pouvoir effectuer une greffe cardiaque qui a conduit à réduire ce délai, pour limiter au minimum la période « d'ischémie chaude fonctionnelle » et éviter d'altérer définitivement cet organe plus fragile que les autres. L'ambiguïté des définitions apparaît ici : les durées des différentes phases du processus ne sont pas universellement acceptées. Elles résultent d'un compromis entre les réalités physiologiques de l'extrême fin de vie, la volonté d'optimiser la viabilité des organes à prélever et les contraintes logistiques des blocs opératoires, d'où ces divergences surprenantes d'un pays à l'autre. A l'évidence, le processus pourrait être gouverné par des considérations extérieures au bien du malade en fin de vie[65]. Celui-ci risque de passer au second plan derrière l'impératif du prélèvement d'organes, qui n'est pourtant pas garanti : il est en effet impossible de prédire avec certitude que le décès surviendra rapidement après l'interruption contrôlée de la réanimation cardio-respiratoire[66]. Ainsi certaines procédures peuvent-elles « échouer », la phase agonique se prolongeant au-delà des trois heures fatidiques.

La suite est prévisible : l'espoir mis dans les prélèvements après arrêt cardiaque contrôlé n'étant pas comblé, des médecins acquis à une éthique strictement conséquentialiste, prônent une nouvelle évolution des pratiques. Le nombre de malades inscrits sur les listes d'attente continue en effet de croître beaucoup plus vite que celui des transplantations, et ce partout dans le monde. Aux Etats-Unis, le prélèvement reposant sur un consentement explicite de la personne, il est demandé « l'intégration du don d'organes dans les soins de la fin de vie », toujours au nom de l'efficacité : « il est probable que la coordination des soins en fin de vie et du don d'organes permettrait d'identifier (...) de potentiels donneurs précocement dans le processus, accroissant les chances de don » [67]. La proposition conduit à rencontrer la famille avant la mort « dans le cas d'un donneur instable, si la fonction des organes peut se détériorer rapidement » et à « réanimer les organes » au cas où un arrêt cardiaque survienne après la mort encéphalique, pour éviter de les « perdre ». Il n'est plus question ici de maintenir la séparation entre les soins dus à la personne en fin de vie et la suppléance fonctionnelle des organes à prélever. Apparaît une hiérarchie privilégiant la technique du prélèvement d'organes et laissant le malade au second plan.

Au-delà des limites

Les prélèvements d'organes après euthanasie

Ce n'est qu'un début. Dans plusieurs pays : Hollande, Belgique, Canada, l'euthanasie est désormais légalisée. Les médecins sont autorisés non seulement à prescrire un traitement létal à une personne - c'est l'assistance au suicide - mais à l'administrer eux-mêmes : c'est l'euthanasie proprement dite. Ces actes se déroulent communément au domicile des malades ou dans des hospices, mais peuvent aussi avoir lieu à l'hôpital, et même au bloc opératoire... quand un prélèvement d'organes est prévu. La procédure exige du médecin qu'il confirme que « les malades ont toutes leurs capacités de décision, que leurs choix sont complètement informés, volontaires et ne sont pas influencés par une condition traitable ou réversible, comme certaines formes de maladie mentale »[68]. Dans ce texte écrit par des éthiciens canadiens, il n'est fait aucune mention de l'influence que pourrait subir le malade. Le risque existe pourtant. Il est prévu dans les « recommandations » hollandaises que celui-ci fasse part au médecin de son souhait de donner ses organes *après* avoir obtenu une réponse favorable à sa demande d'euthanasie : les deux procédés sont donc théoriquement séparés. Mais certains estiment au contraire « qu'un médecin devrait toujours informer un malade qui est médicalement éligible de la possibilité du don d'organes, même si ceci doit rompre la relation de confiance, car beaucoup de malades pourraient choisir de ne pas poser la question du don, parce qu'ils supposent que ce n'est pas possible dans ce contexte »[69]. Comprenons bien : la parole médicale, tentatrice, fait appel à l'altruisme, au risque de pousser un peu plus une personne désespérée dans une voie mortifère. Cette réflexion ne se comprend que si l'on admet, comme ces réanimateurs, que l'enjeu des prélèvements d'organes est suffisant pour justifier la violation du fondement de la relation médecin-malade : la confiance. Pour ces activistes, cela ne fait aucun doute : alors que moins de 50 personnes euthanasiées ont donné leurs organes en Hollande et en Belgique en 2016, le calcul révèle un nombre de « donneurs potentiels » de plus de 200 personnes en Belgique, soit 10% des personnes subissant l'euthanasie[70]. Ce chiffre correspond à un « potentiel » d'environ 700 organes à greffer, dans un pays où près de 1300 malades étaient inscrits sur la liste d'attente en 2015. Ainsi peut-on écrire dans le *Journal of American Medical Association*, une des revues les plus réputées du monde médical, un article où la seule énumération de chiffres justifie un processus de rationalisation de la mort.

La démarche n'est pas fortuite. Les morts par euthanasie augmentent régulièrement en Hollande, en Belgique et au Canada[71]. En Hollande, où elle est légalisée depuis 2002, la demande d'euthanasie concernait une personne sur douze en 2015[72]. Alors qu'elle était « agréée » par les médecins dans un tiers des cas en 2005, la proportion est montée à 50% en 2015 : l'euthanasie rend maintenant compte d'un décès sur vingt, un taux multiplié par deux en dix ans. Il ne s'agit plus seulement de malades en fin de vie mais dans une proportion croissante des personnes âgées ou dont l'espérance de vie dépasse un mois. Cette évolution témoigne de la désespérance dans laquelle vivent beaucoup de nos contemporains, parmi les plus fragiles, dans une société européenne qui se targue pourtant de son esprit de tolérance. Elle explique l'adhésion grandissante de certains médecins à une pratique déshumanisante, autant que leur démission devant la souffrance des malades. Elle rend compte de la démarche utilitariste qui conduit ces praticiens à renier deux fois le serment d'Hippocrate avec la même personne, réifiée par le regard de celui qui la transforme en « potentiel donneur d'organes », avant de recevoir de sa main le poison qui lui ôtera la vie.

Tout est permis

Rien ne semble pouvoir arrêter ces prosélytes, prêts à tout pour obtenir des organes. En effet les prélèvements après arrêt cardiaque contrôlé ne concernent qu'exceptionnellement le cœur, organe noble entre tous, le premier compromis quand la circulation sanguine s'interrompt. Aussi les médecins hollandais déjà cités, à la pointe de la « recherche », évoquent la possibilité du « don d'organes par euthanasie », autrement dit de mettre en œuvre la procédure d'euthanasie puis de prélever les organes, notamment le cœur, *avant la mort de la personne*. Pour ce faire, ils invoquent la demande des malades : « l'euthanasie pour don d'organes causerait la mort par la procédure chirurgicale associée et de plus, améliorerait la qualité des organes donnés, une procédure qui respecterait complètement l'autonomie du patient »[73]. Ceux-ci ne seraient plus « empêchés de donner leur cœur ». Ces médecins ne sont pas isolés loin s'en faut. Au Canada, certains éthiciens n'hésitent pas à franchir le « mur de feu » séparant ce qui doit être fait pour le malade en fin de vie et ce qui est envisagé pour les potentiels receveurs d'organes : « Alors que certains patients pourraient vouloir être certains que les prélèvements d'organes ne commenceront pas avant qu'ils soient déclarés morts, d'autres pourraient vouloir non seulement une mort rapide, paisible et sans douleur, mais aussi l'option de donner autant d'organes que possible et dans les meilleures conditions possibles. Suivre la règle du donneur mort pourrait interférer avec la capacité de ces patients à atteindre leurs buts »[74]. D'autres vont encore plus loin, estimant qu'il devrait être possible d'enfreindre la « règle du donneur mort » quelles que soient les circonstances de la fin de vie : « le respect du consentement valide et le degré de destruction neurologique pourraient être plus importants pour le public que des considérations visant à savoir si le patient est déjà mort au moment où les organes sont enlevés »[75]. Une personne hospitalisée en réanimation, atteinte d'une affection neurologique grave responsable de lésions cérébrales irréversibles, pourrait donc faire l'objet de prélèvements d'organes avant sa mort, puisque respecter la phase d'agonie compromet la viabilité des organes et limite le nombre et la qualité des prélèvements. Il a même été écrit que « la règle du donneur mort est responsable de plusieurs milliers de morts par an » et qu'il conviendrait de procéder systématiquement à des prélèvements « en mort imminente », sans attendre le décès du malade[76] Pour le médecin, le respect de la vie humaine ne serait donc plus un impératif catégorique mais une simple règle, que les circonstances lui permettraient de transgresser. Cette conception que l'on est en droit de qualifier d'extrême, sinon d'extrémiste, gagne du terrain.

En France, certains vont jusqu'à écrire qu'après l'arrêt des mesures de réanimation, « le patient est devenu un mourant-non-encore-mort », ce qui autoriserait à « remettre en question la règle du donneur mort, en définissant non plus la mort légale comme la mort encéphalique, mais en définissant un point de non-retour, synonyme de décès irrémédiable et imminent, qui autoriserait, après avoir pris connaissance du consentement exprimé du patient, le prélèvement de ses organes »[77]. L'argumentaire est toujours le même : « Qui pourrait aujourd'hui reprocher à un soignant de se préoccuper de la finalité de ses actes alors que tout et tous le poussent à un calcul rationnel du quotient bénéfice/coût ? Si ce calcul semble nécessaire pour assurer une juste distribution des ressources de soins entre le plus grand nombre d'individus sans laisser de côté les plus vulnérables, ne peut-il pas être moralement pris en compte la donnée irréfutable que le patient mourant peut théoriquement permettre à d'autres patients de gagner en qualité de vie » ? Les incertitudes de la fin de vie du malade sont niées ; les aléas du processus de prélèvements et de la greffe elle-même sont passés sous silence ; seule la logique arithmétique, c'est-à-dire financière, est admise. En son nom, *tout est permis* : « Il est théoriquement possible de faciliter le passage en état de mort encéphalique de ce patient, aux dépens de la mort cardiaque, et ainsi de favoriser les conditions légales qui autorisent le prélèvement d'organes ». Une telle phrase se comprend mieux si l'on se rappelle que la viabilité des greffons obtenus après mort encéphalique est meilleure qu'après arrêt cardiaque contrôlé. Elle lève le voile sur ce qui pourrait advenir. Des médecins interviendraient activement pour provoquer les conditions qui permettent le constat de la mort encéphalique afin de maximaliser les possibilités de prélèvement d'organes. Les conditions du décès seraient subordonnées à l'intérêt collectif représenté par la procédure de greffe. Une nouvelle activité médicale apparaît : « la réanimation d'organes ». Exit la personne humaine. Il ne reste qu'un assemblage d'organes à prélever. Comme l'écrivent certains éthiciens anglo-saxons, ce malade dans le coma est un être humain mais ce n'est plus une personne : *human non person*[78].

Le don

Face aux tenants d'une éthique de combat, au service d'un utilitarisme absolu et déshumanisant, demeure la force du témoignage. Preethi Ramchand est neurologue et travaille en réanimation à Philadelphie quand elle doit accompagner au bloc opératoire un malade atteint d'un traumatisme crânien consécutif à une plaie par balle. Au vu de son état neurologique, sa famille a demandé que la réanimation soit arrêtée. Celui-ci étant favorable au don d'organes, la procédure de prélèvements sera mise en œuvre. Ecoutons-la s'adresser en imagination à la mère du malade : « C'est une sensation totalement étrange d'emmener un patient en salle d'opération pour un prélèvement d'organes. Je me sentais comme un bourreau amenant un prisonnier à la guillotine. Et même si ce n'était pas sans reconnaître que quelqu'un, peut-être quelques étages plus haut, allait littéralement recevoir le don de la vie de votre fils (...) je me sentais troublée » A l'arrivée dans la salle d'opération, « une équipe de quatre chirurgiens attendait (...) Chacun était là (…) prêt à prendre les organes vitaux de votre fils. Ils ont préparé votre fils comme n'importe quel autre patient (…) Des champs stériles bleus l'ont rapidement couvert, à l'exception de son visage, qui est demeuré la seule partie exposée. La seule indication de la personne ». Ensuite, l'atmosphère change : « Un temps mort est survenu (…) pour la première fois, il y a eu un changement palpable dans la pièce (…) Je voulais être ailleurs. Je me sentais débordée ». Puis la salle est préparée pour la venue de la mère du malade : « Les mêmes champs stériles ont couvert les longues tables où sont posés les instruments chirurgicaux. Ils ont couvert les moniteurs. Ils ont couvert l'espace où s'assoit l'anesthésiste pendant l'intervention (…) Chaque membre de l'équipe opératoire a quitté la salle. Cinq minutes plus tard, des blouses couvraient la salle d'opération d'un mur à l'autre (…) ». Les soins de fin de vie sont enfin accomplis : « J'ai demandé à l'infirmière d'administrer à votre fils du lorazepam et du fentanyl, voulant lui éviter le moindre risque de souffrance. Votre fils a été libéré du ventilateur, s'en est suivi l'exode rapide des quinze personnes présentes dans la salle. Et pendant une brève minute, nous sommes restés seuls. Moi, l'infirmière et votre fils. Le bourreau, l'assistant, et le condamné (…) Alors vous êtes entrée (…) Vous avez marché vers votre fils et lui avez tenu la main (…) Après vingt et une longues minutes, son moniteur a montré une ligne plate là où ses battements cardiaques étaient jusque-là tracés. J'ai marché vers lui mais vous n'étiez pas consciente de ma présence (…) Je ne pouvais pas mettre fin à ce moment. Aussi vous ai-je donné quelques secondes de plus. Je savais que ces secondes étaient précieuses pour la préservation des organes, mais de qui étais-je responsable à ce moment. De votre fils ? De vous ? Du patient qui allait recevoir ses organes ? Je n'en avais aucune idée. Je n'avais simplement pas la force de vous pousser de côté. (…) Vous avez eu quelques minutes de plus pour l'embrasser et lui dire au revoir. Et vous avez été accompagnée au dehors. Et là, une fois encore, la pièce s'est transformée, aussi rapidement et brusquement qu'elle l'avait été auparavant (…) L'équipe chirurgicale, préalablement cachée derrière une porte, a fait irruption. (…) En quelques minutes, la première incision était faite, les viscères se sont déversés. Toute une agitation de mains coupait adroitement, tirait, enlevait les organes et les tissus. Je suis restée quelques minutes pour observer cette transformation du soin : des soins de la vie de votre fils aux soins et à la préservation des organes pour le salut d'autres vies inconnues, qui maintenant attendaient anxieusement »[79].

Ce texte bouleversant illustre parfaitement les enjeux et les contradictions de la procédure de prélèvement d'organes. Alors que le transport au bloc opératoire a pour seul but la procédure de prélèvement, réduisant *de facto* le malade à ses organes vitaux, le visage, « seule indication de la personne » demeure visible, signe pour le médecin que celle-ci est encore là. En effet, « le visage (…) nous rappelle une exigence qui ne réside pas dans les capacités actuelles de l'humain en question, mais dans son appartenance à la "famille humaine" (…) En disant que le visage de l'être humain nous rappelle une exigence, nous exprimons déjà une telle relation entre deux êtres humains : entre celui qui regarde et celui qui est sous son regard »[80]. Le malade reste le fils de cette mère qui lui tient la main au-delà même du dernier moment, alors que le médecin apparaît tiraillé entre des impératifs incompatibles. Pourquoi se qualifier de bourreau ? Les doses d'anesthésiques administrées étaient-elles sédatives ou létales ? Nous ne le saurons pas. La volonté de laisser la mort s'accomplir transparaît néanmoins, opposée à la nécessité de prélever les organes sans attendre, en un moment pathétique où résonne cette interrogation angoissée, demeurée sans réponse : « De qui étais-je responsable » ? Puis vient le moment où tout bascule. Et de façon remarquable, ce n'est pas le médecin qui agit et pousse de côté la mère de celui qui est maintenant mort, c'est elle qui lui fait place. Ainsi le don du malade, accepté par sa mère, s'accomplit-il dans ce mouvement de retrait où elle abandonne le corps de son fils à ceux dont les gestes sauvages et admirables à la fois vont dépecer ce qui n'est plus qu'un cadavre, à seule fin de transmettre la vie.

L'épreuve vécue par le médecin, son indétermination dans les instants qui suivent la mort, ont pour un moment figé la procédure. Le temps est consacré au fils décédé et à sa mère, avant que ne débute la course contre la montre, cette lutte contre la dégradation des organes du mort, lancée pour redonner espoir à d'autres. L'émotion du médecin devant cette mère qu'il ne connaît que parce qu'elle accompagne son fils au moment suprême, nous montre que celui-ci est une personne qui mérite notre respect jusqu'à la fin. Telle est la réponse que l'on peut apporter à ceux qui veulent prélever des organes avant la mort : « Dans la rencontre d'un autre humain quel qu'il soit (…) on n'en reste jamais à la pure connaissance objectivante, sur le modèle des sciences. Avec l'implication du sujet interviennent des facteurs (inconscient, affects, émotions, mémoire, événements, sentiments moraux...) qui font jouer inévitablement avec le savoir et le vouloir une autre instance, celle du croire (…) qui inscrit, de manière chaque fois unique, toute relation humaine sur le registre de la confiance ou de la méfiance, de l'accueil ou du refus, de l'ouverture ou du retrait, pour en faire ou ne pas en faire une rencontre »[81]. L'enjeu est radical : il s'agit de la permanence de la relation du médecin avec son malade, au-delà même des derniers instants de sa vie.

La transplantation d'organes ne sera jamais un traitement comme les autres. La complexité du processus requiert un professionnalisme élevé et une coordination sans faille des équipes médicales impliquées dans les soins du malade qui sera prélevé et de ceux qui recevront les greffes. Elle nécessite une cohésion totale entre médecins, évitant tout dirigisme qui mènerait à la méfiance, voire à la suspicion, et compromettrait l'ensemble de la filière. Réalisant un « pacte de confiance » élargi à la famille de la personne prélevée, elle oblige les médecins plus encore que tout autre projet de soins. Le moindre manque de respect ou simplement de tact peut annihiler la démarche engagée. Jamais sans doute acte médical n'a nécessité pareil déploiement de sophistication technique et de délicatesse dans les rapports humains. La qualité de cet alliage conditionne en partie le succès et la pérennité du protocole des greffes. En partie seulement, car la greffe, dépassant la relation individuelle entre médecin et malade, est un projet de société. Pour favoriser le *don* d'organes, il nous faut évacuer toute logique arithmétique du discours médical et faire appel à la solidarité entre tous les membres de l'espèce humaine. Tel est le paradoxe de la greffe : pour sauver les malades dont la vie est parfois menacée à très court terme, nous avons besoin de l'aide des plus vulnérables, de ceux qui n'ont plus « l'aptitude à prendre des décisions libres, caractéristique essentielle de la personne » [82]. Mais la situation pathétique de ceux qui attendent l'opération salvatrice ne peut servir d'alibi pour dénier la protection par la société de ses membres les plus faibles et les plus démunis. Les greffés le savent, qui souffrent de ne pouvoir rendre ce qu'ils ont reçu : la transplantation est toujours le résultat de la générosité. On ne saurait exiger plus : changer la loi est inopérant[83]. Recourir à une éthique utilitariste, reflet d'une conception marchande de la médecine ne changera rien. Pour permettre à davantage de malades de recevoir une greffe et de vivre ce qu'ils appellent eux-mêmes « une seconde naissance »[84], le travail des médecins ne suffit pas : seule une société fraternelle peut y parvenir.

CONCLUSION

La technique toute puissante gouverne la recherche médicale et envahit les pratiques soignantes. Elle dicte les organisations de travail, les objectifs à atteindre et les moyens pour y parvenir. Assimilé à un technicien, le médecin s'adapte en permanence pour optimiser ses performances. Considéré comme un « usager », le malade ne peut demander que la « prestation » prévue pour son cas. Tous deux doivent se plier aux contraintes du *système technicien*. Désormais l'activité médicale n'est considérée efficace que si elle est planifiée, c'est-à-dire prévisible, rationnée et mesurée. La spécialisation à outrance des métiers du soin qui en résulte explique la place envahissante de l'informatique : la concaténation des opérations techniques élémentaires auxquelles se réduisent toutes les activités soignantes rend compte de l'informatisation complète des hôpitaux. Ainsi est assurée la *totalisation* du projet technique, qui ne se comprend que pris comme un ensemble complet, cohérent et donc exclusif. Pour le justifier, ses thuriféraires nous promettent l'accomplissement de ce vieux rêve : la vie sans maladie.

Ce faisant, les limites de nos actions sont négligées, les incertitudes de l'évolution des maladies sont méconnues, les défaillances du système sont niées. La transition épidémiologique demeure le *credo* des experts et des politiques, incurables optimistes : « la pestilence et les famines » appartiennent au passé. Nous sommes au temps des maladies chroniques, « non communicables », qu'éviteront l'éducation à la santé pour les plus jeunes, la prévention et le dépistage tous azimuts pour les adultes. L'éducation thérapeutique contrôlera les maladies qu'on n'aura pu éviter. Le « maillage » des territoires assurera des soins de proximité à tous. Le « parcours de soins » soigneusement défini garantira une réponse à tous les imprévus. La « coopération ville-hôpital » mettra fin à « l'hospitalo-centrisme ». Le « projet de soin » raccourcira la durée du séjour hospitalier. Les directives anticipées simplifieront la fin de vie. « L'optimisation des ressources » sera garantie.

Pour ce faire, nos pratiques et nos organisations changent rapidement, gouvernées par les impératifs techniques et économiques. Les avancées diagnostiques et thérapeutiques, peu prévisibles, lentes à implémenter, à l'impact difficilement mesurable, perdent leur influence. C'est dire que le monde hospitalier a changé de valeurs. Dépendant des aléas de son financement, son fonctionnement n'est pourtant pas devenu prévisible. Peu importe : obnubilés par l'efficience des soins, les pouvoirs publics ont assimilé les objectifs de la santé publique à la réduction des coûts. L'évolution de la médecine est désormais imposée de l'extérieur aux médecins, aux soignants et aux malades. Le progrès technique sert d'alibi au projet totalitaire de normalisation des soins.

V

MAINTENANT L'APOCALYPSE

Si l'on examine toutes les branches de la médecine, rien ne paraîtra peut-être plus surprenant que l'extrême diversité qui se rencontre dans les maladies épidémiques.

Thomas Sydenham

Le système de santé a volé en éclat sous l'effet de ce qu'il ne craignait plus : une pandémie virale soudaine, responsable de pertes humaines massives, à l'impact psychologique très lourd, aux conséquences économiques dévastatrices. Les coups de semonce n'ont pourtant pas manqué. En 1999, les premiers cas d'infection due au virus du Nil Occidental, une maladie présente au Moyen-Orient et dans le pourtour méditerranéen, apparaissent aux Etats-Unis. Aujourd'hui, elle y est endémique : 50 000 cas sont survenus en vingt ans, la moitié avec des complications neurologiques sévères ; plus de 2300 personnes sont décédées[1]. Le virus Chikungunya, isolé en 1952 en Afrique de l'Est, entraînait des épidémies localisées en Afrique et en Asie. Mais en 2005, une épidémie partie de la côte du Kenya s'étend aux Comores puis aux Iles de l'Océan Indien et à l'Inde. A la Réunion, 40% de la population est infectée[2]. La majorité des cas étant symptomatiques, sous forme de fièvre et de douleurs articulaires, l'infection a considérablement perturbé l'activité économique et la vie sociale de l'île. Le virus Zika est découvert en 1947 en Ouganda, et le premier cas humain décrit en 1962[3]. Une épidémie survient en Polynésie française en 2013-2014 puis l'infection se propage aux Amériques, aux Caraïbes et à l'Afrique en 2015 : c'est une pandémie. Sa gravité tient à la survenue de paralysies extensives par inflammation nerveuse et à la transmission de l'infection par la femme enceinte au fœtus, d'où une microcéphalie ou un retard de développement psychomoteur chez 5 à 15% des enfants. Inexplicablement, les cas diminuent rapidement dans les pays plus touchés, mais des foyers épidémiques ressurgissent en Thaïlande en 2016, à Cuba en 2017, en Inde en 2018. La crainte d'une nouvelle pandémie demeure. Elle pourrait ne pas nous épargner puisque des cas autochtones ont été rapportés en métropole[4].

Qu'elles soient la conséquence du réchauffement climatique, de la multiplication des voyages aériens, de l'apparition de nouveaux hôtes intermédiaires ou de mutations des virus importe peu : l'irruption de ces infections était attendue, leurs effets prévisibles. Les conséquences seraient bien pires si survenait une pandémie due à un virus respiratoire, comme celui de la grippe espagnole de 1918, responsable de défaillances ventilatoires en grand nombre. Comme le rapporte un article d'histoire de la médecine publié pour le centenaire de la maladie : « Il semble hautement improbable que suffisamment de ventilateurs, d'antibiotiques, d'antiviraux, et d'autres moyens nécessaires pour prévenir une masse de décès dus à une pandémie comme celle de 1918 soient disponibles (...) Il existe un énorme corpus de littérature sur la pandémie de 1918 (...) Les médecins et les scientifiques qui ont contribué à cette littérature espéraient guider l'action des futurs médecins. Tôt ou tard, des millions de vie seront tributaires de ce que nous aurons appris d'eux comme de notre capacité à suivre leurs leçons »[5].

Hélas, nous n'avons rien appris. Nous avons attendu qu'un véritable séisme détruise nos certitudes, bouleverse nos pratiques soignantes, ébranle nos valeurs et menace la société toute entière pour ouvrir les yeux. Le réveil est brutal. Par un gigantesque mouvement de bascule, nous sommes revenus en quelques semaines à une époque que nous croyions révolue, celle des grands fléaux dévastateurs. Pas plus que nos ancêtres, nous n'avons su faire face : « Nulle part on ne se rappelait pareil fléau et des victimes si nombreuses. Les médecins étaient impuissants car ils ignoraient au début la nature de la maladie ; de plus, en contact plus étroit avec les malades ils étaient plus particulièrement atteints (...) La maladie, impossible à décrire, sévissait avec une violence qui déconcertait la nature humaine »[6]. La pandémie a dévoilé les limites du système de santé et de la médecine scientiste sur laquelle il s'appuie. L'impéritie des politiques a éclaté au grand jour. Médecins et soignants, agissant seuls ou en équipe, ont sauvé l'honneur. Les français ne s'y sont pas trompés : ils les ont applaudis, ont observé les experts d'un œil sceptique et désapprouvé les décideurs.

Nous vivons désormais sous l'emprise du SARS-CoV2, dans l'attente anxieuse des effets des vaccins, avec la peur panique qu'il puisse ne jamais partir. Le bouleversement est tel que beaucoup n'ont pas compris son ampleur. Nombre de médecins croient revenir au « monde d'hier », comme cet expert entendu dans les médias au printemps 2020, s'inquiétant de l'arrêt des coloscopies de dépistage du cancer colique, alors que la France comptait mille morts chaque jour. Une nouvelle médecine se dévoile devant nous. Ouvrons les yeux. Relisons le déroulement des événements de ces quelques mois qui ont ébranlé l'édifice de la médecine moderne. Tout ce qui s'est passé était prévisible et s'explique par les maux dénoncés plus haut. La médecine est gravement malade. Les remèdes sont connus : saurons-nous les prescrire ?

1
COVID 19

Chronique d'une catastrophe annoncée

Trente et un décembre 2019 : une épidémie de pneumonie surgit à Wuhan, capitale de la province de Hubei en Chine. Le 24 janvier 2020, une publication annonce que l'agent en cause est un virus de la famille des coronavirus[1]. Le même jour, une étude détaille la présentation clinique de la maladie, rapidement suivie d'autres[2]. L'évolution de l'infection chez les malades hospitalisés, ses complications respiratoires et circulatoires, les thérapeutiques antivirales et anti-inflammatoires envisageables, les diverses formes d'assistance ventilatoire, sont décrites. La plupart des facteurs de risque de défaillance respiratoire sont identifiés. Le 11 février, le virus est dénommé SARS-CoV2 pour « syndrome respiratoire aigu sévère-coronavirus type 2 »[3]. Il existe en effet un autre coronavirus dénommé SARS-CoV, responsable en 2002 d'un syndrome respiratoire aigu sévère encore plus grave, dont la propagation fut heureusement limitée. La maladie est désignée par l'acronyme COVID 19, (*coronavirus disease 19*). Le 23 janvier, les autorités locales de Wuhan interdisent l'utilisation des moyens de transport et décident de mesures de distanciation sociale - dont le port de masque dans les lieux publics - avant qu'un confinement drastique soit imposé à partir du 2 février 2020 par le gouvernement central à l'ensemble de la province de Hubei et aux régions où circule le virus[4]. Dix jours plus tard, le nombre de nouvelles contaminations a significativement baissé.

La suite est connue de tous. Les voyages en avion facilitent la dissémination de l'infection. D'autres cas sont rapidement découverts dans les pays voisins : Taïwan, Corée, Singapour. En Europe, le premier cas rapporté est celui d'un voyageur en provenance de Chine, diagnostiqué à Paris le 24 janvier 2020. L'OMS déclare la maladie une « urgence de santé publique de dimension internationale » le 30 janvier 2020. La France adopte le 20 février 2020 une « stratégie d'endiguement » : il s'agit « de limiter l'introduction du virus et de freiner sa propagation sur le territoire, en s'assurant de la détection rapide des patients suspects »[5]. L'objectif est aussi « d'isoler et de traiter les cas confirmés dans un des 38 hôpitaux de première ligne, habilités pour le COVID 19 », presque tous universitaires. Il n'est pas prévu de dépister les personnes en contact avec les malades mais de les isoler à domicile durant 14 jours[6]. Les laboratoires de ville ne participent pas au diagnostic. Les médecins généralistes ne sont pas impliqués. Toutefois, « il est recommandé que les professionnels de santé et tout particulièrement les médecins disposent : de masques chirurgicaux pour le patient cas suspect (…) de solution hydro-alcoolique pour désinfecter les mains avant et après le soin et dès le retrait des gants ; de gants non stériles à usage unique »[7]. Cette recommandation est restée lettre morte vu le sous-équipement du pays. Alors que la surmortalité des sujets âgés est déjà établie, aucune précaution n'est prise pour les personnes vivant en EHPAD. Le 22 février, l'Italie rapporte des cas groupés en Lombardie. Le 25 février, un éditorial de la revue *Nature* dépeint ainsi la situation : « L'identification de cas préalablement non reconnus d'infections en grand nombre en Iran et en Italie en particulier, ainsi qu'en Corée du Sud, nous montre en vérité qu'il est probablement impossible de contenir le coronavirus »[8]. Le terme de pandémie est employé par un nombre croissant de médecins pour qualifier la progression de la maladie. Le 27 février, tous les continents sont touchés.

Le 2 mars 2020, la maladie a frappé près de 90 000 personnes dans plus de 60 pays. A cette date, le Centre Européen de Prévention et de Contrôle des Maladies (ECDC) comptabilise plus de 2000 cas en Europe, les trois quarts en Italie[9]. En France, le Haut Conseil de la Santé Publique (HCSP) publie le 5 mars 2020 une large revue décrivant tous les aspects de la maladie[10]. Les différentes formes cliniques sont reconnues ainsi que le risque de troubles respiratoires après le septième jour, pouvant conduire à la réanimation. La transmission interhumaine par voie respiratoire, due à la projection de gouttelettes émises par le malade est établie, comme la nécessité de faire porter un masque aux personnes qui toussent ou éternuent. La transmission par contact avec des surfaces contaminées est considérée comme possible et le lavage régulier des mains recommandé. L'existence de cas pauci-symptomatiques voire asymptomatiques est admise. Au niveau européen, des mesures de distanciation sociale sont recommandées, individuelles (rester à plus d'un mètre de son interlocuteur, éviter les contacts physiques, etc.) ou collectives (fermeture des écoles, interdiction des événements sportifs, culturels ou religieux, limitation des interactions au travail et développement du télétravail). Il s'agit déjà de mesures de confinement. Mais en France la « doctrine » reste celle de « l'endiguement ». Pourtant, le 6 mars 2020, paraît un article signé par des infectiologues et des épidémiologistes européens dont la première phrase sonne comme un coup de semonce : « les gouvernements ne seront pas capables de minimiser à la fois la mortalité due au coronavirus (COVID 19) et l'impact économique de la diffusion virale »[11]. Traduisons : parce qu'il n'existe ni vaccin ni traitement de cette maladie inconnue deux mois auparavant, sa vitesse de progression et son impact sur les hôpitaux, notamment sur les services de réanimation, ne pourront être réduits et une catastrophe sanitaire évitée, qu'au prix de mesures drastiques de limitation des interactions sociales, au coût économique élevé, comme cela a été fait en Chine. A cette date, la baisse du nombre de cas y est en effet soutenue depuis plus d'un mois. Alors que les ministres de la santé de l'Union Européenne tergiversent pour implémenter des mesures permettant de retarder la diffusion du virus, un éditorial du *Lancet* publié le 9 mars tombe comme un couperet : « leur action est trop lente et insuffisante (...) les pays ont fait trop peu, trop tard pour contenir l'épidémie »[12]. Pourtant le 8 mars, l'Italie a mis en place un confinement sévère en Lombardie, épicentre de l'épidémie. Mais le 11 mars, elle compte déjà onze mille cas et plus de huit cents morts ; la courbe de croissance de la maladie est, au sens propre du mot, exponentielle[13]. Le même jour, « profondément préoccupée à la fois par les niveaux alarmants de propagation et de sévérité de la maladie, l'OMS estime que la COVID 19 peut être qualifiée de pandémie »[14]. Il est temps.

En France comme en Italie, la maladie se propage par regroupement de cas : les départements de l'Oise et du Haut-Rhin concentrent les plus importants. Les écoles y sont fermées à partir du 9 mars. A la même date, les rassemblements de plus de mille personnes sont interdits sur tout le territoire. Puis devant la diffusion de l'épidémie, la fermeture des établissements scolaires et de tous les lieux de rassemblement « non indispensables » (salles de spectacle, discothèques, bars et restaurants) est annoncée le 14 mars. Pour autant, le premier tour des élections municipales se déroule normalement le 15 mars, alors que l'on compte déjà plus de 5400 malades dont 400 hospitalisés. Le 16 mars, le ministère de la santé diffuse un « guide de préparation à la phase épidémique » de près de cinquante pages[15]. On y retrouve le vocabulaire et les considérations théoriques chers aux planificateurs du système de santé : l'appel à la « stratégie », « le pilotage de la réponse », qui bien sûr est « graduée », « l'organisation fluide entre les secteurs de soins », la « régulation optimisée des patients COVID 19 », etc. En « phase épidémique » doit se mettre en place une « stratégie d'atténuation » : il s'agit de passer « d'une logique de détection et de prise en charge des patients exclusivement par les établissements de santé à une logique d'action collective impliquant les différents secteurs de l'offre de soin »[16]. Lisons : « la stratégie d'atténuation de la circulation active du virus dans la communauté (...) repose sur trois axes : la prise en charge des formes modérées en médecine de ville (…) des formes sévères et graves dans les établissements de santé ; la préservation des personnes fragiles (personnes âgées, personnes handicapées polypathologiques...) au sein des établissements médico-sociaux ». L'intervention de l'ensemble des acteurs de la santé est enfin décidée. Mais le nombre de cas de la maladie explose : le 16 mars, le pays compte plus de 6600 malades et près de 150 morts. Le même jour, le Président de la République annonce la mise en place du confinement à partir du 17 mars à midi deux jours après l'Espagne et huit jours après l'Italie. La différence semble modeste : la croissance vertigineuse du nombre de malades hospitalisés montre qu'il n'en est rien (annexe 2).

Pour les régions frappées par l'épidémie, les semaines qui suivent sont dantesques. Le nombre d'hospitalisations augmente inexorablement : mille par jour au début du confinement ; plus de deux mille par jour à la fin mars. Pour faire face à l'afflux de malades, les lignes téléphoniques du SAMU sont décuplées, les lits de réanimation doublés voire triplés, de nombreux services de médecine transformés en unité COVID. Toutes les activités programmées s'arrêtent. Médecins et soignants se reconvertissent brutalement dans des missions qu'ils connaissent à peine, les effectifs étant totalement insuffisants pour faire face à la vague. Des chirurgiens deviennent aides-soignants ; des anesthésistes se remettent à la réanimation, la plus difficile qui soit : celle d'une affection respiratoire inconnue, d'évolution prolongée, cause de complications systémiques multiples. Partout, les médecins reprennent le stéthoscope et rejoignent les infectiologues et les pneumologues, soumis à rude épreuve. Les équipes soignantes changent d'affectation brutalement pour prendre en charge une des affections les plus graves et les plus angoissantes, l'insuffisance respiratoire. Les brancardiers sont particulièrement sollicités, tant les transferts dans l'hôpital et les mobilisations augmentent le risque de contagion. Sept jours sur sept, les secrétaires contactent les nombreux malades ambulatoires aux prélèvements négatifs, pour leur annoncer le résultat et leur rappeler les gestes barrières. Les personnels placés en première ligne ne partent pas en vacances, n'ont aucun jour de repos. Les débuts sont durs : démunis, les cliniciens découvrent la maladie et ses complications ; les malades meurent en masse. Avec l'expérience, des protocoles se mettent en place, un savoir-faire apparaît. Je n'ai vécu que partiellement l'épidémie, mon service continuant à accueillir un grand nombre d'AVC, complication possible de la maladie comme nous l'avons rapidement appris. Puis j'ai travaillé une semaine dans une unité COVID au mois d'avril, alors que la vague refluait déjà. L'investissement de chacun et la solidarité de tous étaient admirables. Les soignants ont tenu. Face à une maladie mortelle qu'ils craignaient d'attraper, ils n'ont pas failli.

Dans l'ensemble, la population respecte les mesures de confinement, preuve du poids qu'exerce encore la contrainte profane dans un pays démocratique. Pendant trois longues semaines, le nombre de cas diagnostiqués de COVID 19, d'hospitalisations, d'admissions en réanimation et de décès augmente inexorablement. Chaque jour, le directeur général de la santé annonce lugubrement des chiffres pires que ceux de la veille. Début avril, les choses commencent imperceptiblement à changer : alors que la crise est à son paroxysme dans les services d'urgences, les unités COVID et les réanimations d'Ile-de-France, devenue la première région touchée devant le Grand Est, le nombre d'appels quotidien au SAMU commence à fléchir. Puis s'amorce un lent reflux des hospitalisations, enfin des entrées en réanimation. La prise en compte des décès survenus dans les EHPAD permet de mesurer l'impact de l'épidémie : plus de 30 000 morts en trois mois ; le taux de mortalité est de 44 pour 100 000, un chiffre seulement dépassé en Europe par la Belgique, la Grande-Bretagne, l'Espagne, l'Italie et la Suède[17]. La levée partielle du confinement a lieu le 11 mai 2020, dans une atmosphère d'incertitude médicale, de crainte du pouvoir politique, d'angoisse de la population, alors que la maladie frappe l'Amérique de plein fouet. La décision de réouverture partielle des écoles est fortement critiquée, quand bien même dès le mois de mars, le taux d'infection des enfants apparaissait faible et la fermeture des établissements scolaires d'efficacité limitée. Début juin, les appels se multiplient pour accélérer la réouverture des lycées, écoles et collèges, et assouplir les mesures de distanciation adoptées dans les établissements, maintenant jugées trop strictes. La reprise économique apparaît désormais prioritaire. Le discours médical passe moins, tant dans l'opinion, lassée, qu'auprès des politiques, pressés de reprendre la main à l'approche du deuxième tour des élections municipales, programmées le 28 juin.

Dans un avis émis le 2 juin 2020, le Conseil Scientifique mis en place par le gouvernement admet que « les acteurs du système de santé ont dû composer avec des capacités matérielles et humaines initialement inadaptées compte tenu de l'ampleur de cette épidémie exceptionnelle, notamment en lits de réanimation, en personnels formés, en moyens de protection individuels, en matériels médicaux ou en médicaments indispensables »[18]. Il admet que « la mobilisation des capacités du système de santé a mis à l'épreuve des régulations antérieures, parfois excessivement bureaucratiques »[19]. Il demande de « dépasser les inerties bureaucratiques aussi bien que l'improvisation dans l'urgence » et l'adoption de « modes de gouvernance, y compris territoriaux (...) opérationnels et cohérents »[20]. La critique de l'Etat jacobin et de son administration omnipotente ne pouvait être plus précise. Dans la perspective d'une nouvelle épidémie, ses membres proposent de tester et isoler les malades et leurs contacts pour éviter un nouveau confinement, qui leur apparaît comme un « échec »[21]. Mais ils l'envisagent toujours en cas de résurgence incontrôlable de la maladie, tout en insistant sur la nécessité de décider vite : « le temps de réaction est un paramètre déterminant dans le contrôle de l'épidémie »[22]. La phrase sonne comme un aveu et une critique de la lenteur de la réaction initiale de l'Etat. Ecrit dans l'angoisse presque palpable d'une deuxième vague, le texte témoigne de l'échec de la « stratégie d'endiguement » initiale. La vitesse de propagation de l'épidémie a largement dépassé l'accroissement des capacités d'accueil des hôpitaux et mis en lumière l'incapacité des politiques à prendre à temps les décisions requises. « Anticiper pour mieux protéger » est le titre de ce rapport : comme les généraux français en 1939, le mal-nommé Conseil Scientifique est en retard d'une guerre. Il est temps de faire le bilan de cette écrasante défaite du système de santé dans son combat contre le SARS-CoV2.

Autopsie d'un désastre

La première vague épidémique est un tsunami : le nombre d'hospitalisations dépasse 100 000 ; la mortalité hospitalière est trois fois supérieure à celle de la grippe saisonnière[23]. Six mois plus tard, certains malades sont toujours en soins de suite, atteints de séquelles dues aux complications vasculaires de la maladie ou à la réanimation prolongée, parfois en dialyse. Beaucoup sont exténués, essoufflés au moindre effort. D'autres souffrent de stress post-traumatique, quand bien même ils ont présenté une forme bénigne de l'affection. S'ajoutent les personnes atteintes de maladie chronique, dont les soins ont été arrêtés pendant plusieurs mois ; les urgences vasculaires, dont l'hospitalisation et les soins ont été retardés faute de moyens de transport et de lits pour les accueillir. Sans compter les personnes confinées qui ont développé des troubles psychiatriques : angoisse, phobie, dépression, délire même. Aux effets d'une crise sanitaire sans précédent depuis la Seconde Guerre mondiale s'ajoutent les conséquences économiques pour un grand nombre et l'impact psychologique pour toute la population, que nous ne faisons qu'entrevoir. S'il n'était pas possible d'éviter le fléau qui frappe la quasi-totalité de l'humanité, les dérives de notre médecine, dénoncées tout au long de ce livre, lui ont donné une ampleur insoupçonnée.

Les limites de la médecine technique

La COVID 19 illustre l'échec d'un exercice médical fondée sur la seule technique. Le diagnostic de la maladie repose sur un test biologique (l'identification par PCR du virus dans les voies aériennes supérieures) dont la sensibilité ne dépasse pas 70%. Ainsi près d'un tiers des prélèvements nasaux sont faussement négatifs, au point de devoir être répétés, si désagréables soient-ils[24]. C'est toute la stratégie de diagnostic précoce et plus encore de dépistage qui est fragilisée. La réalisation d'un scanner thoracique montre des signes d'atteinte pulmonaire, évocateurs du diagnostic dans le contexte de l'épidémie, mais ne dispense pas d'effectuer un prélèvement naso-pharyngé ou pulmonaire car les images sont proches de celles qu'on peut voir lors d'autres infections respiratoires[25]. Quant à la détection d'anticorps par prélèvement sanguin, elle ne permet qu'un diagnostic rétrospectif et inconstant, des cas bénins pouvant être négatifs. Confrontés au sortir de l'hiver à des cohortes de malades toussant, fébriles et fatigués, les cliniciens se sont fondés sur l'interrogatoire et l'examen physique. Des signes évocateurs et discriminants ont été décrits, telle la perte brutale et isolée de l'odorat[26]. Les décisions d'isolement au domicile et d'hospitalisation ont reposé sur le jugement clinique des infectiologues, régulièrement sollicités par les autres médecins. Ainsi la maladie COVID 19 a-t-elle consacré le retour de la clinique. D'abord l'interrogatoire, reconstituant les circonstances de la contamination, les premiers symptômes, déterminant leur cours évolutif et le stade de l'affection ; ensuite l'observation du malade, qui cherche son souffle en parlant, en sortant du lit ; l'écoute de la toux, déclenchée au moindre changement de position ; l'auscultation bien sûr, la dissémination des râles crépitants dans les champs pulmonaires reflétant l'extension de l'atteinte respiratoire ; la mesure de la fréquence respiratoire, signe fidèle de l'extension des lésions ; l'analyse de la courbe thermique enfin, dont la baisse annonce la fin de la redoutée période inflammatoire. Avec la saturation en oxygène mesurée au bout du doigt et les paramètres biologiques élémentaires de l'inflammation, le médecin a tout ce qu'il lui faut pour diagnostiquer, surveiller, traiter.

La faiblesse des effectifs soignants

Pour être efficaces, les soins requièrent du personnel qualifié en nombre suffisant, tant le travail est lent : avant d'entrer dans la chambre, il faut mettre un masque, se coiffer d'une charlotte, chausser les lunettes de protection, enfiler une blouse, mettre les gants, chaque étape étant précédée d'un nettoyage des mains au soluté hydro-alcoolique. Dans la chambre, chaque geste est pesé, les contacts avec l'environnement réduits au minimum. Les échanges avec le malade, lui-même masqué, se limitent à l'essentiel. A la sortie de la chambre, il faut ôter successivement la blouse et les gants, passer ses mains au soluté hydro-alcoolique avant d'ouvrir la porte, puis une fois sorti, plonger les lunettes dans le produit de nettoyage, se débarrasser de la charlotte et du masque, enfin se repasser les mains au désinfectant. Les mêmes précautions s'appliquent en réanimation, où les changements de posture des malades, régulièrement tournés sur le ventre pour améliorer leur respiration, nécessitent l'intervention d'au moins quatre personnes. Sans doute le manque de matériel de protection au début de l'épidémie a-t-il favorisé la contamination des soignants, pourtant reconnus comme une catégorie de la population à protéger en priorité. Heureusement l'essentiel n'a pas fait défaut : les bras des infirmiers et des aides-soignants, le regard et l'écoute des médecins, la présence de tous auprès des malades, jour et nuit, toutes spécialités et tous corps de métiers confondus. Comme toute activité médicale les soins de la COVID 19 nécessitent des professionnels dévoués et compétents. Au contraire, les services d'hospitalisation se réduisent comme peau de chagrin, au point qu'au paroxysme de l'épidémie, les capacités d'accueil ont pu être saturées, compromettant la sacro-sainte égalité d'accès aux soins. L'insuffisance des effectifs soignants a mis en péril les malades hospitalisés. Nous ne devons plus voir des chirurgiens transformés en aides-soignants, des infirmières libérales combler les vides des équipes. Le dévouement admirable dont ils ont fait preuve est une solution trop facile pour cacher les failles de la politique hospitalière. Les capacités des hôpitaux doivent rester adaptées aux réalités de la médecine et non se conformer à des objectifs financiers irréalistes, qui amènent à privilégier les seules activités rentables au détriment des soins.

Les excès de la spécialisation

Nous avons mesuré les effets néfastes de la spécialisation à outrance à travers les difficultés des anesthésistes, tenus de se remettre en quelques jours à la réanimation, dont ils se sont éloignés depuis la séparation des anesthésistes-réanimateurs en deux spécialités irréconciliables. Dans nombre d'hôpitaux, microbiologistes, hygiénistes et infectiologues sont en nombre insuffisant. Beaucoup de spécialistes ont stoppé leur activité pour participer aux soins : la plupart des hôpitaux de jour et de semaine, des consultations pluridisciplinaires ont fermé. La chirurgie programmée a purement et simplement disparu, faute d'anesthésistes et de salles de réveil, transformées en réanimation médicale. L'hôpital lancé à pleine vitesse dans le « virage ambulatoire » a effectué un spectaculaire tête-à-queue pour répondre à l'urgence. Inutile de dire que le redémarrage s'annonce poussif et la direction à suivre incertaine. La France manque de médecins hospitaliers polyvalents et d'infectiologues pour faire face à une crise aussi durable. Et pour cause : la répartition des internes entre spécialités n'obéit à aucune logique, chacune luttant pour obtenir davantage de postes que les autres. Ainsi forme-t-on deux fois plus de cardiologues que d'autres médecins, bien que le nombre d'infarctus du myocarde baisse chaque année[27]. La Cour des Comptes a dénoncé cette évolution qui obéit à une logique financière et conduit à une explosion du nombre de cardiologues libéraux (37% d'installation en plus en douze ans) sans réduction des inégalités territoriales. La répartition des postes entre spécialités et des médecins sur le territoire doit être fondée sur les nécessités de la santé publique, ce qu'elle n'est pas.

Les dérives de la communication médicale

La COVID 19 est une triste illustration des aléas de la communication médicale. Celle-ci peut se targuer d'être scientifique : les connaissances sur la biologie du virus et les défenses que lui oppose l'organisme sont fragmentaires. Elle peut être assurée par des experts : la maladie étant inconnue trois mois auparavant, il est permis de se demander comment ils ont pu acquérir aussi vite ce qualificatif flatteur. Le résultat est affligeant : intervenant quotidiennement dans les médias et sur les réseaux sociaux, se contredisant entre eux, changeant d'avis d'une semaine à l'autre, ils ont donné une image peu flatteuse de notre corporation et fortement altéré sa crédibilité. De l'Académie de Médecine aux syndicats, nombre d'instances représentatives de la profession sont intervenues dans le débat, ajoutant encore à la confusion. Nous avons touché le fond quand le gratin de l'Assistance Publique-Hôpitaux de Paris (APHP) a tenu une conférence de presse, où furent vantés les résultats favorables d'un essai thérapeutique non publié, même pas accepté dans une revue médicale, avant de se rétracter huit jours plus tard[28]. L'importance prise par les analyses journalistiques illustre la faiblesse et les contradictions du discours médical. Les journalistes ont tenté de faire preuve de pédagogie, mais les résumés simplificateurs, les commentaires alarmistes de statistiques mal comprises, la présentation hâtive de travaux scientifiques en cours de validation, se sont succédés au fil des semaines. La récupération politique du discours médical est un autre effet de la crise. Les politiques ont annoncé l'efficacité des traitements, la nécessité de libéraliser leurs conditions de prescription, jusqu'à la date de publication des résultats des essais thérapeutiques ! Un article du *British Medical Journal* évoque les conséquences de cette *corruption* du savoir médical : la science est un bien public et les avis des experts doivent être indépendants de tout conflit d'intérêt, car « lorsque la science est supprimée par le complexe politico-médical, les gens meurent »[29]. Hélas la médecine française ne dispose pas d'une revue médicale équivalente, rapportant les propos de médecins indépendants, validés par leurs pairs. Chacun y est allé de son avis et la cacophonie qui en a résulté n'a pu qu'éroder la confiance de nos concitoyens, pourtant essentielle pour qu'ils appliquent les mesures préventives qui leur sont imposées. Il aurait fallu admettre que nous ne savions rien et se donner le temps d'apprendre. Ainsi aurions-nous gardé la maîtrise de la parole. La communication médicale a connu un échec complet[30]. Il sera difficile de retrouver la crédibilité et plus encore la confiance de la population et des responsables, peut-être même tout simplement d'être écoutés.

Les limites de la médecine fondée sur les preuves

Quand démarre l'épidémie, la médecine fondée sur les preuves est en position de force : formation d'un Conseil Scientifique réunissant les meilleurs experts des maladies infectieuses pour conseiller le gouvernement ; suivi épidémiologique quotidien de l'épidémie par Santé Publique France ; validation des tests diagnostiques par les Centres Nationaux de Référence ; conception par l'INSERM et l'APHP d'essais thérapeutiques à la méthodologie sophistiquée ; mise en place de registres multicentriques de malades hospitalisés, etc. Pourtant des questions se posent rapidement : s'agissant d'une maladie épidémique, avec un nombre élevé de cas graves et de décès, faut-il privilégier des études longues et coûteuses, appliquant une méthode sans défaut, pour avoir les résultats les plus fiables possibles ? Ou des études moins rigoureuses, aboutissant rapidement à des résultats pertinents et largement applicables sont-elles acceptables ? Devons-nous attendre de disposer d'un savoir théorique exhaustif ou nous contenter de connaissances limitées pour traiter les malades ? La médecine fondée sur les preuves a bâti sa méthode pour prévenir et traiter les maladies endémiques, à l'incidence stable ou lentement évolutive, aiguës (infarctus du myocarde, AVC) ou chroniques (cancer, affections inflammatoires). Face à une épidémie qui s'accélère tous les jours, sa lenteur devient un obstacle.

En témoigne un avis du HCSP paru le 20 mai 2020, après la levée du premier confinement, qui sous prétexte de l'absence de données issues d'essais randomisés, promeut un véritable nihilisme thérapeutique, défendant le seul « traitement symptomatique de support » et l'inclusion dans un essai thérapeutique[31]. Le médecin serait donc dans l'impossibilité de décider et d'agir, c'est-à-dire de soigner, en l'absence de preuve établie du bien-fondé de ses choix. Pourtant, la médecine fondée sur les preuves admet que celles-ci ont des niveaux différents. Les essais thérapeutiques randomisés sont au sommet de la pyramide, mais quand ils ne sont pas réalisables, des études observationnelles peuvent être effectuées. Et s'il n'en existe pas, l'avis des experts, c'est-à-dire le consensus de médecins expérimentés dans le traitement de la maladie sert de base aux décisions. Bien qu'on lui accorde le plus faible niveau de preuve, l'expérience clinique n'est donc pas sans valeur[32]. Un autre principe de la médecine fondée sur les preuves doit être rappelé : l'absence de preuve d'efficacité d'un traitement n'est pas la preuve de son absence d'efficacité. Il faut admettre que persiste un certain empirisme dans nos pratiques et qu'il faille nous en remettre au regard du clinicien, qui navigue à vue sans connaître la carte des récifs : sa vision a une portée limitée mais n'en est pas moins juste. Il s'agit de reconnaître la valeur de la médecine clinique construite à partir de l'observation des faits.

Pour preuve, des propositions sur l'usage des médicaments anticoagulants ont été faites aux centres hospitaliers français début avril 2020, des embolies pulmonaires fatales étant survenues malgré la prescription du traitement préventif usuel[33]. Ce sont les échanges entre cliniciens et spécialistes de l'hémostase qui ont permis leur rédaction, avant que des publications documentent cette majoration du risque embolique. Empiriques sans doute, sujettes à réévaluation avec l'évolution des connaissances, ces préconisations ont certainement contribué à sauver des vies. De même, en accord avec l'expérience de nombreuses équipes médicales en France et dans le monde, l'effet bénéfique des traitements corticoïdes chez les malades hospitalisés pour défaillance respiratoire a été documenté par des études observationnelles[34]. Le communiqué de l'université d'Oxford du 16 juin 2020[35], annonçant une réduction de la mortalité des malades placés sous oxygène après administration de corticoïdes, a validé une pratique établie depuis plusieurs mois. Si les médecins français avaient suivi l'avis précité du HCSP[36] et attendu la publication définitive des résultats de l'essai britannique le 17 juillet 2020[37], aucun malade n'aurait reçu ce traitement salvateur au cours de la première vague. Jamais peut-être le décalage entre la pratique et les recommandations n'a été aussi fort. Ainsi l'expérience clinique garde-t-elle une place importante dans l'établissement des connaissances, et d'autant plus que la démonstration du bénéfice des corticoïdes dans les formes inflammatoires de COVID 19 n'échappe pas aux critiques[38]. Si les essais thérapeutiques sont nécessaires à l'établissement du consensus de la communauté médicale, ils ne suffisent pas à prouver le bénéfice d'un traitement. La cohérence de l'ensemble des connaissances cliniques et scientifiques est indispensable pour emporter la conviction des médecins et valider la prescription.

Les difficultés d'interprétation des travaux scientifiques expliquent le conflit d'une violence inouïe entre les tenants exclusifs de la médecine fondée sur les preuves et ceux qui privilégient une approche traditionnelle de la thérapeutique. Il s'est cristallisé autour de l'hydroxychloroquine, un antipaludéen de synthèse que certains voulaient administrer à tous les malades dès le diagnostic, quand d'autres considéraient sa prescription dangereuse et non validée. Initialement, les deux points de vue pouvaient se défendre : d'un côté, le traitement pourrait être un antiviral efficace, négativant les cultures virales, limitant la durée de contagiosité et traitant l'infection débutante, même si les études appuyant cette hypothèse sont entachées d'évidentes faiblesses méthodologiques. De l'autre, l'hydroxychloroquine semble inefficace lorsqu'elle est utilisée comme anti-inflammatoire chez les malades hospitalisés à un stade avancé de la maladie. Dans ce contexte, elle peut entraîner des troubles du rythme cardiaque, ce d'autant que les malades traités ont souvent des antécédents cardiologiques et que l'infection peut entraîner une inflammation myocardique. Il est frappant que les différences entre ces deux situations cliniques aient été oubliées et que le conflit se soit résumé à la lutte caricaturale des « pour » et des « contre » l'hydroxychloroquine. Ce simplisme outrancier s'explique en partie par le conflit de valeurs sous-jacent. Certains médecins privilégient le fond : l'évolution favorable du malade traité ; d'autres mettent l'accent sur la forme : la démonstration de la validité du traitement. Les premiers raisonnent en fonction de la personne qui leur fait face ; les seconds pensent à la population de malades à traiter. A celui qui se fie à son jugement clinique, quitte à confondre son impression avec une démonstration scientifique, s'oppose celui qui évalue le risque global d'un traitement, en faisant fi des différences individuelles. Le mandarin, qu'on pouvait croire disparu, est revenu en pleine lumière. Désormais, il ne s'exprime plus devant son service ou face à ses pairs, mais *urbi et orbi* grâce aux réseaux sociaux, au risque d'être dépassé par la diffusion de ses propos au-delà du cercle professionnel, seul apte à les relativiser. Sans doute à leur corps défendant, les défenseurs de la médecine fondée sur les preuves se sont rapprochés du pouvoir politique, privilégiant la santé publique et s'appuyant sur le principe de précaution, confondu avec l'expression du « d'abord ne pas nuire » hippocratique. Cette proximité les a conduits à être instrumentalisés, voire à apparaître aux ordres de l'Etat. Ainsi, au vu d'une publication - rétractée quelques jours plus tard - mettant en avant la dangerosité de la prescription d'hydroxychloroquine, l'ANSM et le ministère de la Santé ont exigé l'arrêt des essais thérapeutiques évaluant cette molécule[39]. Pourtant, un comité de surveillance évalue les effets indésirables survenant pendant leur déroulement : c'est même une condition requise pour la validation des protocoles de recherche par un comité d'éthique. Il était donc possible d'obtenir rapidement une analyse permettant de décider de la poursuite des inclusions ou de leur interruption. Mais il n'en a rien été. La recherche française est apparue inféodée à l'Etat. La querelle médicale a rebondi avec plus de violence encore, avant d'être récupérée par la classe politique et de s'inscrire dans un conflit qui la dépasse.

L'omnipotence de l'industrie pharmaceutique

Pire, la recherche scientifique est apparue soumise à l'industrie pharmaceutique, impatiente de tirer profit du moindre essai positif, même discutable. Comment expliquer autrement l'engouement qui a entouré le remdesivir ? En France, ce médicament antiviral est recommandé dès le 5 mars 2020 par le HCSP, sur le seul argument de son efficacité *in vitro* contre le SARS-CoV2[40]. Pourtant, à cette date, il n'existe aucune donnée clinique justifiant sa prescription. Puis une large publicité est accordée aux résultats favorables d'une étude menée par le laboratoire fabriquant le médicament[41], avant que le conseiller médical du gouvernement américain annonce le 29 avril les résultats d'un essai randomisé où le remdesivir réduit la durée d'hospitalisation des malades de quelques jours, sans baisser la mortalité[42]. Dès le premier mai, la FDA autorise sa prescription. La publication scientifique n'est effective que trois semaines plus tard : une situation jamais vue auparavant[43]. Apportant des résultats préliminaires, entachée de faiblesses méthodologiques, l'étude présentée comme indépendante est en réalité copilotée par le laboratoire, dont les employés ont participé à l'élaboration du protocole, alors que plusieurs de ses investigateurs en recevaient des avantages financiers[44]. Ne démontrant aucun bénéfice clinique, l'essai est un exemple édifiant de manipulation des critères de jugement. Peu importe : le 25 juin, l'EMA emboite le pas, délivrant au remdesivir une AMM conditionnelle permettant de traiter les malades nécessitant de l'oxygène, soit une proportion très conséquente des personnes hospitalisées[45], quitte à passer sous silence les résultats d'études négatives[46].

Depuis, un autre essai, aux résultats en demi-teinte, a été publié[47]. Les critiques se sont multipliées sur ce traitement au bénéfice incertain[48]. Finalement, un essai de grande envergure conduit par l'OMS s'est avéré négatif[49]. La promotion du remdisivir apparaît comme une « machination », analogue à celle dont a fait l'objet l'oseltamivir (Tamiflu°), vendu en 2009 comme un antiviral efficace contre la grippe H1N1, ce qu'il n'était pas[50].

Le règne des publicistes

Hélas nous sommes sous l'emprise des publicistes, comme en témoignent les rodomontades des investigateurs d'un essai mené à l'APHP concernant le tocilizumab, un puissant médicament anti-inflammatoire administré aux malades hospitalisés avec une atteinte respiratoire sévère : suivant une pratique hélas répandue depuis les débuts de l'épidémie, des résultats limités à quelques chiffres ont été proclamés devant la presse le 27 avril 2020[51]. L'APHP a avancé « des raisons éthiques » pour justifier cette publicité : argument fallacieux, le médicament étant à cette date prescrit à titre compassionnel. Aucun médecin ne pouvait d'ailleurs accorder foi à ces bribes d'informations, même si elles émanaient de parangons de la médecine fondée sur les preuves… alors que des preuves, ils n'en apportaient pas. Le 5 mai 2020, l'établissement faisait une retraite piteuse, reconnaissant dans un second communiqué de presse que « lors d'une réunion qui s'est tenue le 30 avril 2020, le comité de surveillance de l'essai (DSMB ou *Data Monitoring Safety Board*) a exprimé son vif désaccord sur cette communication et a remis sa démission ». Les conséquences de cette volte-face sont désastreuses. Le comité de surveillance a mis en avant de graves défaillances méthodologiques, dont le changement de critère de jugement en cours d'étude, à seule fin de faciliter l'obtention de résultats positifs. Sa démission sonne comme une condamnation irrémédiable, car le doute persistera toujours sur la fiabilité des résultats de l'essai, au demeurant mitigés. Que des investigateurs passent outre au comité de surveillance est tout simplement inédit. Au vu de telles manipulations, qui oserait encore prétendre que la médecine est une science ?

Buvons le calice jusqu'à la lie. Une étude publiée le 22 mai 2020 dans le *Lancet* met en avant un risque élevé de décès des malades traités par hydroxychloroquine[52]. Quelques jours plus tard, une lettre ouverte signée par une centaine de chercheurs souligne les limites de la publication et exige des auteurs et de la revue des éclaircissements, vu ses conséquences : suspension des essais thérapeutiques par l'OMS, la Grande Bretagne et la France, modification des conditions de prescription de l'hydroxychloroquine en

France, perte de confiance des malades et difficultés d'enrôlement dans les essais thérapeutiques[53]. Le 2 juin, dans un bref communiqué, le *Lancet* exprime sa « préoccupation »[54], avant que le 4 juin trois des auteurs de l'étude demandent sa rétraction, admettant que la véracité des données sources ne pouvait être établie : en clair la base de données utilisée pour l'étude aurait été créée de toute pièce[55]. C'est un camouflet pour le monde académique. La revue n'a donné aucune explication sur les raisons qui l'ont amené à publier une étude émanant de médecins sans compétence particulière sur le sujet ; elle n'a pas publié les commentaires des relecteurs de l'étude comme cela lui a été demandé. Ce sont des journalistes qui ont mené l'enquête sur la société privée propriétaire de la base de données à l'origine de cette publication. Incapable de détecter la fraude, le monde scientifique a étalé ses faiblesses au grand jour. Les conséquences ne se sont pas fait attendre : désormais, lorsqu'un expert s'exprime dans les médias, les journalistes ne lui font plus confiance. Ils ne se contentent pas d'interroger d'autres experts pour confirmer ou contredire ses propos. S'érigeant en censeurs, ils n'hésitent plus à corriger eux-mêmes les propos du professeur. Comment s'en étonner ? Vulnérable au sensationnalisme, sans retenue, la médecine académique est devenue le domaine des parleurs.

L'effondrement du mythe du progrès

Le bilan scientifique est accablant. Les essais thérapeutiques se sont multipliés en pure perte : près de 1100 ont été enregistrés par la *National Library of Medicine,* organisme américain de référence[56]. Beaucoup incluent un trop petit nombre de malades pour arriver à des résultats significatifs. Certains n'ont même pas de groupe contrôle. Un nombre infime est consacré aux mesures prophylactiques, pourtant les plus utilisées. Au contraire, près de 140 évaluent l'efficacité de l'hydroxychloroquine, dont l'intérêt est pourtant très incertain. Aussi, un an après le début de l'épidémie, les mêmes questions persistent. Les masques en tissu sont-ils bénéfiques pour la population[57] ? Les masques chirurgicaux sont-ils suffisants pour les soignants ou les masques FFP2, utilisés pour les soins invasifs, comme la kinésithérapie respiratoire ou l'administration d'aérosols, sont-ils nécessaires[58] ? Un traitement prophylactique des sujets en contact avec les malades prévient-il la contagion ? Des médicaments actifs *in vitro* contre le SARS-CoV-2 sont-ils efficaces sur le cours de la maladie ? Quels anti-inflammatoires administrer lorsque les difficultés respiratoires s'aggravent malgré les corticoïdes ? Le décubitus ventral est-il bénéfique pour améliorer l'oxygénation des malades ? Autant de questions sans réponses. De très nombreux malades sont exposés à des traitements inutiles. Un temps précieux est perdu alors que le nombre de morts augmente partout dans le monde. Beaucoup d'argent est dépensé en pure perte. De plus, les essais thérapeutiques concernent surtout les malades hospitalisés. Les chercheurs délaissent la lutte contre la propagation de l'épidémie et négligent le traitement des malades restés au domicile, qui arrivent ensuite aux urgences dans un état grave. L'expérience clinique montre pourtant qu'il est alors très difficile de stopper l'évolution de la maladie. Les essais conduits en médecine infectieuse ou en réanimation évaluent des médicaments antiviraux qui n'ont pourtant la possibilité d'agir qu'au début de l'infection. Les sujets âgés sont exclus des études, alors qu'ils payent le plus lourd tribut à la maladie[59].

Recrutant exclusivement dans les CHU, nombre d'essais français se sont avérés incapables d'atteindre le nombre d'inclusion qui leur apporte la puissance statistique nécessaire pour arriver à des conclusions valides, ce d'autant qu'ils se sont livrés à une âpre concurrence pour recruter les malades. Notre situation contraste avec la Grande-Bretagne, pourtant frappée après nous, qui a pu concevoir une plateforme d'essais et réaliser près de dix mille inclusions en deux mois[60]. Enfermée dans sa tour d'ivoire, éclatée en de multiples chapelles, coupée des cliniciens, la médecine hospitalo-universitaire française a étalé ses insuffisances au grand jour. Il lui faudra subir une révolution copernicienne pour ne pas sombrer : concevoir les essais thérapeutiques à partir du terrain pour répondre aux questions cliniques ; prévoir la participation de la médecine de ville, de tous les hôpitaux, des cliniques pour avoir des réponses rapides et valides ; privilégier les essais pragmatiques aux applications larges et immédiates. Nous en sommes loin.

L'échec de la politique de prévention

Trois fautes successives ont été commises dans la conduite de la « guerre » contre le SARS-CoV2. Tout d'abord, alors que des infectiologues avaient alerté les pouvoirs publics depuis plusieurs années sur le risque de pandémie virale, nos stocks de matériel de protection étaient au plus bas et leur production sur le territoire national faible voire inexistante ; nous étions dépendants de pays eux-mêmes frappés par la pandémie. Dans le Grand Est notamment, les soignants ont « fait la guerre » dans un état de vulnérabilité rappelant celui des fantassins français en 1914, s'avançant en pantalon garance vers les tranchées ennemies sous le feu des mitrailleuses, protégés des éclats d'obus par leur seule casquette.

Ensuite, à la phase dite « d'endiguement », pour éviter une épidémie massive, il nous aurait fallu identifier tous les cas et dépister l'ensemble de leurs contacts. Mais la vision administrative conçue par des experts éloignés du terrain a conduit à concentrer les tests diagnostiques dans les grands hôpitaux. Excluant les médecins généralistes et les laboratoires de ville du dispositif, elle a empêché toute évaluation réelle de la situation et toute action efficace : une « stratégie » à l'opposé de celle suivie par l'Allemagne, qui a testé tous les malades et dépisté tous leurs contacts dès le début de l'épidémie, en s'appuyant sur un réseau de laboratoires performants[61]. Il est vrai que nous n'étions pas capables de tester toutes les personnes venues consulter à l'hôpital : beaucoup ont été renvoyées avec le « diagnostic » de cas probable ou possible, faute de pouvoir effectuer le test spécifique.

Dans ces conditions, il aurait fallu réagir très vite, dès les premiers signes de diffusion du virus sur le territoire national, pour instaurer le confinement, devenu le seul moyen d'éviter une explosion du nombre de malades et la saturation des hôpitaux. Au contraire, le monde politique a tergiversé pendant une semaine, accentuant la confusion, entre discours guerrier sur l'épidémie et appel au civisme encourageant le vote aux élections municipales. Les élus locaux, notamment dans le Grand Est, ont sonné le tocsin en pure perte[62]. La connaissance de l'évolution de la situation en Italie, où l'épidémie était en avance de plusieurs jours sur notre pays, ne nous a servi à rien. Notre situation est rapidement devenue similaire, même si des capacités d'accueil supérieures en réanimation nous ont sans doute permis d'atténuer le choc. Le résultat est là : en Europe, dans les pays ayant des systèmes de soins analogues, plus le nombre de morts était élevé avant le confinement, plus il l'a été après[63]. C'est une autre explication des meilleurs résultats de l'Allemagne, qui en plus d'avoir mis en place un diagnostic massif, a confiné plus tôt que les autres grands pays européens. *A contrario* la Suède, seul pays à ne pas avoir instauré de confinement, a vu le nombre de contaminations et de décès augmenter inexorablement, sans la rupture qu'ont connu les autres pays[64]. Ainsi la principale explication d'une différence de mortalité entre les pays européens est le délai de mise en place du confinement. Le monde politique français a voulu maintenir coûte que coûte le premier tour des élections municipales. Le prix à payer pour cette troisième faute fut très élevé.

Le délitement du système de santé

L'Etat prétendait diriger et contrôler les soins par des plans « stratégiques » successifs conçus dans les moindres détails. Mais « dogmatiser sur ce que l'on n'a pas pratiqué est l'apanage de l'ignorance »[65]. La preuve en est que lorsque les signaux témoignant de la diffusion de la maladie se sont multipliés, la stratégie n'a pas changé. Les remontées de terrain des médecins généralistes confrontés à un afflux de nouveaux cas, notamment en Alsace, n'ont pas été prises en compte. Pendant plusieurs semaines, seuls quelques dizaines d'hôpitaux ont accueilli les malades, au risque d'épuiser les équipes. Les autres établissements n'ont été sollicités que lorsque l'épidémie est devenue incontrôlable, obligés de s'organiser en même temps qu'ils accueillaient un nombre croissant de cas graves. Aucune marge de manœuvre n'a été laissée aux acteurs de terrain, tenus d'exécuter les consignes des états-majors administratifs siégeant dans les ARS. La tactique, cet « art de faire agir avec le plus d'avantage et le plus promptement possible (…) simultanément un grand nombre d'individus »[66], a été négligée. Comment l'armée des soignants aurait-elle pu gagner la bataille ?

Ce d'autant que si « ce n'est qu'avec du canon qu'on fait la guerre »[67], elle manquait de tout : de respirateurs, de médicaments d'usage courant comme les curares en réanimation, la morphine pour les soins palliatifs, du matériel de base comme les seringues électriques pour perfusion. Comment bien traiter les malades dans de telles conditions ? En Italie, des médecins désespérés ont dû choisir qui admettre dans le dernier lit de réanimation disponible[68]. La transformation des salles de réveil et des soins intensifs, l'engagement du service de santé des armées et les transferts en TGV de malades vers les régions épargnées ont quelque peu réduit la tension pesant sur les hôpitaux des « zones rouges », mais pas au point de nous passer de l'aide des pays voisins. Qui peut dire combien de personnes sont mortes par insuffisance de soins en France[69] ? Comme en 1940, les soldats ont sauvé l'honneur du pays. Comme les généraux de l'époque, les planificateurs du système de santé ont failli à leur mission.

L'Etat jacobin a appliqué des mesures identiques sur tout le territoire. Pourtant au printemps 2020, l'épidémie restait concentrée sur le Grand Est, l'Ile-de-France et les grandes métropoles, épargnant le littoral atlantique et le centre du pays. Fallait-il « traiter » le Finistère comme le Val d'Oise, les Pyrénées-Atlantiques comme le Haut-Rhin ? Certes, confiner des départements ayant un faible nombre de cas leur a évité l'enfer qu'ont subi les départements alsaciens et lorrains, puis l'Ile-de-France. Ainsi a-t-on fait le constat à l'échelle du pays de ce qui a été observé au niveau européen : le confinement évite d'autant plus de morts qu'il est mis en œuvre précocement. C'est une maigre consolation. Que les mesures adoptées aient été identiques sur tout le territoire illustre l'inaptitude d'un système centralisé à l'extrême à mettre en œuvre une action différenciée et adaptée, rapide et efficace à la fois. C'est une nouvelle différence avec l'Allemagne, où la politique de santé a été largement assumée par les *Länder*. Nos grandes régions ont été absentes des décisions, ce qui a été lourd de conséquences, tant le maintien forcé au domicile s'est avéré néfaste pour de nombreuses personnes, entraînant troubles du sommeil, anxiété et dépression[70]. Dans les maladies chroniques, l'impact fut encore plus important : les personnes atteintes d'affection neurologique ont réduit leur activité physique et perdu en autonomie ; les diabétiques ont vu leur équilibre glycémique perturbé par la sédentarité forcée ; nombre de personnes obèses ont repris du poids, même après la chirurgie bariatrique, etc. Une application limitée du confinement aurait réduit ses effets négatifs. Ces fautes accumulées ont révélé l'insigne faiblesse de l'Etat sanitaire.

La normalisation absolue des soins

L'uniformité des dispositions prises s'est vérifiée jusqu'au cœur des services. Tout malade atteint de COVID 19 devant être hospitalisé était transféré dans une unité dédiée, même ceux soignés en unité de soins palliatifs, à quelques jours de leur mort. Toutes les visites des familles ont été interdites, quelles que soient les circonstances. Les malades sont morts seuls, sauf quand un chef de service acceptait la venue d'un conjoint, d'un enfant, pendant un temps limité. Après le décès, la toilette du corps n'était pas possible. Même la présence des proches à la chambre mortuaire était proscrite. C'est en unité de soins palliatifs que ces procédures imposées pour limiter la propagation de l'épidémie ont été vécues le plus douloureusement. Ces services disposent d'une réelle liberté pour s'organiser, qui leur permet d'être constamment au service des malades et de leurs familles. La distanciation physique, le port de gants et de masques, l'interdiction des visites ont profondément remis en cause les valeurs de ces équipes pour lesquelles respecter la dignité du malade est la priorité. Le choc est considérable : ceux qui s'en croyaient préservés ont réalisé qu'ils pouvaient appliquer sans états d'âme des mesures coercitives[71]. Le sanctuaire d'une médecine libre et généreuse a été profané. Avec cette conversion des unités de soins palliatifs à la logique gestionnaire de rationalisation des ressources et de standardisation des pratiques, la médecine hospitalière est arrivée au bout du chemin : désormais, plus rien ne s'oppose à la normalisation intégrale des soins.

L'accroissement des inégalités en santé

La pandémie a montré l'importance des inégalités en santé dans la propagation de la maladie. Si le SARS-CoV2 frappe n'importe qui, sans distinction d'âge, de classe sociale ou de condition de vie, il atteint préférentiellement les populations les plus vulnérables : personnes âgées ou défavorisées, habitant les zones urbaines fortement peuplées[72]. Elles sont aussi les plus atteintes par les maladies chroniques : diabète, hypertension artérielle, maladies cardiaques ou respiratoires, qui favorisent la survenue de formes graves de l'infection. De plus, l'impact négatif du confinement est accentué chez les sujets âgés isolés et dans les familles les plus modestes, demeurant dans un logement surpeuplé[73]. Il aggrave les difficultés d'accès aux soins et prive les personnes défavorisées des traitements de base dont elles ont besoin[74]. COVID 19, diabète et maladies vasculaires sont des affections *syndémiques*[75], pour lesquelles une réponse strictement sanitaire ne suffit pas.

Il est vain d'opposer les impératifs sanitaires aux nécessités de l'économie tant ils sont interdépendants. Evidemment la médecine ne résoudra pas la crise économique. Le gouvernement devra d'autant plus rapidement développer une politique pour combattre les inégalités que celles-ci vont inévitablement s'accroître et pérenniser la crise sanitaire. Il faudrait même aller plus loin, en sollicitant l'aide des représentants d'associations et de communautés culturelles, pour atteindre des groupes menacés d'isolement, marginalisés parfois[76]. Le défi est d'autant plus difficile à relever que l'adoption des mesures barrières et les confinements successifs limitent les relations sociales, la vie culturelle et les loisirs. Que deviendra la solidarité dans une société ou l'autre peut être contagieux et perçu comme une menace potentielle ? De la réponse apportée dépend notre succès contre le SARS-CoV2. Il ne faut pas nous tromper : la survie de la société démocratique en dépend.

Le temps des remises en cause

La transition épidémiologique : un modèle obsolète

Les conséquences de la pandémie sont globales. Alors que la malnutrition persiste dans plusieurs régions du monde, la pandémie de COVID 19 nous fait entrer, après celle due au virus Zika, dans un nouvel « âge des pestilences et des famines ». La pestilence (*loimos*) et la famine *(limos)* étaient les deux grandes causes de maladies connues au temps d'Hippocrate[77]. A une époque où le savoir se limitait à l'observation, leur caractère épidémique était une évidence. Notre arrogance nous a fait croire que l'Occident les avait définitivement éliminées. Croyant au sens de l'histoire et au progrès ininterrompu de la science, médecins, démographes, économistes et politiques ont rejeté dans le passé des maladies qui reflétaient pour eux un état antérieur de la civilisation, au point de considérer que seuls les pays dits en voie de développement pouvaient encore en subir l'impact. Nous autres, plus avancés croyions-nous, pouvions nous tourner entièrement vers la lutte contre les maladies « non communicables », ces affections dépendant du régime et du mode de vie de chaque individu, que Galien le premier avait appelé endémiques : cancers, maladies vasculaires et neuro-dégénératives. Pourtant, ce sont les pays les plus développés, où la médecine est la plus avancée et l'espérance de vie la plus longue, qui ont été les plus durement frappés. Le modèle de la transition épidémiologique reposait sur un postulat : l'histoire médicale suit un mouvement continu, facilité par le développement économique et les avancées techniques, comme le montre la croissance démographique. Il a conduit à classer les pays en trois niveaux différents de développement, comme autant d'étapes successives que chacun est censé atteindre. Il reposait sur un dogme : le progrès est irréversible, et une croyance : la puissance économique est la condition requise pour assurer une médecine de qualité. L'inanité du modèle et la vanité de ses soubassements idéologiques sont devenues évidentes.

Le bouleversement de la pathocénose

Il est temps de reconnaître notre erreur. Nous allons devoir combattre cette maladie infectieuse, d'autres peut-être, autant que les affections chroniques. Même s'il est prématuré d'en déterminer les contours, c'est une nouvelle pathocénose qui s'annonce, résultat des changements d'incidence des affections, des bouleversements du système de santé, des modifications de comportements de la population et des conséquences de la crise économique. Pour preuve, en France comme dans d'autres pays d'Europe, au pic de l'épidémie, l'incidence des infarctus du myocarde et des AVC a baissé[78] alors que les arrêts cardiaques devenaient plus fréquents[79]. Les délais de traitement de ces affections se sont allongés, les malades isolés ne pouvant toujours appeler les secours et le dispositif pré-hospitalier saturé les prenant en charge avec retard : le pronostic des AVC et des infarctus du myocarde s'est détérioré[80]. Il est trop tôt pour dire si ces modifications sont durables ou transitoires. Mais leurs conséquences se font déjà sentir : du fait de la baisse des AVC et parce que les équipes d'anesthésie ont été réorientées vers la réanimation, les prélèvements d'organes ont diminué de 90% sur l'ensemble du territoire entre février et avril 2020[81].

Une organisation hospitalière remise en question

Nous avons dû hiérarchiser les activités médicales. Les soins urgents ont repris la première place. Les interventions chirurgicales non urgentes ont été reportées. Les activités programmées se sont arrêtées. Les consultations spécialisées ont été remplacées par des appels téléphoniques ou des actes de télémédecine. Après la levée du confinement, la reprise d'activité fut progressive, les hôpitaux apparaissant comme un des principaux lieux où des regroupements de cas peuvent apparaître et diffuser rapidement[82]. C'est dire que le rythme effréné des consultations, explorations et opérations ne reviendra pas. Nous devons réfléchir au bien-fondé des actes de prévention et des bilans systématiques que nous réalisons depuis des années. Les malades eux-mêmes nous incitent à revenir à l'essentiel : soigner[83].

Cette prudence est justifiée : nous savons depuis avril 2020 que la maladie est transmissible par des personnes contaminées, asymptomatiques, et qui pour certaines le resteront[84]. Le travail hospitalier en est profondément modifié. L'infection COVID 19 augmentant la mortalité post-opératoire[85], son dépistage est devenu systématique chez toute personne devant être opérée[86]. Effectué la veille ou le jour de l'intervention, il conduit en cas de résultat positif à une déprogrammation au dernier moment. Par ailleurs, la survenue d'épidémies hospitalières a confirmé que le repérage des malades atteint de COVID 19 ne peut se fonder sur les seuls symptômes cliniques ou la notion de contact rapproché avec un sujet atteint[87]. Aussi certains établissements pratiquent-ils un dépistage à l'admission et isolent les personnes hospitalisées jusqu'à obtention du résultat : une gageure dans nos vieux hôpitaux, où les chambres seules sont rares. De plus en plus appliquent ces mesures aux malades qui leur sont transférés, une procédure qui contribue à ralentir le fonctionnement du système hospitalier.

Les unités COVID nécessitent une densité de personnel supérieure aux services traditionnels, tant le niveau d'hygiène requis est élevé pour éviter la contamination de l'environnement et la contagion des soignants. L'heure n'est plus à la réduction des effectifs. Le bio-nettoyage effectué à la sortie des malades a pris une importance proprement vitale. Alors que l'hôpital cherche impitoyablement à les éliminer en faisant appel à des sociétés privées dont les employés sont étrangers au soin, les agents du service hospitalier ont acquis une place de soignant dans ces unités où ils sont plus nombreux. Se passer d'eux serait dangereux. Le bio-nettoyage est tout aussi strict dans les services d'imagerie, où les tables d'examen sont désinfectées longuement après passage d'un malade COVID 19. Inévitablement, les explorations sont retardées et moins nombreuses. Toutes ces contraintes pèsent sur l'organisation des services et ralentissent considérablement l'activité des hôpitaux.

Une politique de santé hésitante

A l'automne 2020, alors que l'épidémie redémarre dans toute l'Europe, le gouvernement veut en même temps relancer l'économie et contenir l'infection, limiter sa progression et maintenir l'activité hospitalière, mise à mal par le confinement. Il s'agit de ralentir l'augmentation du nombre de cas, grâce aux mesures barrières, à la restriction des activités, au dépistage et au traçage des contacts. Un nombre plus faible de malades et l'action des traitements symptomatiques devraient limiter suffisamment le volume et la durée des hospitalisations pour que l'ensemble des activités urgentes et programmées puisse être assuré[88]. Le pari est audacieux : les séjours en réanimation pour COVID 19 restent très longs et la saturation de ces services est rapidement atteinte, même avec un nombre limité de malades (annexe 2). L'ouverture de lits supplémentaires se heurte aux insuffisances des effectifs médicaux et soignants. Si l'on ajoute le retentissement possible de l'épidémie de grippe hivernale sur les capacités hospitalières, l'objectif semble irréaliste, à moins que l'épidémie s'atténue d'elle-même. Ainsi le tout-puissant système de santé attend-il que les circonstances le favorisent : comme en 1940, c'est la drôle de guerre.

La suite est prévisible : dès octobre 2020, le SARS-CoV2 attaque à nouveau. C'est la guerre-éclair : face à la remontée rapide des contaminations, il faut brutalement annuler les congés du personnel, faire appel à la réserve sanitaire. A nouveau, des interventions chirurgicales majeures sont déprogrammées, au risque que le retard de traitement de certaines affections (cancers, anévrisme de l'aorte, rétrécissement valvulaire, etc.) laisse évoluer la maladie vers une issue fatale. Face à la menace de saturation des réanimations, un nouveau confinement généralisé, pourtant récusé jusqu'au dernier moment par les politiques, obnubilés par la reprise économique, est mis en place le 30 octobre 2020 à minuit. A cette date, il y a huit fois plus de malades hospitalisés et quatre fois plus de malades en réanimation qu'au lendemain du premier confinement, le 18 mars 2020. L'épidémie atteint l'ensemble du territoire national, réduisant d'autant nos capacités d'adaptation. Mais comme au printemps les disparités régionales sont majeures : Auvergne-Rhône-Alpes est la région la plus durement frappée. La leçon de la première vague n'a pas été retenue : les mêmes mesures sont appliquées à tout le pays. Parce que nous n'avons pas mis à profit la pause estivale pour adapter nos pratiques dans la perspective d'une reprise épidémique, nous revivons le scénario du printemps. Parce que nous n'avons pas voulu choisir, le SARS-CoV2 le fait à notre place. Le spectre du triage des malades pour les admissions en réanimation réapparaît. Des pans entiers de l'activité médicale, fragilisée par le premier confinement, sont à nouveau mis à mal. Que sera l'impact sur les autres maladies des interruptions successives du suivi médical, des reports répétés d'interventions ? S'il veut éviter l'effondrement, le système de santé devra se réorganiser, en même temps que lutter contre l'épidémie. Cela non plus n'était pas prévu.

Les contradictions de la stratégie vaccinale

Un espoir est cependant apparu avec les vaccins. Disposer moins d'un an après la description des premiers cas de la maladie de plusieurs vaccins, dont la validité est démontrée par des essais cliniques, est un remarquable succès pour les médecins, les chercheurs, l'industrie pharmaceutique et les financeurs. Evidemment la fin de la pandémie est encore loin, puisqu'il faudra sans doute vacciner plusieurs milliards de personnes. Bien sûr nous ignorons si les vaccins permettront à la fois de sauver des vies, de réduire les admissions à l'hôpital et le nombre de personnes infectées ; la durée de la protection qu'ils confèrent n'est pas connue[89]. Enfin nous ne savons pas quelle proportion de la population doit être vaccinée pour établir l'immunité collective permettant d'arrêter la propagation de l'épidémie. La persistance d'interrogations sur leur bénéfice exact et leur innocuité, contrastant avec la célérité des procédures d'autorisation, peut susciter des questions. Ainsi l'efficacité chez les sujets âgés, plus à risque de formes graves, n'a pas été bien évaluée[90], alors qu'elle pourrait être moindre que chez les sujets jeunes. La sélection de bons répondeurs à la vaccination permet aux laboratoires d'afficher un taux de réussite flatteur mais surestime peut-être son bénéfice. Et la divulgation des résultats par voie de presse[91], plusieurs semaines avant communication aux investigateurs et validation par les pairs, montre que la science est instrumentalisée par les laboratoires pharmaceutiques[92]. De telles pratiques font craindre que les industriels aient accès aux données des études en cours et puissent influencer leur déroulement, en modifiant les critères d'inclusion ou de jugement afin d'obtenir des résultats favorables[93].

Aussi, les connaissances étant insuffisantes, la HAS laisse à chacun la responsabilité de se faire vacciner : « La décision de rendre obligatoire une vaccination est d'autant plus justifiée sur le plan éthique que les connaissances sur les futurs vaccins et leur capacité à limiter la contagion du virus sont étendues, ce qui ne sera pas le cas avant un certain temps »[94]. Le CCNE va plus loin encore : « l'obligation vaccinale (...) porte atteinte à la liberté individuelle » ; « elle ne peut se concevoir que comme un dernier recours, face à une situation de très grave danger créé par une pandémie non contrôlée, avec une offre de vaccins à l'efficacité et à l'innocuité parfaitement connues et éprouvées avec le recul nécessaire »[95]. La liberté de choix de l'individu dépasse les intérêts de la collectivité : protéger les plus vulnérables ; retrouver des relations sociales apaisées ; améliorer la situation économique de ceux que les restrictions successives ont plongé dans l'insécurité ; redonner aux étudiants le plaisir d'aller en cours, aux professeurs celui d'enseigner ; éviter à la population les conséquences psychologiques des confinements successifs. Tout cela est rejeté. Il faut que l'individu soit « éclairé » par la connaissance précise de risques qui ne peuvent établis qu'une fois de nombreuses données collectées, analysées et publiées, c'est-à-dire pas avant plusieurs années. Et ce alors qu'un an après le signalement du premier cas, la France déplore déjà 65 000 morts. En décembre 2020, les objectifs justifiant la levée du confinement n'ont pas été atteints ; le virus circule à un niveau si élevé qu'un troisième confinement est prévisible. La réouverture des lieux culturels et des restaurants est exclue. Nos voisins européens ne sont pas mieux lotis. N'est-ce pas cela, une pandémie non contrôlée ?

La contradiction du propos montre que le CCNE n'est là que pour justifier une stratégie vaccinale décidée à l'avance : le citoyen doit décider seul de recevoir un vaccin dont le rapport bénéfice-risque est incertain au point que l'Autorité n'ose pas le rendre obligatoire. Mais il ne semble pas qu'il ait été considéré contraire à l'éthique de vacciner les sujets âgés, qui sont pourtant ceux qui ont le moins participé aux essais, pour qui l'efficacité et les effets secondaires des vaccins sont les moins connus. Il est vrai qu'est mis en avant « le recueil du consentement », l'importance de respecter « le processus d'information qui permette de prendre une décision » et même la nécessité de « tracer » dans son dossier médical le processus menant à l'acceptation du vaccin par la personne. La lourdeur du procédé évoque la signature d'un malade devant participer à un essai thérapeutique randomisé et non l'application d'un traitement validé, destiné à des millions de personnes. L'Etat voudrait se dédouaner à l'avance de toute contestation ultérieure qu'il ne s'y prendrait pas autrement. De plus, exiger le « consentement éclairé » d'une personne démente, comme le sont la majorité des sujets demeurant en EHPAD, est irréaliste. Dans de telles conditions, l'adhésion de la population à la vaccination est incertaine. Si trop peu de personnes y ont recours, celle-ci n'aura qu'un impact limité sur la propagation de l'épidémie. Il y a peu, la France rendait onze vaccins obligatoires : le revirement est impressionnant. Alors que la situation économique et sanitaire du pays nécessite la participation de chacun, la priorité est donnée aux choix individuels plutôt qu'aux obligations collectives nécessaires pour la sécurité de tous. Ce n'est pas seulement une erreur de la stratégie sanitaire, c'est un recul de l'Etat démocratique.

2
REVOLUTION

L'ordonnancement du savoir médical

L'édifice de la médecine scientifique (*epistemè*) repose sur la conjonction de l'observation clinique aux techniques d'imagerie et de biologie, nécessaires pour établir le diagnostic et le pronostic, à la médecine expérimentale, indispensable pour la mise au point des nouveaux traitements, à la médecine fondée sur les preuves, requise pour leur validation. L'hégémonie de l'un ou l'autre des composants de ce triptyque menace l'équilibre fragile de la construction des connaissances autant que le difficile exercice de l'art médical (*technè*). Ce risque ne peut être minimisé que si l'on reconnaît *l'ordonnancement des différents champs du savoir*.

Les inventions techniques résultent des interrogations du clinicien. Rappelons-nous Laennec : « Les maladies des organes thoraciques, extrêmement nombreuses et très diversifiées, ont presque toutes des symptômes semblables »[1]. La palpation du pouls, la percussion de la poitrine, l'application de la main ou de l'oreille sur la région précordiale, s'avèrent faiblement discriminantes et peu pratiques à mettre en œuvre. Alors « je vins à me rappeler un phénomène d'acoustique fort connu (…) Je pris un cahier de papier, j'en formais un rouleau fortement serré dont j'appliquai une extrémité sur la région précordiale, et posant l'oreille à l'autre bout, je fus aussi surpris que satisfait d'entendre les battements du cœur d'une manière beaucoup plus nette et plus distincte que je ne l'avais jamais fait par l'application immédiate de l'oreille »[2]. Les perfectionnements de cet « instrument d'exploration » l'ont conduit à utiliser un « cylindre de bois percé dans son centre d'un tube (…) évasé à son extrémité (...) en forme d'entonnoir (…) pour l'exploration de la respiration et du râle »[3], alors que l'application d'un embout lui permit de mieux entendre les battements du cœur. La longueur du tube et son diamètre furent choisis pour obtenir les meilleures conditions d'examen. Fidèle à sa conception initiale, le stéthoscope est toujours utilisé, preuve de la pérennité des questions cliniques et de sa contribution à leur éclaircissement. Certes, la pectoriloquie décrite par Laënnec n'est plus recherchée par le clinicien pour affirmer la tuberculose pulmonaire : un diagnostic précoce est assuré par le recours aux tests bactériologiques et à l'imagerie, avant l'apparition des cavernes tuberculeuses dont elle est le signe spécifique. Comme le pressentait Déjerine, l'examen clinique, « exposé des données fournies par l'observation, des rapports qui existent entre les facultés sensorielles du médecin et les troubles objectifs présentés par les malades », poursuivra son évolution sans jamais atteindre un illusoire « état définitif »[4].

Claude Bernard l'affirmait : « la première condition pour faire de la médecine expérimentale, c'est d'être d'abord médecin observateur ; c'est de partir de l'observation pure et simple du malade faite aussi complètement que possible ; puis la science expérimentale arrive ensuite pour analyser chacun des symptômes, en cherchant à les ramener à des explications et à des lois vitales qui comprendront le rapport de l'état pathologique avec l'état normal »[5]. Mais « nul ne saurait expliquer complètement la pathologie par la physiologie »[6]. Aussi « il est prudent et raisonnable (…) d'expliquer dans une maladie tout ce qu'on peut en expliquer par la physiologie, en laissant ce qui est encore inexplicable pour les progrès ultérieurs de la science biologique (…) Avec cette marche analytique successive, on conserve toujours à la maladie son caractère et sa physionomie propre ». Au contraire, « si on profite de quelques rapprochements possibles entre la pathologie et la physiologie pour vouloir expliquer d'emblée toute la maladie, on retarde la médecine expérimentale au lieu de lui faire faire des progrès ». Ainsi, « il faut poser d'abord le problème médical tel qu'il est donné par l'observation de la maladie, puis analyser expérimentalement les phénomènes pathologiques (…) L'observation médicale ne doit jamais disparaître ni être perdue de vue ; elle reste comme la base constante ou le terrain commun de toutes les études et de toutes les explications »[7]. Celui qui « subordonne la pathologie, science plus complexe, à la physiologie, science plus simple », suit une démarche « funeste ». Au contraire, « le médecin expérimentateur (…) ne croira pas que la médecine, comme science, doive s'arrêter à l'observation et à la connaissance empirique des phénomènes »[8]. Il ne s'agit pas pour lui de rester « dans l'expectation en se bornant à favoriser par quelques médications simples les tendances heureuses de la nature » ni de « constater empiriquement les actions médicamenteuses »[9]. « Le médecin expérimentateur (…) croit à la puissance de la nature et à l'action des remèdes ; mais il veut comprendre ce qu'il fait ». On ne saurait mieux affirmer l'impératif de la recherche scientifique, l'obligation de la construire à partir des connaissances cliniques et la prudence requise pour développer ses applications.

Les initiateurs de la médecine fondée sur les preuves ne pensaient pas autrement, eux qui voulaient faire reposer les décisions médicales sur « l'évaluation rigoureuse des conséquences des actions cliniques »[10] plutôt que sur une expérience trompeuse, l'argument d'autorité ou des raccourcis physiopathologiques hasardeux. Pour aider le clinicien débordé à distinguer dans une littérature très fournie les explorations performantes et les traitements efficaces, ils ont établi des critères assurant l'identification des études posant des questions pertinentes, dont la validité peut être démontrée et dont les résultats sont utiles aux malades[11]. Ce soutien méthodologique doit permettre au prescripteur la mise en œuvre des soins appropriés, nullement l'asservir aux recommandations des experts ou des sociétés savantes, elles-mêmes sujettes à des biais[12]. Le simplisme réducteur et artificiel de l'essai randomisé ne saurait masquer la complexité des phénomènes biologiques et la foisonnante diversité des réalités cliniques : « Rechercher la preuve de l'efficacité d'un traitement peut être nécessaire à la décision mais ne la détermine pas »[13]. En l'obligeant à un va-et-vient permanent entre la littérature médicale et l'interrogation clinique, la démarche fait appel au discernement du médecin en même temps qu'elle valorise son indépendance d'esprit.

Les limites du modèle technicien

Responsable de la démarche diagnostique et thérapeutique, le clinicien devrait être le commanditaire et le maître d'œuvre des innovations techniques, l'inspirateur de la recherche scientifique, le décideur de la thérapeutique. Mais la médecine du XXIème siècle a réduit sa place à celle d'un faire-valoir. Les avancées de la technique s'imposent à lui et modèlent sa pratique. Elles précèdent la recherche scientifique qu'elles façonnent à leur image. « La relation avec la science s'est inversée : maintenant ce n'est plus la technique qui est subordonnée, c'est elle qui légitime la recherche scientifique » souligne Jacques Ellul[14]. « La science est trop lente » : confrontés aux attentes d'une société impatiente, pressés par les pouvoirs publics soucieux d'efficacité, contraints par l'industrie pharmaceutique dont les actionnaires exigent un retour sur investissement, les chercheurs sont obnubilés par le développement d'applications concrètes et immédiates de leurs découvertes. La médecine fondée sur les preuves n'est plus une aide pour le prescripteur mais un corpus artificiel et dogmatique, imposé par les experts et les autorités de santé, incompréhensible au *vulgum pecus* de la médecine. Signe de reconnaissance entre initiés, son langage abscons réunit universitaires, chercheurs, industriels et autorités de santé mais exclut les cliniciens. Elle est devenue une arme au service d'un projet scientiste de normalisation des soins. Submergé par un flot continu d'informations, incapable de distinguer les connaissances novatrices et les avancées thérapeutiques d'un bruit de fond sans importance, le médecin cesse de s'interroger. Il attend passivement le progrès qui lui dictera sa conduite, à moins que rétif aux avancées de la science, il ne cède aux séductions d'un discours obscurantiste, véhiculé par les réseaux sociaux, rejetant un monde scientifique qui lui est étranger. La recherche clinique n'est plus. Conséquence de la domination absolue de la technique sur la science et de la science sur la médecine, l'écrasement du clinicien a de graves conséquences.

Obéissant aux avancées techniques, la recherche médicale se focalise sur les cancers, les affections vasculaires ou inflammatoires. Peu d'essais sont consacrés à l'arthrose, aux déficits sensoriels, aux affections psychiatriques, dont le traitement reste symptomatique. Le nombre de personnes âgées ou invalides augmente, mais les études se concentrent sur les sujets jeunes. Des traitements apparaissent pour des maladies dont les formes cliniques sont imparfaitement décrites et pour lesquelles les outils d'évaluation sont des plus sommaires. Les soins des affections courantes sont délaissés au profit d'investissements massifs dans l'enzymothérapie et la thérapie génique des maladies rares, qui ne sont bien souvent qu'une forme risquée et coûteuse de traitement palliatif. L'industrie pharmaceutique multiplie les anticorps monoclonaux et les thérapies ciblées, qu'elle évalue dans des maladies courantes à l'arsenal thérapeutique déjà conséquent, à seule fin de conquérir des parts de marché. C'est qu'il est désormais facile de mettre au point ces médicaments dont le développement était il y a quelques années particulièrement laborieux. L'engouement pour la thérapie génique ne s'explique pas autrement : les procédés permettant de fabriquer puis d'injecter un fragment d'ADN couplé à un vecteur viral sont au point, y compris dans le domaine du cancer, qui concentre la majorité des projets de recherche. Après la chimie classique et l'immunothérapie, la thérapie génique est la nouvelle frontière à atteindre pour le monde académique, le champ d'investissement privilégié de l'industrie pharmaceutique, l'objet de toutes les avancées réglementaires et législatives pour le politique. Le progrès s'impose à tous. Aucun obstacle ne doit l'entraver.

Pourtant le philosophe Hans Jonas a montré combien « l'ambiguïté intérieure » propre à la technique fait que son application, bénéfique pour certains, s'avère néfaste pour d'autres. « Le risque du "trop" est toujours présent dans le fait que c'est justement la promotion du bien, c'est-à-dire de l'utile, qui nourrit (...) le germe inné du " mauvais", c'est-à-dire du nuisible.

Le danger réside davantage dans le succès que dans l'échec »[15]. Le fardeau des maladies iatrogènes pèse toujours plus lourd : ce sont les traitements qui sauvent des vies qui bien souvent exposent à en perdre d'autres. Plus, la mise à disposition de nouvelles méthodes diagnostiques ou thérapeutiques conduit toujours à leur utilisation, comme l'illustre l'augmentation inexorable des interventions de chirurgie bariatrique, appliquées sans attendre les effets d'une prise en charge diététique. On refuse ainsi à la technique « la bienfaisante séparation entre la possession et l'exercice du pouvoir »[16]. Enfin, l'utilisation des traitements dépassant les indications établies, la diffusion de la technique est dangereuse. Ainsi la prescription non contrôlée d'antibiotiques favorise l'émergence de bactéries résistantes, qui pourraient entraîner la mort de dix millions de personnes par an d'ici 2050[17]. La responsabilité du médecin dépasse la prescription individuelle pour atteindre la protection future de l'ensemble de la population. L'ambivalence de la technique et ses effets démesurés sont intimement liés. Sa croissance est telle que l'on peut craindre que soient rapidement atteints les seuils au-delà desquels certaines interventions sont plus nuisibles qu'utiles, notamment dans le champ controversé de la médecine anticipative[18].

Les médecins sont devenus des esclaves soumis à la « tyrannie » de la technique[19]. Aussi sommes-nous confrontés à un véritable « défi éthique » : « par amour de l'autonomie et de la dignité humaine, nous devons soumettre l'emportement technologique à un contrôle extra-technologique ». D'autant plus que nous devons reconnaître l'existence de limites matérielles aux applications techniques. Les robots en chirurgie, la médecine interventionnelle, les biothérapies et maintenant la thérapie génique : chacune de ces innovations a un coût si élevé que le financement de l'ensemble n'est pas assuré : des choix devront être faits. Pour un pays où la croissance des dépenses de santé semblait illimitée, la surprise est de taille. Déjà, certains malades éprouvent un sentiment d'injustice lorsqu'un médicament n'est pas mis sur le marché ou que ses conditions de prescription sont restreintes. Des équipes médicales se plaignent du manque de moyens qui leur sont alloués. Au nom de la santé publique, les sociétés savantes déploient un lobbying intense pour promouvoir leur spécialité auprès des autorités. La pandémie de COVID 19 a changé la donne. Entraînant des centaines de milliers de consultations, des dizaines de milliers d'hospitalisation dont près de dix mille en réanimation, souvent prolongées plusieurs semaines, des milliers de séjour en rééducation, dont certains pendant des mois, la première vague a mis à mal l'ensemble du système de santé. Pour y faire face, il a fallu réduire les activités, changer les organisations de travail hospitalières, établir des coopérations nouvelles avec la médecine de ville. Mais cela n'a pas permis d'éviter la crise, tout au plus de l'atténuer. Et nous sommes encore loin d'en mesurer les conséquences pour tous les malades dont les soins se sont arrêtés pendant le confinement. Ce n'est qu'un début. Les vagues épidémiques vont se répéter. Limiter les changements à des ajustements de l'organisation des soins est illusoire. Le SARS-CoV2 appartient définitivement à la pathocénose du XXIème siècle. Cette maladie imposante nous oblige à repenser l'ensemble de la médecine moderne. La crise économique rendant improbable l'attribution à la santé des moyens considérables dont elle aurait besoin, nous allons devoir « faire plus avec moins »[20]. Le défi n'intéresse pas que les médecins : la société toute entière est concernée.

Une nouvelle hiérarchie des activités médicales

Il y a urgence. Après quelques semaines d'accalmie, la deuxième vague est survenue dès l'automne 2020. La réalisation d'interventions chirurgicales nécessitant des soins intensifs post-opératoires (transplantation, cure d'anévrisme, chirurgie carcinologique, etc.) est à nouveau remise en question. Le nombre élevé de malades atteints de COVID 19 dans les services hospitaliers complexifie la prise en charge, prolonge les séjours et retarde les départs en SSR. La contamination des soignants met à mal les équipes éprouvées par la première vague. Le système de santé se trouve obligé de faire face à l'imprévu : l'hôpital ne sera pas seulement ce lieu d'expertise technique et de traitement des pathologies complexes ou rares voulu par les décideurs. Il devra assumer les soins des maladies aiguës et graves, de plus en plus fréquentes, aussi banales soient-elles. Les pouvoirs publics devront dédier davantage de moyens, humains et matériels, aux soins. Mais les dépenses qui en résulteront ne seront pas compensées, les recettes des activités programmées, chirurgicales notamment, n'étant plus garanties. La course à l'activité, l'optimisation des plateaux techniques et des blocs opératoires, la réduction des coûts, la recherche permanente de la performance : tout le projet d'assimilation de l'hôpital à une entreprise est mis à mal. Le modèle économique de la tarification à l'activité nécessite en effet que celle-ci soit exactement prédictible pour parfaire l'utilisation des ressources. L'évolution inattendue et imprévisible des maladies l'a rendu obsolète. La preuve en est apportée par l'impact de l'épidémie sur les hospitalisations : en 2020 il y a eu 2,3 millions de séjours hospitaliers en moins par rapport à l'activité attendue[21]. Le financement doit être entièrement repensé. Les décideurs sont confrontés à une réalité à laquelle ils n'étaient pas préparés : la médecine redevient le principe d'organisation des hôpitaux. C'est « l'achèvement d'un cycle », un « changement soudain, brusque et important », autrement dit : une *révolution*[22].

Pour l'accomplir, nous devrons réviser les pratiques d'une médecine consumériste. Selon l'OCDE, l'excès de soins rend compte de 20% des dépenses de santé : un chiffre effarant23. Au printemps 2020, au pic de l'épidémie, les consultations en ville et les passages aux urgences se sont effondrés, avant de retrouver leur niveau habituel à la levée du confinement. Sans doute certaines personnes ont-elles manqué de soins, comme les enfants qui n'ont pas eu les vaccinations obligatoires ou les malades atteints d'insuffisance cardiaque, dont l'état s'est aggravé faute de suivi. Mais il est probable que la crise a aussi permis de relativiser la valeur de certaines interventions et d'éviter ainsi des actes inutiles. Une tribune du New England Journal of Medicine illustre la diversité des situations rencontrées par les médecins américains et la difficulté des décisions auxquelles ils ont été confrontés24. D'un côté, l'éventualité d'une forme grave d'infection COVID 19 conduit à interrompre les chimiothérapies d'entretien de certains cancers, sans effet établi sur la survie. De l'autre, l'impossibilité d'opérer les malades atteints de cancer du sein ou du rectum oblige à leur appliquer des protocoles de chimiothérapie moins efficaces. Le retard pris à réaliser certaines interventions chirurgicales pourrait réduire les chances de survie des malades25. Aussi devons-nous mieux évaluer le pronostic des maladies pour répartir correctement des moyens devenus plus restreints26. Nous ne pouvons pas maintenir des explorations et des traitements d'utilité incertaine dans la situation de pénurie qui s'annonce. C'est bien parce qu'elle est très efficace que la médecine moderne a l'obligation d'évaluer rigoureusement ses actions et de n'appliquer que celles qui apportent un bénéfice aux malades.

Il nous faut également rétablir la hiérarchie naturelle des activités médicales. Les malades atteints de COVID 19 en état de détresse respiratoire doivent être soignés sans délai parce que leur vie est en danger. Alors que certains veulent les mettre en concurrence avec les cancéreux27, cette réalité doit être rappelée : en médecine, la première place revient aux urgences, auxquelles nul ne peut se dérober. Le suivi des maladies chroniques quant à lui, nécessitera de nouvelles organisations, plus économes en moyens d'explorations et en temps médical28. S'agissant de la prévention, l'action des médecins, hors les vaccinations obligatoires, est limitée aux personnes qui viennent les consulter. L'impact de la médecine anticipative est limité et son abandon durant le confinement a davantage pesé sur les finances des opérateurs privés que sur la santé des français. Enfin, l'épidémie a interrompu le dépistage du cancer, au bénéfice incertain. Des médecins n'hésitent plus à le remettre en cause en demandant de « prioriser les interventions qui ont démontré une efficacité et des bénéfices concrets pour les patients »[29].

Une telle réévaluation nécessite que chaque médecin s'interroge sur le bien-fondé, l'efficacité et la valeur de ses actes. Elle requiert également des sociétés savantes une révision en profondeur de la pertinence des procédures diagnostiques et thérapeutiques. Ainsi en est-il d'opérations anciennes, comme la chirurgie des rétrécissements de l'artère carotide chez des personnes asymptomatiques, jamais remise en cause malgré l'évolution des connaissances, de certaines biothérapies du cancer, mises en œuvre malgré l'absence de résultat clinique, des épreuves d'effort, pratiquées à tout va a chez les sujets de cinquante ans, etc. La médecine de ville devra accomplir son *aggiornamento*. Les hôpitaux n'échapperont pas à des révisions sur le dimensionnement des services et la répartition des moyens humains et matériels dont ils disposent. Les ARS devront revoir les autorisations d'activités et l'allocation des ressources au vu des inégalités de soins révélées par l'épidémie. Chacun devra dépasser des habitudes de travail érigées en certitudes immuables, pour acquérir une vision rajeunie de notre métier, plus en accord avec les réalités cliniques et plus collective. Un tel projet ne peut réussir qu'avec l'adhésion des malades et de la société toute entière. La solidarité est indispensable pour asseoir la légitimité des décisions qui devront être prises. Même atteintes de maladies graves, beaucoup de personnes ont compris que des adaptations des protocoles de soins étaient inévitables dans le contexte de la pandémie. Confrontées aux incertitudes de la maladie, elles ont plus que jamais besoin de notre parole. Dans ce monde bouleversé, la relation médecin-malade doit reprendre toute sa place. Ainsi pourrons-nous accomplir la mission première de la médecine : soigner.

C'est pourquoi *nous devons garantir les soins longs et complexes des plus vulnérables* d'entre nous : personnes âgées, pauvres et handicapés. Le premier emploi attesté du mot « soin » remonte au XIème siècle : la locution « avoir soin » veut dire « se soucier de, s'intéresser à »[30]. Ce n'est qu'à partir du XVIème siècle que les soins désignent « les actes et pratiques par lesquelles on conserve ou on rétablit la santé ». Ainsi notre langue reconnaît-elle dans ses usages la dualité de sens que le grec consacrait par l'emploi de termes distincts : « prendre soin de quelqu'un », c'est prendre en compte autrui, faire preuve de sollicitude et de générosité à son égard ; « soigner », c'est mettre en pratique le savoir médical, exercer un pouvoir qui soulage et guérit[31]. « Le soin moderne (…) est ainsi compris entre les limites de l'*epimeleia* (…) maintien dans les conditions naturelles de l'existence (…) et celles de la *therapeia* (…) déclinaison du savoir de la médecine (…) qui suppose une mise entre parenthèses de l'existence ordinaire et une soumission à un ordre qui la nie ». Nos hôpitaux soignent les malades sans vraiment prendre soin d'eux. Les métiers techniques : médecins, infirmières, kinésithérapeutes, sont mis en avant. Ceux dont la fonction relève de l'accompagnement : aides-soignants, psychologues, assistante sociale, restent à l'arrière-plan. Notre système valorise la thérapeutique et non les soins permettant les conditions naturelles de l'existence : manger, se laver, apaiser les angoisses, rentrer chez soi. Nous laissons de côté les malades qui ont avant tout besoin d'accompagnement : le développement insuffisant des soins palliatifs et la faiblesse de la prise en charge des handicapés n'ont pas d'autre explication. En ville, la réalisation d'explorations et de traitements à des tarifs exorbitants exclut les moins fortunés[32]. Les déserts médicaux renforcent l'inégalité d'accès aux soins. L'épidémie de COVID-19 a mis en lumière cette injustice : en Ile-de-France, les communes à l'habitat le plus dense - c'est-à-dire les plus pauvres - ont connu la plus forte mortalité[33]. Ainsi le système de santé est-il profondément inéquitable. La « démocratie sanitaire » n'existe pas : comment la construire ?

« Ce n'est pas l'affaire propre du médecin, mais notre tâche commune, à tous de répondre par la pensée à la question du bien humain » affirme Hans Jonas. Qu'est-ce que le *bien humain*, s'agissant de la médecine ? Pour chacun d'entre nous, la première obligation est de soulager nos malades : « docteur faites ce que pouvez, mais d'abord qu'il ne souffre pas ». Combien de fois entendons-nous cette phrase, de familles confrontées à la fin de vie d'un proche ? Pourtant, pendant l'épidémie de COVID 19, à l'hôpital et en EHPAD, tous les malades n'ont pas reçu les soins que leur état nécessitait, par manque de personnel, faute de médicaments anxiolytiques et de morphine. Alors que soigner et accompagner ceux qui souffrent s'impose aux médecins depuis Hippocrate, certains sont morts seuls, étouffés. Quand il s'agit de décider des investissements de la médecine, l'accomplissement de cette obligation éthique doit être prioritaire. Nous devons disposer des possibilités d'accueil et des moyens techniques nécessaires pour soigner correctement tous les malades. Aux Etats-Unis, en Grande Bretagne, en France, ce fut comme en Italie : les urgentistes et les médecins des unités COVID ont fait du triage, comme les chirurgiens en temps de guerre. Le manque de lits a obligé à réserver les admissions en réanimation à ceux qui avaient « une chance » d'en sortir vivants[34]. « Une chance », autant que pouvaient en juger des praticiens aux connaissances fragmentaires sur la maladie, confrontés aux difficultés de l'évaluation en urgence de situations cliniques complexifiées par la méconnaissance des antécédents de la personne et de son autonomie préalable. La « chance » était parfois une autre expression du hasard.

La transformation du système de santé

Aux impératifs médicaux s'ajoutent les contraintes économiques. L'ampleur inégalée de la pandémie de COVID 19 doit réorienter le financement de la recherche médicale vers les maladies infectieuses, longtemps négligées, à l'exception du sida. La primauté accordée depuis des décennies au cancer et aux maladies rares doit être revue. Il en sera de même pour le financement des soins. Les coûts élevés du traitement d'un grand nombre d'affections rendent les choix inévitables. Ainsi la thérapie génique de l'amyotrophie spinale, qui revient à près de deux millions d'euros par malade, place les chercheurs, les médecins et les décideurs, devant un dilemme : faut-il orienter la recherche et les soins vers une maladie qui frappe quelques milliers d'enfants dans le monde ou s'attacher à développer vaccins et traitements d'une infection incontrôlable responsable d'un million de décès en neuf mois ? Dans la situation actuelle, nous devons nous demander avec Hans Jonas, « si le financement excessif de certaines mesures "héroïques" (...) n'est pas aux dépens des soins médicaux de la communauté »[35]. L'interrogation est d'autant plus légitime que les applications de la science sont largement inférieures à son potentiel théorique. Pourtant, chercheurs, médecins, industriels et autorités de santé restent acquis au progrès, fascinés par une thérapeutique révolutionnaire, convaincus de vivre une nouvelle ère médicale. Comment expliquer autrement le crédit accordé à un traitement dont l'efficacité et l'innocuité à long terme sont inconnues ? Si nous ne modérons pas notre enthousiasme, cet emballement conduira à de graves injustices dans l'allocation de ressources désormais limitées. En l'absence de régulation, il pourrait même conduire à l'effondrement du système.

« L'emportement technologique » décrit par Hans Jonas coïncide avec l'*ubris*, la démesure qui saisit les médecins et avec eux la société toute entière, dont la thérapie génique n'est que le premier exemple. Bientôt viendront les stimulations cérébrales pour les maladies psychiatriques, le diagnostic préimplantatoire et les manipulations génétiques. Demandons-nous « jusqu'où nous devons aller dans la transformation de la nature pour le bien de l'homme »[36], quelles limites nous posons à la recherche médicale. L'indépendance du chercheur n'est qu'un mythe. Toujours, les applications concrètes demandées par les pouvoirs publics, les industriels, les médecins et les malades orientent son activité. Aussi faut-il « soulever la question d'une autocensure de la science sous le signe de la responsabilité »[37]. C'est ce que le médecin français Jacques Testart a fait dans les années 1980, convaincu des excès vers lesquels dérivait la médecine de la reproduction. Cette décision remarquable est restée isolée : c'est dire le conformisme du milieu scientifique, la difficulté des médecins à dépasser le cadre étroit de leur pratique pour s'élever vers l'intérêt commun. Les problèmes éthiques posés par l'évolution technique de la médecine ne nous dispensent pas d'une réflexion collective, malgré les obstacles à sa mise en œuvre.

Pour répondre au défi de l'évolution technique, faire face au bouleversement consécutif à la pandémie de COVID 19 et retrouver le sens de la médecine, quatre conditions doivent donc être remplies. Il nous faut d'abord reconnaître que *les activités médicales obéissent à une hiérarchie dictée par la condition des malades et l'efficacité des interventions :* les urgences sont traitées avant les maladies chroniques ; les soins sont prioritaires sur la prévention et le dépistage. Les traitements doivent être décidés et mis en œuvre d'après les bénéfices qu'ils apportent, évalués selon des critères cliniques rigoureux. De plus, *nous devons impérativement appliquer les principes de l'éthique hippocratique : la souffrance doit être soulagée avec tous les moyens nécessaires.* Le bien de tous les malades doit être systématiquement recherché. Il ne s'agit pas de mettre en œuvre des protocoles uniformisés mais d'adapter la thérapeutique à chaque situation, d'accomplir une médecine à la fois juste et efficace. Ensuite, *le financement du système de santé doit être réformé et viser à atteindre l'équité entre tous.* En ville, le paiement à l'acte favorise la réalisation des examens et des interventions au détriment du suivi clinique, comme la tarification à l'activité dans les établissements hospitaliers. Les prix accordés aux médicaments sont sans rapport avec leur efficacité, les coûts de la recherche et de leur fabrication. Le handicap et la complexité des situations sociales ne sont pas pris en compte. Les règles en vigueur tournent le dos aux réalités cliniques et favorisent l'injustice. Une réforme d'envergure est indispensable, valorisant les consultations et les soins humains. Enfin, *la lutte contre la pauvreté est nécessaire à l'amélioration de la santé de la population.* La persistance de fortes inégalités d'accès aux soins montre que la mise en place de la couverture maladie universelle n'a pas rétabli l'égalité des chances face à la maladie. Se faire soigner n'est pas qu'une question d'argent. L'isolement social, l'éloignement géographique, les barrières culturelles sont aussi importants[38]. Il est temps d'abandonner une vision obsolète de l'épidémiologie, limitée à l'évaluation des facteurs de risque d'une maladie, pour adopter une approche multidimensionnelle, intégrant à la démarche médicale les apports des sciences sociales[39]. Les maladies sont groupées plus qu'isolées, synergiques plus qu'indépendantes, favorisées par les conditions de vie plus que par la génétique[40]. Si nous oublions ces réalités, la crise économique à venir se traduira par une explosion du nombre de personnes en situation précaire et un excès de maladies graves, qu'un système de santé à bout de souffle ne pourra pas traiter. La souffrance des humbles nous submergera.

« Recueille-toi, mon âme, en ce grave moment,
Et ferme ton oreille à ce rugissement.
C'est l'heure où les douleurs des malades s'aigrissent !
La sombre Nuit les prend à la gorge ; ils finissent
Leur destinée et vont vers le gouffre commun ;
L'hôpital se remplit de leurs soupirs. – Plus d'un
Ne viendra plus chercher la soupe parfumée,
Au coin du feu, le soir, auprès d'une âme aimée.

Encore la plupart n'ont-ils jamais connu
La douceur du foyer et n'ont-ils jamais vécu ! »[41]

Plaidoyer pour une médecine humaniste

« La médecine d'aujourd'hui s'est fondée (...) sur la dissociation progressive de la maladie et du malade »[42]. Quel médecin pourrait nier ce constat désenchanté de Georges Canguilhem ? A l'image de notre société, l'exercice médical est traversé de conflits violents, écartelé entre des tendances contradictoires : « la modernité n'est pas homogène » écrit Tzvetan Todorov[43]. L'humanisme n'est qu'un des courants de pensée qui en est issu, une des conceptions divergentes de la médecine. Opposé par sa vision de l'homme au scientisme appuyé sur la puissance de la technique et l'évolution des sciences biologiques, comme à l'individualisme justifié par les revendications d'une société balkanisée ou chacun vit replié sur lui-même et sa communauté, il n'a pas la partie facile. La menace qui pèse sur lui est telle que l'Académie de Médecine s'est vue obligée de le défendre[44]. D'un côté la santé publique toute puissante organise le dépistage des maladies et planifie dans le détail le parcours de soins, sans plus laisser d'initiative au médecin et au malade, tenus de se conformer aux recommandations établies. Une objectivité fantasmée s'impose à la subjectivité du souffrant. De l'autre, l'individualisme ambiant réduit le médecin au rôle de conseiller, bientôt d'exécutant des tâches décidées par le malade libéré de la tutelle d'un « biopouvoir » imaginaire. Savant à l'égal du médecin, l'homme moderne exerce son autonomie dans un face-à-face exclusif avec la maladie. Déjà il obtient de modifier son apparence, et même plus, par la chirurgie. Bientôt, il exigera davantage : une « augmentation » de sa santé. Pris à parti entre ces tendances contradictoires, le médecin pourrait disparaître. Pourtant, l'épidémie de COVID-19 nous l'a montré : ni le collectivisme absolu des planificateurs, ni l'individualisme forcené des libertaires ne maintiendront l'équilibre nécessaire entre contraintes de la santé publique et souhaits de l'individu.

Si comme l'écrit le généticien Axel Kahn, « la médecine est essentiellement un humanisme »[45], c'est parce que le médecin demeure auprès du malade, à son écoute, comme au temps d'Hippocrate. L'expérience et l'observation sont des voies d'accès à la science mais l'art de la médecine (*technè*) ne se réduit pas à l'application de connaissances théoriques. Il consiste en une lutte permanente pour maintenir au plus haut l'exercice de l'intelligence, confrontation entre l'esprit éclairé par le savoir et l'infinie diversité des situations cliniques. Articulant connaissance de la maladie et compréhension de la personne, le médecin humaniste vise la mise en place d'une thérapeutique individualisée et l'accompagnement du malade, suivant une démarche progressive décrite par le philosophe allemand Viktor Von Gebsattel. Instant premier de leur rencontre, la détresse du malade représente pour le médecin un appel et même une « injonction », qui suscite une « promesse d'aide »[46]. Lui succède le « moment technique », « l'agir scientifique », « phase réparatrice » impersonnelle et même « aliénante » de l'acte médical, fondée sur une « rationalité opératoire », où « le malade devient un cas soumis à une règle, afin de donner la possibilité au médecin de maîtriser le cours de la maladie ». Enfin, adaptant les moyens techniques « à la singularité éthique du projet de soin », le médecin accomplit un acte médical « visant (...) la restauration du pouvoir-être du malade ». Cette réparation ne peut être le retour à l'état antérieur à la maladie : comme le souligne Georges Canguilhem, « la vie ne connaît pas la réversibilité »[47]. En effet, « la tendance à la conservation est un phénomène de maladie, de vie qui décline », alors que « l'adaptation à un déficit fonctionnel cherche moins à récupérer les anciennes fonctions qu'à acquérir (...) un comportement ordonné »[48]. Ainsi, « guérir c'est se donner de nouvelles normes de vie »[49]. S'il appuie sa pratique sur la science, le médecin humaniste inscrit donc son action dans un projet plus vaste : « L'alliance thérapeutique vise l'augmentation des marges d'autonomie du sujet et de sa liberté », devenu « l'auteur de sa propre norme de santé »[50]. La relation médecin-malade trouve là son équilibre, dans la mesure où cette norme individuelle ne met pas en péril l'égalité entre tous et la nécessaire justice sociale.

Le chemin est étroit : le clinicien exerce dans une « ambivalence douloureuse », entre la revendication individualiste absolue et immédiate d'un bien-être idéalisé et les contraintes d'une santé publique envahissante et normative. Réconcilier le bien commun et les droits de l'individu ne se fera pas en promouvant le modèle scientiste, totalitaire et égalitariste, ignorant des particularités de chacun. Les inégalités d'accès aux soins persisteront, les moyens requis pour soigner les plus pauvres ne seront pas accordés, et le traitement des malades ne sera pas équitable. Privilégier le modèle individualiste laissant chacun décider seul de ce qui est bon pour lui sera aussi inefficace. Dans un marché du soin entièrement dérégulé, aux mains de compagnies privées qui dicteront les priorités à leurs adhérents, les activités rentables seront privilégiées et les malades laissés à eux-mêmes deviendront la proie de publicistes qui leur vendront à prix d'or le rêve d'une vie « augmentée », indéfiniment prolongée. La solidarité entre riches et pauvres, entre les générations, entre les malades et les bien-portants aura disparu, remplacée par une lutte sans merci pour l'accès à des moyens techniques toujours plus coûteux. Seule une médecine humaniste peut maintenir l'équilibre entre l'intérêt de la collectivité et les souhaits de l'individu. Le technicien scientiste au service de l'état, le conseiller neutre et indifférent ne sont pas médecins. Le médecin humaniste est le vrai médecin.

La médecine n'est pas un métier comme les autres. L'impossibilité de prédire l'évolution d'une maladie et l'effet d'un traitement, cette relation avec le malade qui influence nos décisions, nous distinguent des techniciens et des scientifiques. Cette incertitude que d'aucuns considèrent comme un obstacle à un exercice professionnel efficace est pourtant ce qui fait de notre métier un « art » (*technè*) au service de l'homme[51]. Pour le malade, raconter son histoire, avouer ses angoisses, demande un effort sur soi, un abandon à l'autre que la valorisation de l'individualisme ne facilite guère. Pour le médecin, apprécier la situation clinique, trouver le mot juste pour convaincre, demande patience et humilité, que la glorification permanente du savoir technique et scientifique ne favorise pas. Il doit reconnaître « qu'il est un malade potentiel et qu'il n'est pas mieux assuré que ses malades de réussir (...) à substituer ses connaissances à son angoisse »[52]. Démarche qui engage le médecin auprès du malade, l'acte médical n'est pas mis en œuvre par des individus qui se contentent d'accomplir leur travail ou d'exercer un métier : ils répondent à une vocation. Passé de mode, le terme traduit pourtant au mieux ce qui nous anime : le goût du service et de la rencontre de l'autre, au-delà de l'exercice intellectuel et de la mise en œuvre de nos compétences techniques.

Palper des membres meurtris, voir une plaie suppurer, sentir les odeurs nauséabondes, entendre les cris de douleur, porter un corps défait, rester auprès de celui qui meurt… Soigner les malheureux, affronter la souffrance au risque qu'elle vous envahisse… La médecine est dure. Etre confronté à la maladie et à la mort est une épreuve. Loin des affirmations péremptoires sur la toute-puissance technique et les merveilles de la science, au contact du corps souffrant, la médecine s'accomplit. La reconnaissance des limites du savoir médical nous aide à établir une relation authentique avec nos malades, avant même l'échange des premiers mots : « L'apparition d'autrui est aussi visage (…) Autrui qui se manifeste dans le visage, perce, en quelque sorte, sa propre essence plastique, comme un être qui ouvrirait la fenêtre où sa figure pourtant se dessinait déjà (…) La manifestation du visage est le premier discours (…) La nudité du visage est dénuement et déjà supplication (…) Le visage s'impose à moi sans que je puisse rester sourd à son appel, ni l'oublier »[53]. En répondant à l'appel de ton visage souffrant, en tournant mon regard vers toi, ma vocation s'accomplit. A la relation médecin-malade s'appliquent sans réserve ces paroles d'Emmanuel Levinas : « La relation avec Autrui me met en question, me vide de moi-même, et ne cesse de me vider, en me découvrant des ressources toujours nouvelles »[54]. Je deviens meilleur à ton contact. J'apprends mon métier en t'écoutant. Tu vis encore en moi quand tu es parti. Tes paroles apaisent mes doutes. Quand tu dépasses ta souffrance pour m'exprimer ta gratitude, tu me consoles de mes insuffisances. Tu m'aides à retrouver ma place, loin d'une toute-puissance vaine et illusoire, auprès de toi, dans une attention soutenue, à la recherche permanente de ce qui est mieux pour toi. Mon frère malade, je te dis merci.

ANNEXES

ANNEXE 1

Evolution de la mortalité des AVC en France - Source : cepidc.inserm.fr

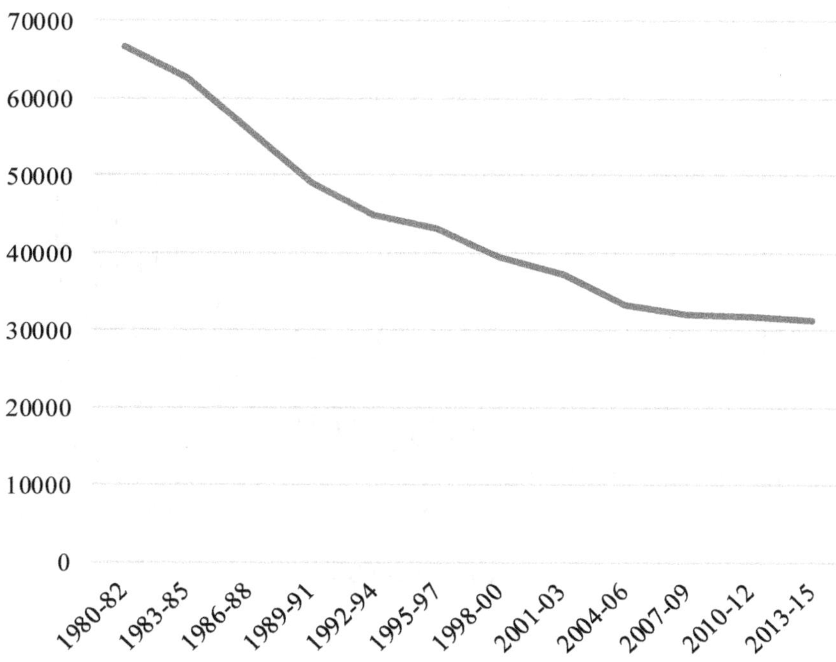

Nombre de décès par AVC en France entre 1980 et 2015 par période de trois ans. Deux tiers de la baisse des décès observée au cours de la période est survenue avant 1995, trois quarts avant l'an 2000. Parmi les mesures préventives, seul le traitement de l'hypertension artérielle, retrouvée chez 50% des AVC, est susceptible d'influencer la mortalité, mais il ne s'appliquait au plus qu'à 10 % de la population dans les années 1990. L'admission en unité neuro-vasculaire ne s'est développée qu'après l'an 2000. La thrombolyse et la thrombectomie des infarctus cérébraux sont pratiquées respectivement depuis les années 2000 et 2015 mais n'ont pas d'effet sur la mortalité. Les interventions neurochirurgicales (évacuation d'un hématome cérébral, craniectomie décompressive en cas d'œdème cérébral étendu) sont trop rarement pratiquées pour expliquer ces résultats.

ANNEXE 2

Evolution de la maladie COVID-19 en France - Mars 2020
Santé Publique France

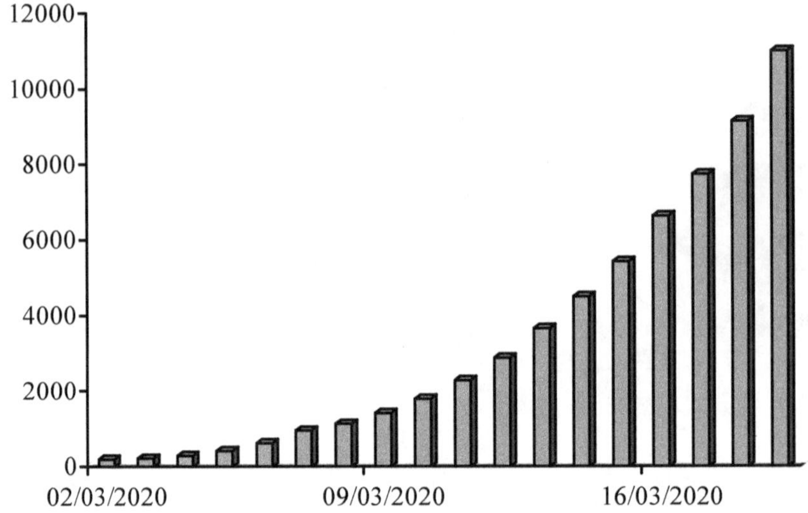

Nombre de cas de COVID-19 du 2 au 20 mars

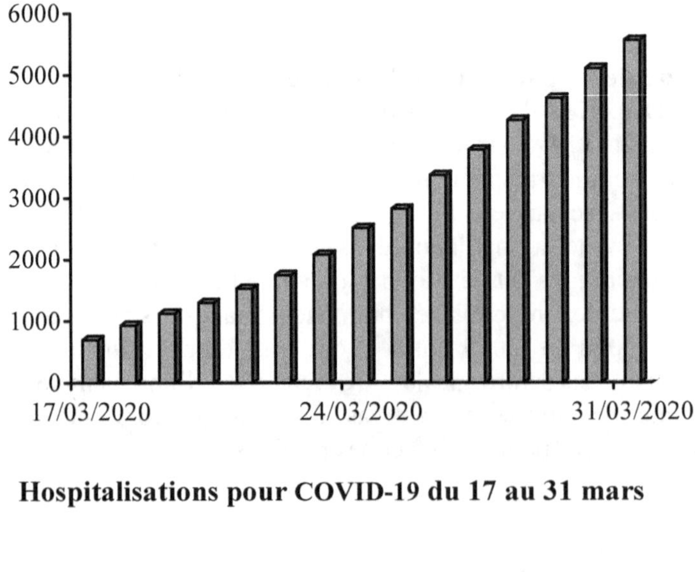

Hospitalisations pour COVID-19 du 17 au 31 mars

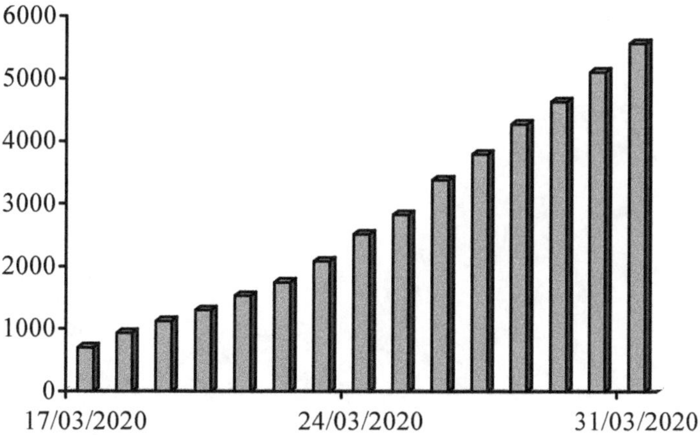

Hospitalisations en réanimation pour COVID-19 du 17 au 31 mars

En mars 2020, les tests diagnostiques sont insuffisants pour identifier tous les cas symptomatiques de COVID-19 et les porteurs sains sont méconnus. Aucune mesure de distanciation sociale n'est appliquée dans la population et aucun vaccin n'est disponible : la prévention est inexistante. Aucun traitement n'améliore le pronostic de la maladie. En conséquence, le nombre de cas identifiés prédit avec quelques jours d'avance le nombre d'hospitalisations, puis le nombre de séjours en réanimation, enfin le nombre de décès. Dans ces conditions, le retard pris à instaurer le confinement a majoré la mortalité occasionnée par la première vague épidémique.

A l'automne et à l'hiver 2020, le déploiement des tests permet d'identifier les nombreuses formes mineures et asymptomatiques ; les mesures de distanciation sociale sont adoptées par la population ; des traitements anti-inflammatoires et anticoagulants sont prescrits aux malades hospitalisés ; les méthodes de ventilation appliquées en réanimation sont moins agressives ; des vaccins sont disponibles. La prédiction de l'évolution de l'épidémie et de son impact sur le système de santé est beaucoup plus difficile.

TABLE DES MATIERES

AVANT PROPOS 11
I UNE BREVE HISTOIRE DE LA MEDECINE 15
1 L'APPARITION DE LA MEDECINE CLINIQUE 19
Le temps des médecins 19
La médecine hippocratique : entre éthique et savoir 21
La théorie des humeurs : une médecine globale 25
La médecine des premiers siècles : entre prière pour les pécheurs et assistance aux pauvres 27
Les premières universités de médecine et la formalisation du savoir ... 28
Les régimes de santé, signe de l'équilibre entre l'homme et la nature . 29
Le statut de la médecine au Moyen Age 31
2 LA LENTE GESTATION DE LA MEDECINE MODERNE 33
Vésale : la naissance de l'anatomie et l'objectivation du corps humain 34
Descartes et le corps-machine 36
Le vitalisme 37
L'étatisme, de la Société Royale de Médecine à la construction des hôpitaux 38
3 LA NAISSANCE DE LA MEDECINE SCIENTIFIQUE 43
Laennec et la méthode anatomo-clinique 44
Virchow et la théorie cellulaire 50
Claude Bernard et la physiologie 53
Pasteur, de l'hygiénisme à la microbiologie 59
Conclusion 62
4 LE TRIOMPHE DE LA MEDECINE SCIENTIFIQUE 63
Du laboratoire à l'imagerie médicale : l'essor des examens complémentaires 64
Naissance et développement de la biologie médicale 64
L'arrivée de l'imagerie médicale 67
L'âge d'or des spécialités médicales 70
Chirurgie, obstétrique et médecine interventionnelle 74
L'évolution de l'hygiénisme et des vaccinations 78
Les antibiotiques et la pharmacologie 81
La génétique, entre espoir et illusions 84
Informatique médicale, épidémiologie et médecine fondée sur les preuves : la médecine de population 87

Du médecin libéral à l'hospitalisme, les transformations de l'exercice médical 92
CONCLUSION 103
II LA PRATIQUE MEDICALE AU XXIème SIECLE LA CULTURE TECHNICIENNE 107
1 LE POUVOIR DE L'IMAGE 111
Les avancées de l'imagerie 111
La transformation du diagnostic 111
L'établissement du pronostic 113
La thérapeutique assistée par l'image 114
Des conséquences imprévues 115
Des limites infranchissables 119
Un usage excessif 120
Le triomphe des apparences 122
L'effacement du corps 123
L'avènement de la vidéosphère 126
2 LE DEVELOPPEMENT DE LA BIOMEDECINE 132
Les techniques biochimiques et l'automatisation : le triomphe de la mesure 132
L'infarctus du myocarde : un diagnostic plus fiable ? 134
La microbiologie et l'immunologie : un diagnostic raffiné 137
Le diagnostic des encéphalites 138
Le diagnostic génétique : des surprises au désenchantement 140
La maladie de Huntington : de surprise en surprise 141
Diagnostic génétique et prédiction des risques : les illusions perdues 143
Les « omiques » : le rêve de l'omniscience 145
3 LES EXCES DE LA SPECIALISATION 148
Eclatement et multiplication des spécialités 148
Spécialisation et organisation des soins 153
Les urgences : triage ou sélection des malades ? 154
La chirurgie : un processus industriel ? 155
L'oncologie : un modèle pour la médecine du futur ? 157
La main et l'esprit 161
La chirurgie robotique 161
L'intelligence artificielle 162
4 LES INCERTITUDES DE LA COMMUNICATION 166
Le langage médical 166
La relation avec le malade 170
Entendre la plainte 170

Du diagnostic au pronostic 172
La relation thérapeutique 175
Les nouveaux acteurs : médias, Internet et réseaux sociaux 178
La controverse des statines 180
Information et effet nocebo 182
CONCLUSION 185
III LES ERREMENTS DE LA MEDECINE SCIENTIFIQUE 187
1 LES PIEGES DE LA MEDECINE FONDEE SUR LES PREUVES . 191
Des essais thérapeutiques contraignants mais nécessaires 191
Une validité remise en question 193
Une science appliquée 195
Les recommandations : entre rigueur et approximations 196
Les nouveautés méthodologiques 197
Les essais thérapeutiques interrompus 198
Le gigantisme des essais thérapeutiques 199
L'évolution des critères de jugement 199
Les biomarqueurs 202
Des avancées à rebours de l'innovation 203
L'effacement de la singularité 205
2 LE MYTHE DE LA PREVENTION 207
Les différentes modalités de la prévention 207
L'amélioration des conditions de vie et de l'hygiène 208
La prévention sans les médecins 209
La vaccination : un modèle indépassable 212
La médecine anticipative et ses contradictions 214
Les mirages de la médecine anticipative 214
Les seuils de traitement 215
Les scores de risque 217
Les limites de la prédiction 218
Une efficacité partielle et des risques tangibles 219
Prévention globale et prévention ciblée 219
Les dérives de la médecine anticipative 221
Une hygiène de vie normative 221
La confusion des soins et de la prévention 222
La guerre contre l'obésité 223
La prévention envers et contre tout 226
La persistance des inégalités en santé 227
La médicalisation de la société 230
3 LA GRANDE ILLUSION DU PROGRES MEDICAL 233
Un monde artificiel 233

Une façade trompeuse 233
L'envers du décor 235
L'emprise de l'industrie pharmaceutique 237
Les publicistes 239
Ombres et lumières de la recherche médicale 241
Le cancer et le mirage de la médecine personnalisée 241
Le fiasco des maladies neurodégénératives 246
Les failles de la médecine scientifique 250
De l'iatrogénie à l'excès de soins 250
De l'abus de la technique à l'insuffisance des soins 255
Le fantasme de la toute-puissance technique 260
Le prix de l'innovation 262
4 L'EVOLUTION DES MALADIES 267
La baisse inattendue des maladies vasculaires 267
Le cancer : un modèle qui vacille 270
Le mystère des maladies incurables 274
Ouverture 276
La plasticité du développement 276
Le fardeau des événements de vie 277
L'évolution de la pathocénose 279
CONCLUSION 283
IV LE SYSTEME DE SANTE TOTALITAIRE 285
1 LE NOUVEAU MONDE 289
Une doctrine scientiste 289
Un système contradictoire 292
L'impossible équilibre financier 292
Une gouvernance inadaptée 292
Un univers concurrentiel 294
2 ORGANISATION ET CONTROLE DE L'ACTIVITE 296
L'optimisation des séjours hospitaliers 296
Les précurseurs 296
La généralisation du modèle 298
La problématique de l'aval 301
L'évaluation de la qualité 303
La transversalité et l'uniformisation des pratiques 304
3 INFORMATISATION ET TRANSFORMATION DES SOINS 307
Gain de temps, économies et efficience 308
Sécurité des soins et contrôle de l'activité 310
L'informatisation totale 312
4 LE DELITEMENT DE LA MEDECINE HOSPITALIERE 315

L'éclatement de la communauté médicale......315
La désespérance des médecins hospitaliers......317
L'effondrement de l'enseignement médical......319
La dévalorisation de l'enseignement clinique......319
La place des enseignants et des chercheurs......323
L'essence du métier......324
5 LES DERIVES DES PRELEVEMENTS D'ORGANES......327
La procédure de prélèvements d'organes......328
La mort encéphalique......328
Du constat de la mort encéphalique au prélèvement d'organes......330
Les réponses à la pénurie......333
L'évolution législative......333
L'optimisation des pratiques......336
Au-delà des soins : la réanimation non thérapeutique......337
Les prélèvements d'organes à cœur arrêté......341
Les prélèvements après arrêt cardiaque non contrôlé......341
Les prélèvements après arrêt cardiaque contrôlé......342
Au-delà des limites......347
Les prélèvements d'organes après euthanasie......347
Tout est permis......348
Le don......350
CONCLUSION......355
V MAINTENANT L'APOCALYPSE......357
1 COVID 19......361
Chronique d'une catastrophe annoncée......361
Autopsie d'un désastre......366
Les limites de la médecine technique......367
La faiblesse des effectifs soignants......367
Les excès de la spécialisation......368
Les dérives de la communication médicale......369
Les limites de la médecine fondée sur les preuves......370
L'omnipotence de l'industrie pharmaceutique......373
Le règne des publicistes......374
L'effondrement du mythe du progrès......375
L'échec de la politique de prévention......376
Le délitement du système de santé......377
La normalisation absolue des soins......379
L'accroissement des inégalités en santé......380
Le temps des remises en cause......380
La transition épidémiologique : un modèle obsolète......380

Le bouleversement de la pathocénose 381
Une organisation hospitalière remise en question 382
Une politique de santé hésitante 383
Les contradictions de la stratégie vaccinale 384
2 REVOLUTION 387
L'ordonnancement du savoir médical 387
Les limites du modèle technicien 389
Une nouvelle hiérarchie des activités médicales 392
La transformation du système de santé 396
Plaidoyer pour une médecine humaniste 398
ANNEXES 403
ANNEXE 1 405
ANNEXE 2 406
NOTES 416

NOTES

UNE BREVE HISTOIRE DE LA MEDECINE

1 Benedetti F., « Placebo and the new physiology of the doctor-patient relationship », *Phys. Rev.*, 2013, 93, pp. 1207-1246.
2 L'empathie est « l'identification aux pensées ou à l'action d'une autre personne, allant jusqu'à ressentir les sentiments de cette dernière ». Le terme appartient au vocabulaire de la neuropsychologie. Le concept fait l'objet d'expérimentations portant sur le comportement animal. En médecine, il est utilisé pour évaluer la compréhension des émotions, point central de la relation médecin-malade. Garnier Delamarre, *Dictionnaire des termes de médecine*, 24ème éd., Paris, Maloine, 1995, p. 292.
3 Grmek M., « Introduction », in Grmek M (dir.), *Histoire de la pensée médicale en Occident*, t. I, Antiquité et Moyen Age, Paris, Seuil, 1995, p. 8.
4 Dachez R., *Histoire de la Médecine*, Paris, Tallandier, 2012, pp. 11-12.

La naissance de la médecine

1 Dachez R., *Histoire de la Médecine,* Paris, Tallandier, 2012, pp. 17-34.
2 Lévitique XIII, 2-3.
3 Dachez R., *op. cit.,* pp. 35-66.
4 Sophocle, *Œdipe Roi*, Paris, Gallimard, 1967, p. 645.
5 Eschyle, *Prométhée enchaîné*, Paris, Gallimard, 1967, pp. 208-209
6 Dachez R. *op. cit.,* page 79.
7 Hippocrate, « Traité de la maladie sacrée », in *L'art de la Médecine*, Jouanna J., Magdelaine C. (trad.), Paris, Flammarion, 1997, pp. 149-164.
8 Rufus d'Ephèse, « De l'interrogatoire des malades », in *Œuvres de Rufus d'Ephèse*, trad. Daremberg C., Paris, Baillière, 1879, pp. 195-218.
9 Jouanna J., « La naissance de l'art médical occidental », in Grmek M. (dir.), *Histoire de la pensée médicale en Occident,* t. I, Antiquité et Moyen Age, Paris, Seuil, 1995, p. 52.
10 Hippocrate, « Pronostic », in *L'art de la Médecine*, Jouanna J., Magdelaine C. (trad.), Paris, Flammarion, 1997, pp. 190.
11 Jouanna J., *op. cit.,* p. 59.
12 Perez S., *Histoire des Médecins,* Paris, Perrin, 2015, p. 32.
14 Jouanna J., *op. cit.,* p. 60.
15 Hippocrate, « Serment », in *L'art de la Médecine*, Jouanna J., Magdelaine C. (trad.), Paris, Flammarion, 1997, pp. 70-71.
16 Lombard J., *Ethique médicale et philosophie, L'apport de l'Antiquité*, Paris, L'Harmattan, 2009, p. 18.
17 Perez S., *op. cit.,* p. 57.
18 Perez S., *op. cit.,* p. 58.
19 Gourevitch D., « La médecine dans le monde romain », in Grmek M. (dir.), *Histoire de la pensée médicale en Occident,* t. I, Antiquité et Moyen Age, Paris, Seuil, 1995, p. 116.
20 Dachez R., *op. cit.* p. 223.

21 Klibansky R., Panofsky E., Saxl F., « La notion de mélancolie et son évolution historique dans la littérature physiologique des Anciens », in *Saturne et la Mélancolie,* Paris, Gallimard, 1989, pp. 66-68.
22 Agrimi J., « Charité et assistance dans la civilisation chrétienne médiévale », in Grmek M. (dir.), *Histoire de la pensée médicale en Occident,* t. I, Antiquité et Moyen Age, Paris, Seuil, 1995, p. 152.
23 *Ibid.,* page 154.
24 Genèse III,16-17.
25 Illich I., « L'origine chrétienne des services », in *La perte des sens*, Paris, Fayard, 2004, p. 22.
26 Crisciani C., « Charité et assistance dans la civilisation chrétienne médiévale », in Grmek M. (dir.), *Histoire de la pensée médicale en Occident,* t. I, Antiquité et Moyen Age, Paris, Seuil, 1995, p. 154.
27 Illich I., *op. cit.,* p. 28.
28 Perez S., *op. cit.*, pp. 113-116.
29 Sotres PG., « Les régimes de santé », in Grmek M. (dir.), *Histoire de la pensée médicale en Occident*, t. I, Antiquité et Moyen Age, Paris, Seuil, 1995, p. 264.
30 *Ibid.,* p. 269.
31 *Ibid.,* p. 270.
32 Jacquart D., « La scholastique médicale », in Grmek M. (dir.), *Histoire de la pensée médicale en Occident, Tome 1 Antiquité et Moyen Age,* Paris, Seuil, 1995, p. 192.
33 Guenée B., *La folie de Charles VI*, Paris, Perrin, 2004, pp. 129-145.
34 Jacquart D., *op. cit.,* p. 204.
35 Delumeau J., *Le péché et la peur*, Paris, Fayard, 1983, p. 190.
36 Nerval G., « Rêverie de Charles VI », in *Les Chimères, La Bohême galante, Petits Châteaux de Bohême,* Paris, Gallimard, 1993, p. 95.
37 Jacquart D., *op. cit.,* p. 205.
38 Guenée B., *op. cit.,* p. 129.

La lente gestation de la médecine moderne

1 Dachez R., *Histoire de la Médecine*, Paris, Tallandier, 2012, p. 351.
2 Le Breton D., *Anthropologie du corps et modernité*, Paris, PUF, 2015, p. 62.
3 *Ibid.,* p. 61.
4 Dachez R., *op. cit.,* p. 357.
5 Le Breton D., *op. cit.,*p 70.
6 Le Breton D., *op. cit.,* p. 63.
7 Delumeau J., *Le péché et la peur,* Paris, Fayard, 1983, p. 179.
8 *Ibid.,* p. 193.
9 Klibansky, R., Panofsky E., Saxl F., « Dürer », in *Saturne et la Mélancolie,* Paris, Gallimard, 1989, pp. 447-585.
10 Delumeau J., *op. cit.,* p. 201.
11 Rudolph G., « Mesure et expérimentation », in Grmek M. (dir.), *Histoire de la pensée médicale en Occident,* t. II, De la Renaissance aux Lumières, Paris, Seuil, 1997, p. 62.
12 Descartes R., *Discours de la méthode*, Paris, Flammarion, 2000, p. 99.
13 Grmek M., « Le concept de maladie », in Grmek M. (dir.), *Histoire de la pensée médicale en Occident,* t. II, De la Renaissance aux Lumières, Paris, Seuil, 1997, p. 169.

14 Rey R., « L'âme, le corps et le vivant », in Grmek M. (dir.), *Histoire de la pensée médicale en Occident,* t. II, De la Renaissance aux Lumières, Paris, Seuil, 1997, p 118.
15 *Ibid.,* p. 124.
16 *Ibid.,* p. 126.
17 Perez S., *Histoire des Médecins*, Paris, Perrin, 2015, p. 223.
18 Tenon J., *Mémoires sur les hôpitaux de Paris*, Paris, Royez, 1788, p. IX.
19 *Ibid.,* p. XXVII.
20 *Ibid.,* p.229.
21 *Ibid.,* p. XLI.
22 *Ibid.,* p. 32.
23 *Ibid.*, p. 216.
24 *Ibid.,* p. 143.
25 *Ibid.,* p. 144.
26 *Ibid.,* p. 148.
27 *Ibid.,* p. XXV.
28 *Ibid.*, p. XXXVIII.

La naissance de la médecine scientifique

1 Dachez R., *Histoire de la Médecine*, Paris, Tallandier, 2012, p. 535.
2 Risse GB., « L'anatomie et la clinique », in Grmek M. (dir.), *Histoire de la pensée médicale en Occident,* t. II, De la Renaissance aux Lumières, Paris, Seuil, 1997, p. 197.
3 Perez S., *Histoire des Médecins*, Paris, Perrin, 2015, p. 297.
4 Championière JL., *Statistiques du personnel médical en France et dans quelques autres contrées de l'Europe*, Paris, Labe, 1845, pp. 30-32.
5 *Ibid.,* p. 43.
6 Discours sur la transformation du système de santé « prendre soin de chacun » du Président de la République Emmanuel Macron, Publié le 18 Septembre 2018, Rubrique : Nation, institutions et réforme de l'Etat, Santé et solidarité. Elysée – Mardi 18 septembre 2018. https://www.elysee.fr/
7 Premuda L., « La naissance des spécialités », in Grmek M. (dir.), *Histoire de la pensée médicale en Occident,* t. III, Du romantisme à la science moderne, Paris, Seuil, 1998, p. 254.
8 Laennec RT., *De l'auscultation médiate, Traité de l'auscultation des maladies des poumons et du cœur, fondé principalement sur ce nouveau moyen d'exploration,* Paris, Brosson et Chaudé, 1819, pp. XVIII et suivantes.
9 Le rythme de leur oscillation a longtemps servi de principe unique de classification des fièvres. Jouanna J., *Hippocrate*, Paris, Les Belles Lettres, 2017, p. 215.
10 Foucault M., *Naissance de la clinique*, Paris, PUF, 1963, p. 225.
11 *Ibid.,* p. 229.
12 *Ibid.,* p. 230.
13 Headache Classification Committee of the International Headache Society (IHS), « The International Classification of Headache Disorders, 3rd edition », *Cephalalgia,* 2018, 38, pp. 1-211.
14 Laennec RT., *op. cit.,* p. 412.
15 Laennec RT., *op. cit.,* p. 172.
16 Lantéri-Laura G., « Le psychisme et le cerveau », in Grmek M. (dir.), *Histoire de la pensée médicale en Occident,* t. III, Du romantisme à la science moderne, Paris, Seuil, 1998, p. 104.

17 *Ibid.*, p. 110.
18 Nerval G., *Aurélia*, Paris, Gallimard, 1972, p. 291.
19 Lantéri-Laura G., *op. cit.*, p. 109.
20 Canguilhem G., « La théorie cellulaire », in *La connaissance de la vie,* Paris, Librairie Philosophique J. Vrin, 1965, p. 80.
21 *Ibid.*, p. 81.
22 *Ibid.*, p. 61.
23 Duchesneau F., « La structure normale et pathologique du vivant » in Grmek M. (dir.), *Histoire de la pensée médicale en Occident,* t. III, Du romantisme à la science moderne, Paris, Seuil, 1998, p. 29.
24 *Ibid.*, p . 30.
25 Dachez R., *op. cit.*, p. 565.
26 Canguilhem G., *op. cit.*, p. 59.
27 Canguilhem G., *op. cit.*, p. 100.
28 Duchesneau F., *op. cit.*, p. 35.
29 Duchesneau F., *op. cit.*, p. 42.
30 Duchesneau F., *op. cit.*, p. 38.
31 Canguilhem G., *op. cit.*, p. 78.
32 Canguilhem G., *op. cit.*, p. 29.
33 Canguilhem G., *op. cit.*, p. 72.
34 Canguilhem G., *op. cit.*, p. 76.
35 Canguilhem G., *op. cit.*, p. 99.
36 Bernard C., *Introduction à l'étude de la médecine expérimentale*, Paris, Baillière, 1865, p. 7.
37 *Ibid.*, p. 6.
38 *Ibid.*, p. 349.
39 *Ibid.*, p. 27.
40 *Ibid.*, p. 345.
41 *Ibid.*, p. 346.
42 *Ibid.*, p. 353.
43 *Ibid.*, p. 352.
44 *Ibid.*, p. 350.
45 *Ibid.*, p. 154.
46 Canguilhem G., « L'expérimentation animale », in *La connaissance de la vie,* Paris, Librairie Philosophique J. Vrin, 1965, p. 32.
47 Bernard C., *op. cit.*, p. 158.
48 Bernard C., *op. cit.*, p. 161.
49 Holmes FL., « La physiologie et la médecine expérimentale », in Grmek M. (dir.), *Histoire de la pensée médicale en Occident,* t. III, Du romantisme à la science moderne, Paris, Seuil, 1998, p. 78.
50 Bernard C., *op. cit.*, p. 171.
51 Grmek M., « Le concept de maladie », in Grmek M. (dir.), *Histoire de la pensée médicale en Occident,* t. III, Du romantisme à la science moderne, Paris, Seuil, 1998, p. 157.
52 Tchobrouvsky G., « Diabète sucré », in *Traité de Médecine,* t. II, Godeau P. (dir.), Paris, Flammarion, 1981, p. 1874.
53 Canguilhem G., *Le normal et le pathologique*, Paris, PUF, 2013, pp. 64-65.
54 Chast F., « Les médicaments », in Grmek M. (dir.), *Histoire de la pensée médicale en Occident,* t. III, Du romantisme à la science moderne, Paris, Seuil, 1998, p. 221.

55 Rabinow P., *Une France si moderne*, Paris, Buchet Chastel, 2006, p. 64.
56 *Ibid.*, p. 68.
57 Perez S., *op. cit.*, p. 302.
58 Perez S., *op. cit.*, p. 333.
59 Dachez R., *op. cit.*, p. 603.
60 Perez S., *op. cit.*, p. 330.
61 Perez S., *op. cit.*, p. 332.
62 Skrabanek P., *La fin de la médecine à visage humain*, Paris, Odile Jacob, 1995, p. 159.
63 Dachez R., *op. cit.*, p. 592.
64 Fantini B., « La microbiologie médicale », in Grmek M. (dir.), *Histoire de la pensée médicale en Occident,* t. III, Du romantisme à la science moderne, Paris,, Seuil, 1998, p. 121.
65 *Ibid.*, p. 140.
66 Canguilhem G., *op. cit.*, p. 200.

Le triomphe de la médecine scientifique

1 Coste J., « Les maladies dominantes au XXème siècle », in Fantini B., Lambrichs L. (dir.), *Histoire de la pensée médicale contemporaine*, Paris, Seuil, 2014, p. 261.
2 Ségal A., « Les moyens d'exploration du corps », in Grmek M. (dir.), *Histoire de la pensée médicale en Occident,* t. III, Du romantisme à la science moderne, Paris, Seuil, 1998, p. 192.
3 Peitzmann SJ *et al.*, « L'élaboration du diagnostic », in Grmek M. (dir.), *Histoire de la pensée médicale en Occident,* t. III, Du romantisme à la science moderne, Paris, Seuil, 1998, p. 176.
4 Duffin J., « Les avancées médicales au XXème siècle et le prix Nobel », in Fantini B., Lambrichs L. (dir.), *Histoire de la pensée médicale contemporaine,* Paris, Seuil, 2014, p. 125.
5 *Ibid.*, p. 135.
6 *Ibid.*, p. 123.
7 Canguilhem G., *Le normal et le pathologique*, Paris, PUF, 2013, p. 127.
8 *Ibid.*, p. 86.
9 Ségal A., *op. cit.*, p. 190.
10 Kevles BH., « Le corps exploré », in Fantini B., Lambrichs L. (dir.), *Histoire de la pensée médicale contemporaine,* Paris, Seuil, 2014, p. 345.
11 *Ibid.*, p. 348.
12 Dachez R., *Histoire de la Médecine*, Paris, Tallandier, 2012, p. 607. Ségal A., *op. cit.* p. 195.
13 Premuda L., « La naissance des spécialités », in Grmek M. (dir.), *Histoire de la pensée médicale en Occident,* t. III, Du romantisme à la science moderne, Paris, Seuil, 1998, p. 263.
14 Hamburger J., in Kleinknecht D. (dir.), *Principes de réanimation médicale*, Paris, Flammarion, 1987, p. IX.
15 Kleinknecht D., in Kleinknecht D. (dir.), *Principes de réanimation médicale*, Paris, Flammarion, 1987, p. XI.
16 Le médecin hippocratique s'attache à établir le pronostic exact de la maladie, pour ne pas compromettre sa réputation en soignant des malades incurables et pour leur éviter des souffrances inutiles. Ainsi la fracture ouverte du fémur, où la réduction « peut amener le blessé plus près de la mort que du salut ». Jouanna J., *Hippocrate*, Paris, Les Belles Lettres 2017, pp. 153-159.
17 Premuda L., *op. cit.*, p. 259
18 Premuda L., *op. cit.*, p. 256.

19 Déjerine J., *Sémiologie des affections du système nerveux*, Paris, Masson, 1914, 1239 p.
20 Murat L., *La maison du docteur Blanche*, Paris, Gallimard, 2013. p. 126.
21 Dachez R., *op. cit.*, p. 594.
22 Catani M., « A little man of some importance », *Brain,* 2017, 140, pp. 3055-3061.
23 Schlich T., « Les technologies du contrôle : la chirurgie », in Fantini B. et Lambrichs L. (dir.), *Histoire de la pensée médicale contemporaine,* Paris, Seuil, 2014, p. 375.
24 Towns CR., « The science and ethics of cell-based therapies for Parkinson's disease ». *Parkinsonism and Related Disorders,* 2017, 34, pp. 1-6.
25 Chevandier C., *L'hôpital dans la France du XXème siècle*, Paris, Perrin, 2009, p. 246.
26 *Ibid.,* p. 250.
27 Schlich T., *op. cit.,* p. 367.
28 Coste J., *op. cit.,* p. 264. La pandémie de COVID-19 a amplifié cette tendance, qui s'explique par l'immnuno-sénescence, dépression des réponses à l'infection particulière aux sujets âgés.
29 Illich I., « Némésis médicale », in *Œuvres complètes*, vol. 1, Paris, Fayard, 2003, p 599.
30 Grmek M., « La révolution biomédicale du XXème siècle », in Grmek M. (dir.), *Histoire de la pensée médicale en Occident,* t. III, Du romantisme à la science moderne, Paris, Seuil, 1998, p. 327.
31 Site InVS. Publié le 12/05/2004 - Dernière mise à jour le 02/11/2018.
32 Zaracostas J., « WHO keeps polio on the international health emergency list », *Lancet,* 2018, 392, p. 2425.
33 Knoester M *et al.*, « Twenty-nine cases of enterovirus-D68–associated acute flaccid myelitis in Europe 2016 », *Pediatr Inf Dis J,* 2019, 38, pp. 16-21.
34 Dachez R., *op. cit.,* p. 605.
35 Coste J., *op. cit.,* p. 266.
36 Sontag S., *La maladie comme métaphore*, Paris, Christian Bourgeois, 2009, p 51.
37 Grmek M., « Les maladies dominantes », in Grmek M. (dir.), *Histoire de la pensée médicale en Occident,* t. III, Du romantisme à la science moderne, Paris, Seuil, 1997, p. 286.
38 Dachez R., *op. cit.,* p. 606.
39 Cité par Murat L., *op. cit.,* p 422.
40 Boulgakov M., « L'éruption étoilée », in *J'ai tué*, Paris, Le livre de poche, 1987.
41 Marshall BJ *et al.*, « Prospective double blind trial of duodenal ulcer relapse after eradication of campylobacter pylori », *Lancet,* 1988, II, pp. 1437-1442.
42 Grmek M., *op. cit.,* p. 285.
43 La croyance archaïque selon laquelle les maladies sont des « monstres doués de forces propres qui pénètrent de l'extérieur dans le malade et le dévorent » persiste dans le qualificatif *phagédénique*, qui s'applique à « une ulcération extensive, destructrice et rebelle ». Employé dans les traités hippocratiques, le terme fait référence à la maladie dont souffrait le héros tragique Philoctète. Jouanna J., *op. cit.,* p. 204.
44 Grmek M., *op. cit.,* p. 272.
46 Lambert G., « Génétique médicale : de l'exception à la règle », in Fantini B., Lambrichs L. (dir.), *Histoire de la pensée médicale contemporaine,* Paris, Seuil, 2014, p. 53.
47 Zampieri F., « Médecine et darwinisme », in Fantini B. et Lambrichs L. (dir.), *Histoire de la pensée médicale contemporaine*, Paris, Seuil, 2014, p. 79.
48 Lambert G., *op. cit.,* p. 54.
49 Lambert G., *op. cit.,* p. 55.
50 Zampieri F., *op. cit.,* p. 80.

51 Grmek M., « La troisième révolution scientifique », in Fantini B., Lambrichs L. (dir.), *Histoire de la pensée médicale contemporaine*, Paris, Seuil, 2014, p. 43.
52 Lambert G., *op. cit.*, p. 62.
53 Lambert G., *op. cit.*, p. 54.
54 Berlivet L., « Déchiffrer la maladie », in Dozon JP, Fassin D. (dir.), *Critique de la santé publique : une approche anthropologique,* Paris, Balland, 2001, p. 78.
55 Dhombres F, « Informatique médicale et médecine informatisée », in Fantini B., Lambrichs L. (dir.), *Histoire de la pensée médicale contemporaine*, Paris, Seuil, 2014, p. 393.
56 *L'incidence* est le nombre de nouveaux cas d'une maladie survenus dans une population pendant une période donnée ; la *prévalence* est l'ensemble des cas d'une maladie dans une population. L'incidence est utile à l'évaluation des maladies aigües : infections ou événement vasculaires, notamment pour mesurer l'effet des traitements préventifs. La prévalence permet de mesurer l'impact d'une affection, notamment médico-économique, particulièrement important pour les maladies chroniques, comme le diabète.
57 Les neuf critères sont : 1) La *force* de l'association ; ainsi la relation entre le tabagisme et la mort par cancer bronchique est si forte que tout autre facteur environnemental associé au tabagisme qui rendrait compte de cette association serait immédiatement perceptible ; en l'absence d'un tel facteur, la causalité est très vraisemblable. 2) La *consistance* : l'association est observée en différents lieux et dans différentes circonstances. 3) La *spécificité* de l'association. 4) La *temporalité* : le facteur causal précède la survenue de la maladie, ce qui ne peut être établi que par le suivi prospectif de cohortes de sujets. 5) Le *gradient biologique* ou la courbe dose-réponse, comme la relation existant entre la quantité de cigarettes fumées et le risque de cancer bronchique. 6) La *vraisemblance* : mais celle-ci dépendant du savoir biologique et médical au moment de l'observation, est une condition mineure, le savoir étant fragile et évolutif. 7) La *cohérence* : la relation de causalité ne doit pas mettre en cause tout le savoir médical sous-jacent sur la maladie. 8) *L'expérimentation* : une action de prévention (suppression du facteur environnemental) est entreprise et la maladie devient plus rare : cet argument présenté comme le plus fort pour la causalité justifie la mise en œuvre d'essais randomisés. 9) *L'analogie* : ainsi les effets de la thalidomide démontrent la nocivité en général des médicaments pendant la grossesse. La relative dévalorisation du critère 6 et à un moindre degré du critère 7 dans le texte original montre que le point de vue de l'auteur est résolument pragmatique et non explicatif. Bradford Hill A. « The environment and disease : association or causation ? », *Proc. Royal Soc. Med.,* 1965, 296, pp. 7-12.
58 Hill GB. « Archie Cochrane and his legacy. An internal challenge to physicians' autonomy ? », *J. Clinical Epidemiology,* 2000, 53, pp. 1189-1192.
59 Entre 1993 et 2000, une trentaine d'articles ont été publiés sous l'autorité de Gordon Guyatt et David Sackett, experts reconnus de la médecine fondée sur les preuves. D'autres sont parus depuis, tenant compte des avancées méthodologiques et des controverses persistantes. Il est significatif que les sujets les plus fréquemment traités soient la pertinence et la rigueur des analyses en sous-groupes, qui tentent de mettre en évidence quels malades tirent le plus de bénéfice d'un traitement, et les critères d'inclusion dans les essais, qui permettent d'évaluer leur application à l'ensemble des malades. Voir le chapitre : « Les pièges de la médecine fondée sur les preuves » pour plus de détails. Yusuf S. *et al.*, « Analysis and interpretation of treatment effects in subgroups of patients in randomized clinical trials », *JAMA,* 1991, 266, pp. 93-98. Oxman AD. *et al.*, « A consumer's guide to subgroup analysis », *Ann Int Med,* 1992, 116, pp. 78-84. Assmann SF. *et al.*, « Subgroups analysis and other (mis)uses of baseline data in clinical trials », *Lancet,* 2000, 355, pp. 1064-1069. Rothwell PM., « Subgroups analysis in randomised controlled trials : importance, indications, and

interpretation », *Lancet,* 2005, 365, pp. 176-186. Howard SC *et al.*, « Potential consequences for recruitement, power, and external validity of requirements for additionnal risk factors eligibility in randomized controlled trials in secondary prevention of stroke», *Stroke,* 2006, 37, pp. 209-215.
60 Feinstein AR. *et al.*, « Problems in the "evidence" of evidence-based medicine », *Am. J. Med.,* 1997, 103, pp. 529-535.
61 Caplan LR., « Evidenced based medicine : concerns of a clinical neurologist », *J. Neurol. Neurosurg. Psych.,* 2001, 71, pp. 569-576.
62 Dumesnil J., *Art médical et normalisation du soin*, Paris, PUF, 2009, p. 8.
63 Le Pen C., *Les habits neufs d'Hippocrate*, Paris, Calmann-Lévy, 1999, p. 177.
64 *Ibid.,* p. 174.
65 *Ibid.,* p. 178.
66 *Ibid.,* p. 176.
67 Chevandier C., *L'hôpital dans la France du XXème siècle*, Paris Perrin, 2009, p. 261.
68 *Ibid.,* p. 198.
69 *Ibid.,* p. 93.
70 *Ibid.,* p. 270.
71 *Ibid.,* p. 369.
72 Dachez R., *op. cit.,* p. 604.
73 Chevandier C., *op. cit.,* p. 195.
74 Clément JM., *La nouvelle loi hôpital patients santé territoires*, Bordeaux, Les Etudes Hospitalières, 2009, p. 11.
75 *Ibid.,* p. 17.
76 Chevandier C., *op. cit.,* p. 299.
77 Chevandier C., *op. cit.,* p. 286.
78 Chevandier C., *op. cit.,* p. 279.
79 Domin JP., « Réformer l'hôpital comme une entreprise. Les errements de trente ans de politique hospitalière (1983-2013) », *Revue de la régulation* [En ligne], 17 | 1er semestre / Spring 2015 : http://regulation.revues.org/11293.
80 Le Pen C., *op. cit.,* p. 31.
81 Clément JM., *op. cit.,* p. 30.
82 Hippocrate., *L'art de la médecine*, (traduction Jouanna J. et Magdelaine C.), Paris, Flammarion 1999, pp. 52-58.
83 Kuhn TS., *La structure des révolutions scientifiques*, Paris, Flammarion, 2008, p. 22.
84 Loi du 2002-303 du 4 mars 2002 relative aux droits des malades et à la qualité du système de santé. Titre 2. Chapître II : Droits et responsabilité des usagers. Article 11. Repris dans le Code de Santé Publique. Art. L. 1111-4.

LA PRATIQUE MEDICALE AU XXIEME SIECLE : LA CULTURE TECHNICIENNE

Le pouvoir de l'image

1 Cour des Comptes, *L'imagerie médicale,* Communication à la commission des affaires sociales du Sénat, avril 2016.
2 Fiebach JB. *et al.*, « Stroke magnetic resonance imaging is accurate in hyperacute Intracerebral hemorrhage. A multicenter study on the validity of stroke imaging », *Stroke,* 2004, 35, pp. 502-507.

3 Thomson AJ. *et al.*, « Diagnosis of multiple sclerosis : 2017 revisions of the McDonald criteria », *Lancet Neurol.*, 2017, 17, pp. 162-173.

4 Etablir le bilan lésionnel d'une maladie pour en tirer des informations pronostiques est la règle, même si la prudence reste de mise. Ainsi pour la sclérose en plaques, compter les lésions sur l'IRM encéphalique est sujet à caution, des anomalies de signal identiques pouvant correspondre à des lésions différentes, conférant un pronostic fonctionnel variable d'un malade à l'autre. Lucchinetti C. *et al.*, « Heterogeneity of multiple sclerosis lesions : implications for the pathogenesis of demyelination », *Ann. Neurol.*, 2000, 47, pp. 707-17.

5 Les réunions de concertation pluridisciplinaires (RCP), instaurés par les plans cancers, réunissent l'ensemble des spécialistes impliqués dans le diagnostic et le traitement de chaque type de cancer : oncologues, chirurgiens, radiothérapeutes, spécialistes d'organe, radiologues, etc. La validation par la RCP est nécessaire à l'instauration, au changement ou à l'interruption de tout traitement anti-cancéreux.

6 Bousser MG. *et al.*, « Cerebral venous thrombosis - a review of 38 cases », *Stroke,* 1985, 16, pp. 199-213.

7 Albers GW. *et al.*, TIA Working Group. « Transient ischemic attack : proposal for a new definition », *N . Engl. J. Med.*, 2002, 347, pp. 1713-1716.

8 Sacco RL. *et al.*, « An updated definition of Stroke for the 21st Century. A statement for healthcare professionals from the American Heart Association/American Stroke Association », *Stroke,* 2013, 44, pp. 2064-2089.

9 Abbott AL. *et al.*, « Optimizating the definition of stroke, transient ischaemic attack, and infarction for research and application in clinical practice », *Front. Neurol.,* 8, 537. doi : 10.3389/fneur. 2017.00537.

10 McDonald WI. *et al.*, « Recommended diagnostic criteria for multiple sclerosis : guidelines from the International Panel on the Diagnosis of Multiple Sclerosis », *Ann. Neurol.,* 2001, 50, pp. 121-127. Polman CH. *et al.*, « Diagnostic criteria for multiple sclerosis : 2005 revisions to the "McDonald Criteria" », *Ann. Neurol.,* 2005, 58, pp. 840-846. Polman CH *et al.*, « Diagnostic criteria for multiple sclerosis : 2010 revisions to the McDonald Criteria », *Ann. Neurol.* 2011, 69, pp. 292-302. Les recommandations de 2017 (citées en référence 3) sont établies pour « faciliter un diagnostic plus précoce quand la sclérose en plaques est plausible mais non diagnostiquée d'après les critères de 2010 ».

11 Burke JF. *et al.*, « Are more young people having strokes ? A simple question with an uncertain answer », *JAMA Neurol.*, 2017, 74, pp. 639-41.

12 Ragonese P., « Mortality studies for multiple sclerosis : still a useful tool to analyse long-term outcome », *J. Neurol. Neurosurg. Psych.*, 2017, 88, p. 617.

13 L'application des critères diagnostics de 2017 de la sclérose en plaques accélère le diagnostic de la maladie, ce qui se traduit par une augmentation du nombre de cas peu sévères. Van der Vuurst de Vries RM. *et al.*, « Application of the 2017 revised McDonald criteria for multiple sclerosis to patients with a typical clinically isolated syndrome », *JAMA Neurol.,* 2018, 75, pp. 1392-1398.

14 Feinstein AR. *et al.*, « The Will Rodgers phenomenon - Stage migration and new diagnostic techniques as a source of misleading statistics for survival in cancer », *N. Eng. J. Med.,* 1985, 312, pp. 1604-1608.

15 Feinstein AR. « Symptoms as an index of biological behaviour and prognosis in human cancer », *Nature,* 196, 209, pp. 241-245.

16 Hagens MHJ. *et al.*, « Three-tesla MRI does not improve the diagnosis of multiple sclerosis », *Neurology*, 2018, 91, pp. e249-e257.

17 Un champ magnétique de trois Tesla améliore l'analyse des lésions des parois artérielles ou de la composition des lésions de sclérose en plaques ; mais la sophistication des protocoles et le temps d'acquisition très long de ces séquences limitent leur utilisation. Swartz RH. *et al.*, « Intracranial arterial wall imaging using high-resolution 3-tesla contrast-enhanced MRI », *Neurology*, 2009, 72, pp. 627-634. Sinnecker T. *et al.*, « Evaluation of the central vein sign as a diagnostic imaging biomarker in multiple sclerosis », *JAMA Neurol.,* 2019, 76, pp. 1446-1456.
18 Rey A. (dir.), *Dictionnaire historique de la langue française,* 5ème éd., Paris, Le Robert, 2019, p. 143.
19 Canguilhem G., *Le Normal et le pathologique*, Paris, PUF, 1966, p. 108.
20 *Ibid.*, p 113.
21 Hackenberg KAR. *et al.*, « Unruptured intracranial aneurysms. Contemporary data and management », *Stroke*, 2018, 49, pp. 2268-2275.
22 Lebrun C., « The radiologically isolated syndrome », *Rev. Neurol.,* 2015, 171, pp. 698-706.
23 Leriche R., cité par Canguilhem G., *op. cit.,* p. 67.
24 Garnier-Delamarre (dir.), *Dictionnaire des termes de médecine*, 24ème éd., Paris, Maloine, 1995.
25 Okuda DT. *et al.*, « Radiologically isolated syndrome : 5- year risk for an initial clinical event », *PLOS One*, 2014, 9, e90509. doi:10.1371/journal.pone.0090509.
26 Engell T., « A clinical patho-anatomical study of clinically silent multiple sclerosis », *Acta Neurol. Scand.*, 1989, 79, p. 428-430.
27 Leriche R., cité par Canguilhem G., in *La connaissance de la vie,* Paris, Librairie Philosophique J.Vrin, 1965, p. 211.
28 Bagot CN. *et al.*, « Virchow and his triad : a question of attribution », *B. J. Haematol.,* 2008, 143, pp. 180-190.
29 Rothwell PM. *et al.,* « Analysis of pooled data from the randomised controlled trials of endarterectomy for symptomatic carotid stenosis », *Lancet,* 2003, 361, pp. 107-116. Rothwell PM. *et al.,* « Endarterectomy for symptomatic carotid stenosis in relation to clinical subgroups and timing of surgery », *Lancet,* 2004, 363, pp. 915-924.
30 Laennec RT. *De l'auscultation médiate - Traité de l'auscultation des maladies des poumons et du cœur, fondé principalement sur ce nouveau moyen d'exploration,* t. I, Paris, Brosson et Chaudé, 1819, p. 412.
31 Bradeley SM. *et al.*, « Patient selection for diagnostic coronary angiography and hospital-level PCI appropriateness : insights from the NCDR », *JAMA Int. Med.,* 2014, 174, pp. 1630-1639.
32 Goff SL. *et al.*, « How cardiologists present the benefits of percutaneous coronary interventions to patients with stable angina : a qualitative analysis », *JAMA Int. Med.,* 2014, 174, pp.1614-1621.
33 Leriche R., cité par Canguilhem G., in *Le normal et la pathologique,* Paris, PUF, 1966, p. 70.
34 G Canguilhem., *op. cit.,* p. 64.
35 Goldstein K., *La structure de l'organisme*, Paris, Gallimard, 1951, p. 345.
36 Canguilhem G., *op. cit.,* p. 65.
37 Gori R. et Del Vogo MJ., *La santé totalitaire,* Paris, Flammarion; 2009, p. 95.
38 *Ibid.,* p. 96.
39 Leriche R., cité par Canguilhem G., *op. cit.,* p. 64.
40 Foucault M., *Naissance de la clinique*, Paris, PUF, 1963. pp.230 et suivantes.

41 Debray R., *Vie et mort de l'image,* Paris, Gallimard, 1992, p. 292.
42 Le Breton D., *Anthropologie du corps et modernité,* Paris, PUF, 2013, p. 43.
43 Illich I., « Passé scopique et éthique du regard », in *La perte des sens*, Paris, Fayard, 2004, p. 306.
44 *Ibid.,* p. 305.
45 *Ibid.,* p. 309. Rey A. (dir.), *Dictionnaire historique de la langue française,* 5ème éd., Paris, Le Robert, 2019, p. 2402. Le sens est attesté dès le XIVème siècle mais prend son acception de procédé d'investigation disitnct de l'expérience à partir du XVIIème siècle.
46 Le Breton D., *op. cit.,* p. 45.
47 Descartes R., *L'Homme*, Paris, Garnier Flammarion, 2018, p. 129.
48 Illich I., « Surveiller son regard à l'âge du show », in *La perte des sens,* Paris, Fayard, 2004, p. 228.
49 Le Breton D., *op. cit.,* p. 246.
50 Foucault M., *op. cit.,* p. 131.
51 Foucault M., *op. cit.,* p. 85.
52 Foucault M., *op. cit.,* p. 153.
53 Foucault M., *op. cit.,* p. 207.
54 Foucault M., *op. cit.,* p. 228.
55 Foucault M., *op. cit.,* p. 230.
56 Foucault M., *op. cit.,* p. 19.
57 Foucault M., *op. cit.,* p 20.
58 Le Breton D., *op. cit.,* p. 262.
59 Debray R., *op. cit.,* p. 386.
60 Crary J., *Techniques de l'observateur - Vision et modernité au XIXème siècle*, Editions Dehors, 2016, p. 27.
61 Illich I., *op. cit.,* p. 318.
62 Debray R., *op. cit.,* p. 499.
63 Ellul J., *La parole humiliée*, Paris, La Table Ronde, 2014, p. 28.
64 Le Breton D., *op. cit.,* p. 253.
65 Ellul J., *op. cit.,* pp. 27 et suivantes.
66 Illich I., « Ne nous laisser pas succomber au diagnostic mais délivrez-nous des maux de la santé », in *La perte des sens,* Fayard, 2004, p. 332.
67 *Ibid.,* p. 333.

Le développement de la biomédecine

1 Wians FH., « Clinical laboratory tests : which, why, and what do the results mean ? », *Labmedicine*, 2009, 40, pp. 105-113.
2 Forsman RW., « Why is the laboratory an afterthought for managed care organizations ? », *Clin. Chem.,* 1996, 42, pp. 813-816.
3 L'électrophorèse est utilisée entre autres pour doser l'hémoglobine glycosylée dans la surveillance du diabète, rechercher une hémoglobine anormale dans certaines anémies congénitales, mesurer les protéines plasmatiques dans les affections inflammatoires, etc.
4 Baudin B., « Les tests de diagnostic rapide en biochimie médicale : intérêts, limites et dangers », *Revue Francophone des Laboratoires,* 2015, 475, pp. 31-38.
5 Bolinder J. *et al.*, « Novel glucose-sensing technology and hypoglycemia in type 1 diabetes : a multicentre, non masked, randomised controlled trial », *Lancet,* 2016, 388, pp. 2254-2263. Beck RW. *et al.*, « Effect of continuous glucose monitoring on glycemic control

in adults with type 1 diabetes using insulin injections - The DIAMOND randomized clinical trial », *JAMA,* 2017, 317, pp. 371-378. Lind M. *et al*., « Continuous glucose monitoring vs conventional therapy for glycemic control in adults with type 1 diabetes treated with multiple daily insulin injections - The GOLD randomized clinical trial », *JAMA,* 2017, 317, pp. 379-387.

6 Davidson MB., « Continuous glucose monitoring in patients with type 1 diabetes taking insulin injections », *JAMA,* 2017, 317, pp. 363-364.

7 Report of the Joint International Society and Federation of Cardiology/World Health Organization Task Force on standardization of clinical nomenclature, « Nomenclature and criteria for diagnosis of ischemic heart disease », *Circulation,* 1979, 59, pp. 607-609.

8 Antman EM. *et al.,* « Cardiac-specific troponin I levels to predict the risk of mortality in patients with acute coronary syndromes », *N. Eng. J. Med.,* 1996, 335, pp. 1342-1349.

9 Morrow DA. *et al.,* « Cardiac troponin I for stratification of early outcomes and the efficacy of enoxaparin in unstable angina : A TIMI-11B Substudy », *J. Am. Coll. Cardiol.,* 2000, 36, pp. 1812-1817.

10 Mills NL. *et* al., « Implementation of a sensitive troponin I assay and risk of recurrent myocardial infarction and death in patients with suspected acute coronary syndrome », *JAMA,* 2011, 305, pp. 1210-6.

11 Chatterjee S. *et al.,* « Use of high-sensitivity troponin assays predicts mortality in patients with normal conventional troponin assays on admission - Insights from a meta-analysis », *Clin. Cardiol.,* 2013, 36, pp. 649-653.

12 Thygesen K. *et al*., « Universal definition of myocardial infarction », *Circulation,* 2007, 116, pp. 2634-2653.

13 Thygesen K. *et al*., « Third universal definition of myocardial infarction », *J. Am. Coll. Cardiol.,* 2012, 60, pp. 1581-1598.

14 Bardet J., « Infarctus du myocarde », in *Traité de Médecine,* t. I, Godeau P. (dir.), Paris, Flammarion, 1981, pp. 908-924.

15 Greub G. *et al.,* « Avantages et limites des différents systèmes d'automatisation en bactériologie », *Revue Francophone des Laboratoires,* 2016, 482, pp. 61-66.

16 Joly Guillou ML., « Impact de l'automatisation sur l'organisation d'un laboratoire de bactériologie », *Revue Francophone des Laboratoires,* 2016, 482, pp. 67-73.

17 Glaser CA. *et al.,* « Beyond viruses : clinical profiles and etiologies associated with encephalitis », *Clin. Inf. Dis.,* 2006, 43, pp. 1565-1577.

18 Hanson KH., « The first fully automated molecular diagnostic panel for meningitis and encephalitis : how well does it perform, and when should It be used ? », *J. Clin. Microbiol.,* 2016, 54, pp. 2222-2224.

19 Brown JR. *et al.,* « Encephalitis diagnosis using metagenomics : application of next generation sequencing for undiagnosed cases », *J. Infect.,* 2018, 76, pp. 225-240.

20 Dalmau J. *et al.,* « Paraneoplastic anti–N-methyl-D-aspartate receptor encephalitis associated with ovarian teratoma », *Ann. Neurol.,* 2007, 61, pp. 25-36.

21 Kayser MS. *et al.,* « Frequency and characteristics of isolated psychiatric episodes in anti-NMDA receptor encephalitis », *JAMA Neurol.,* 2013, 70, pp. 1133-1139.

22 Armangue T. *et al.,* « Frequency, symptoms, risk factors, and outcomes of autoimmune encephalitis after herpes simplex encephalitis : a prospective observational study and retrospective analysis », *Lancet Neurol.,* 2018, 17, pp. 760-772.

23 Dalmau J. *et al.,* « Antibody-mediated encephalitis », *N. Eng. J. Med.,* 2018, 378, pp. 840-851.

24 Nicolas G., « Etat des lieux des connaissances et des outils en génomique », *Médecine/sciences,* 2018, 34 (hors série 1), pp. 37-39.
25 Adams DR. *et al.,* « Next-generation sequencing to diagnose suspected genetic disorders », *N. Eng. J. Med.,* 2018, 379, pp. 1353-1362.
26 Roos RAC., « Huntington's disease : a clinical review », *Orphanet Journal of Rare Diseases,* 2010, 5:40 http://www.ojrd.com/content/5/1/40.
27 Coarelli G. *et al.,* « Facteur génétique et variabilité clinique dans la maladie de Huntington », *Pratique Neurologique-FMC,* 2017, 8, pp. 91-95.
28 Cubo E. *et al.,* « Clinical manifestations of intermediate allele carriers in Huntington disease », *Neurology,* 2016, 87, pp. 1-8.
29 Gargiulo M. *et al.,* « Anticiper le handicap ; les risques des tests génétiques », *Esprit,* 2014, 7, pp. 52-65.
30 Lee JM. *et al.,* « CAG repeat expansion in Huntington disease determines age at onset in a fully dominant fashion », *Neurology*, 2012,78, pp. 690-695.
31 Chaganti SS. *et al.,* « What do we know about late onset Huntington's disease ? », *Journal of Huntington's Disease,* 2017, 6, pp. 95-103.
32 Kay C. *et al.,* « Huntington disease reduced penetrance alleles occur at high frequency in the general population », *Neurology,* 2016, 87, pp. 282-288. Gardiner SL. *et al.,* « Polyglutamine disease-associated alleles among large population-based cohorts », *JAMA Neurol.,* 2019, 76, pp. 650-656.
33 Canguilhem G., *Le normal et le pathologique*, Paris, PUF, 1966, p. 116.
34 *Ibid.,* p. 117.
35 Mancuso M. *et al.,* « The genetics of ataxia : through the labyrinth of the Minotaur, looking for Ariadne's thread », *J. Neurol.,* 2014, 261 (Suppl 2), pp. 528-41.
36 Lughetti L. *et al.,* « Novel insights in the management of sickle cell disease in childhood », *World J. Clin. Pediatr.,* 2016, 5, pp. 25-34.
37 Riquier D., « Maladies héréditaires du métabolisme et apports de la métabolomique », *Médecine/sciences,* 2005, 215, pp. 512–516.
38 Goethe W., *Faust* (trad. Gérard de Nerval), Genève, Garnier Frères 1964, p. 35.
39 Canguilhem G., « Le vivant et son milieu », in *La connaissance de la vie,* Paris, Librairie Philosophique J .Vrin, 1965, page 188.

Les excès de la spécialisation

1 Le Pen C., *Les habits neufs d'Hippocrate*, Paris, Calmann-Lévy, 1999, p. 179.
2 Tant au niveau national que régional, le nombre de postes d'internes mis au choix des spécialités ne reflète pas les besoins de la population. La répartition entre libéraux et hospitaliers n'est pas régulée et suit la loi de l'offre et de la demande. Les chiffres clés de l'offre de soins. Edition 2018. Ministère chargé de la santé.
3 Les dépenses de santé en 2016 - Edition 2017, Résultats des comptes de la Santé, Panorama de la DRESS.
4 Ainsi en est-il de la gériatrie : « l'unité de cours séjour gériatrique prend en charge en hospitalisation complète des patients gériatriques (*sic*), généralement âgés de 75 ans et plus, se caractérisant par la coexistence de plusieurs pathologies chroniques invalidantes à l'origine d'une dépendance physique et/ou psychique ou d'un risque de dépendance majeure, et par l'intrication fréquente des pathologies neuro-dégénératives et somatiques, et de problèmes sociaux surajoutés ». Derrière le souhait d'une organisation rationnelle, l'imprécision des

expressions et la lourdeur du texte dévoilent les faiblesses du concept. Circulaire N°DHOS /O2/2007/117 du 28 mars 2007 relative à l'organisation de la filière de soins gériatriques.
5 Rousseau H. *et al.*, « Avenir de la radiologie interventionnelle », *Presse Med.*, 2019, 48, pp. 648-654.
6 Flaubert G., *Madame Bovary*, Paris, Le Livre de Poche, 1972, pp. 376-382.
7 Circulaire DHOS/E2 n° 2002-266 du 30 avril 2002 relative à la mise en oeuvre du programme national de lutte contre la douleur 2002-2005 dans les établissements de santé.
8 Le Pen C., *op. cit.*, p. 193.
9 Berche P. , « Les progrès de la génétique : vers une médecine de précision ? », in *Les enjeux scientifiques, technologiques, sociaux et éthiques de la médecine personnalisée*, Rapport de l'office parlementaire des choix scientifiques et technologiques, Audition publique du 27 mars 2013.
10 Ellul J., *Le système technicien*, Paris, Le Cherche Midi, 2012, p. 45.
11 *Ibid.*, p. 46.
12 Buzyn A., interview au *Journal du Dimanche*, 21 octobre 2017.
13 Alfonsi P., « La chirurgie majeure en deux jours d'hospitalisation », *Presse Med.*, 2015, 44, pp. 883-888.
14 Haute Autorité de Santé, *Ensemble pour le développement de la chirurgie ambulatoire - Éléments d'appréciation en vue de la prise en charge d'un patient*, Rapport d'évaluation technologique, mai 2014.
15 Cuisinier A. *et al.*, « Comment appréhender les comorbidités et leurs traitements dans le cadre de la chirurgie ambulatoire ? », *Presse Med.*, 2014, 43, pp. 283-290.
16 Huguier M. *et al.*, « Pertinence économique de la chirurgie ambulatoire », Rapport de l'Académie nationale de Médecine, 2015.
17 Engel F. *et al.*, « Développer la chirurgie ambulatoire : les limites des politiques incitatives », *Annales des Mines, Gérer et comprendre,* 2008, 94, pp. 14-24.
18 Einborn LH., « Testicular cancer as a model for a curable neoplasm : The Richard and Hinda Rosenthal Foundation Award Lecture », *Cancer Res.*, 1981, 41, pp. 3275-3280.
19 La reconstitution des médicaments anticancéreux par les préparateurs en pharmacie se fait sous une hotte en milieu stérile, à une vitesse dépendant des caractéristiques du produit. Dans certains cas le médicament, instable, doit être administré dans les minutes suivant sa reconstitution. L'administration peut être brève, par injection sous-cutanée ou intraveineuse, ou nécessiter une perfusion prolongée sur plusieurs heures ; l'usage de prémédications varie avec la molécule administrée, etc. Les contraintes organisationnelles pesant sur les acteurs : préparateurs, infirmières, médecins peuvent ainsi s'avérer contradictoires.
20 Amiel JL. *et al.*, « Principes de base des traitements médicaux du cancer », in *Traité de Médecine,* t. II, Godeau P. (dir.), Paris, Flammarion, 1981, p. 3649.
21 Ellul J., *op. cit.*, p. 82.
22 Slim K. *et al.*, « La chirurgie robotique. Peut-on (doit-on) nager à contre-courant ? », *Presse Med.*, 2017, 46, pp. 557-560.
23 Gab Jeong I. *et al.*, « Association of robotic-assisted vs laparoscopic radical nephrectomy with perioperative outcomes and health care costs, 2003 to 2015 », *JAMA,* 2017, 318, pp. 1561-1568. Jayne D. *et al.*, « Effect of robotic-assisted vs conventional laparoscopic surgery on risk of conversion to open laparotomy among patients undergoing resection for rectal cancer - The ROLARR randomized clinical trial », *JAMA,* 2017, 318, pp. 1569-1580.
24 Wright JD., « Robotic-associated surgery. Balancing evidence and implementation », *JAMA,* 2017, 318, pp. 1545-6.

25 Steffens D. *et al.,* « Robotic surgery in uro-oncology : a systematic review and meta-analysis of randomized controlled trials », *Urology,* 2017, 106, pp. 9-17.
26 Rey-Debove I. et Rey A. (dir.), *Le nouveau petit Robert, Dictionnaire de la langue française*, Paris, Dictionnaires Le Robert, 2003, p. 1235.
27 *Ibid.,* p.738.
28 Chilamkurthy S. *et al.,* « Deep learning algorithms for detection of critical findings in head CT scans : a retrospective study », *Lancet,* 2018, 392, pp. 2388-2396.
29 Ezratty O., *Les usages de l'intelligence artificielle*, 2017, p. 190-200.
30 Leachman SA. *et al.,* « The final frontier in cancer diagnosis », *Nature,* 2017, 542, pp. 36-38.
31 Gulshan V. *et al.,* « Performance of a deep-learning algorithm vs manual grading for detecting diabetic retinopathy in India », *JAMA Ophtalmol.,* doi:10.1001/jamaophthalmol.2019.2004.
32 Stidham RW. *et al.,* « Performance of a deep learning model vs human reviewers in grading endoscopic disease severity of patients with ulcerative colitis », *JAMA Network Open,* 2019, 2 : e193963. doi:10.1001/jamanetworkopen.2019.3963.
33 Senghupta PP. *et al.,* « Will artificial intelligence replace the human echocardiographer ? Clinical considerations », *Circulation,* 2018, 138, pp. 1639-1642.
34 Jala S. *et al.,* « Artificial intelligence, radiology, and the way forward », *Canadian Association of Radiologists Journal,* 2019, 70, pp. 10-12.
35 Susma E., « Will machine deep learning or artificial intelligence replace neurology know-how ? Not likely say neurologists », *Neurology Today,* 2019, 19, (11), pp. 6-7.
36 Guiraud-Chaumeil B., « La formation idéale d'un médecin », *Presses de Sciences Po. Les tribunes de la santé*, 2007, 3, pp. 35-43.
37 Coiera E., « The fate of medicine in the time of AI », *Lancet,* 2018, 392, pp. 2331-2332.

Les incertitudes de la communication

1 Balliu C., « Le nouveau langage de la médecine : une affaire de socioterminologie », *Meta.,* 2005, 50, 4, https://doi.org/10.7202/019909ar.
2 Ainsi l'expression *definite multiple sclerosis* doit-elle être traduite « sclérose en plaques certaine » et non « sclérose en plaques définie », selon le *Harrap's Shorter, Dictionnaire Anglais-Français / Français-Anglais*, Cambridge, Harrap, 1996. Il n'existe *pas* de définition de cette maladie d'étiologie inconnue, qui n'a pas de marqueur biologique ou radiologique spécifique. Le diagnostic nécessite de réunir un ensemble de critères, dont le caractère évolutif montre bien qu'ils sont dépourvus de valeur absolue et ne sauraient fonder une définition. *A contrario,* l'absence de tous les critères n'exclut pas le diagnostic. L'erreur de traduction entraine une fausse interprétation, voire des diagnostics erronés.
3 Aminoff MJ., « Criticism in neurology and medicine », *Neurology,* 1994, 44, pp. 1781-1783.
4 Maillé O., *La place du sujet en médecine*, Montpellier, Sauramps Médical, 2013, p. 60.
5 Hari R. *et al.,* « Brain basis of human social interaction : from concepts to brain imaging », *Physiol. Rev.,* 2009, 89, pp. 453-479.
6 Ricoeur P., « Les trois niveaux du jugement médical », *Esprit,* déc. 1996, pp. 21-33.
7 Corraze J., *Déclin de la médecine humaniste*, Bruxelles, Mardaga, 2015, p. 56.
8 Maillé O., *op. cit.* p. 48.
9 Balint M. *Le médecin, son malade et la maladie,* Paris, Payot, 1988, p. 9.

10 Ce n'est plus tout à fait exact : les recherches sur les mécanismes de l'effet placebo ont découvert les fondements neuropsychologiques de la relation médecin-malade et montré son importance pour le succès thérapeutique. Benedetti F., « Placebo and the new physiology of the doctor-patient relationship », *Physiol. Rev.,* 2013, 93, pp. 1207-1246.
11 Balint M., *op.cit.* p. 51-53.
12 Vallancien G., « L'intelligence artificielle, une alliée à contrôler », in *La santé et la médecine. Nouveaux traitements et enjeux éthiques et géopolitiques,* Hors- série La Vie Le Monde, 2017.
13 Le récit décrit le cheminement intérieur d'un homme qui se découvre malade et comprend qu'il va mourir, objet de l'indifférence des médecins et de sa famille, seulement accompagné par son serviteur, dont la sollicitude l'aide à accepter son destin. Tolstoï L. *La mort d'Ivan Illich,* Paris,Stock, 1995, p. 88.
14 Canguilhem G., *Le normal et le pathologique*, Paris, PUF, 1966, p. 66.
15 *Ibid.,* p 173.
16 Ménard J., « L'annonce en médecine », in Grimaldi A, Caillé Y, Pierru F, Tabuteau D. (dir.), *Les maladies chroniques,* Paris, Odile Jacob, 2017, p. 407.
17 Corraze J., *op. cit.,* p. 108.
18 Benedetti F., *op. cit.*, p. 1214.
19 Singer T. *et al.,* « Empathy and compassion », *Current Biol.,* 2014, 24, pp. 875-878.
20 Ruszniewski M. *et al.,* « Dire la vérité ? », in Grimaldi A, Caillé Y, Pierru F, Tabuteau D. (dir.), *Les maladies chroniques*, Paris, Odile Jacob, 2017, p. 420.
21 Grimaldi A., « L'histoire de l'éducation thérapeutique », in Grimaldi A, Caillé Y, Pierru F, Tabuteau D. (dir.), *Les maladies chroniques,* Paris, Odile Jacob, 2017, p. 286.
22 Grimaldi A., « L'éducation thérapeutique, individuelle ou en groupe ? En ville ou à l'hôpital ? », in Grimaldi A, Caillé Y, Pierru F, Tabuteau D. (dir.), *Les maladies chroniques,* Paris, Odile Jacob, 2017, p. 290.
23 Giordan A., « Comment apprendre ? », in Grimaldi A, Caillé Y, Pierru F, Tabuteau D. (dir.), *Les maladies chroniques,* Paris, Odile Jacob, 2017, pp. 297-313.
24 Popelier M. *et al.,* « L'éducation thérapeutique : un nouveau modèle médical », in Grimaldi A, Caillé Y, Pierru F, Tabuteau D. (dir.), *Les maladies chroniques,* Paris, Odile Jacob, 2017, pp. 277-296.
25 Grimaldi A., « L'histoire de l'éducation thérapeutique », in Grimaldi A, Caillé Y, Pierru F, Tabuteau D. (dir.), *Les maladies chroniques,* Paris, Odile Jacob, 2017, p. 287.
26 Raymond G., « Le patient expert en débat », in A Grimaldi, Y Caillé, F Pierru, D Tabuteau. (dir.), *Les maladies chroniques*, Paris, Odile Jacob, 2017, pp. 322-329.
27 Giordan A., *op.cit.*, p. 313.
28 Ricot J., « Éthique de la décision médicale - Réflexion philosophique », *Laennec,* 2014, 62, pp. 40-50.
29 Article 1111-4 du Code de la Santé Publique.
30 D'Ornellas P. *et al.*, *Bioéthique - Questions pour un discernement*, Paris, Desclée de Brouwer/Lethielleux, 2009, pp. 10-11.
31 Bouleuc-Parrot C., « Education thérapeutique du patient : vers un patient autonome », *Laënnec,* 2018, 66, pp. 4-6.
32 Canguilhem G., *op.cit.,* p. 68.
33 Baron RJ. *et al.*, « Mistrust in science - A threat to the patient-physician relationship », *N. Eng. J. Med.* 2019, 381, pp. 182-185.
34 Karussis D. *et al.*, « The spectrum of post-vaccination inflammatory CNS demyelinating syndromes », *Autoimmunity Reviews,* 2014, 13, pp. 215-224.

35 Belbasis L. *et al.*, « Environmental risk factors and multiple sclerosis : an umbrella review of systematic reviews and meta-analyses », *Lancet Neurol.*, 2015, 14, pp. 263-273.
36 Lunny CA. *et al.*, « Physical trauma and risk of multiple sclerosis : a systematic review and meta-analysis of observational studies », *J. Neurol. Sci.*, 2014, 336, pp. 13-23.
37 Abramson JD. *et al.*, « Should people at low risk of cardiovascular disease take a statin ? », *BMJ,* 2013, 347, f6123.
38 Cholesterol Treatment Trialists' (CTT) Collaborators, « The effects of lowering LDL cholesterol with statin therapy in people at low risk of vascular disease : meta-analysis of individual data from 27 randomised trials », *Lancet,* 2012, 380, pp. 581-590.
39 Collins R. *et al.*, « Interpretation of the evidence for the efficacy and safety of statin therapy », *Lancet,* 2016, 388, pp. 2532-2561.
40 Parish E. *et al.*, « Statins for people at low risk. Independent review of the trial data is an essential next step », *BMJ,* 2015, 351, h3908. Horton R., « Offline : Lessons from the controversy over statins », *Lancet,* 2016, 388, p. 1040.
41 Cholesterol Treatment Trialists' Collaboration., « Efficacy and safety of statin therapy in older people : a meta-analysis of individual participant data from 28 randomised controlled trials », *Lancet,* 2019, 393, pp. 407-415.
42 Matthews A. *et al.*, « Impact of statin related media coverage on use of statins : interrupted time series analysis with UK primary care data », *BMJ,* 2016, 353, i3283.
43 Meng L. *et al.*, « Utilization of statins beyond the initial period after stroke and 1-year risk of recurrent stroke », *J. Am. Heart Assoc.*, 2017, 6, e005658.
44 Amarenco P. *et al.*, « Lipid management in the prevention of stroke : review and updated meta-analysis of statins for stroke prevention », *Lancet Neurol.*, 2009, 8, pp. 453-463.
45 Lecoffre C. *et al.*, « Cholestérol LDL chez les adultes en France métropolitaine : concentration moyenne, connaissance et traitement en 2015, évolutions depuis 2006 », *Bull. Epidémiol. Hebd.*, 2018, 37, pp. 710-718.
46 Benedetti F. *et al.*, « Increasing uncertainty in CNS clinical trials : the role of placebo, nocebo, and Hawthorne effects », *Lancet Neurol.*, 2016, 15, pp. 736-747.
47 Gupta A. *et al.*, « Adverse events associated with unblinded, but not with blinded, statin therapy in the Anglo-Scandinavian Cardiac Outcomes Trial-Lipid-Lowering Arm (ASCOT-LLA) : a randomised double-blind placebo-controlled trial and its non-randomised non-blind extension phase », *Lancet,* 2017, 389, pp. 2473-2481.
48 Faasse K. *et al.*, « Impact of television coverage on the number and type of symptoms reported during a health scare : a retrospective pre-post observational study », *BMJ Open,* 2012, 0, e001607.
49 Wémau JL. *et al.*, « Lévothyrox® : les enseignements d'une polémique insensée », *Presse Med.*, 2017, 46, pp. 887-889.
50 Tran-Phong E., « Sécurité des médecins : des agressions toujours plus violentes », *Médecins,* n° 62 (juillet-août 2019), pp. 4-5.

Conclusion

1 L'amyotrophie spinale infantile, responsable d'une paralysie et d'une insuffisance respiratoire fatale en quelques années, peut être traitée par thérapie génique. Voir chapitre *Le mythe du progrès*. Finkel RS, *et al.*, *N. Eng. J. Med.*, 2017, 377, pp. 1723-1732. Un traitement similaire est en cours d'évaluation dans la maladie de Huntington. Tabizi SJ. *et al.*, *N. Eng. J. Med.*, 2019, 380, pp. 2307-2316.
2 Ellul J., *La parole humiliée*, Paris, La table ronde, 2014, p. 29.

3 *Ibid.*, p. 38.
4 *Ibid.*, p. 183.

LES ERREMENTS DE LA MEDECINE SCIENTFIQUE

1 Canguilhem G., « Thérapeutique, expérimentation, responsabilité », in *Etudes d'histoire et de philosophie des sciences concernant les vivants et la vie*, Paris, Librairie Philosophique J. Vrin, 2015, p. 383.
2 Ricoeur P., « Les trois niveaux du jugement médical », *Esprit,* déc. 1996, pp. 21-33.
3 Canguilhem G., *op. cit.,* p. 384.

Les pièges de la médecine fondée sur les preuves

1 Barton S., « Which clinical studies provide the best evidence ? », *BMJ,* 2000, 321, pp. 255-256.
2 Que les essais évaluent des médicaments ou des interventions chirurgicales, le médecin évaluateur connaissant le traitement administré surévalue son bénéfice et peut conclure à tort à son efficacité. Le malade connaissant son traitement peut aussi surestimer son efficacité comme le montrent les essais thérapeutiques comportant deux sous-études, l'une où le malade sait s'il reçoit un placebo ou un traitement actif, l'autre où il l'ignore. Dans la première comparaison le bénéfice du traitement lui semble plus important que dans la seconde. Hrobjartsson A. *et al.,* « Observer bias in randomised clinical trials with binary outcomes : systematic review of trials with both blinded and non-blinded outcome assessors », *BMJ,* 2012, 344, e1119. Hrobjartsson A. *et al.,* « Observer bias in randomized clinical trials with measurement scale outcomes : a systematic review of trials with both blinded and nonblinded assessors », *CMAJ*, 2013, 185, pp. 201-211. Hrobjartsson A. *et al.,* « Biais due to lack of patient blinding in clinical trials. A systematic review of trials randomizing patients to blind and nonblind sub-studies », *Int. J. Epidemiol.,* 2014, 43, pp. 1272-1283.
3 Ricoeur P., « Les trois niveaux du jugement médical », *Esprit* déc. 1996, pp. 21-33.
4 Ces principes sont parfois remis en cause mais demeurent nécessaires (voir références 6 à 9 et chapitre : *La grande illusion du progrès médical continu*, références 99-100). Concato J. *et al.,* « Randomized controlled trials, observationnal studies, and the hierarchy of research designs », *N. Eng. J. Med.,* 2000, 342, pp. 1887-1892. Moustgaard H, *et al.,* « Impact of blinding on estimated treatment effects in randomised clinical trials : meta-epidemiological study », *BMJ,* 2020, 368, I6802.
5 Chalmers I, *et al.,* « Avoidable waste in the production and reporting of research evidence », *Lancet,* 2009, 374, pp. 86-89.
6 Writing Group for the Women's Health Initiative Investigators, « Risks and benefits of estrogen plus progestin in healthy postmenopausal women - Principal results from the Women's Health Initiative randomized controlled trial », *JAMA,* 2002, 288, pp. 321-333.
7 Hulley S. *et al., «* Randomized trial of estrogen plus progestin for secondary prevention of coronary heart disease in postmenopausal women », *JAMA,* 1998, 280, pp. 605-613.
8 Viscoli CM. *et al.*, « A Clinical trial of estrogen-replacement therapy after ischemic stroke », *N. Engl. J. Med.,* 2001, 345, pp. 1243-1249.
9 Collaborative Group on Hormonal Factors in Breast Cancer, « Type and timing of menopausal hormone therapy and breast cancer risk : individual participant meta-analysis of the worldwide epidemiological evidence », *Lancet,* 2019, 394, pp. 1159-1168.

10 Molinié F. *et al.*, « Incidence du cancer in situ et invasif du sein en France (1990-2008). Données des registres de cancers (réseau Francim) », *Bull. Epidémiol. Hebd.*, 2012, 35-36-37, pp. 395-398.
11 Van der Marck MA. *et al.*, « On evidence-based medicine », *Lancet*, 2017, 390, pp. 2244-2245.
12 Katzan IL. *et al.*, « Use of tissue-type plasminogen activator for ischemic stroke : the Cleveland area experience », *JAMA*, 2000, 283, pp. 1151-1158.
13 Wahlgren N. *et al.*, « Thrombolysis with alteplase for acute ischaemic stroke in the Safe Implementation of Thrombolysis in Stroke-Monitoring Study (SITS-MOST) : an observational study », *Lancet*, 2007, 369, pp. 275-282.
14 Kaptchuk, TJ, *et al.*, « Placebo effects in medicine », *N. Eng. J. Med.*, 2015, 373, pp. 8-9.
15 Canguilhem G., *Le normal et le pathologique*, Paris, PUF, 1966, pp. 122-123.
16 Ho PR. *et al.*, « Risk of natalizumab-associated progressive multifocal leukoencephalopathy in patients with multiple sclerosis : a retrospective analysis of data from four clinical studies », *Lancet Neurol.*, 2017, 16, pp. 925-933.
17 L'essai a inclus trente-quatre malades ayant une embolie pulmonaire diagnostiquée sur des critères cliniques, de sévérité et d'ancienneté variable. Il existait un groupe contrôle ne recevant pas d'anticoagulant mais il n'y a pas eu de randomisation. Les anticoagulants étaient administrés à doses fixes sans la surveillance biologique et l'ajustement des posologies actuellement en vigueur. La survenue de cinq décès dans le groupe non traité a fait conclure à l'efficacité du traitement. Barritt DW, *et al.*, « Anticoagulant drugs in the treatment of pulmonary embolism - A controlled trial », *Lancet*, 1960, 1, pp. 1309-1312.
18 La méta-analyse de deux essais thérapeutiques aux résultats contradictoires montre une réduction non significative des décès sous traitement anticoagulant, mais l'expérience clinique accumulée a permis de valider leur usage. Bousser MG., « Cerebral venous thrombosis : nothing, heparin, or local thrombolysis ? », *Stroke*, 1999, 30, pp. 481-483. Bousser MG, Ross Russel R., *Cerebral Venous Thrombosis*, Londres, Saunders, 1997, pp. 145-153.
19 Canguilhem G., « Le statut épistémologique de la médecine », in *Etudes d'histoire et de philosophie des sciences concernant les vivants et la vie*, Paris, Librairie Philosophique J. Vrin, 2002, p. 423.
20 Matthys J., « On evidence-based medicine », *Lancet*, 2017, 390, p. 2245.
21 Camm AJ. *et al.*, « 2012 focused update of the ESC Guidelines for the management of atrial fibrillation », *European Heart Journal*, 2012, 33, pp. 2719-2747.
22 Les anticoagulants oraux directs se prescrivent à posologie fixe, sans contrôle sanguin. Ils ne sont pas plus efficaces que les antivitamines K mais moins dangereux : le risque d'hémorragie intracrânienne est réduit de moitié et la mortalité de 10%. En juillet 2014, le groupe de travail de la HAS traitant de « la prévention des événements vasculaires après infarctus cérébral » a laissé le choix du traitement au prescripteur, selon le contexte clinique et biologique. Cette recommandation a été annulée en février 2015 par la Commission de Transparence qui a placé les antivitamines K devant les anticoagulants oraux directs, à rebours de la littérature scientifique. Ce n'est qu'en juin 2018 que la HAS a positionné les deux classes médicamenteuses au même niveau. Haute Autorité de Santé, *Prévention vasculaire après un infarctus cérébral ou un accident ischémique transitoire,* Synthèse de la Recommandation de Bonne Pratique, juillet 2014. Mise à jour février 2015.
23 Pinsky PF. *et al.*, « Prostate cancer screening - a perspective on the current state of the evidence », *N. Eng. J. Med.* 2017, 376, p. 1285-1289.

24 Dans un texte de trente et une pages, dédié à la prise en charge de la maladie de Lyme et des autres affections transmises par les tiques, six sont consacrées au diagnostic et au traitement par antibiotiques d'une « symptomatologie/syndrome persistant(e) polymorphe après une possible piqûre de tique (SPPT) » dont la dénomination démontre l'absence de spécificité. Ces recommandations ont été dénoncées par dix-neuf sociétés savantes dans un texte de juin 2019 appuyé sur la littérature scientifique, qui définit clairement ce qu'est la maladie de Lyme et ce qu'elle n'est pas. Haute Autorité de Santé, *Borréliose de Lyme et autres maladies vectorielles à tiques (MVT),* Recommandations de Bonne Pratique, juin 2018, Gocko X, *et al.,* « Borreliose de Lyme et autres maladies vectorielles à tiques. Recommandations des sociétés savantes françaises », *Med. Mal. Inf.* 2019, 49, pp. 293-317.
25 Mesnard J., « Une vision populationnelle de l'utilisation des statines », *In* Corvol P. (dir.), *La prévention du risque en médecine : d'une approche populationnelle à une approche personnalisée*, Paris, Collège de France, 2012.
26 Djulbegovic B, *et al.,* « Progress in evidence-based medicine : a quarter century on », *Lancet,* 2017, 390, pp. 415-423.
27 Renfro LA. *et al.,* « Statistical controversies in clinical research : basket trials, umbrella trials, and other master protocols : a review and examples », *Ann. Oncol.,* 2017, 28, pp. 34-43.
28 Bhatt DL. *et al.,* « Adaptive designs for clinical trials », *N. Engl. J. Med.* 2016, 375, pp. 65-74.
29 Bassler D. *et al.,* « Stopping randomized trials early for benefit and estimation of treatment effects systematic - Review and meta-regression analysis », *JAMA,* 2010, 303, pp. 1180-1187.
30 Hong KS. *et al.,* « Declining stroke and vascular event recurrence rates in secondary prevention trials over the past 50 years and consequences for current trial design », *Circulation,* 2011, 123, pp. 2111-2119.
31 Ferreira-González I. *et al.,* « Problems with use of composite end points in cardiovascular trials : systematic review of randomised controlled trials », *BMJ,* 2007, 334, p. 786. doi:10.1136/bmj.39136.682083.AE.
32 Tan NS. *et al.,* « Temporal trends in use of composite end points in major cardiovascular randomized clinical trials in prominent medical journals », *Circ. Cardiovasc. Qual. Outcomes,* 2017, 10, e003753.
33 Rascol O. *et al.,* « A five-years study of the incidence of dyskinesia in patients with early Parkinson's disease who were treated with ropinirole or levodopa », *N. Eng. J. Med.,* 2000, 342, pp. 1484-1491.
34 ANAES, Fédération Française de Neurologie, *Conférence de consensus, La Maladie de Parkinson : critères diagnostiques et thérapeutiques,* 3 mars 2000.
35 Corvol JC. *et al.,* « Longitudinal analysis of impulse control disorders in Parkinson disease », *Neurology,* 2018, 91, pp. 189-201.
36 Bothwell LE. *et al.,* « Assessing the gold standard - Lessons from the history of RCTs », *N. Eng. J. Med.,* 2016, 374, pp. 2175-2181.
37 Guyatt GH. *et al.,* « User' guides to the medical littérature II - How to use an article about therapy or prevention B - What were the results and will they help me in caring for my patients ? », *JAMA,* 1994, 271, pp. 59-63.
38 The ACCORD Study Group, « Long-term effects of intensive glucose lowering on cardiovascular outcomes », *N. Engl. J. Med.,* 201, 364, pp. 818-828.
39 Le premier auteur d'un article prônant l'adoption de critères radiologiques et biologiques pour évaluer la réponse au traitement dans la sclérose en plaques a déclaré des conflits d'intérêt avec 14 sociétés pharmaceutiques, le second auteur avec sept, alors que les deux derniers auteurs étaient employés par un laboratoire commercialisant un des traitements les

plus actifs de la maladie. L'année suivante, le même auteur a repris une argumentation similaire en faveur d'une évaluation radiologique de la maladie dans une revue concurrente. Cette fois il n'a déclaré que 10 conflits d'intérêt, deux autres co-auteurs sept et quatre respectivement. Le dernier auteur était l'employé d'un autre laboratoire pharmaceutique, commercialisant un des médicaments les plus puissants parmi ceux disponibles. La collusion est évidente : proposer de mesurer l'efficacité thérapeutique non seulement sur des éléments cliniques mais sur des critères d'imagerie exigeants pousse à l'escalade thérapeutique et favorise la prescription des traitements les plus actifs, donc ceux des laboratoires en question. Giovannoni G. *et al.*, « "No evident disease activity" : the use of combined assessments in the management of patients with multiple sclerosis », *Multiple Sclerosis Journal,* 2017, 23, pp. 1179-1187. Giovannoni G. *et al.*, « A brief history of NEDA », *Multiple Sclerosis and Related Disorders,* 2018, 20, pp. 228-230.

40 Van Persijn van Meerten EL, *et al.*, « RECIST revised: implications for the radiologist. A review article on the modified RECIST guideline », *Eur. Radiol.*, 2010, 20, pp. 1456-1467.

41 Korn RL. *et al.*, « Overview : progression-free survival as an endpoint in clinical trials with solid tumors », *Clin. Cancer. Res.*, 2013, 19, pp. 2607-2612.

42 Kemp R. *et al.*, « Surrogate endpoints in oncology : when are they acceptable for regulatory and clinical decisions, and are they currently overused ? », *BMC Medicine,* 2017, 15:134 DOI 10.1186/s12916-017-0902-9.

43 Prasad V. *et al.*, « The strength of association between surrogate end points and survival in oncology - A systematic review of trial-level meta-analyses », *JAMA Intern. Med.*, 2015, 175, pp. 1389-1398.

44 Booth CM. *et al.*, « Progression-free survival : meaningful or simply measurable ? », *J. Clin. Oncol.*, 2012, 30, pp. 1030-1033.

45 Prasad V., « Do cancer drugs improve survival or quality of life ? You don't need to know, according to our broken regulatory system », *BMJ,* 2017, 359, j4528.

46 Borchmann P, *et al.*, « PET-guided treatment in patients with advanced-stage Hodgkin's lymphoma (HD18) : final results of an open-label, international, randomised phase 3 trial by the German Hodgkin Study Group », *Lancet,* 2017, 390, pp. 2792-2802. Coles CE. *et al.*, « Partial-breast radiotherapy after breast conservation surgery for patients with early breast cancer (UK IMPORT LOW Trial) », *Lancet,* 2017, 390, pp. 1048-1060. Sparano JA. *et al.*, « Adjuvant chemotherapy guided by a 21-gene expression assay in breast cancer », *N. Eng. J. Med.* 2018, 379, pp. 111-21.

47 Démontrer qu'un traitement n'est pas inférieur à un autre nécessite que l'investigateur fixe la différence maximale d'efficacité par rapport au traitement de référence. Un écart plus élevé conduit à rejeter l'hypothèse de non infériorité. Ces essais sont également utilisés quand un nouveau traitement a une meilleure tolérance que le traitement de référence, comme les anticoagulants directs, dont le risque hémorragique est moindre que celui des antivitamines K. Piaggio G. *et al.*, « Reporting of noninferiority and equivalence randomized trials. An extension of the CONSORT statement », *JAMA,* 2006, 295, pp. 1152-1160.

48 Maraldo MV., « Continued conundrum of PET-CT and Hodgkin's lymphoma », *Lancet,* 2017, 390, pp. 2744-2745. Jagsi R., « Early -stage breast cancer : falling risks and emerging options », *Lancet,* 2017, 390, pp. 1010-1012. Stearns V., « TAILORing adjuvant systemic therapy for breast cancer », *N. Eng. J. Med.*, 2018, 379, pp. 191-192.

49 PD MED Collaborative Group, « Long term effectiveness of dopamine agonists and monoamine oxidase B inhibitors compared with levodopa as initial treatment for Parkinson's disease (PD MED) : a large, open label, pragmatic randomised trial », *Lancet,* 2014, 384, pp. 1196-1205.

50 Gabbani C., « L'individu comme facteur de connaissance médicale », In Fantini B., Lambrichs L. (dir.), *Histoire de la pensée médicale contemporaine,* Paris, Seuil, 2014, p. 175.
51 Canguilhem G., *op. cit.,* p. 419.
52 Dumesnil J., *Art médical et normalisation du soin*, Paris, PUF, 2009. p. 56.
53 Gabbani C., *op. cit.,* p. 176
54 Gabbani C., *op. cit.,* p. 180
55 Dumesnil J., *op. cit.,* pp. 54-55.
56 Illich I., « Ne nous laisser pas succomber au diagnostic mais délivrez-nous des maux de la santé », in *La perte des sens*, Paris, Fayard, 2004, p. 333.
57 Illich I., « Surveiller son regard à l'âge du show », in *La perte des sens*, Paris, Fayard, 2004, p. 201.

Le mythe de la prévention

1 Tran Phong E. *et al., Médecins* 2017, n° 49, p. 17.
2 Dozon JP., « Quatre modèles de prévention », in Dozon Jean-Pierre, Fassin D. (dir.), *Critique de la santé publique : une approche anthropologique*, Paris, Balland, 2001, p. 25.
3 Mourgues JM., *Médecins* 2017, n° 49, p. 17.
4 Lombrail P., *Médecins* 2017, n° 49, p. 19.
5 Illich I., « Némésis médicale », in *Œuvres complètes,* vol. 1, Paris, Fayard, 2003, pp. 596-604.
6 Link BG, *et al.,* « McKeown and the idea that social conditions are fundamental causes of disease », *Am. J. Public Health,* 2002, 92, PP. 730-732.
7 Colgrove J., « The McKeown thesis : a historical controversy and its enduring influence », *Am. J. Public Health,* 2002, 92, pp. 725-729.
8 Singer M. *et al.,* « Syndemics ant the biosocial conception of health », *Lancet,* 2017, 389, pp. 941-950.
9 Leridon H., « La prévention dans la transition épidémiologique », in Corvol P. (dir.), *La prévention du risque en médecine : d'une approche populationnelle à une approche personnalisée,* Paris, Collège de France, 2012.
10 ONSIR - Soes, mémento des transports, Evolution comparée de la mortalité et de la circulation routière en métropole entre 1952 et 2016.
11 Observatoire national Interministériel de la sécurité routière - Accidentalité routière 2018 - résultats définitifs.
12 ONSIR 9 juillet 2019, Bilan à 12 mois de la mesure d'abaissement de la vitesse maximale autorisée à 80km/h sur le réseau bidirectionnel.
13 Illich I., « Energie et équité », in *Œuvres complètes,* vol. 1, Paris, Fayard, 2003, p. 405
14 GBD 2015 Tobacco Collaborators, « Smoking prevalence and attributable disease burden in 195 countries and territories, 1990–2015 : a systematic analysis from the Global Burden of Disease Study 2015 », *Lancet,* 2017, 389, pp. 1885-1906.
15 Mackay DF. *et al.,* « Meta-analysis of the effect of comprehensive smoke-free legislation on acute coronary events », *Heart,* 2010, 96, pp. 1525-1530.
16 Dozon JP., *op. cit.,* p. 33.
17 Perrreti-Watel P, Moatti JP., *Le principe de prévention*, Paris, Seuil, 2009, pp. 30-31.
18 Srabanek P., *La fin de la médecine à visage humain*, Paris, Odile Jacob, 1995, p. 125.
19 Bourdillon F., « Alcool et réduction des risques », *Bull. Epidémiol. Hebd.* 2019, 5-6, pp. 88-89.
20 Dozon JP., *op. cit.,* pp. 38-9.

21 GBD 2016 Causes of Death Collaborators, « Global, regional, and national age-sex specific mortality for 264 causes of death, 1980–2016 : a systematic analysis for the Global Burden of Disease Study 2016 », *Lancet,* 2017, 390, pp. 1151-1210.
22 Antona D, *et al.,* Epidémiologie de la rougeole en France en 2017, Actualisation des données au 12/02/2018, Santé Publique France, pp. 1-11.
23 Wallinga J. *et al.,* « A measles epidemic threshold in a highly vaccinated population », *PLoS Medicine,* 2005, 2, pp. 1152-1157.
24 Sansonetti P., « Vaccination de masse et vaccination personnalisée. Quel paradigme vaccinal pour le XXIème siècle ? », in Corvol P. (dir.), *La prévention du risque en médecine : d'une approche populationnelle à une approche personnalisée*, Paris, Collège de France, 2012.
25 WHO Epidata, 2019, n° 1.
26 Cousins S., « Measles : a global resurgence », *Lancet,* 2019, 19, pp. 361-362.
27 Aux trois vaccins obligatoires contre la diphtérie, le tétanos et la poliomyélite s'ajoutent les huit vaccins recommandés, dirigés contre l'haemophilus influenza B (bactérie provoquant des pneumopathies et des méningites), la coqueluche, l'hépatite B, la rougeole, les oreillons, la rubéole, le méningocoque C (bactérie provoquant des méningites), le pneumocoque (bactérie provoquant des pneumopathies et des méningites).
28 Roussey M., « Enjeux de la vaccination en population pédiatrique », *La lettre du Neurologue,* 2015, 19, pp. 198-203.
29 Gougeon ML., « Mécanismes et principes de la vaccination, danger d'une surtimulation vaccinale ? », *La lettre du Neurologue,* 2015, 19, pp. 193-197.
30 Canguilhem G., « Le statut épistémologique de la médecine », in *Etudes d'histoire et de philosophie des sciences concernant le vivant et la vie*, Paris, Librairie Philosophique J. Vrin, 2015, pp. 421-422.
31 A partir des courbes de mortalité de quelques pays et de l'analyse des principales causes de décès, la théorie décrit trois périodes historiques successives : l'âge de la pestilence et des famines ; l'âge de recul des pandémies ; l'âge des maladies dégénératives et engendrées par l'homme. Ses limites ont rapidement été reconnues : les trois âges ne se succèdent pas systématiquement, la coexistence d'une mortalité infectieuse et vasculaire élevée ayant été observée dans de nombreux pays dits « en voie de développement ». Bien qu'elle ait été conçue par un démographe pour expliquer l'augmentation de la population et qu'elle ne décrive pas l'épidémiologie des maladies, la théorie a servi d'argument aux décideurs pour justifier les réorganisations du système de santé. Ainsi, le « Projet Régional de Santé de l'ARS Ile-de-France » de 2012 avance que « le vieillissement de la population et la hausse de la prévalence des maladies chroniques sont aujourd'hui les deux lignes de force d'une période de transition épidémiologique qui impose de faire évoluer en profondeur l'organisation de notre système de santé. Cette évolution nécessite des prises en charge beaucoup plus complexes que lorsqu'il s'agit de répondre à une demande de soins aigus (…) Face à l'augmentation des maladies chroniques, nous devons absolument investir dans la prévention et la promotion de la santé ». La complexité des filières d'urgences est niée, l'intrication entre maladies chroniques et aiguës négligée. Au contraire, la confusion entre maladies chroniques et prévention est complète. Omran AR., « The epidemiologic transition : a theory of the epidemiology of population change », *The Milbank Memorial Fund Quarterly,* 1971, 49, pp. 509-538. Santosa A. *et al.,* « The development and experience of epidemiological transition theory over four decades : a systematic review », *Glob. Health Action,* 2014, 7, p. 23574.
32 Perreti-Watel P, Moatti JP., *Le principe de prévention*, Paris, Seuil 2009, p. 18.
33 Skrabanek P. *La fin de la médecine à visage humain*, Paris, Odile Jacob, 1995, p. 33.

34 O'Donnel MJ, *et al.* Global and regional eff ects of potentially modifiable risk factors associated with acute stroke in 32 countries (INTERSTROKE): a case-control study. *Lancet* 2016 ; 38 8: 761-75.
35 Perreti-Watel P, Moatti JP., *op. cit.,* p. 12.
36 Ménard J., « L'annonce en médecine », in Grimaldi A, Caillé Y, Pierru F, Tabuteau D. (dir.), *Les Maladies Chroniques*, Paris, Odile Jacob, 2017, p. 401.
37 Whelton PK. *et al.,* « 2017 Guidelines for the prevention, detection, evaluation, and management of high blood pressure in adults : executive summary : a Report of the American College of Cardiology/American Heart Association Task Force on Clinical Practice Guidelines », *Circulation,* 2018, 138, pp. e426–e483.
38 Corvol P., « La prévention du risque en médecine - Une introduction », in Corvol P. (dir.), *La prévention du risque en médecine : d'une approche populationnelle à une approche personnalisée*, Paris, Collège de France, 2012.
39 Canguilhem G., *Le normal et le pathologique*, Paris, PUF, 1966, p. 125.
40 Beevers G. *et al.,* « Blood pressure measurement - Part I », *BMJ,* 2001, 322, pp. 981-985.
41 Parati G. *et al.,* « Moving beyond office blood pressure to achieve a personalized and more precise hypertension management - Which way to go ? » *Hypertension,* 2017, 70, pp. e20-e31.
42 Canguilhem G., *op. cit.*, p. 155.
43 Ioannidis JPA., « Diagnosis and treatment of hypertension in the 2017 ACC/AHA Guidelines and in the real world », *JAMA,* 2017, 319, pp. 115-116.
44 Yusuf S. *et al.,* « Effects of an angiotensin-converting-enzyme inhibitor, ramipril, on cardiovascular events in high-risk patients », *N. Engl. J. Med.,* 2000, 342, pp. 145-153. Cushman WC. *et al.,* « Effects of intensive blood-pressure control in type 2 diabetes mellitus », *N. Engl. J. Med.,* 2010, 362, pp. 1575-1585. The SPS3 Study Group, « SPS3 Blood-pressure targets in patients with recent lacunar stroke : the SPS3 randomised trial », *Lancet,* 2013, 382, pp. 507-515. The SPRINT Research Group, « A randomized trial of intensive versus standard blood-pressure control », *N. Eng. J. Med.,* 2015, 373, pp. 2103-2316. Lonn EM. *et al.,* « Blood-pressure lowering in intermediate-risk persons without cardiovascular disease », *N. Eng. J. Med.,* 2016, 374, pp. 2009-2020.
45 L'essai SPRINT sur lequel sont fondées les recommandations américaines pour définir l'hypertension artérielle par des chiffres supérieurs à 130/80 mm Hg a montré une baisse de 0,5% des événements vasculaires sur trois ans, ce qui signifie que pour en éviter un, il faut traiter 200 personnes pendant trois ans.
46 Herrett E. *et al.,* « Eligibility and subsequent burden of cardiovascular disease of four strategies for blood pressure-lowering treatment : a retrospective cohort study », *Lancet,* 2019, 394, pp. 663-671.
47 Kahan T., « Strategies to identify patients for antihypertensive treatment », *Lancet,* 2019, 394, pp. 615-617.
48 Skrabanek P., *op. cit.,* pp. 77-107.
49 Guy-Grand B. *et al.*, « Obésité », in *Traité de Médecine,* t. II, Godeau P. (dir.), Paris, Flammarion, 1981, pp. 1851-1852.
50 Ménard J., « Une vision populationnelle de l'utilisation des statines », in Corvol P. (dir.), *La prévention du risque en médecine : d'une approche populationnelle à une approche personnalisée*, Paris, Collège de France 2012.
51 Ménard J., *op. cit.*, p. 404.
52 Bradford Hill A., « The environment and disease : association or causation ? », *Proc. Royal Soc. Med.,* 1965, 296, pp. 7-12.

53 GBD 2016 Risk Factors Collaborators, « Global, regional, and national comparative risk assessment of 84 behavioural, environmental and occupational, and metabolic risks or clusters of risks, 1990–2016 : a systematic analysis for the Global Burden of Disease Study 2016 », *Lancet,* 2017, 390, pp. 1345-1422.
54 Lovelock CE. *et al.,* « Change in incidence and aetiology of intracerebral haemorrhage in Oxfordshire, UK, between 1981 and 2006 : a population-based study », *Lancet Neurol.,* 2007, 6, pp. 487-493.
55 Rose G., « Sick individuals and sick populations », *Int. J. Epidemiol.,* 1985, 14, pp. 32-38.
56 Graudal NA. *et al.,* « Effects of low sodium diet versus high sodium diet on blood pressure, renin, aldosterone, catecholamines, cholesterol, and triglyceride », *Cochrane Database of Systematic Reviews,* 2017, Issue 4, CD004022.
57 Snidermann AD *et al.,* « Sick individuals and sick populations by Geoffrey Rose : cardiovascular prevention updated », *J. Am. Heart Assoc.* 2018, 7, e010049.
58 Benjamin EJ. *et al.,* « Heart disease and stroke statistics -2017 Update. A report from the American Heart Association », *Circulation,* 2017, 135, pp. e146-e603.
59 Law M., « Le concept de *polypill »,* in Corvol P. (dir.), *La prévention du risque en médecine : d'une approche populationnelle à une approche personnalisée,* Paris, Collège de France, 2012.
60 Cholesterol Treatment Trialists' Collaboration, « Efficacy and safety of statin therapy in older people : a meta-analysis of individual participant data from 28 randomised controlled trials », *Lancet,* 2019, 393, pp. 407-415.
61 Zheng S. *et al.,* « Association of aspirin use for primary prevention with cardiovascular events and bleeding events. A systematic review and meta-analysis », *JAMA,* 2019, 321, pp. 277-287.
62 Sotos-Prieto M. *et al.,* « Association of changes in diet quality with total and cause-specific mortality », *N. Eng. J. Med.,* 2017, 377, pp. 143-153.
63 Comparé à une alimentation carnée, un régime végétarien est associé à un moindre risque de cardiopathie ischémique -mais non d'infarctus du myocarde- et à une augmentation du risque d'hémorragie cérébrale. Tong TYN. *et al.,* « Risks of ischaemic heart disease and stroke in meat eaters, fish eaters, and vegetarians over 18 years of follow-up : results from the prospective EPIC-Oxford study », *BMJ,* 2019, 366, l4897.
64 Schwob M., « L'homme gras », in *Cœur double*, Paris, Gallimard, 1934, pp. 133-135.
65 Le risque d'infarctus du myocarde est maximal chez les personnes ayant présenté un premier infarctus. En 1998, une étude finlandaise a montré un risque équivalent chez les diabétiques. Ce résultat, confirmé par certaine études mais non par toutes, est depuis âprement discuté. Le concept « de risque équivalent » a conduit à étendre les explorations et les traitements validés chez les coronariens à tous les diabétiques. Haffner SM. *et al.,* « Mortality from coronary heart disease in subjects with type 2 diabetes and in nondiabetic subjects with and without prior myocardial infarction », *N. Engl. J. Med.* 1998, 339, pp. 229-234. Howard BV. *et al.,* « Coronary heart disease risk equivalence in diabetes depends on concomitant risk factors », *Diabetes Care,* 2006, 29, pp. 391-397. Schramm TK. *et al.,* « Diabetes patients requiring glucose-lowering therapy and nondiabetics with a prior myocardial infarction carry the same cardiovascular risk », *Circulation,* 2008, 117, pp. 1945-54.
66 Coccheri S., « Use and misuse of aspirin in primary cardiovascular prevention », *Clinical Medicine Insights : Cardiology,* 2017, 11, pp. 1-4.
67 Skrabanek P., *op. cit.,* p. 34.
68 « Monstre à tête et poitrail de lion, ventre de chèvre et queue de dragon », la chimère est pour nous « un fantasme, une illusion, un mirage, un rêve, un songe, une utopie, une vision ».

Rey-Debove J. Rey A . (dir.), *Dictionnaire de la langue française, le petit Robert,* Paris, Ediitons le Robert, 2003, p. 425.

69 Il est significatif que le concept de chirurgie métabolique soit mis en avant par la Sécurité sociale : les économies réalisées dans le traitement au long cours du diabète pourraient justifier le coût immédiat de la chirurgie. Cnamts, *Améliorer la qualité du système de santé et maîtriser les dépenses* - Propositions de l'Assurance Maladie pour 2016, p. 20.

70 Haute Autorité de Santé, *Obésité : prise en charge chirurgicale chez l'adulte - Interventions initiales - Réinterventions* - Recommandations de bonne pratique, Janvier 2009.

71 Juhasz-Pocsine K. *et al.,* « Neurologic complications of gastric bypass surgery for morbid obesity », *Neurology,* 2007, 68, pp. 1843-1850.

72 Puzziferri N. *et al.,* « Long-term follow-up after bariatric surgery - A systematic review », *JAMA,* 2014, 312, pp. 934-942.

73 Conceição EM. *et al.,* « Eating disorders and problematic eating behaviours before and after bariatric surgery : characterization, assessment and association with treatment outcomes », *Eur. Eat. Disorders Rev.,* 2015, 23, pp. 417-425.

74 Courcoulas A., « Who, why, and how ? Suicide and harmful behaviors after bariatric surgery », *Ann. Surg.,* 2017, 265, pp. 253-254.

75 Haute Autorité de Santé, *Chirurgie de l'obésité : des progrès à faire pour garantir la réussite de chaque opération,* Communiqué de presse, 10 octobre 2016.

76 Cnamts, *op. cit.,* p. 21.

77 Il s'agit de l'endoscopie digestive, du bilan des maladies associées et d'une évaluation psychologique. Haute Autorité de Santé, *Résultats des indicateurs pour l'amélioration de la qualité et de la sécurité des soins, Chirurgie de l'obésité chez l'adulte : prise en charge préopératoire minimale,* Campagne 2017 - Données 2016.

78 Oussaada SM. *et al.,* « The pathogenesis of obesity », *Metabolism Clinical and Experimental,* 2019, 92, pp. 26-36.

79 Entre 10 et 30% des obèses n'ont ni diabète ni hypertension artérielle. Leur risque vasculaire est équivalent à celui des personnes de poids normal. Blüher M. « Are metabolically healthy obese individuals really healthy ? », *European J. Endoc.,* 2014, 171, pp. 209-219.

80 Mohapatra S. *et al.,* « Malnutrition in obesity before and after bariatric surgery ? », *Disease-a-Month,* https://doi.org/10.1016/j.disamonth.2019.06.008.

81 Lean MEJ. *et al.,* « Durability of a primary care-led weight-management intervention for remission of type 2 diabetes : 2-year results of the DiRECT open-label, cluster-randomised trial », *Lancet Diabetes Endocrinol.,* 2019, 7, pp. 344-355.

82 Parmi les personnes ayant subi une intervention de chirurgie bariatique, 16% bénéficient de la CMU contre 7% de la population de même âge. Cnamts, *op. cit.,* page 22.

83 Basdevant A., « La prévention de l'obésité : réflexion d'un clinicien », in Grimaldi A, Caillé Y, Pierru F, Tabuteau D. (dir.), *Les Maladies Chroniques*, Paris, Odile Jacob, 2017, Pages 576-587.

84 Philippe E., in Priorité prévention - Rester en bonne santé tout au long de sa vie, octobre 2018, p. 3.

85 Twig G. *et al.,* « Body-mass index in 2.3 million adolescents and cardiovascular death in adulthood », *N. Eng. J. Med.,* 2016, 374, pp. 2430-2440.

86 Priorité prévention - Rester en bonne santé tout au long de sa vie, octobre 2018, p. 12.

87 *Ibid.,* p. 29.

88 Santé Publique France, Prévention et promotion de la santé - Repères théoriques et pratiques pour les actions du service sanitaire des étudiants en santé, septembre 2018, p. 24.

89 *Ibid.*, p. 25.
90 *Ibid.*, p. 26.
91 Wilkinson R. Marmot M. (dir.), *Les déterminants sociaux de la santé : les faits*, 2ème ed., Bibliothèque de l'Organisation Mondiale de la Santé, 2004, p. 10.
92 *Ibid.*, pp. 18-29.
93 Marmot M. *et al.*, « Social determinants and non-communicable diseases : time for integrated action », *BMJ,* 2019, 364, l251.
94 Lecoffre C. *et al.*, « Mortalité cardio-neuro-vasculaire et désavantage social en France en 2011 », *Bull. Epidémiol. Hebd.*, 2016, 20-21, pp. 352-358.
95 Link BG. *et al.*, « McKeown and the idea that social conditions are fundamental causes of disease », *Am. J. Public Health,* 2002, 92, pp. 730-732.
96 Marshall I. *et al.*, « The effects of socioeconomic status on stroke risk and outcomes », *Lancet Neurol.*, 2015, 14, pp. 1206-1218.
97 Wilkinson R. Marmot M. (dir.), *op.cit.*, pp. 10-11.
98 Santé Publique France, *op. cit.*, p. 8.
99 Wardle J. *et al.*, « Effects of evidence-based strategies to reduce the socioeconomic gradient of uptake in the English NHS Bowel Cancer Screening Programme (ASCEND) : four cluster randomised controlled trials », *Lancet* 2016, 387, pp. 751-759.
100 Essink-Bot ML. *et al.*, « Equal access to colorectal cancer screening », *Lancet,* 2016, 387, pp. 724-726.
101 Cependant, même si la réduction *proportionnelle* de décès ou de maladies n'est pas plus grande dans les catégories défavorisées de la population et que les différences d'espérance de vie persistent, la réduction du *nombre* de décès ou de maladies est plus importante que dans les catégories favorisées. Mackenbach JP. *et al.*, « Changes in mortality inequalities over two decades : register based study of European countries », *BMJ,* 2016, 353, i1732.
102 Tudor Hart J., « The inverse care law », *Lancet*, 1971, 1 , 405-412.
103 Fassin D., *Faire de la Santé Publique*, Rennes, Presses de l'EHESP, 2008, p. 33.
104 Buzyn A., in Priorité prévention - Rester en bonne santé tout au long de sa vie, octobre 2018, p. 4.
105 Le Pen C., « Prévention de masse versus prévention à la carte - Le point de vue de l'économiste », in Corvol P. (dir.), *La prévention du risque en médecine : d'une approche populationnelle à une approche personnalisée,* Paris, Collège de France, 2012.
106 Les maladies chroniques, ouvrage où il est également beaucoup question de prévention, commence par cette phrase : « Vingt millions de français sont atteints aujourd'hui d'une maladie chronique », un chiffre qui donne le vertige.
107 Canguilhem G., *op. cit.*, p. 200.
108 Sherman RE. *et al.*, « Real-world evidence - What is it and what can it tell us ? », *N. Eng. J. Med.* 2016, 375, pp. 2293-2297.
109 Skrabanek P., *op. cit.* , p. 153.
110 Canguilhem G., « Puissance et limites de la rationalité en médecine », in *Etudes d'histoire et de philosophie des sciences concernant la vie et le vivant*, Paris, Librairie Philosophique J. Vrin, 2015 p. 403.
111 Skrabanek P., *op. cit.* , p. 183.
112 Postel-Vinay N., « Autosoins et raisonnement informatisé : vers un nouvel usage des normes », in Corvol P. (dir.), *La prévention du risque en médecine : d'une approche populationnelle à une approche personnalisée*, Paris, Collège de France, 2012.
113 Denolle T. *et al.*, « Le nécessaire tournant organisationnel de la France dans les maladies hypertensives », *Presse Med.*, 2018, 47, pp. 839-841.

114 Perrine AL. *et al.*, « L'hypertension artérielle en France : prévalence, traitement et contrôle en 2015 et évolution depuis 2006 », *Bull. Epidémiol. Hebd.*, 2018, 10, pp. 170-179.

Le mythe du progrès

1 Rey A. (dir.), *Dictionnaire historique de la langue française,* 5ème éd., Paris, Le Robert, 2019, pp. 2951-2952.
2 Bellamy FX., *Demeure*, Paris, Grasset et Fasquelle, 2018, pp. 96-100.
3 Khün T., *La structure des révolutions scientifiques,* Paris, Flammarion, 2008, p. 46.
4 *Ibid.,* p. 82.
5 *Ibid.,* p. 115.
6 Le Tourneau C., in *Les progrès de la génétique : vers une médecine de précision ? Les enjeux scientifiques, technologiques, sociaux et éthiques de la médecine personnalisée,* Rapport de l'Office Parlementaire d'Evaluation des Choix Scientifiques et Technologiques, 22 janvier 2014.
7 Ellul J., *Le système technicien,* Paris, Le Cherche Midi, 2012, page 57.
8 *Ibid.,* p. 289.
9 Löwy I., « Essais cliniques des thérapies nouvelles : une approche historique », *Médecine/sciences,* 1998, 14, pp. 122-1227.
10 Kay A. *et al.,* « Randomized controlled trials in the era of molecular oncology : methodology, biomarkers, and end points », *Ann. Oncol.,* 2012 , 23, pp. 1646-1651.
11 Rasmussen K. *et al.,* « Collaboration between academics and industry in clinical trials : cross sectional study of publications and survey of lead academic authors », *BMJ,* 2018, 363, k3654.
12 En trente ans, aucun essai n'a démontré qu'un antiplaquettaire avait un meilleur rapport bénéfice-risque que l'aspirine dans la prévention des récidives d'infarctus cérébral. Hass WK. *et al.,* « A randomised trial comparing ticlopidine hydrochoride with aspirin for the prevention of stroke in high-risk patients », *N. Eng. J. Med.,* 1989, 321, pp. 501-507. Gorelick PB, *et al.,* « Aspirine and ticlopidine for prevention of recurrent stroke in black patients. A randomized trial », *JAMA,* 2003, 289, pp. 2947-2957. CAPRIE Steering Committee, « A randomised, blinded, trial of clopidogrel versus aspirin in patients at risk of ischaemic events (CAPRIE) », *Lancet,* 1996, 348, pp. 1329-1339. Topol E. *et al.,* « Randomized, double-blind, placebo-controlled, international trial of the oral IIb/IIIa antagonist lotrafiban in coronary and cerebrovascular disease », *Circulation,* 2003, 108, pp. 399-406. Costa J. *et al.,* « Triflusal for preventing serious vascular events in people at high risk », *Cochrane Database Syst. Rev.* 2005, CD004296. Bousser MG. *et al.,* « Terutroban versus aspirin in patients with cerebral ischaemic events (PERFORM) : a randomised, double-blind, parallel-group trial », *Lancet,* 2011, 377, pp. 2013-2022. Claiborne Johnston S. *et al.,* « Ticagrelor versus aspirin in acute stroke or transient ischemic attack », *N. Eng. J. Med.,* 2016, 375, pp. 35-43. Hill MD. *et al.,* « The uncertain role for phosphodiesterase inhibitors in stroke prevention », *Lancet Neurol.,* 2019, 18, pp. 515-517.
13 Grupke S. *et al.,* « Understanding history, and not repeating it - Neuroprotection for acute ischemic stroke : from review to preview », *Clinical Neurology and Neurosurgery,* 2015, 129, pp. 1-9.
14 Chez des personnes sans antécédent vasculaire, la prescription de statine réduit les infarctus du myocarde, les AVC et les décès de cause vasculaire de moitié ; mais le risque d'événement est si faible (0,85% par an) qu'il faut traiter 120 personnes pour éviter un

événement à deux ans. Ridker PM. *et al.,* « Rosuvastatin to prevent vascular events in men and women with elevated C-Reactive Protein », *N. Eng. J. Med.,* 2008, 359, pp. 2195-2207.
15 Bodenheimer T., « Clinical investigators and the pharmaceutical industry », *N. Eng. J. Med.,* 2000, 342, pp. 1539-1544.
16 Mettre l'accent sur la « confluence » ou les « liens » d'intérêt existant entre médecins et industriels déplace le problème qui est celui des intérêts contradictoires, nécessairement conflictuels, auxquels une personne est soumise. Quelles que puissent être la qualité des études menées et l'apport des médicaments étudiés, quand bien même le médecin est des plus compétents, l'existence d'intérêt personnels est à l'origine de biais cognitifs en faveur du traitement. Cappola AR. *et al.,* « Confluence, not conflict of interest - Name change necessary », *JAMA,* 2015, 314, pp. 1791-1792.
17 Schafer A. *et al.,* « Apprendre à ne pas faire le jeu de l'industrie pharmaceutique : prendre conscience des conflits d'intérêt », in *Comprendre la promotion pharmaceutique et y répondre,* Organisation Mondiale de la Santé et Action Internationale pour la Santé, 2009. p. 110.
18 Goyal M. *et al.,* « Endovascular thrombectomy after large-vessel ischaemic stroke : a meta-analysis of individual patient data from five randomised trials », *Lancet,* 2016, 387, pp. 1723-1731.
19 Nogueira RG. *et al.,* « Thrombectomy 6 to 24 hours after stroke with a mismatch between deficit and infarct », *N. Engl. J. Med.,* 2018, 378, pp. 11-21.
20 Turc G. *et al.,* « European Stroke Organisation (ESO) - European Society for Minimally Invasive Neurological Therapy (ESMINT) Guidelines on mechanical thrombectomy in acute ischemic stroke », *J. NeuroIntervent. Surg.,* 2019, 11, pp. 535-538.
21 Duffin J., « Les avancées médicales au XXème siècle et le prix Nobel », in Fantini B. et Lambrichs L. (dir.), *Histoire de la pensée médicale contemporaine,* Paris, Seuil, 2014, p. 134.
22 Marshall BJ. *et al.,* « Unindentified curved bacilli in the stomach of patients with gastritis and peptic ulceration », *Lancet,* 1984, II, pp. 1311-5.
23 Hellström W., « This year's Nobel Prize to gastroenterology : Robin Warren and Barry Marshall awarded for their discovery of Helicobacter pylori as pathogen in the gastrointestinal tract », *World J. Gastroenterol.,* 2006, 19, pp. 3126-3127.
24 Le Tourneau C., in *Les progrès de la génétique : vers une médecine de précision ? Les enjeux scientifiques, technologiques, sociaux et éthiques de la médecine personnalisée,* Rapport de l'Office Parlementaire d'Evaluation des Choix Scientifiques et Technologiques, 22 janvier 2014.
25 Buzyn A., in *Les progrès de la génétique : vers une médecine de précision ? Les enjeux scientifiques, technologiques, sociaux et éthiques de la médecine personnalisée,* Rapport de l'Office Parlementaire d'Evaluation des Choix Scientifiques et Technologiques, 22 janvier 2014.
26 Hirsch FR. *et al.,* « Lung cancer : current therapies and new targeted treatments », *Lancet,* 2017, 389, pp. 299-311.
27 Jamal-Hanjani M. *et al.,* « Tracking the evolution of non-small-cell lung cancer », *N. Eng. J. Med.,* 2017, 376, pp. 2109-2111.
28 Popper HH., « Commentary on tumor heterogeneity », *Transl. Lung Cancer Res.,* 2016, 5, pp. 433-435.
29 Tannock IF. *et al.,* « Limits to personalized cancer medicine », *N. Eng. J. Med.,* 2016, 375, pp. 1289-1294.
30 Seror V., « Perspective économique sur les traitements ciblés », *Médecine/sciences,* 2014, 30, hors série n° 2, pp. 32-5.

31 Hunter DJ., « Uncertainty in the era of precision medicine », *N. Eng. J. Med.,* 2016,; 375, pp. 711-713.
32 Un essai de thérapie ciblée fondé sur la présence d'une mutation partagée par des tumeurs issues d'organes différents s'est avéré négatif, confirmant la faillite du réductionnisme biologique. Le Tourneau C. *et al.,* « Molecularly targeted therapy based on tumour molecular profiling versus conventional therapy for advanced cancer (SHIVA) : a multicentre, open-label, proof-of-concept, randomised, controlled phase 2 trial », *Lancet Oncol.,* 2015, 16, pp. 1324-34. Renfro LA. *et al.,* « Statistical controversies in clinical research : basket trials, umbrella trials, and other master protocols : a review and examples », *Ann. Oncol.,* 2017, 28, pp. 34-43.
33 *Les progrès de la génétique : vers une médecine de précision ? Les enjeux scientifiques, technologiques, sociaux et éthiques de la médecine personnalisée,* Rapport de l'Office Parlementaire d'Evaluation des Choix Scientifiques et Technologiques, 22 janvier 2014.
34 « Quel est le conte de fée ? On présume d'une meilleure efficacité de ces produits (...) de leur meilleure tolérance (...) On présume éviter grâce à eux de prescrire des traitements inutiles (...) et (…) d'imposer un certain nombre d'effets indésirables, superfétatoires, à des patients (…) Enfin (…) on arrive (…) et c'est l'élément essentiel du conte de fée, à un coût diminué pour la solidarité nationale ». Bouvenot J., in *Les progrès de la génétique : vers une médecine de précision ? Les enjeux scientifiques, technologiques, sociaux et éthiques de la médecine personnalisée,* Rapport de l'Office Parlementaire d'Evaluation des Choix Scientifiques et Technologiques, 22 janvier 2014.
35 Davis C. *et al.,* « Availability of evidence of benefits on overall survival and quality of life of cancer drugs approved by European Medicines Agency : retrospective cohort study of drug approvals 2009-13 », *BMJ,* 2017, 359, j4530.
36 Pease AM. *et al.,* « Postapproval studies of drugs initially approved by the FDA on the basis of limited evidence : systematic review », *BMJ,* 2017, 357, j1680.
37 Cohen D., « Cancer drugs: high price, uncertain value », *BMJ,* 2017, 359, j4543.
38 Hayes DF., « Bevacizumab treatment for solid tumors. Boon or bust ? », *JAMA,* 2011, 305, pp. 506-508.
39 La prescription du bevacizumab augmente de 37% le risque d'accident vasculaire et d'autant plus que la dose prescrite est élevée. Totzeck M. *et al.,* « Cardiovascular adverse events in patients with cancer treated with bevacizumab : a meta-analysis of more than 20 000 patients », *J. Am. Heart Assoc.* 2017, 6, e006278.
40 Ranpura V. *et al.,* « Treatment-related mortality with bevacizumab in cancer patients - A meta-analysis », *JAMA,* 2011, 305, pp. 487-494.
41 D'Agostino RB., « Changing end points in breast-cancer drug approval - The Avastin story », *N. Eng. J. Med.* 2011, e5, pp. 1-3.
42 Le coût de certains médicaments est si élevé qu'il ne peut être inclus dans le tarif du séjour hospitalier. Ces médicaments sont inscrits sur une liste régulièrement réévaluée et sont remboursés à l'euro près, « en sus » du séjour. Les anticancéreux expliquent plus de la moitié des dépenses de cette liste (1,5 milliard d'euros en 2013), dont 70% sont dues aux thérapies ciblées et biothérapies. INCa, *Situation de la chimiothérapie des cancers en 2014,* Collection Etats des lieux et des connaissances, 2015, pp. 21-23.
43 INCa, *Le prix des médicaments anticancéreux,* Collection Etats des lieux et des connaissances, mai 2017, p. 14.
44 La Commission de Transparence a rendu ses avis sur le bevacizumab (Avastin°) entre avril et juillet 2016. L'amélioration du service médical rendu est de niveau V pour le cancer bronchique, le cancer du rein et le cancer du sein ; de niveau IV pour le cancer du col de

l'utérus, le cancer de l'ovaire et certains cancers coliques. Un niveau V signifie que le médicament ne renforce pas l'arsenal thérapeutique et ne sera pas remboursé, un niveau IV une amélioration mineure qui ouvre droit au remboursement. Même si le médicament est remboursé, l'avis mentionne des risques d'effets secondaires touchant le système vasculaire ou liés à la maladie : perforations digestives pour les cancers du côlon et de l'ovaire, fistules entre le tube digestif et le vagin pour les cancers du col de l'utérus.

45 INCa, *op. cit* , p. 5.

46 INCa, Les cancers en France en 2015, L'essentiel des faits et des chiffres, p. 9.

47 INCa, *op. cit.,* p. 11.

48 Jain RK. *et al.,* « Phase I oncology studies : evidence that in the era of targeted therapies patients on lower doses do not fare worse », *Clin. Cancer Res.* 2010, 16, pp. 1289-1297.

49 Editorial, « Minimalism in oncology », *Lancet Oncology,* 2018, 19, p. 579.

50 Tao D. *et al.,* « Choice of control group in randomised trials of cancer medicine : are we testing trivialities ? », *Lancet,* 2018, 19, pp. 1151-1152.

51 L'augmentation d'activité du chirurgien, de l'équipe chirurgicale et de l'hôpital, incluant la réanimation pour les interventions lourdes, est associée à une moindre mortalité péri-opératoire. Pieper D. *et al.,* « State of evidence on the relationship between high-volume hospitals and outcomes in surgery : a systematic review of systematic reviews », *J. Am. Coll. Surg.* 2013, 216, pp. 1015-1025. Morche J. *et al.,* « Relationship between surgeon volume and outcomes : a systematic review of systematic reviews », *Systematic Reviews,* 2016, 5, 204. DOI 10.1186/s13643-016-0376-4.

52 L'activité minimale annuelle est fixée à trente interventions pour la chirurgie des cancers du sein, digestifs, urologiques et thoraciques ; à vingt pour les cancers d'origine gynécologique, ORL et maxillo-faciale. Arrêté du 29 mars 2007 fixant les seuils d'activité minimale annuelle applicables à l'activité de soins de traitement du cancer. NOR : SANH0721406A.

53 Haute Autorité de Santé, *Évaluation 2016 des médicaments Alzheimer - Intérêt médical insuffisant,* article mis en ligne le 14 février 2017.

54 Kaduszkiewicz H. *et al.,* « Cholinesterase inhibitors for patients with Alzheimer's disease : systematic review of randomised clinical trials », *BMJ,* 2005, 331, pp. 321-327.

55 Mesulam MM., « Cholinergic circuitry of the human nucleus basalis and its fate in Alzheimer's disease », *J. Comp. Neurol.,* 2013, 521, pp. 4124-4144.

56 Cummings JL. *et al.,* « Alzheimer's disease drug-development pipeline : few candidates, frequent failures », *Alzheimer's Research and Therapy,* 2014, 6, 37.

57 Gold M., « Phase II clinical trials of anti-amyloid β antibodies : When is enough, enough ? », *Alzheimer's & Dementia : Translational Research & Clinical Interventions,* 2017, 3, pp. 402-409.

58 Schneider L., « Alzheimer's disease and other dementias : update on research », *Lancet,* 2016, 16, pp. 4-5. Knopman DS., « Lowering of amyloid-beta by β-secretase inhibitors - some informative failures », *N. Eng. J. Med.,*2019, 380, pp. 1476-1478.

59 Fotuhi M. *et al.,* « Changing perspectives regarding late-life dementia », *Nat. Rev. Neurol.,* 2009, 5, pp. 321-327.

60 Rabinovici GD. *et al.,* « Multiple comorbid neuropathologies in the setting of Alzheimer's disease neuropathology and implications for drug development », *Alzheimer's & Dementia : Translational Research & Clinical Interventions,* 2017, 3, pp. 83-91.

61 Mendez MF., « Early-onset Alzheimer disease », *Neurol. Clin.,* 2017, 35, pp. 263-281.

62 Knopmann DS. *et al.,* « A brief history of « Alzheimer disease ». Multiple meanings separated by a common name », *Neurology,* 2019, 92, pp. 1-7.

63 Attems J. *et al.*, « Quantitative neuropathological assessment to investigate cerebral multimorbidity », *Alzheimer's Research & Therapy*, 2014, 6, p. 85.
64 Les baisses sévères d'oxygénation, de glycémie et, de pression artérielle sont responsables de troubles cognitifs, d'où l'importance d'un suivi rigoureux des personnes atteintes d'apnées du sommeil et d'insuffisance respiratoire, d'hypertension artérielle et de diabète. Whitmer RA. *et al.*, « Hypoglycemic episodes and risk of dementia in older patients with type 2 diabetes mellitus », *JAMA,* 2009, 301, pp. 1565-1572. Yaffe K. *et al.*, « Sleep-disordered breathing, hypoxia, and risk of mild cognitive impairment and dementia in older women », *JAMA,* 2011, 306, pp. 613-619. Rawlings AM. *et al.*, « Association of orthostatic hypotension with incident dementia, stroke, and cognitive decline », *Neurology,* 91, pp. e759–e768.
65 Pendlebury SL. *et al.*, « Prevalence, incidence, and factors associated with pre-stroke and post-stroke dementia : a systematic review and meta-analysis », *Lancet Neurol.,* 2009, 8, pp. 1006-1018.
66 Sen A. *et al.*, « Cognition and dementia in older patients with epilepsy », *Brain,* 2018, 141, pp. 1592-1608.
67 Pandharipande PP. *et al.*, « Long-term cognitive impairment after critical illness », *N. Eng. J. Med.,* 2013, 369, pp. 1306-1316. Xie Z. *et al.*, « Preoperative cerebrospinal fluid b-Amyloid/Tau ratio and postoperative delirium », *Ann. Clin. Transl. Neurol.,* 2014, 1, pp. 319-328. Fong TG. *et al.*, « The interface of delirum and dementia in older persons », *Lancet Neurol.,* 2015, 14, pp. 823-832. Peavy GM, *et al.*, « The influence of chronic stress on dementia-related diagnostic change in older adults », *Alzheimer Dis. Assoc. Disord.,* 2012, 26, pp. 260-266.
68 Livingston G. *et al.*, « Dementia prevention, intervention, and care », *Lancet,* 2017, 390, pp. 2673-2734.
69 La comorbidité est définie par Alvan Feinstein en 1970 comme une maladie antécédente ou apparue ultérieurement, qui influence le cours évolutif de la maladie étudiée. Piccirillo JF. *et al.*, « Clinical symptoms and comorbidity : significance for the prognostic classification of cancer », *Cancer,* 1996, 77, pp. 834-842.
70 Sweeney MD. *et al.*, « Vascular dysfunction - the disregarded partner of Alzheimer's disease », *Alzheimer's Dement.,* 2019, 15, pp. 158-67.
71 Jack CR Jr. *et al.*, « NIAA-Research Framework : Toward a biological definition of Alzheimer's disease », *Alzheimer's Dement.,* 2018, 14, pp. 535-62.
72 L'intérêt d'une approche globale des processus pathologiques est illustré par l'exemple d'une lésion traumatique de la moelle épinière, qui entraîne des lésions secondaires du cerveau (atrophie), des muscles (atrophie et changement d'élasticité des fibres musculaires), des os (ostéoporose), etc. Un traitement visant à régénérer les fibres nerveuses lésées de la moelle épinière n'aura qu'une efficacité partielle et un impact clinique limité. Freund P. *et al.*, « Embodied neurology : an integrative framework for neurological disorders », *Brain,* 2016, 139, pp. 1855-1861.
73 EClipSE Collaborative Members, « Education, the brain and dementia : neuroprotection or compensation ? », *Brain,* 2010, 133, pp. 2210-2216.
74 Goldstein K., *La structure de l'organisme,* Paris, Gallimard 1983, p. 99.
75 *Ibid.,* p. 88.
76 Bouvy JC. *et al.*, « Epidemiology of adverse drug reactions in Europe : a review of recent observational studies », *Drug Saf.,* 2015, 38, pp. 437-453.
77 D'emploi plus simple que leurs concurrents plus anciens, les anticoagulants oraux directs ont permis d'accroître le nombre de malades traités pour fibrillation auriculaire et de réduire de moitié le risque d'embolie cérébrale dans la population. Mais l'augmentation du nombre de

malades traités favorise la survenue d'hémorragies graves ; au final, la diminution des hospitalisations est modérée. Forslund T. *et al.*, « Improved stroke prevention in atrial fibrillation after the introduction of non-vitamin K antagonist oral anticoagulants - The Stockholm experience », *Stroke,* 2018, 49, pp. 2122-2128.

78 *Enquête nationale de prévalence des infections nosocomiales et des traitements anti-infectieux en établissement de santé*, France, mai-juin 2012.

79 Brownlee S. *et al.*, « Right care 1 Evidence for overuse of medical services around the world », *Lancet,* 2017, 390, pp. 156-68.

80 Illich I., *Némésis médicale*, in Œuvres complètes, tome 1, Paris, Fayard, 2003.

81 Haute Autorité de Santé, *Principes généraux et conseils de prescription des antibiotiques en premier recours*, Rapport d'élaboration, février 2014, p. 5.

82 Agence nationale de sécurité du médicament et des produits de santé, *État des lieux de la consommation des benzodiazépines en France,* rapport avril 2017, p. 5.

83 *Ibid.*, p. 13.

84 *Ibid.*, p. 25.

85 *Ibid.*, p. 37.

86 Canguilhem G., *Le normal et le pathologique,* Paris, PUF, 1966, pp. 124-125.

87 Berlinguer G. « Les systèmes de santé : l'économie politique de la santé au XXème siècle », in Fantini B et Lambrichs L. (dir.), *Histoire de la pensée médicale contemporaine,* Paris, Seuil 2014, p. 314.

88 Ankeny RA., « Maladie et santé : concepts et représentations », in Fantini B, Lambrichs L. (dir.), *Histoire de la pensée médicale contemporaine*, Paris, Seuil, 2014, p. 20.

89 De Quincey T., *Confessions d'un mangeur d'opium anglais,* Paris, Gallimard,1990, p. 107.

90 *Ibid.*, p. 108.

91 *Ibid.*, p. 134.

92 Woollf SH. *et al.*, « Failing health of the United States - The role of challenging life conditions and the policies behind them », *BMJ,* 2018, 360, k496.

93 Keyhani S. *et al.*, « Common reasons that asymptomatic patients who are 65 years and older receive carotid imaging », *JAMA Intern. Med.*, 2016, 176, pp. 626-633.

94 Mas JL., « Sténoses carotides : chirurgie, stenting ou traitement médical ? », *Pratique Neurologique – FMC,* 2017, 8, pp. 50-55.

95 Bengalore S. *et al.*, « Evidence-based management of stable ischemic heart disease. Challenges and confusion », *JAMA,* 2015, 314, pp. 1917-1918.

96 Ohman EM., « Chronic stable angina », *N. Eng. J. Med.*, 2016, 374, pp. 1167-1176.

97 Ozake O. *et al.*, « Post-truth era and cardiology : after ORBITA, before CABANA », *Indian Heart Journal,* 2018, 70, pp. 439-442.

98 Dernier d'une longue série, l'essai ISCHEMIA ne montre aucun bénéfice de l'angioplastie-stent des artères coronaires dans l'angor stable, malgré l'inclusion de plus de cinq mille malades rigoureusement sélectionnés et évalués. Qu'un nombre aussi élevé de participants n'ait pas permis de conclure en faveur d'un traitement censé améliorer la vie quotidienne et la survie des malades devrait mettre fin à la controverse, ce d'autant que si une définition plus stricte de l'infarctus du myocarde est adoptée, les résultats sont en faveur du traitement médical. Maron DJ. *et al.*, « Initial invasive or conservative strategy for stable coronary disease », *N. Eng. J. Med.*, 2020, 382, pp. 1395-1407.

99 Pour que l'évaluation clinique soit faite en double aveugle, le cardiologue et le malade ignorent tous deux si la procédure endo-vasculaire a été effectuée ou non ; le malade est endormi sur la table de coronarographie et la randomisation effectuée ensuite. Seul le

cardiologue interventionnel sait si le traitement est effectué ou non. Dans ces conditions, la pose de stent n'apporte aucun bénéfice. Al-Lamee R. *et al.*, « Percutaneous coronary intervention in stable angina (ORBITA) : a double-blind, randomised controlled trial », *Lancet,* 2018, 391, pp. 31-40.

100 Editorial, « Gaining control : placebos in surgery trials », *Lancet,* 2020, 395, p. 756.

101 Haute Autorité en Santé, *Utilisation des endoprothèses (stents) coronaires en France en 2014 : étude à partir des données du SNIIRAM,* rapport d'études, juin 2016.

102 Illich I., « Histoire des besoins », in *La perte des sens*, Paris, Fayard, 2004, p. 103

103 Illich I., « Némésis Médicale », in *Œuvres Complètes*, vol. 1, Fayard 2003, p. 593.

104 Illich I., « Histoire des besoins », in *La perte des sens*, Paris, Fayard, 2004, p. 99.

105 Illich I., « Némésis médicale, in *Œuvres Complètes,* vol. 1, Paris, Fayard , 2003, p. 711.

106 Glasziou P. *et al.*, « Evidence for underuse of effective medical services around the world », *Lancet,* 2017, 390, pp. 169-177.

107 Langhorne P. *et al.*, « Do stroke units save lives ? », *Lancet,* 1993, 342, pp. 395-398. Stroke Unit Trialists' Collaboration, « Collaborative systematic review of the randomised trials of organised inpatient (stroke unit) care after stroke », *BMJ,* 1997, 314, pp. 1151-1159.

108 Stroke Unit Trialists' Collaboration, « Organised inpatient (stroke unit) care for stroke », *Cochrane Database of Systematic Reviews,* 2013, Issue 9, Art. No : CD000197.

109 Haute Autorité de Santé, *Résultats des indicateurs pour l'amélioration de la qualité et la sécurité des soins - Prise en charge initiale de l'accident vasculaire cérébral,* Campagne 2017 - Données 2016.

110 De Peretti C. *et al.*, « Disparités régionales de prise en charge hospitalière des accidents vasculaires cérébraux en 2015 », *Etudes et Résultats,* mai 2017 : 1-5.

111 Lecoffre C. *et al.*, « L'accident vasculaire cérébral en France : patients hospitalisés pour AVC en 2014 et évolutions 2008-14 », *Bull. Epidémiol. Hebd.*, 2017, 5, pp. 84-94.

112 Bejot Y. *et al.*, « Epidemiology of stroke and transient ischemic attacks : current knowledge and perspectives », *Rev. Neurol.,* 2016, 172, pp. 59-68.

113 Jacquin A. *et al.*, « Épidémiologie des accidents vasculaires cérébraux du sujet âgé : « "*The silver tsunami*" », *Rev. Prat.,* 2012, 62, pp. 1221-1224.

114 Vahedi K. *et al.*, « Early decompressive surgery in malignant infarction of the middle cerebral artery : a pooled analysis of three randomised controlled trials », *Lancet Neurol.,* 2007, 6, pp. 215-222.

115 Prijent P., *La lettre d'ALIS*, 2018, 30, p. 7.

116 Morens C., *La lettre d'ALIS*, 2018, 30, p. 6.

117 Canguilhem G., *op cit.,* p. 168.

118 Ricoeur P., « La différence entre le normal et le pathologique comme source de respect », cité par Bottero A., *Neurospychiatrie : Tendances et Débats,* 2001, 13, pp. 9-12.

119 Bruno MA. *et al.*, « Le *locked-in syndrome* : la conscience emmurée », *Rev. Neurol.,* 2008, 164, pp. 322-335.

120 La qualité de vie est plus que la capacité à faire face à la maladie et à assurer les besoins quotidiens. Elle repose sur un nouvel équilibre entre le corps, l'esprit et la spiritualité, obtenu non pas malgré le handicap mais grâce à lui. Le paradoxe est que le handicap donne un nouveau sens à la vie et permet l'épanouissement de la personne, à condition que celle-ci bénéficie de la compréhension de son entourage et du soutien de la société, comme l'illustre *a contrario* la souffrance et l'inadaptation des personnes atteintes d'un handicap invisible et peu compréhensible : douleurs chroniques, fatigue, troubles cognitifs. La méconnaissance des aspects émotionnels, spirituels et sociaux du handicap aggrave leur isolement. Albrecht GL. *et*

al., « The disability paradox : high quality of life against all odds », *Social Science & Medicine,* 1999, 48, pp. 977-988.
121 Plum F, Posner JB., *Diagnostic de la stupeur et des comas,* Paris, Masson, 1983, p. 174.
122 Dumas A., *Le comte de Monte-Christo,* t. II, Le Livre de Poche, 1964, p. 302.
123 Ricoeur P., « Accompagner jusqu'à la mort », *Esprit,* mars-avril 2006, pp. 316-320.
124 Circulaire N° DHOS/O2/2008/99 du 25 mars 2008 relative à l'organisation des soins palliatifs.
125 Parikh RB. *et al.,* « Early specialty palliative care - Translating data in oncology into practice », *N. Eng . J. Med.,* 2013, 369, pp. 2347-2351.
126 Quill TE. *et al.,* « Generalist plus specialist palliative care - Creating a more sustainable model », *N. Eng. J. Med.,* 2013, 368, pp. 1173-1175.
127 Les grossesses à risque sont concentrées sur les grandes maternités où sont disponibles en permanence l'obstétricien, la réanimation néonatale, la banque du sang et la réanimation adulte, voire la radiologie vasculaire interventionnelle. Kyser KL. *et al.,* « The association between hospital obstetrical volume and maternal postpartum complications », *Am. J. Obstet. Gynecol.,* 2012, 207, pp. e1–42.
128 Dudley RA. *et al.,* « Selective referral to high-volume hospitals. Estimating potentially avoidable deaths », *JAMA,* 2000, 283, pp. 1159-1166.
129 Ross JS. *et al.,* « Hospital volume and 30-day mortality for three common medical conditions », *N. Eng. J. Med.,* 2010, 362, pp. 1110-1118.
130 Pitches DW. *et al.,* « What is the empirical evidence that hospitals with higher-risk adjusted mortality rates provide poorer quality care? A systematic review of the literature », *BMC Health Services Research,* 2007, 7:91 doi:10.1186/1472-6963-7-91.
131 Illich I., « La convivialité », in *Œuvres complètes,* vol. 1. Paris, Fayard, pp. 459-466.
132 Hong KS. *et al.,* « Declining stroke and vascular event recurrence rates in secondary prevention trials over the past 50 years and consequences for current trial design », *Circulation,* 2011, 123, pp. 2111-2119.
133 Seruga B. *et al.,* « Absolute benefits of medical therapies in phase III clinical trials for breast and colorectal cancer », *Ann. Oncol.,* 2010, 21, pp . 1411-1418.
134 Stellmann JP. *et al.,* « Placebo cohorts in Phase-3 MS treatment trials-predictors for on-trial disease activity 1990-2010 based on a meta-analysis and individual case data », *PLOS One,* 2012, 7, e50347.
135 Kay A. *et al.,* « Randomized controlled trials in the era of molecular oncology : methodology, biomarkers, and end points », *Ann. Oncol.,* 2012, 23, pp. 1646-1651.
136 Tay-Teo K. *et al.,* « Comparison of sales income and research and development costs for FDA-approved cancer drugs sold by originator drug companies », *JAMA Netowork Open,* 2019, 2, e186875.
137 Le Galès C., « Pourquoi les médicaments sont-ils si chers ? », *Médecine/sciences,* 2018, 34, pp. 354-361.
138 Planel MP., « Les enjeux de la fixation des prix des médicaments innovants », *Journal international de bioéthique et d'éthique des sciences,* 2018, 29, pp. 15-33.
139 Luzzatto L. *et al.*, « Outrageous prices of orphan drugs : a call for collaboration », *Lancet,* 2018, 392, pp. 791-794.
140 Poltron D., *Rapport sur la réforme des modalités d'évaluation des médicaments,* Ministère de la Santé et des Affaires Sociales, novembre 2015, p. 48-49.
141 L'efficacité du traitement est mesurée par des paramètres simples (marche chronométrée, etc.) sans évaluation fonctionnelle ni du handicap. Le décalage est frappant entre la sophistication de la recherche fondamentale ayant permis la conception du médicament et

l'évaluation clinique limitée qui en est faite. Laforêt P., « Forme adulte de la maladie de Pompe : les leçons du Myozyme° », *Medecine/sciences,* 2019, 35, hors série 1, pp. 18-21.
142 Horlaar L. *et al.,* « Large variations in effects during 10 years of enzyme therapy in adults with Pompe disease », *Neurology,* 2019, 93, pp. e1756-e1767.
143 Marion S., « Journée française maladie de Pompe : une neuvième édition riche de promesses », *Cah. Myol.* 2019, 19, pp. 49-56.
144 « Les articles L. 5121-8 et L. 5121-9-1 ne font pas obstacle à l'utilisation, à titre exceptionnel, de certains médicaments, dans des indications thérapeutiques précises, destinés à traiter des maladies graves ou rares, en l'absence de traitement approprié, lorsque la mise en œuvre du traitement ne peut être différée ». Article L. 5121-12 du Code de la Santé Publique.
145 Poltron D., *op. cit.*, p. 38.
146 « Le laboratoire titulaire des droits d'exploitation d'un médicament bénéficiant d'une autorisation temporaire d'utilisation (…) déclare au comité économique des produits de santé le montant de l'indemnité maximale qu'il réclame aux établissements de santé pour le produit ». Article L. 162-16-5-1 du Code de la santé publique. Les médicaments bénéficiant d'une ATU sont pris en charge à 100%. Si pour l'année civile précédente, le montant moyen pris en charge par malade est supérieur à 10 000 euros, le laboratoire reverse à l'assurance maladie sous forme de remise la différence entre le chiffre d'affaires facturé aux établissements de santé et le montant de 10 000 euros multiplié par le nombre de malades traités. « Un plafonnement des indemnités à 10 000 euros par patient est donc fixé (Loi de Financement de la Sécurité Sociale 2017) ». Ministère de la santé et des solidarités. Autorisations temporaires d'utilisation – Mise à jour le 03 septembre 2020.
147 L'ATU de cohorte a été délivrée au vu de deux essais, bien qu'un seul se soit avéré positif et malgré le scepticisme de la communauté scientifique. Le Qizenday° a d'abord été prescrit par ATU nominative à 2781 malades (chiffres ANSM) puis le laboratoire Medday a obtenu une ATU de cohorte (ATUc) le premier juin 2016, effective le 18 juillet suivant. Il a déposé une demande d'AMM auprès de l'EMA le 28 juillet 2016. Le Comité des Médicaments à Usage Humain (CHMP) de l'EMA a émis trois réserves à cette demande : « Les données relatives à l'efficacité du médicament n'étaient pas suffisamment fiables (…) il subsistait des incertitudes concernant la sécurité du médicament (…) des informations supplémentaires étaient requises sur la manière dont le médicament était absorbé, modifié ou évacué par l'organisme ». En prévision du rejet probable de sa demande, « le 13 novembre 2017, Meddays Pharmaceuticals a officiellement notifié au CHMP son souhait de retirer sa demande d'autorisation de mise sur le marché pour Qizenday° ». L'ANSM a interrompu les inclusions dans l'ATUc le premier octobre 2018, mais maintenu que « le rapport global bénéfice/risque de Qizenday° reste inchangé et présumé positif dans l'indication de l'ATUc ». Le Journal officiel a publié le 19 février 2019 l'arrêté mettant un terme à l'ATUc à compter du 15 avril 2019. Les réserves de l'EMA étaient justifiées : les résultats négatifs d'un essai de phase III ont été annoncés en mars 2020 par l'industriel puis communiqués lors d'une webconférence. Un cas de myopathie sévère, réversible à l'arrêt du traitement, a été rapporté, démontrant que la prise de vitamines à fortes doses n'est pas dénuée de risque. Tourbah A. *et al.,* « MD 1003 (high-dose biotin) for the treatment of progressive multiple sclerosis : a randomised, double-blind, placebo-controlled trial », *Multiple Sclerosis Journal,* 2016, 22, pp. 1719-1731. Tourbah A. *et al.,* « MD 1003 (high-dose pharmaceutical-grade biotin) for the treatment of chronic visual loss related to optic neuritis in multiple sclerosis : a randomised, double-blind, placebo-controlled study », *CNS Drugs,* 2018, 32, pp. 661-672. Chataway J., « Biotin in progressive multiple sclerosis : a new lead ? », *Multiple Sclerosis Journal,* 2016, 22, pp. 1640-1641. « Retrait de de la demande d'autorisation de mise sur le marché pour Qizenday

(biotine) », EMA/821654/2017. *European Medicines Agency,* 15 décembre 2017. « MedDay reports top-line data from Phase III trial « SPI2 » for the treatment of progressive forms of multiple sclerosis », Paris, France, 10 mars 2020. Cree BAC. *et al.,* « Efficacy and safety results of the phase 3 SPI2 study of MD1003 (high dose pharmaceutical grade biotin) in progressive multiple sclerosis ». Abstract 02033, *EAN* 2020. Maillat E. *et al.,* « Severe transient myopathy in a progressive multiple sclerosis patient with high-dose biotin », *Neurology,* 2019, 92, pp. 1-3.

148 Le 26 avril 2016, une demande d'AMM a été déposée pour l'ocrelizumab auprès de l'EMA pour le traitement de la sclérose en plaques primaire progressive. Le 10 novembre 2017, l'AMM européenne a été acceptée. En France, l'ANSM a accordé une ATUc le 7 décembre 2017 et l'AMM a été délivrée 8 janvier 2018. Le 18 avril 2018, la Commission de Transparence de la HAS a adopté un « avis favorable à la prise en charge dans l'indication concernée » mais considéré que le médicament « n'apporte pas d'amélioration du service médical rendu », ce qui signifie qu'il ne sera pas remboursé dans cette indication. La prescription s'est donc arrêtée pour les malades traités en ATUc. Les contradictions du dispositif sont flagrantes : il est exigé que les indications soient validées par « un centre de référence » alors même que le médicament n'étant pas remboursé ne sera pas prescrit. La commission demande des « données observationnelles » supplémentaires, dont on ne voit pas en quoi elles pourraient modifier un avis fondé sur le seul essai randomisé réalisé. Montalban X. *et al.,* « Ocrelizumab versus placebo in primary progressive multiple sclerosis », *N. Eng. J. Med.,* 2017, 376, pp. 209-220. « New medicine for multiple sclerosis. Ocrevus is first medicine to receive positive opinion for treatment of patients with early stage of primary progressive multiple sclerosis », *European Medicine Agency,* EMA/741144/2017, 10 novembre 2017. Agence Nationale de Sécurité Sanitaire du Médicament, Protocole d'Utilisation Thérapeutique - ATU de cohorte ocrelizumab décembre 2017. Commission de la Transparence, -ocrelizumab-, Avis 11 juillet 2018.

149 Poltron D., *op. cit.,* p. 38-39.

150 Dans un rapport circonstancié sur « les efforts à poursuivre sur l'efficience de la prescription », l'Assurance Maladie en est réduite à constater le décalage entre les indications réglementaires et les effets d'un dispositif permissif… et son impuissance à le corriger. Cnamts, *Améliorer la qualité du système de santé et maîtriser les dépenses. Propositions de l'Assurance Maladie pour 2016*, pp. 82-84.

151 Poltron D., *op. cit.,* p. 87.

152 Munsat TL., « Workshop Report - International SMA Collaboration », *Neuromuscular Disorders,* 1991, 1, p. 81.

153 Dubowitz V., « Ramblings in the history of spinal muscular atrophy », *Neuromuscular Disorders,* 2009, 19, pp. 69-73.

154 Finkel RS. *et al.,* « Nusinersen versus sam control in infantile-onset spinal muscular atrophy », *N. Eng. J. Med.,* 2017, 377, pp. 1723-1732. Mercuri E. *et al.,* « Nusinersen versus sam control in late-onset spinal muscular atrophy », *N. Eng. J. Med.,* 2018, 378, pp. 625-635.

155 Butcher L., « Two new treatments for spinal muscular atrophy may be clinically effective, but are they cost-effective ? An independant watchdog agency does the math », *Neurology Today,* 18 avril 2019, pp. 26-29.

156 Mercuri E. *et al.,* « Nusinersen in adults with spinal muscular atrophy : new challenges », *Lancet Neurol.,* 2020, 19, pp. 283-284.

157 Hagenacker T. *et al.,*« Nusinersen in adults with 5q spinal muscular atrophy : a non-interventional, multicentre, observational cohort study », *Lancet Neurol.,* 2020, 19, pp. 317-25.

158 La scoliose consécutive à la maladie rend difficiles et douloureuses les ponctions lombaires nécessaires pour injecter le traitement. La réalisation d'interventions chirurgicales visant à améliorer ses conditions d'administration est responsable de complications infectieuses parfois fatales. Moshe-Lie O. *et al.*, « Nusinersen in adult patients with spinal muscular atrophy : observations from a single center », *Neurology,* 2020, 95, pp. e415-e416.
159 Mendell JR. *et al.*, « Single-dose gene-replacement therapy for spinal muscular atrophy », *N. Eng. J. Med.*, 2017, 377, pp. 1713-1722.
160 Noussenbaum G., « Maladies rares - Le coût de la vie », *Décisions et Stratégies Santé,* 2020, 321, pp. 8-14.
161 La thérapie génique « ex vivo » utilise des vecteurs viraux qui vont insérer leur ADN, auquel est associé le gène thérapeutique, dans les cellules souches hématopoïétiques de l'hôte, préalablement prélevées. Celles-ci seront alors amplifiées puis réinjectées au malade. La technique comporte un risque de mutagenèse : des leucémies ont été rapportées lors des premiers essais thérapeutiques. La thérapie génique « in vivo » transfère dans des cellules post-mitotiques (ne se multipliant plus) un fragment d'ADN qui ne s'intègre pas au génome de la cellule. Les vecteurs viraux utilisés conduisent au développement d'anticorps limitant leur efficacité et à des réactions inflammatoires sévères obligeant à des traitements immunomodulateurs. Les risques sont loin d'être maîtrisés, comme l'illustrent les complications du traitement de la myopathie myotubulaire. High K. *et al.*, « Gene therapy », *N. Eng. J. Med.,* 2019, 381, pp. 455-464. Wilson JM. *et al.*, « Moving forward after two deaths in a gene therapy trial of myotubular myopathy », *Human Gene Therapy,* 2020, 10, 1-2. DOI : 10. 1089/hum.2020.182.
162 Van der Ploeg AT., « The dilemna of two innovative therapies for spinal muscular atrophy », *N. Eng. J. Med.* 2017, 377, pp. 1786-1787.
163 Poltron D., *op. cit.*, p. 95.
164 Moatti JP., « Médecine personnalisée : chimère ou révolution ? », *Médecine/sciences,* 2014, 30, hors série n° 2, pp. 4-7.

L'évolution des maladies

1 Ezzati M. *et al.*, « The contributions of risk factor trends and medical care to cardiovascular mortality trends », *Nat. Rev. Cardiol.*, 2015, 12, pp. 508-530.
2 Goff Jr DC. *et al.*, « Birth cohort evidence of population influences on blood pressure in the United States, 1887-1994 », *Ann. Epidemiol.*, 2001, 11, pp. 271-279.
3 Ettehad D. *et al.*, « Blood pressure lowering for prevention of cardiovascular disease and death : a systematic review and meta-analysis », *Lancet,* 2016, 387, pp. 957-967.
4 Tunstall-Pedoe H. *et al.*, « Pattern of declining blood pressure across replicate population surveys of the WHO MONICA project, mid-1980s to mid-1990s, and the role of medication », *BMJ,* 2006, 332, pp. 629-635.
5 La baisse de la pression artérielle n'est pas universelle. Entre 1975 et 2015, le niveau de pression artérielle a augmenté en Asie du Sud-Est et en Afrique subsaharienne notamment. NCD Risk Factor Collaboration (NCD-RisC), « Worldwide trends in blood pressure from 1975 to 2015 : a pooled analysis of 1479 population-based measurement studies with 19·1 million participants », *Lancet,* 2017, 389, pp. 37-55.
6 Graudal NA. *et al.*, « Effects of low sodium diet versus high sodium diet on blood pressure, renin, aldosterone, catecholamines, cholesterol, and triglyceride (Review) », *Cochrane Database of Systematic Reviews,* 2017, 4, Art. No : CD004022.

7 NCD Risk Factor Collaboration, « Trends in adult body-mass index in 200 countries from 1975 to 2014 : a pooled analysis of 1698 population-based measurement studies with 19·2 million participants », *Lancet,* 2016, 387, pp. 1377-1396.
8 Benjamin EJ. *et al.,* « Heart disease and stroke statistics - 2017 Update, A Report From the American Heart Association », *Circulation,* 2017, 135, pp. e146-e603.
9 Capewell S. *et al.,* « Why have total cholesterol levels declined in most developed countries ? », *BMC Public Health,* 2011, 11, p. 641.
10 Ford ES. *et al.,* « Trends in total and low-density lipoprotein cholesterol among US adults : contributions of changes in dietary fat intake and use of cholesterol-lowering medications », *PLoS ONE,* 2013, 8, e65228.
11 Valsta LM. *et al.,* « Explaining the 25-year decline of serum cholesterol by dietary changes and use of lipid-lowering medication in Finland », *Public Health Nutr.,* 2010, 13, pp. 932-938.
12 Mensah GA. *et al.,* « Decline in cardiovascular mortality. Possible causes and implications », *Cir. Res.,* 2017, 120, pp. 366-380.
13 Aux Etats-Unis, entre 2002 et 2012, avant l'âge de 20 ans, l'accroissement du diabète de type 2, favorisé par l'obésité et la sédentarité, atteignait presque 5% par an. Mayer-Davis EJ. *et al.,* « Incidence trends of type 1 and type 2 diabetes among youths, 2002–2012 », *N. Eng. J. Med.,* 2017, 376, pp. 1419-1429.
14 Rawshani A. *et al.,* « Mortality and cardiovascular disease in type 1 and type 2 diabetes », *N. Eng. J. Med.* 2017, 376, pp. 1407-1418.
15 Welch HG. *et al.,* « Epidemiologic signatures in cancer », *N. Eng. J. Med.,* 2019, 381, pp. 1378-1386.
16 Hoffman RM., « Screening for prostate cancer », *N. Eng. J. Med.,* 2011, 365, pp. 2013-2019.
17 Pinsky PF. *et al.,* « Prostate cancer screening - A perspective on the current state of the evidence », *N. Eng. J. Med.,* 2017 ; 376 : 1285-9.
18 Myers ER. *et al.,* « Benefits and harms of breast cancer screening : a systematic review », *JAMA,* 2015, 314, pp. 1615-1634.
19 Autier P. *et al.,* « Breast cancer mortality in neighbouring European countries with different levels of screening but similar access to treatment : trend analysis of WHO mortality database », *BMJ,* 2011, 343, d4411.
20 INCa, Dépistage organisé du cancer du sein : éléments de commentaire sur une nouvelle étude évaluant son rôle dans la baisse de la mortalité, 3 août 2011.
21 Pornet C. *et al.,* « Influence de l'environnement socio-économique et de l'offre de soins sur la participation au programme de dépistage organisé du cancer du sein, Calvados (France), 2004-2006 », *Bull. Epidémiol. Hebd.,* 2012, 35-36-37, pp. 413-7.
22 INCa, Taux de participation au programme de dépistage organisé du cancer du sein 2015-2016, publié le 29 mars 2017.
23 Welch HG. *et al.,* « Income and cancer overdiagnosis - When too much care is harmful », *N. Eng. J. Med.,* 2017, 376, pp. 2208-2209.
24 Molinié F. *et al.,* « Incidence du cancer in situ et invasif du sein en France (1990-2008). Données des registres de cancers (réseau Francim) », *Bull. Epidémiol. Hebd.,* 2012, 35-36-37, pp. 395-398.
25 Welch HG. *et al.,* « Breast-cancer tumor size, overdiagnosis, and mammography screening effectiveness », *N. Eng. J. Med.,* 2016, 375, pp. 1438-1447.
26 Sox HC., « Screening for lung cancer with chest radiographs », *JAMA,* 2011, 306, pp. 1916-1918.

27 Zahl PH. *et al.*, « The natural history of invasive breast cancers detected by screening mammography », *Arch. Intern. Med.*, 2008, 168, pp. 2311-2316.
28 Lannin DR. *et al.*, « Are small breast cancers good because they are small or small because they are good ? », *N. Eng. J. Med.*, 2017, 376, pp. 2286-2291.
29 Croswell JM. *et al.*, « Principles of cancer screening : lessons from history and study design issues », *Semin. Oncol.*, 2010, 37 pp. 202-215.
30 Stoppat-Lyonnet D., in *Les progrès de la génétique : vers une médecine de précision ? Les enjeux scientifiques, technologiques, sociaux et éthiques de la médecine personnalisée,* Rapport de l'Office Parlementaire d'Evaluation des Choix Scientifiques et Technologiques, 22 janvier 2014.
31 Tainio K. *et al.*, « Clinical course of untreated cervical intraepithelial neoplasia grade 2 under active surveillance : systematic review and meta-analysis », *BMJ,* 2018, 360, k499.
32 Wilt TJ. *et al.*, « Follow-up of prostatectomy versus observation for early prostate cancer », *N. Eng. J. Med.*, 2017, 377, pp. 132-142.
33 Fridmann WH. *et al.*, « De la traversée du désert au prix Nobel de Physiologie et Médecine décernée à James Allison et Tasuku Honjo : la longue marche de l'immmunologie du cancer », *Médecine/sciences,* 2019, 35, pp. 367-373.
34 Canguilhem G., *Le normal et le pathologique,* Paris, PUF, 1966, p. 64.
35 Boe Lunde HM. *et al.*, « Survival and cause of death in multiple sclerosis : a 60-year longitudinal population study », *J. Neurol. Neurosurg. Psych.* 2017, 88, pp. 621-625. Koch-Henriksen N. *et al.*, « Excess mortality among patients with multiple sclerosis in Denmark has dropped significantly over the past six decades : a population based study », *J. Neurol. Neurosurg. Psych.*, 2017, 88, pp. 626-631. Burkill S. *et al.*, « Mortality trends for multiple sclerosis patients in Sweden from 1968 to 2012 », *Neurology,* 2017, 89, pp. 1-8.
36 Neuf études réalisées dans les pays occidentaux ont documenté une stabilisation du nombre de cas de démence (prévalence) dans la population. Cinq études ont montré une réduction des cas de démence apparaissant chaque année dans la population (incidence). Wu, Y.-T. *et al.*, « The changing prevalence and incidence of dementia over time - current evidence », *Nature Rev. Neurol.*, 2017, 13, pp. 327-339.
37 Stern Y., « Cognitive reserve in ageing and Alzheimer's disease », *Lancet Neurol.,* 2012, 11, pp. 1006-1012.
38 Barker DJ., « The origins of the developmental origins theory », *J. Intern. Med.,* 2007, 261, pp. 412-417.
39 Andersen LG. *et al.*, « Birth weight, childhood body mass index and risk of coronary heart disease in adults : combined historical cohort studies », *PLoS ONE,* 2010, 5, e14126. Osmond C. *et al.* « Infant growth and stroke in adult life - The Helsinki Birth Cohort Study », *Stroke,* 2007, 38, pp. 264-270.
40 Costa-Silva JH. *et al.*, « Developmental origins of cardiometabolic diseases : role of the maternal diet », *Frontiers in Physiology,* 2016, 7, 504 doi: 10.3389/fphys.2016.00504.
41 Stephenson J. *et al.*, « Preconception health 1. Before the beginning : nutrition and lifestyle in the preconception period and its importance for future health », *Lancet,* 2018, 391, pp. 1830-1841.
42 Hanson M. *et al.*, « Developmental origins of noncommunicable disease : population and public health implications », *Am. J. Clin. Nutr.*, 2011, 94, (suppl), pp. 1754S–8S.
43 Abus sexuels, verbaux ou physiques ; violences domestiques ; séparation des parents ; usage de substances illicites ; mauvaise santé mentale ou incarcération des parents : à partir de quatre facteurs, le risque de maladie chronique augmente après l'âge de 40 ans. En particulier, le risque d'AVC est multiplié par cinq. Bellis MA. *et al.*, « Measuring mortality and the

burden of adult disease associated with adverse childhood experiences in England : a national survey », *J. Pub. Health,* 2014, 37, pp. 445-454. Campbell JA. *et al.,* « Associations between adverse childhood experiences, high-risk behaviors, and morbidity in adulthood », *Am. J. Prev. Med.,* 2016, 50, pp. 344-352.
44 Su S. *et al.,* « The role of adverse childhood experiences in cardiovascular disease risk : a review with emphasis on plausible mechanisms », *Curr. Cardiol. Rep.,* 2015, 17, 88. doi:10.1007/s11886-015-0645-1.
45 Rosman L. *et al.,* « Post traumatic stress disorder and risk for stroke in young and middle-aged adults - A 13-year cohort study », *Stroke,* 2019, 50, pp. 2996-3003.
46 Grmek MD., « Préliminaires d'une étude historique des maladies », *Annales, Économies, Sociétés, Civilisations,* 1969, n° 6, 147383.
47 Genovese G. *et al.,* « Association of trypanolytic Apo L1 variants with kidney disease in African-Americans », *Science,* 2010, 329, pp. 841-845.
48 GBD 2016 Risk Factors Collaborators, « Global, regional, and national comparative risk assessment of 84 behavioural, environmental and occupational, and metabolic risks or clusters of risks, 1990–2016 : a systematic analysis for the Global Burden of Disease Study 2016 », *Lancet,* 2017, 390, pp. 1345-1422.
49 GBD 2015 Mortality and Causes of Death Collaborators, « Global, regional, and national life expectancy, all-cause mortality, and cause-specific mortality for 249 causes of death 1980–2015 : a systematic analysis for the Global Burden of Disease Study 2015 », *Lancet,* 2016, 388, pp. 1459-1544.
50 Santé Publique France, COVID-19 - Point épidémiologique hebdomadaire du 30 avril 2020, pp. 19-20.
51 Selon *l'hypothèse hygiéniste*, une moindre exposition aux infections dans la petite enfance favorise le développement des allergies : rhume des foins, asthme et eczéma. Une relation similaire avec certaines affections auto-immunes : maladies inflammatoires de l'intestin, diabète de type 1 et sclérose en plaques a été proposée. Il surviendrait des changements dans la flore bactérienne intestinale pendant l'enfance, dus à l'usage répété des antibiotiques et aux modifications du régime alimentaire. Des différences profondes dans sa composition existent en effet d'un pays à l'autre. Les modifications notées dans les pays industrialisés diminueraient la tolérance immunitaire aux antigènes externes et aux auto-antigènes. Strachan DP., « Hay fever, hygiene, and household size », *BMJ,* 1989, 299, pp. 1259-1260. Brown EM. *et al.,* « A fresh look at the hygiene hypothesis : How intestinal microbial exposure drives immune effector responses in atopic disease », *Sem. Immunol.,* 2013, 25, pp. 378-87.
52 Stringhini S. *et al.,* « Socioeconomic status and the 25 × 25 risk factors as determinants of premature mortality : a multicohort study and meta-analysis of 1·7 million men and women », *Lancet,* 2017, 389, pp. 1229-1237.
53 L'immunothérapie a transformé le pronostic du mélanome, des cancers bronchiques et des voies aériennes supérieures. Pourtant, elle expose au développement de maladies auto-immunes parfois sévères et pourrait entraîner une accélération de l'évolution tumorale chez une minorité de malades. Caux C. *et al.,* « Nouvelles perspectives dans l'immunothérapie des cancers », *Bull. Cancer,* 2018, 105, pp. S1-S2.
54 Weber JC., *La consultation,* Paris, PUF, 2017, pp. 32-33.
55 *Ibid.,* pp. 37-39.
56 Aristote., *Ethique à Nicomaque*, Paris, Garnier Flammarion, 2004, p. 65.
57 Weber JC. *op. cit.,* p. 37.
58 Ellul J., *Le système technicien,* Paris, Le Cherche Midi 2012, p. 89.

LE SYSTEME TOTALITAIRE

1 Rey-Debove I. et Rey A. (dir.), *Le nouveau petit Robert, Dictionnaire de la langue française*, Paris, Dictionnaires Le Robert, 2003, p. 2546.
2 Ricoeur P., « Les trois niveaux du jugement médical », *Esprit,* décembre 1996, pp. 21-33.

Le nouveau monde

1 « Le SROS s'est donné l'objectif d'une prise en charge systématique des patients atteints d'un AVC dans des établissements disposant d'une UNV ». Agence Régionale de Santé Ile-de-France, *Bilan Projet Régional de Santé Île-de-France 2013-2017 - Schéma Régional d'Organisation Sanitaire,* p. 25.
2 DGOS - Ministère de la Santé et des Sports, *Guide méthodologique pour l'élaboration du schéma régional d'organisation des soins (SROS-PRS),* p. 64.
3 Illich I., « La convivialité », in *Oeuvres Complètes,* vol. 1, Paris, Fayard, 2003, pp. 516-517.
4 Agence Régionale de Santé Ile-de-France, *Projet régional de santé 2018-22, Améliorons la santé des franciliens,* pp. 4-7.
5 Application du *pay for performance* anglais, ce dispositif rémunère les généralistes qui appliquent des recommandations préétablies par la Sécurité Sociale. Ainsi, pour prévenir des événements vasculaires, il était demandé de prescrire de l'aspirine aux diabétiques, alors qu'aucun essai n'a évalué son efficacité dans cette population et que son usage avant tout événement vasculaire n'est pas recommandé par la Société Européenne de Cardiologie. Depuis, les essais thérapeutiques ont démontré l'inefficacité de l'aspirine chez les sujets indemnes d'événement vasculaire, y compris les diabétiques. L'Assurance Maladie, *La rémunération sur objectifs de santé publique. Bilan à cinq ans et présentation du nouveau dispositif,* dossier de presse du 24 avril 2017. Piepoli M. *et al.,* « 2016 European Guidelines on cardiovascular disease prevention in clinical practice. The sixth Joint Task Force of the European Society of Cardiology and other societies on cardiovascular disease prevention in clinical practice », *European Heart Journal,* 2016, 37, pp. 2315-81. The ASCEND Study Collaborative Group, « Effect of aspirin for primary prevention in persons with diabetes mellitus », *N. Eng. J. Med.,* 2018, 379, pp. 1529-1539. Zheng SL. *et al.,* « Association of aspirin use for primary prevention with cardiovascular events and bleeding events. Review and meta-analysis », *JAMA,* 2019, 321, pp. 277-287. Raber I. *et al.,* « The rise and fall of aspirin in the primary prevention of cardiovascular disease », *Lancet,* 2019, 393, pp. 2155-2167.
6 DGOS Ministère de la Santé et des Sports 2011, *op. cit.,* p. 6.
7 DGOS Ministère de la Santé et des Sports 2011, *op. cit.,* p. 5.
8 « Le contrat de pôle définit le champ et les modalités d'une délégation de signature accordée au chef de pôle ». Décret n° 2010-656 du 11 juin 2010 relatif aux pôles d'activité clinique ou médico-technique dans les établissements de santé. Article R. 6146-8.
9 Belorgey N. *et al.,* « Une "consultocratie" hospitalière ? Les consultants, courtiers de la réforme du système de santé », *Presses de Sciences Po., « Les Tribunes de la santé »,* 2017, 55, pp. 45-57.

Organisation et contrôle de l'activité

1 MeAH, *La gestion des lits dans les hôpitaux et cliniques - Bonnes pratiques organisationnelles et retours d'expériences*, avril 2008. Depuis, la MeAH est devenue l'ANAP, Agence Nationale d'Aide à la Performance.
2 Belorgey N., *L'hôpital sous pression - Enquête sur le « nouveau management public »*, Paris, Editions La Découverte, 2010, p. 40.
3 MeAH, *op. cit.*, pp. 13-14.
4 MeAH, *op. cit.*, p. 19.
5 MeAH, *op. cit.*, p. 20.
6 Les comptes de résultats analytiques (CREA) mesurent les recettes et les dépenses des pôles d'activité et de leurs unités d'hospitalisation, dans l'objectif de les amener à augmenter leurs recettes (actes et séjours) ou réduire leurs dépenses (personnel et médicaments), et d'améliorer ainsi leur performance médico-économique. Pourtant les incertitudes statistiques et comptables des résultats, la déconnexion entre les tarifs et les coûts devraient en faire « des outils de savoir et non de prescription ». Moisdon JC., « Outils médico-économiques associés à la T2A. Quelle philosophie d'usage ? », *Revue hospitalière de France,* 2010, 536, pp. 36-9.
7 Signe du changement de valeur qui s'est opéré, le médecin hospitalier n'a plus à établir le pronostic du malade mais à prédire sa durée d'hospitalisation. MeAH, *op. cit.*, p. 115.
8 MeAH, *op. cit.*, p. 108.
9 Theissen A. *et al.*, « "Hôtels hospitaliers" : un pas de plus vers l'hospitalisation courte et la chirurgie ambulatoire », *Presse Med.*, 2019, 48, pp. 219-222.
10 L'index de performance de la DMS (IPDMS) est le rapport entre la DMS du service et la DMS calculée au niveau national. Un IPDMS égal à 1,20 signifie que la durée de séjour excède de 20% la moyenne nationale. La rapidité de la sortie en SSR dépendant de la disponibilité des places dans ces services, l'IPDMS ne reflète pas tant la performance de l'hôpital que celle du système hospitalier sur le territoire de santé.
11 DGOS - Ministère de la Santé et des Sports, *Guide méthodologique pour l'élaboration du schéma régional d'organisation des soins (SROS-PRS),* p 47.
12 Hastrup S. *et al.*, « Effects of centralizing acute stroke services - A prospective cohort study », *Neurology,* 2018, 91, pp. e236-e248.
13 Pauly V. *et al.*, « Predictive risk score for unplanned 30-day rehospitalizations in the French universal health care system based on a medicoadministrative database », *PLoS ONE,* 2019, 14, e0210714.
14 Gupta A. *et al.*, « The hospital readmissions reduction program - learning from failure of a healthcare policy », *European Journal of Heart Failure,* 2018, 20, pp. 1169-1174.
15 MeAH, *op. cit.*, p. 118..
16 Le tarif du séjour diffère selon la présence de comorbidités et s'applique lorsque la durée d'hospitalisation est comprise entre deux bornes, basse et haute ; s'il dépasse la borne haute, un supplément est accordé. Celui-ci ne couvrant pas les dépenses engagées pour les soins, les directions s'efforcent de réduire ces séjours « extrêmes haut » pour limiter les pertes de recettes. C'est le niveau de gravité des comorbidités qui impacte la recette du séjour, pas leur nombre. Il est ainsi avantageux au plan financier d'hospitaliser des malades ayant peu de comorbidités et une durée de séjour limitée, plutôt que de soigner des cas très graves avec de multiples maladies intriquées, situation pourtant de plus en plus fréquente.
17 Le logiciel Trajectoire permet l'orientation du malade en SSR : une fois remplis des items préspécifiés, une spécialité est proposée. La spécialisation croissante des SSR se traduit par des critères de sélection de plus en plus restrictifs. Pour que le malade « rentre dans les

cases » préétablies, force est de minimiser certaines affections. Si les soins relèvent également de plusieurs spécialités, l'orientation du malade s'avère impossible.
18 Dumenil J., *Art médical et normalisation du soin*, Paris, PUF, 2011, p. 20.
19 Voici un exemple édifiant : les systèmes de contention appliqués aux malades en proie à la confusion mentale doivent être prescrits par le médecin, sangles et bracelets limitant fortement leur mobilité et pouvant être vulnérants. Mais la HAS exige d'appliquer la même règle à la personne hémiplégique, maintenue au fauteuil par un tablier soutenant ses épaules et son tronc pour lui éviter de s'affaisser sur son côté paralysé et de glisser au sol. L'aide au maintien du tonus musculaire du malade incapable de se mobiliser seul, nécessaire pour qu'il garde un équilibre suffisant pour manger son repas, est assimilée à une privation de liberté.
20 Dumenil J., *op. cit.*, p. 19.
21 Dumenil J., *op. cit.*, p. 29.
22 Haute Autorité de Santé, *Résultats des indicateurs pour l'amélioration de la qualité et la sécurité des soins. Prise en charge initiale de l'accident vasculaire cérébral,* Campagne 2017 - Données 2016.
23 Haute Autorité de Santé, *Résultats des indicateurs pour l'amélioration de la qualité et de la sécurité des soins. Chirurgie de l'obésité chez l'adulte : prise en charge préopératoire minimale,* Campagne 2017 - Données 2016.
24 Les *Health Maintenance Organizations* assurent des *managed care* se référant aux recommandations établies et évaluent la conformité des pratiques médicales, dans l'objectif de rationaliser les soins. Ce fonctionnement s'explique par leur mode de financement : les adhérents payent une cotisation minime qui leur assure l'accès aux soins de base, validés par la science. Les médecins appartenant à ces organismes bénéficient d'incitations financières pour limiter les dépenses de soins, allant parfois à l'encontre de l'intérêt du malade. Les convergences entre la patrie du libéralisme et notre pays étatisé à l'extrême peuvent être surprenantes. Le Pen C., *Les habits neufs d'Hippocrate,* Paris, Calmann-Lévy, 1999, p. 151. Khushf G., « The aesthetics of clinical judgment : Exploring the link between diagnostic elegance and effective resource utilization », *Medicine, Health Care and Philosophy,* 1999, 2, pp. 141-59.
25 L'utilisation exclusive d'échelles numériques de cotation de la douleur est emblématique des limites de ces évaluations. Comment interpréter une douleur cotée à 7 sur 10 par un malade en permanence au téléphone avec ses proches ? Que faire face à celui qui dit ressentir une amélioration après l'administration d'un antalgique mais grimace en se tournant dans le lit ? Fondé sur l'observation du malade, le jugement du soignant devrait compter davantage qu'une évaluation chiffrée, pourtant seul prise en compte par la « démarche qualité ».
26 Hadjistavropoulos T. *et al.*, « Pain assessment in elderly patients with dementia », *Lancet Neurol.,* 2014, 13, pp. 1216-1227.
27 Circulaire DHOS/E2 n° 2002-266 du 30 avril 2002 relative à la mise en oeuvre du programme national de lutte contre la douleur 2002-2005 dans les établissements de santé.

Informatisation et transformation des soins

1 Site internet de l'Agence Nationale d'Aide et d'appui à la Performance, mis en ligne le 14 octobre 2014.
2 Walker K. *et al.*, « Impact of scribes on emergency medicine doctors' productivity and patient throughput : multicentre randomised trial », *BMJ*, 2019, 364, 1121.
3 Dykstra RH. *et al.*, « Persistent Paper : The Myth of "Going Paperless" », *AMIA Symposium Proceedings,* 2009, pp. 158-162.

4 Campbell EM. *et al.*, « Overdependence on technology : an unintended adverse consequence of computerized provider order entry », *AMIA Symposium Proceedings,* 2007, pp.94-8.
5 Barber N. *et al.*, « Safer, Faster, Better ? Evaluating electronic prescribing report to the patient safety research programme (policy research rrogramme of the Department of Health) », OMS 2006, http://www.who.int/patientsafety/information centre/reports/PS019.
6 Ainsi la coumadine, anticoagulant oral d'usage courant, peut être prescrite en milligrammes ou en comprimés. S'il coche « deux » sans vérifier l'unité de prescription, le médecin peut prescrire deux comprimés soit quatre milligrammes et non deux milligrammes, d'où un surdosage pouvant entraîner une hémorragie. L'erreur inverse occasionne un sous-dosage et un risque de formation de caillot. La vraisemblance des deux prescriptions rend l'erreur indétectable par un infirmier ignorant le traitement habituel du malade.
7 Koppel R. *et al.*, « Role of computerized physician order entry systems in facilitating medication errors », *JAMA,* 2005, 293, pp. 1197-1203.
8 L'informatisation facilite l'analyse de la prescription médicamenteuse par le pharmacien ; le grand nombre d'erreurs constaté requiert une augmentation conséquente de leurs interventions auprès des médecins. Mais l'impact sur l'organisation du travail et les effectifs de pharmaciens n'est pas intégré dans les coûts du système informatique. Charpiat B. *et al.*, « Opportunités d'erreurs médicamenteuses et interventions pharmaceutiques dans le cadre de la prescription informatisée : revue des données publiées par les pharmaciens hospitaliers français », *Annales Pharmaceutiques Françaises,* 2012, 70, pp. 62-74.
9 Korb-Savoldelli V. *et al.*, « Prevalence of computerized physician order entry systems-related medication prescription errors : a systematic review », *International Journal of Medical Informatics,* 2018, 111, pp. 112-22.
10 Ash JS. *et al.*, « The Extent and importance of unintended onsequences related to computerized provider order entry », *J. Am. Med. Inform. Assoc.,* 2007, 14, pp. 415-423.
11 La roue de Deming est le processus abstrait décrit dans les théories de l'amélioration de la qualité, nées dans le monde de l'industrie et appliquées telles quelles dans les hôpitaux.
12 Baujard C. *et al.*, « La gestion de projets à l'hôpital : dossier patient informatisé et qualité des soins », *Recherches en Sciences de Gestion,* 2015, 4, pp. 147-164.
13 Rey-Debove I. et Rey A. (dir.), *Le nouveau petit Robert, Dictionnaire de la langue française,* Paris, Dictionnaires Le Robert, 2003, p. 2426. L'expression « signature électronique » est un détournement du vocabulaire. La validation du courrier informatisé peut être usurpée sans recours possible alors que le faussaire imitant une signature peut toujours être démasqué.
14 Dans l'analyse d'une erreur de prescription informatisée, l'expert admet que « l'ergonomie informatique ne peut pas être optimisée » et que « l'informatisation des soins fait apparaître de nouveaux risques ». Mais hormis la certification *a priori* des logiciels, aucune mesure n'est proposée pour limiter les erreurs. Haute Autorité de Santé, *Prescription, une erreur de clic en médecine de ville,* mis en ligne le 19 mars 2015, mis à jour le 12 juin 2019.
15 Ellul J., *Le système technicien,* Paris, Le Cherche Midi 2012, p. 274.
16 Bernanos G., *La France contre les robots,* Le Castor Astral, 2017, page 84.
17 Ellul J., *op. cit.,* p. 217.
18 Ellul J. , *op. cit.,* p. 113.
19 Ellul J., *op. cit.,* pp. 46-48.
20 Ellul J., *op. cit.,* p.197.
21 Bernanos G., *op. cit.,* p.91.

Le délitement de la médecine hospitalière

1 « Le service hebdomadaire est fixé à dix demi-journées, sans que la durée de travail puisse excéder quarante-huit heures par semaine, cette durée étant calculée en moyenne sur une période de quatre mois ». En réalité, l'amplitude horaire de la demi-journée n'est pas définie ; nombre de praticiens hospitaliers travaillent dix heures par jour, voire plus, mais leur paye ne change pas. Au contraire, « lorsque l'activité médicale est organisée en temps continu, l'obligation de service hebdomadaire du praticien est, par dérogation au premier alinéa, calculée en heures, en moyenne sur une période de quatre mois, et ne peut dépasser quarante-huit heures ». Cette disposition est strictement appliquée aux urgences, au SAMU-SMUR, en anesthésie, où le temps de travail additionnel au-delà de quarante-huit heures est rémunéré. Article R6152-27 du Code de la Santé Publique.

2 Les médecins urgentistes et des SAMU-SMUR bénéficient d'un aménagement du temps de travail : ils doivent effectuer au maximum trente-neuf heures de « travail clinique posté » sur quarante-huit heures hebdomadaires. Parce qu'elle oblige à recruter des praticiens supplémentaires pour assurer le travail aux urgences, cette disposition est difficile à appliquer. Circulaire n°DGOS /2014/359 du 22 décembre 2014 relative aux modalités d'organisation du travail applicables dans les structures d'urgences-SAMU-SMUR.

3 Un audit de cinq sociétés de téléradiologie (CGTD, IMADIS, IRADIOLOGIE, TELEDIAG, TMF) réalisé en 2018 par la Société française des médecins radiologues, organisme représentant la radiologie libérale au sein du conseil professionnel de la radiologie, illustre la montée en puissance de la téléradiologie et les craintes de ses concurrents installés en cabinet ou clinique. En 2018, 750 téléradiologues ont réalisé près d'un million d'actes pour plus de 350 établissements hospitaliers en France. Dossier thématique téléradiologie, *Le médecin radiologue de France*, n° 415, juillet 2018, pp. 12-25.

4 A la console, le radiologue peut compléter le protocole standard par une nouvelle acquisition d'images, de nouvelles séquences, voire par une injection de produit de contraste. Ces décisions sont prises en temps réel au vu de l'examen réalisé, ce qui n'est pas faisable en télémédecine où tout est prévu à l'avance.

5 Site internet TELEDIAG : cette société se vante d'être le premier réseau français de téléradiologie et prétend assurer « le maintien des emplois hospitaliers » !

6 Bernanos G., *La France contre les robots,* Le Castor Astral, 2017, p. 106.

7 Dumesnil J., *Art médical et normalisation du soin,* Paris, PUF, 2009, p. 36.

8 *Dictionnaire Harrap's Shorter, Dictionnaire anglais-français / français-anglais*, Cambridge, Harrap, 1996, p. 122.

9 Shanafelt TD. *et al.,* « Burnout and satisfaction with work-life balance among US physicians relative to the general US population », *Arch. Intern. Med.,* 2012, 172, pp. 1377-1385.

10 Busis NA. *et al.,* « Burnout, career satisfaction, and well-being among US neurologists in 2016 », *Neurology,* 2017, 88, pp. 797-808.

11 Bernat JL., « How can neurologists avoid burnout ? », *Neurology,* 2017, 88, pp. 726-727.

12 Berger JR., « Letter Re : Burnout, career satisfaction, and well-being among US neurologists in 2016 », *Neurology,* 2017, 89, pp. 1649-1650. Wilner AN. *et al., Medscape Neurology*, 2017.

13 Sethi NK., « Letter Re : Burnout, career satisfaction, and well-being among US neurologists in 2016 », *Neurology*, 2017, 89, p. 1650.

14 Editorial, « Physician burnout : the need to rehumanise health systems », *Lancet,* 2019, 394, p. 1591.

15 Rousseau A., « Transformer les conditions d'exercice des métiers dans la communauté hospitalière - Rapport final », in *Stratégie de transformation du système de santé,* p. 3.
16 *Ibid.,* page 25.
17 *Ibid.,* page 12.
18 Bernanos G., *op. cit.,* p. 109.
19 Weber JC., *La consultation,* Paris, PUF, 2017, p. 149.
20 Hippocrate, « Pronostic », in *L'art de la médecine,* Jouanna J. Magdelaine C. Paris, Flammarion, 1999, p. 207.
21 *Ibid.,* p. 189.
22 Nicodème R., « Réforme des études de santé : quel système pour les futurs médecins ? », *Médecins,* 2020, 69, p. 23.
23 Déjerine J., *Sémiologie des affections du système nerveux*, Paris, Masson, 1914, p. VI.
24 *Ibid.,* page VII.
25 Les revues américaines multiplient les témoignages de médecins dénonçant l'oubli de l'enseignement clinique, ses conséquences néfastes pour les malades et les coûts faramineux qui en résultent. Elder A. *et al.,* « The road back to the bedside », *JAMA,* 2020, 323, pp. 1672-1673. Rothberg MB., « The $50, 000 physical », *JAMA,* 2020, 323 ; pp. pp. 1682-1683. Hirschtick RE., « The quick physical exam », *JAMA,* 2020, 323, pp. 1702-1703.
26 Arrêté du 2 septembre 2020 portant sur modification de diverses dispositions relatives au régime des études en vue du premier et du deuxième cycle des études médicales et à l'organisation des épreuves classantes nationales. NOR : ESRS2018628A. Journal Officiel de la République Française 10 septembre 2020.
27 L'introduction d'un traité de neurosciences écrite par un prix Nobel de médecine exprime « la conviction que les outils appropriés, conceptuels et méthodologiques - psychologie cognitive, techniques d'imagerie cérébrale et nouvelles méthodes anatomiques - sont enfin dans nos mains pour explorer l'organe de l'esprit » et que « les principes sous-tendant la biologie des fonctions mentales seront bientôt compris ». Kandell ERK., « Brain and behavior », in Kandel ERK., Schwartz JH., Jessel TM. (dir.), *Principle of neural science,* Elsevier Sciences Publishing, 1991, p. 16.
28 Hagège C., *Contre la pensée unique*, Paris, Odile Jacob, 2013, p. 120.
29 *Ibid.,* p. 129.
30 Agid Y., « Progress in the neurosciences and the training of medical students », *Rev. Neurol.,* 2018, 174, pp. 102-103.
31 Le Pen C., *Les habits neufs d'Hippocrate*, Paris, Calmann-Lévy, 1999, p. 34-37.

Les dérives des prélèvements d'organes

1 L'association France-Transplant est remplacée en 1994 par l'Etablissement français des greffes, lui-même transformé en 2004 en agence de Biomédecine, aux attributions élargies à l'assistance à la procréation et à la génétique. Avec l'intervention de l'Etat, la greffe d'organes s'inscrit désormais dans les lois de bioéthique.
2 Comité consultatif national d'Ethique - avis n° 115, *Questions d'éthique relatives au prélèvement et au don d'organes à des fins de transplantation,* 7 avril 2011, p. 2.
3 *Ibid.,* p. 3.
4 La greffe de rein par donneur vivant représentait un septième des greffes de rein en France en 2018 et 2019, au plus bas depuis 2015. Agence de Biomédecine, communiqués de presse des 11 janvier 2019 et 21 janvier 2020.

5 La mort encéphalique a d'abord été appelée « coma dépassé » : il s'agissait d'un « coma profond avec apnée, abolition des réflexes du tronc cérébral, tracé électro-encéphalographique plat et aréactif ». La destruction irréversible et isolée des centres nerveux intracrâniens a conduit à parler de « mort cérébrale ». Pour la définition exacte des termes, voire note 10. Mollaret et al., *Rev. Neurol.,* 1959, 101, pp. 3-15. Report of the ad hoc Committee of the Harvard Medical School to examine the definition of brain death, « A definition of irreversible coma », *JAMA,* 1968, 205, pp. 85-88.
6 Les « prophéties auto-réalisatrices », fondées sur des estimations imprécises de l'efficacité des traitements ou une appréciation faussée de la qualité de vie des survivants, conduisent à limiter les mesures de réanimation : le niveau d'engagement dans les soins des AVC graves est un élément déterminant du pronostic. Creutzfelt CJ. *et al.,* « Treatment decisions after severe stroke - Uncertainty and biases », *Stroke,* 2012, 43, pp. 3405-3408.
7 Le nombre total de greffes réalisées en France a diminué de 5% en 2018 puis remonté de 1,5% en 2019. Les « donneurs » en état de mort encéphalique ont baissé de 3% en 2018 et 1% en 2019, contrastant avec une augmentation jusque-là continue depuis 2010. Agence de Biomédecine, communiqués de presse, 11 janvier 2019 et 21 janvier 2020.
8 Le diagnostic de mort encéphalique n'est pas universel. Les *signes* requis diffèrent selon les pays. Le recours aux examens complémentaires peut être obligatoire ou optionnel et les examens utilisés : électro-encéphalogramme, angiographie ou doppler transcrânien varient. En Grande-Bretagne par exemple, seul l'examen clinique est nécessaire. Wahlster S. *et al.,* « Brain death declaration - Practices and perceptions worldwide », *Neurology,* 2015, 84, pp. 1870-1879.
9 Burkle CM. *et al.,* « Why brain death is considered death and why there should be no confusion », *Neurology,* 2014, 83, pp. 1464-1469.
10 *Stricto sensu,* la mort encéphalique désigne l'arrêt des fonctions des hémisphères cérébraux et du tronc cérébral ; la mort cérébrale l'arrêt des seules fonctions hémisphériques. Verspieren P., « Confusions et débats autour de la "mort encéphalique" », *Laennec,* 2010, 4, pp. 8-20.
11 L'arrêt cardiaque *permanent* suffit pour affirmer la *survenue* de lésions cérébrales extensives et irréversibles, donc la mort du sujet, parce qu'aucune tentative n'est faite pour rétablir la fonction circulatoire, comme chez un malade en soins palliatifs. L'observation en réanimation des signes de la mort encéphalique permet de *déduire* l'existence de lésions cérébrales extensives et *irréversibles,* malgré le maintien artificiel des fonctions circulatoires. Bernat JL., « How the distinction between "irreversible" and "permanent" illuminates circulatory-respiratory death determination. », *Journal of Medicine and Philosophy,* 2010, 35, pp. 242-255.
12 Comité consultatif national d'Ethique - avis 115, *op. cit.* p. 13.
13 Article R1232.1 du Code de Santé Publique.
14 Une épreuve d'hypercapnie est réalisée pour confirmer l'absence de respiration spontanée. L'électro-encéphalogramme est enregistré en dehors de toute sédation, en normothermie, pour éviter qu'une dépression de l'activité cérébrale due à la baisse de la température ou à des médicaments fausse l'interprétation. La mort encéphalique peut laisser persister des réflexes médullaires, donnant lieu à des contractions spectaculaires : cette situation très perturbante pour les familles conduit parfois les réanimateurs à pratiquer une curarisation pour supprimer une activité musculaire qui donne l'illusion d'une vie déjà partie. Gruat R., *Laënnec,* 2010, 4, pp. 29-36.
15 La coordination des prélèvements multi-organes fait partie des Missions d'Intérêt Général (MIG), financées par un budget spécifique renouvelé annuellement, moyennant des objectifs

spécifiques à atteindre : nombre de malades « recensés » en mort encéphalique ; nombre de prélèvements d'organes et de greffes effectués.

16 Direction générale médicale et scientifique de l'Agence de la biomédecine, Antoine C., Mouret M. (coord.), *Conditions à respecter pour réaliser des prélèvements d'organes sur des donneurs décédés après arrêt circulatoire de la catégorie III de Maastricht dans un établissement de santé*, Version n°6, mai 2016, p. 19.

17 Gruat R. *et al.*, « Consentement présumé et accueil de la famille et des proches », *Laennec*, 2010, 4, pp. 37-47.

18 Loi n° 76-1181 du 22 décembre 1976 relative aux prélèvements d'organes. L'article 2 a été abrogé par la loi n° 94-654 du 29 juillet1994 relative au don et à l'utilisation des éléments et produits du corps humain, à l'assistance médicale à la procréation et au diagnostic prénatal : « Art. L. 671-7. - Le prélèvement d'organes sur une personne décédée ne peut être effectué qu'à des fins thérapeutiques ou scientifiques et après que le constat de la mort a été établi dans des conditions définies par décret en Conseil d'Etat ». La formulation restrictive exclue toute possibilité de prélèvements post-mortem à visée autre que thérapeutique ou scientifique ; la mention des conditions requises pour constater la mort renvoie au cadre légal du diagnostic de la mort encéphalique. Elle exclut absolument les prélèvements *ante mortem* (voir page 345).

19 Agacynski S. *Le tiers corps - réflexions sur le don d'organes,* Paris, Seuil, 2018, p. 171.

20 *Ibid.*, p. 177.

21 *Ibid.*, pp. 123-124.

22 *Ibid.*, p. 197.

23 *Ibid.*, p. 46.

24 *Ibid.*, p. 203.

25 La survie à 10 ans des greffons rénaux est de 78% après greffe de donneur vivant contre 62% pour les organes provenant de sujets en mort encéphalique. Agence de Biomédecine, *Travailler ensemble pour le prélèvement - Fomation prélèvement en vue de greffe,* 26 mai 2015.

26 Comité consultatif national d'Ethique - avis 115, *op. cit.* p. 9-10.

27 Comité consultatif national d'Ethique - avis 129, *Contribution du Comité Consultatif National d'Ethique à la révision de la loi de bio-éthique 2018-2019*, 18 septembre 2018, p. 80.

28 Ministère chargé de la Santé, *Plan 2017-2021 pour la greffe d'organes et de tissus*, pp. 4-8.

29 « Le médecin (...) exerce sa mission dans le respect de la vie et de la personne humaine ». Code de déontologie médicale, article 2. L'intensité des soins apportés au malade doit être « proportionnée » au bénéfice attendu : « Respect de la vie » ne veut pas dire prolongation à tout prix de la vie humaine dans un cas désespéré ». Ordre national des médecins, commentaires du code de déontologie médicale, mis à jour le 31 octobre 2019.

30 Agence de Biomédecine, Activité du prélèvement et de la greffe d'organes en 2018 - Une baisse limitée grâce à la mobilisation des professionnels de santé, communiqué de presse, 11 janvier 2019.

31 ORF n°0189 du 14 août 2016 texte n° 16. Décret n° 2016-1118 du 11 août 2016 relatif aux modalités d'expression du refus de prélèvement d'organes après le décès.

32 Agacynski S., *op. cit.* p. 172.

33 Beaufils F., « Don d'organes et principe de solidarité », *Laennec,* 2010, 4, pp. 4-7.

34 Seizième journée de réflexion sur le don et la greffe et de reconnaissance aux donneurs, site de l'agence de Biomédecine, mis à jour le 2 juin 2016.

35 Agence de Biomédecine, *Don d'organes, Le guide pour tout comprendre*, p. 3.

36 Ministère chargé de la Santé, *op. cit.,* p. 4.
37 Sondage Opinion Way, février 2013.
38 Newsletter Transplant 2015, in *Plan 2017-2021 pour la greffe d'organes et de tissus,* pp. 65-67.
39 Après une augmentation régulière, de 514 en 2014 à 611 en 2017, le nombre de greffes rénales à partir de donneurs vivants a chuté à 537 en 2018 puis 508 en 2019. Il n'a jamais dépassé 15% du total de greffes rénales. Agence de Biomédecine, communiqués de presse, 11 janvier 2019 et 21 janvier 2020.
40 Ministère chargé de la Santé, *op. cit.,* p. 13.
41 *Ibid.,* pp., 16-17.
42 Kramer AH. *et al.,* « Incidence of neurologic death among patients with brain injury : a cohort study in a Canadian health region », *CMAJ,* 2013, 185, pp. E838-845.
43 Ministère chargé de la Santé, *op. cit.,* p. 14.
44 Baumann A. *et al.,* « Réanimation non thérapeutique en fin de vie pour préservation d'organes en vue d'un don : problèmes éthiques et légaux », *Presse Med.,* 2012, 41, pp. e530-e538. Le titre de l'article à lui seul laisse songeur !
45 Martin-Lefevre L. *et al.,* « Place du don d'organes chez les patients en coma grave à la suite d'un accident vasculaire cérébral », *Rev. Neurol.,* 2011, 167, pp. 463-467.
46 « La possibilité d'admettre en réanimation un patient dans l'optique exclusive d'un prélèvement d'organes » fait l'objet d'un « accord faible » dans les recommandations de la Société de Réanimation de Langue Française. Pourtant, huit propositions sont faites où l'intervention de la coordination hospitalière prend place avant la procédure de réanimation, alors que les soins du malade ne sont pas encore décidés. Bollaert PE. *et al.,* « Prise en charge de l'accident vasculaire cérébral chez l'adulte et l'enfant par le réanimateur (nouveau-né exclu) (hémorragie méningée exclue) », *Reanim.,* 2010, doi:10.1016/j.reaurg.2010.06.005.
47 Comité consultatif national d'Ethique - avis n° 115, *op. cit.* p. 14.
48 Coggon J., « Elective ventilation for organ donation : law, policy and public ethics », *J. Med. Ethics,* 2013, 39, pp. 130-134.
49 Crozier S., « Enjeux éthiques des limitations et arrêts de traitements à la phase aiguë des accidents vasculaires cérébraux graves », *Presse Med.,* 2012, 41, pp. 525-531.
50 La recherche de facteurs prédisant la survenue de la mort encéphalique aboutit à la mise au point de scores de risque intégrant des facteurs cliniques et radiologiques : la mort encéphalique est d'autant plus *probable* que le score est élevé. C'est bien la preuve qu'il est tout aussi impossible d'affirmer qu'elle surviendra, même avec un score maximal, que de l'exclure, lorsque le score est faible. Galbois A. *et al.,* « Prediction of evolution toward brain death upon admission to ICU in comatose patients with spontaneous intracerebral hemorrhage using simple signs », *Transplant. International,* 2013, 26, pp. 517-526. Humbertjean L. *et al.,* « Predictive factors of brain death in severe stroke patients identified by organ procurement and transplant coordination in Lorraine, France », *Transplant. International,* 2016, 29, pp. 299-306.
51 Tortosa JC. *et al.,* « Questions éthiques soulevées par les deux types de protocoles de prélèvements d'organes à coeur arrêté - Aspects particuliers à la France, l'Espagne et aux États-Unis », *Médecine/sciences,* 2010, 26, pp. 209-213.
52 Ministère chargé de la Santé, *op. cit.,* p. 15.
53 Il s'agit dans le contexte français du « consentement présumé », de proposer le prélèvement d'organes après arrêt cardiaque « contrôlé », c'est-à-dire provoqué par l'arrêt des soins. Cette situation (catégorie III de Maastricht) se différencie de l'arrêt cardiaque inopiné,

où la réanimation est en échec (catégorie II de Maastricht). Direction générale médicale et scientifique de l'agence de la Biomédecine, Antoine C., Mouret M. (coord.), *op. cit.*, pp. 5-7.
54 Puybasset L. *et al.*, « Analyse critique du prélèvement en condition M3 de Maastricht », *Annales Françaises d'Anesthésie et de Réanimation,* 2012, 31, pp. 454-461.
55 Comité consultatif national d'Ethique – avis n° 115, *op. cit.* p. 16.
56 Agence de Biomédecine, L'activité de greffe repart à la hausse en 2019,.communiqué de presse, 21 janvier 2020.
57 Direction générale médicale et scientifique de l'agence de la Biomédecine, Antoine C., Mouret M. (coord.), *op. cit.*, p. 6.
58 Comité consultatif national d'Ethique - avis n° 129, *op. cit.* p. 81.
59 Direction générale médicale et scientifique de l'agence de la Biomédecine, Antoine C., Mouret M. (coord.), *op. cit.*, p. 13.
60 *Ibid.*, p. 14.
61 *Ibid.*, pp. 19-21.
62 *Ibid.*, pp. 21.
63 La durée de la phase « d'ischémie chaude fonctionnelle » permettant le prélèvement d'organes ne doit pas dépasser 30 minutes pour le foie, 90 minutes pour les poumons et 120 minutes pour les reins. *Ibid.*, pp. 26-27.
64 Boucek MM. *et al.*, « Pediatric heart transplantation after declaration of cardiocirculatory death », *N. Engl. J. Med.* 2008, 359, pp. 709-714.
65 Bernat L., « The boundaries of organ donation after circulatory death », *N. Eng. J. Med.*, 2008, 359, pp. 669-671.
66 Rabinstein AA. *et al.* « Prediction of potential for organ donation after cardiac death in patients in neurocritical state : a prospective observational study », *Lancet Neurol.*, 2012, 11, 414-419.
67 Les règles fédérales américaines exigent des hôpitaux qu'ils signalent aux OPO (*Organs Procurement Organizations*) le décès *imminent ou récent* d'une personne dans leur établissement. Girlanda R. « Deceased organ donation for transplantation : challenges and opportunities », *World J. Transplant.*, 2016, 6, pp. 451-459.
68 Ball IM. *et al.*, « Voluntary euthanasia - Implications for organ donation », *N. Eng. J. Med.*, 2018, 379, pp. 909-911.
69 Bollen JAM. *et al.*, « Euthanasia through living organ donation : Ethical, legal, and medical challenges », *J. Heart Lung Transplant.*, 2019, 38, pp. 111-113.
70 Bollen J. *et al.*, « Potential number of organ donors after euthanasia in Belgium », *JAMA*, 2017, 317, pp. 1476-1477.
71 Borasio GD. *et al.*, « Regulation of assisted suicide limits the number of assisted deaths », *Lancet,* 2019, 393, pp. 982-983.
72 Van der Eide A. *et al.* « End-of-life decisions in the Netherlands over 25 years », *N. Eng. J. Med.*, 2017, 377, pp. 492-494.
73 Bollen JAM. *et al.*, *op. cit.*
74 Ball IM. *et al.*, *op. cit.*
75 Truog RD. *et al.*, « The dead donor rule and organ transplantation », *N. Eng. J. Med.*, 2008, 359, pp. 674-675.
76 Sade RM. *et al.*, « The paradox of the dead donor rule : increasing death on the waiting list », *Am. J. Bioeth.*, 2014, 14, pp. 21-23.
77 Ces vues sont ouvertement défendues dans un traité de bioéthique de référence, ce qui montre la place prise par ces théories dans la réflexion sur le don d'organes. Nicolas-Robin

A., « De la neuro-réanimation à la réanimation d'organes : théorie conséquentialiste », in Hirsch E. (dir.), *Traité de bioéthique* ERES Poche - espace Ethique, 2010, pp. 374-382.
78 Peter Singer, défenseur d'une éthique « utilitariste », privilégie le bonheur ou l'intérêt du plus grand nombre ; l'être humain est à la fois une entité biologique et un ensemble de capacités : la personne est « la continuité d'une conscience », suivant une conception non plus ontologique mais cognitiviste. En toute logique, le fœtus, le nourrisson, le handicapé, la personne en fin de vie, ne sont pas des personnes ; leur euthanasie est possible.
79 Ramchand P., « The gift », *Lancet,* 2019, 394, pp. 2283-2284.
80 Lehmkühler K., « Le concept de personne humaine est-il pertinent dans les débats bioéthiques actuels ? », *Les cahiers philosophiques de Strasbourg,* 2012, 31, pp. 265-287.
81 Demaison M., « Des malades qui ne seraient plus des personnes ? Réflexion anthropologique et éthique sur l'état "végétatif chronique" », *Revue d'éthique et de théologie morale,* 2004, 229, pp. 65-88.
82 Charmetant E., « La personne et l'être humain », *Laennec,* 2002, 3, pp. 26-36.
83 Malgré le changement « des modalités d'expression du refus de prélèvement d'organes après le décès » survenu en 2016, le nombre de greffes a diminué en 2018 et 2019. Les greffes cardiaques et hépatiques sont revenues au niveau de 2015, les greffes rénales au niveau de 2016 : des chiffres qui démentent le triomphalisme de l'agence de Biomédecine : « L'activité de greffe repart à la hausse en 2019 » dans son communiqué de presse 21 janvier 2020.
84 Comité consultatif national d'Ethique - avis n°115, *op. cit.* p. 12.

MAINTENANT L'APOCALYPSE

1 Hadfield J. *et al.*, « Twenty ears of West Nile virus spread and evolution in the Americas visualized by Nextstrain », *PLoS Pathog.* 2019, 15, e1008042.
2 Thiberville SD. *et al.*, « Chikungunya fever : epidemiology, clinical syndrome, pathogenesis and therapy », *Antiviral Research,* 2013, 99, pp. 345-370.
3 Musso D. *et al.*, « Zika infection - After the pandemic », *N. Eng. J. Med.,* 2019, 381, pp. 1444-1457.
4 Vingt-cinq cas de maladie due au virus du Nil Occidental ont été identifiés dans le Sud-Ouest en 2018. Des cas autochtones sporadiques d'infections dues aux virus Zika et Chikungunya sont enregistrés tous les ans dans les régions méditerranéennes. Seize cas autochtones de dengue ont été enregistrés durant l'été 2020. Ces maladies présentes dans toute l'Europe du Sud suivent l'aire de répartition d'un vecteur commun, le moustique *Aedes Albopicus*. Santé Publique France, mis à jour le 19 octobre 2020.
5 Morens DM. *et al.*, « Influenza cataclysm, 1918 », *N. Eng. J. Med.,* 2018, 379, pp. 2285-2287.
6 Thucydide, *La guerre du Péloponèse (I)*, Livre III, Paris, Garnier Flammarion, 1966, pp. 140-142.

COVID-19

La date de mise en ligne des publications scientifiques est précisée, afin d'illustrer l'enchaînement chronologique des découvertes et des réactions des autorités.

1 Zhu N. *et al.*, « A novel Coronavirus from patients with pneumonia in China, 2019 », *N. Eng. J. Med.*, 2020, 382, pp. 727-733, publié en ligne le 24 janvier 2020.

2 Huang C. *et al.*, « Clinical features of patients infected with 2019 novel coronavirus in Wuhan, China », *Lancet,* 2020, 395, pp. 497-506, publié en ligne le 24 janvier 2020. Wang D. *et al.*, « Clinical characteristics of 138 hospitalized patients with 2019 novel coronavirus–infected pneumonia in Wuhan, China », *JAMA,* 2020, 323, pp. 1061-1069, publié en ligne le 7 février 2020. Guan W. *et al.*, « Clinical characteristics of coronavirus disease 2019 in China », *N. Eng. J. Med.*, 2020, 382, pp. 1708-1720, publié en ligne le 28 février 2020. Zhou F. *et al.*, « Clinical course and risk factors for mortality of adult in patients with COVID-19 in Wuhan, China : a retrospective cohort study », *Lancet,* 2020, 395, pp. 1054-1062, publié en ligne le 9 mars 2020.

3 Les coronavirus sont une famille de virus parmi lesquels quatre sont responsables de près d'un quart des infections bénignes des voies aériennes supérieures, avec une recrudescence hivernale. Font exception le SARS-CoV, responsable en 2002 d'une épidémie de pneumonies sévères en Asie, principalement en Chine, avec de rares foyers dans d'autres pays ; le MERS-CoV, à l'origine d'une épidémie meurtrière en Arabie Saoudite en 2012 ; et désormais le SARS-CoV-2, de diffusion mondiale. Raoult D. *et al.*, « Coronavirus infections: epidemiological, clinical and immunological features and hypotheses », *Cell Stress,* 2020, 4, pp. 66-75.

4 Pan A. *et al.*, « Association of public health interventions with the epidemiology of the COVID-19 outbreak in Wuhan, China », *JAMA* 2020, 323, pp. 1915-1923,. publié en ligne le 10 avril 2020.

5 Ministère des Solidarités et de la Santé, *Préparation au risque épidémique COVID-19 : Établissements de santé - Médecine de ville - Établissements médico-sociaux, Guide méthodologique,* 20 février 2020, p. 1.

6 *Ibid.*, p. 15.

7 *Ibid.*, p. 28.

8 Callaway E., « Time to use the p-word ? Coronavirus enters dangerous new phase », *Nature,* 2020, 579, p. 12, publié en ligne le 25 février 2020.

9 Les scénarios proposés suivent la diffusion de l'infection : du stade 0 (avant l'apparition des premiers cas) aux stades 1, 2 et 3, où l'infection apparaît et s'étend progressivement, enfin au stade 4, épidémique. La similitude des mesures à mettre en œuvre aux stades 1 à 3 est frappante : le lavage des mains et les mesures de distanciation individuelle sont obligatoires, mais les mesures collectives « envisagées », pourtant de plus en plus nombreuses, ne le sont pas. Cette progressivité des décisions contraste avec la vitesse de propagation de l'épidémie. European Center for Disease Prevention and Control, *Outbreak of novel coronavirus disease 2019 (COVID-19) : increased transmission globally,* fifth update, 2 mars 2020.

10 Haut Conseil de la santé publique, *Avis relatif à la prise en charge des cas confirmés d'infection au virus SARS-CoV2,* 5 mars 2020.

11 Anderson RM. *et al.*, « How will country-based mitigation measures influence the course of the COVID-19 epidemic ? », *Lancet,* 2020, 395, pp. 931-934, publié en ligne le 6 mars 2020.

12 Editorial, « COVID-19 : too little, too late ? », *Lancet,* 2020, 395, p. 755.

13 Remuzzi A. *et al.*, « COVID-19 and Italy : what next ? », *Lancet,* 2020, 395, pp. 1225-1228, publié en ligne le 12 mars 2020.

14 COVID 19 - Chronologie de l'action de l'OMS, déclaration du 27 avril 2020.

15 Ministère des Solidarités et de la Santé, *Préparation à la phase épidémique de COVID-19 : Établissements de santé - Médecine de ville - Établissements et services médico-sociaux, Guide méthodologique,* 16 mars 2020, 47 p.

16 *Ibid.*, p. 6.

17 La comparaison des taux de mortalité est rendue difficile par les modes de comptabilité différents d'un pays à l'autre : la Belgique déclare les cas suspects, quand les autres pays européens se limitent à ceux où l'infection est prouvée. En Grande-Bretagne, où tous les malades n'ont pu être testés, la prise en compte des décès en maison de retraite comporte une part d'incertitude. En France, les décès au domicile, dont la cause exacte est rarement connue ne sont pas attribués à la COVID 19. European Center for Disease Control and Prevention.
18 Conseil scientifique COVID 19, avis n° 7, *Quatre scénarios pour la période post-confinement - Anticiper pour mieux protéger*, p. 13.
19 *Ibid.*, p 14.
20 *Ibid.*, page 19.
21 *Ibid.*, page 28.
22 *Ibid.*, page 29.
23 Une fois pris en compte les facteurs pronostiques, la COVID 19 reste plus grave que la grippe saisonnière : en réanimation, les malades sont deux plus souvent traités par ventilation mécanique et leur durée de séjour est doublée ; la mortalité est triplée. Piroth L. *et al.*, « Comparison of the characteristics, morbidity, and mortality of COVID-19 and seasonal influenza : a nationwide, population-based retrospective cohort study », *Lancet Resp. Med.*, 2020 https//doi.org/10.1016/S2213-2600(20)30527-0, publié en ligne le 17 décembre 2020.
24 Sethuraman N. *et al.*, « Interpreting diagnostic tests for SARS-CoV-2 », *JAMA*, 2020, 323, pp. 2249-2251, publié en ligne le 6 mai 2020.
25 « Epidémie de COVID-19 : point sur l'imagerie », Lettre d'information de la Société Française de Radiologie, 13 mars 2020.
26 Bénézit F. *et al.*, « Utility of hyposmia and hypogueusia for the diagnosis of COVID-19 », *Lancet Infect. Dis.*, 2020, 20, pp. 1014-1015, publié en ligne le 15 avril 2020.
27 Aux Etats-Unis, l'incidence de l'infarctus du myocarde a baissé de 24% entre 1998 et 2008 et le nombre d'hospitalisations de 5% par an. En France, les hospitalisations ont diminué de 7,4% entre 2001 et 2008 ; de 9% pour les hommes et de 22% pour les femmes après 65 ans entre 2002 et 2014. Mais le nombre de cardiologues a augmenté de 9% entre 2012 et 2018, tout comme le nombre de centres d'angioplasties et en Ile-de-France le nombre de lits de soins intensifs cardiologiques. Le rapport annuel de la Cour des Comptes de 2018 a souligné la dispersion des moyens, les dépassements d'honoraires et le manque d'efficience de la spécialité. Anderson JL. *et al.*, « Acute myocardial infarction », *N. Eng. J. Med., 2017,* 376, pp. 2053-2064. De Peretti C. *et al.*, « Personnes hospitalisées pour infarctus du myocarde en France : tendances 2002-2008 », *Bull. Epidemiol. Hebd.*, 2012, 41, pp. 459-465. Santé Publique France, Les cardiopathies ischémiques - Evolution des taux de patients hospitalisés avec un diagnostic principal de cardiopathie ischémique selon l'âge et le sexe de 2002 à 2014. Anguis M. *et al.* « 10 000 médecins de plus depuis 2012 », *Etudes et Résultats* 2018, 1061, pp.1-4. Agence Régionale de Santé Ile-de-France, *Bilan - Projet Régional de Santé Île-de-France 2013-2017 - Schéma Régional d'Organisation Sanitaire,* p. 25. Cour des Comptes, *Rapport sur l'application des lois de financement de la Sécurité Sociale,* octobre 2018, pp.213-238.
28 « Le tocilizumab améliore significativement le pronostic des patients avec pneumonie COVID moyenne ou sévère », communiqué de presse du 27 avril 2020. Suite à une fuite dans la presse, l'APHP s'est rétractée le 5 mai 2020 : « Programme d'essais thérapeutiques CORIMUNO-19 : nomination d'un nouveau comité de surveillance (DSMB) ». La publication n'a eu lieu que six mois plus tard (voir référence 51).
29 Abbasi K., « Covid-19 : politicisation, "corruption", and suppression of science », *BMJ*, 2020, 371, m4425.

30 Tenu de communiquer quotidiennement le bilan de l'épidémie, le directeur général de la santé avait une tâche difficile. Il a apporté des informations angoissantes et tenté de donner une lueur d'espoir : le nombre de malades sortis de l'hôpital guéris, toujours annoncés en dernier. Obligé de réagir aux avancées des connaissances et aux incertitudes de la science (efficacité des masques, interrogation sur les effets de la nicotine, etc.), astreint à tenir un discours mélangeant médecine et politique, il n'a pas pu échapper à la contradiction.
31 Haut conseil de la santé publique, *Courrier relatif à l'actualisation des recommandations thérapeutiques dans la prise en charge du Covid-19,* 20 mai 2020, p. 6.
32 Guyatt GH. *et al.*, « Users' guide to the medical littérature », *JAMA,* 1993, 270, pp. 2096-2097.
33 Susen S. *et al.*, *Traitement anticoagulant pour la prévention du risque thrombotique chez un patient hospitalisé avec COVID-19 et surveillance de l'hémostase - Propositions du GIHP et du GFHT,* version courte, 3 avril 2020. Klok FA. *et al.*, « Incidence of thrombotic complications in critically ill ICU patients with COVID-19 », *Thrombosis Research,* 2020, doi: 10.1016/j.thromres.2020.04.013,.publié en ligne le 20 avril 2020. Lodigiani C. *et al.*, « Venous and arterial thromboembolic complications in COVID-19 patients admitted to an academic hospital in Milan, Italy », *Thrombosis Research,* 2020, 191, pp. 9-14, publié en ligne le 23 avril 2020.
34 Fadel R. *et al.*, « Early short course corticosteroids in hospitalized patients with COVID-19 », *Clin. Inf. Dis.*, 2020, 71, pp. 209-213, publié en ligne le 19 mai 2020.
35 Oxford University News Release - Recovery, Low-cost dexamethasone reduces death by up to one third in hospitalised patients with severe respiratory complications of COVID-19, communiqué de presse du 16 juin 2020.
36 Haut conseil de la santé publique, *op. cit.*, p. 7.
37 The RECOVERY Collaborative Group, « Dexamethasone in hospitalised patients with Covid-19 - Preliminary reports », *N. Eng. J. Med.*, 2020, doi: 10.156/NEJMoa2021436, publié en ligne le 17 juillet 2020.
38 Normand SLT., The RECOVERY Platform, *N. Eng. J. Med.*, 2020, doi: 10 .1056/NEJMe2025674. Publié en ligne le 21 juillet 2020.
39 « COVID 19 : l'ANSM souhaite suspendre par précaution les essais cliniques évaluant l'hydroxychloroquine dans la prise en charge des patients », point d'information du 26 mai 2020. Le texte précise : « Nous avons lancé auprès des promoteurs évaluant l'hydroxychloroquine, une procédure de suspension des inclusions de patients dans les essais cliniques menés en France. Elle prendra effet après un délai contradictoire de 24h ». Aucune analyse des données n'a justifié cette mesure.
40 « Le traitement spécifique à privilégier selon une approche compassionnelle (...) est le remdesivir ». Haut conseil de la santé publique, *Avis relatif à la prise en charge des cas confirmés d'infection au virus SARS-CoV2,* le 5 mars 2020, .p. 22.
41 Grein J. *et al.*, « Compassionate use of remdesivir for patients with severe Covid-19 », *N. Eng. J. Med.*, 2020, 382, pp. 2327-2336, publié en ligne le 10 avril 2020.
42 NIH clinical trial shows remdesivir accelerates recovery from advanced COVID-19, publié en ligne le 29 avril 2020.
43 Beigel JH. *et al.*, « Remdesivir for the treatment of Covid-19 - Preliminary report », *N. Eng. J. Med.*, 2020, DOI: 10.1056/NEJMoa2007764, publié en ligne le 22 mai 2020.
44 Moynihan R. *et al.*, « Commercial influence and covid-19. Greater independence from commercial interests is more important than ever », *BMJ,* 2020, 369, m2456, publié en ligne le 24 juin 2020.

45 European Medicines Agency, First COVID-19 treatment recommended for EU autorisation, communiqué de presse du 25 juin 2020.
46 Un essai chinois qui n'a pas montré de bénéfice du remdesivir n'a pas été pris en compte par l'EMA. Wang Y. *et al.* « Remdesivir in adults with severe COVID-19 : a randomised, double-blind, placebo-controlled, multicentre trial », *Lancet,* 2020, 395, pp. 1569-1578, publié en ligne le 29 avril 2020.
47 Spinner CD. *et al.,* « Effect of remdesivir vs standard care on clinical status at 11 days in patients with moderate COVID-19 - A randomised clinical trial », *JAMA,* 2020, 324, pp. 1048-1057.
48 Mc Creary EK, *et al.,* « Efficacy of remdesivir in COVID-19 », *JAMA,* 2020, 324, pp. 1041-1042.
49 WHO Solidarity Trial Consortium, « Repurposed antiviral drugs for Covid-19 - Interim WHO Solidarity Trial results », *N. Eng. J. Med.,* 2020, DOI :10.1056/NEJMoa2023184, publié en ligne le 2 décembre 2020.
50 Un éditorial de la rédactrice en chef du *British Medical Journal* souligne les manipulations répétées par l'industrie pharmaceutique de résultats d'études qui ont permis la promotion de médicaments inefficaces et entraîné des dépenses considérables par les gouvernements abusés. Godlee F., « Covid-19 : The lost lessons of Tamiflu », *BMJ,* 2020, 371, m4701.
51 L'essai avait deux critères de jugement : la progression de la maladie évaluée sur une échelle clinique au quatrième jour et le recours à la ventilation mécanique ou non invasive au quinzième jour. Seul ce dernier est significativement réduit par le traitement, ce qui rend l'interprétation difficile : l'essai est-il positif ou négatif ? Le rationnel scientifique pour utiliser le tocilizumab semble solide, mais quatre autres essais ont montré qu'il n'a pas d'effet sur la mortalité, preuve de l'importance des essais randomisés. Hermine O. *et al.,* « Effects of tocilizumab vs usual care in adults hospitalized with COVID-19 and moderate or severe pneumonia », *JAMA Int. Med.,* 2020, doi:10.001/jamainternmed.2020.6820, publié en ligne le 20 octobre 2020. Parr JB., « Time to reassess tocilizumab's role in COVID-19 pneumonia », *JAMA Int. Med.,* 2020, doi:10.001/jamainternmed.2020.6557, publié en ligne le 20 octobre 2020.
52 Mehra MR. *et al.,* « Hydroxychloroquine or chloroquine with or without a macrolide for treatment of COVID-19 : a multinational registry analysis », *Lancet,* publié en ligne le 22 mai 2020, https://doi.org/10.1016/S0140-6736(20)31180-6,.
53 Watson J. *et al.,* « Open letter to MR Mehra, SS Desai, F Ruschitzka, and AN Patel, authors of "Hydroxychloroquine or chloroquine with or without a macrolide for treatment of COVID-19 : a multinational registry analysis" , *Lancet,* 2020, May 22:S0140-6736(20)31180-6. doi: 10.1016/S0140-6736(20)31180-6. PMID: 32450107 and to Richard Horton (editor of *The Lancet*). Concerns regarding the statistical analysis and data integrity », 28 mai 2020.
54 The *Lancet* editors, « Expression of concern : hydroxychloroquine or chloroquine with or without a macrolide for treatment of COVID-19 : a multinational registry analysis », *Lancet,* 2020, publié en ligne le 2 juin 2020, https://doi.org/10.1016/S0140-6736(20)31290-3.
55 Mehra MR, *et al.,* « Retraction - Hydroxychloroquine or chloroquine with or without a macrolide for treatment of COVID-19 : a multinational registry analysis », *Lancet* 2020. Publié en ligne le 4 juin 2020, https://doi.org/10.1016/S0140-6736(20)31324-6. Les mêmes auteurs ont demandé la rétraction d'une autre étude publiée dans le *New England Journal of Medicine.*
56 Glasziou PP. *et al.,* « Waste in covid-19 research », *BMJ,* 2020, 369, m1847, publié le 12 mai 2020.

57 Mahase E., « What is the evidence for cloth masks ? », *BMJ,* 2020, 369, m1422, publié le 7 avril 2020.
58 L'évaluation de l'efficacité des différents types de masques dans la population et parmi les soignants repose sur des études d'observation, sans groupe contrôle, donc de faible validité. Chu DK. *et al.,* « Physical distancing, face masks, and eye protection to prevent person-to-person transmission of SARS-CoV-2 and COVID-19 : a systematic review and meta-analysis », *Lancet,* 2020, 395, pp. 1973-1987, publié en ligne le 1er juin 2020.
59 Helfand D BKI. *et al.,* « The exclusion of older persons from vaccine and treatment trials for coronavirus disease 19 - missing the target », *JAMA Int. Med.,* 2020, 180, pp. 1546-1548.
60 En Grande-Bretagne, 13% des personnes hospitalisées pour COVID-19, soit plus de 9000 malades, ont été inclus dans l'essai RECOVERY. Recruting patients for clinical trials for COVID-19 therapeutics, NHS, 6 mai 2020.
61 Reintjes R., « Lessons in contact tracing from Germany - Germany built on existing local infrastructure to get ahead of the covid-19 pandemic », *BMJ,* 2020, 369, m2522, publié en ligne le 25 juin 2020, http://dx.doi.org/10.1136/bmj.m2522.
62 « Je suis en relation avec le préfet et l'ARS, mais je me débrouille seule » : Michèle Lutz, maire de Mulhouse a fermé les écoles, les bibliothèques et les salles de sport le 10 mars 2020, cinq jours avant les décisions gouvernementales. « Chez les maires, le virus de la solidarité », *Le Monde,* 17 octobre 2020, pp. 24-25.
63 Okell LC. *et al.,* « Have deaths from COVID-19 in Europe plateaued due to herd immunity ? », *Lancet,* 2020, 395, pp. e110-e111, publié en ligne le 11 juin 2020.
64 A la date du premier juilllet 2020, la mortalité en Suède s'élève à 52 pour 100 000 habitants contre 44 pour 100 000 en France. *European Center for Diseases Control and Prevention.*
65 Napoléon., *De la guerre,* présenté et annoté par Colson B., Paris, Perrin, 2018, p. 133.
66 *Ibid.,* p. 139.
67 *Ibid.,* p. 331.
68 Rosenbaum L., « Facing Covid-19 in Italy - Ethics, logistics, and therapeutics on the epidemic's frontline », *N. Eng. J. Med.,* 2020, 382, pp. 1873-1875.
69 L'étude évaluant l'impact de la COVID 19 sur le système hospitalier français avance comme explication de la mortalité plus élevée que pour la grippe saisonnière « l'afflux soudain de patients sur une courte période de temps, créant des contraintes structurelles et conduisant les équipes soignantes à prioriser les patients selon leur état clinique et leur pronostic. Cette hypothèse est renforcée par le plus faible taux de transfert en réanimation des patients âgés de plus de 80 ans qui contraste fortement avec la plus haute mortalité de ces mêmes patients ». Piroth L. *et al., op. cit.*
70 Trois quart des français interrogés ont déclaré des problèmes de sommeil pendant le confinement et 40% des signes de détresse psychologique. Enquête COCONEL, effectuée du 31 mars au 2 avril 2020, note de synthèse n° 2.
71 Pujol N. *et al.,* « Mourir au temps du COVID 19 », *Laennec,* 2020, 68, pp. 5-20.
72 De Lusignan S. *et al.,* « Risk factors for SARS-CoV-2 among patients in the Oxford Royal College of General Practitioners Research and Surveillance Centre primary care network : a cross-sectional study », *Lancet Infect. Dis.,* 2020, 20, pp. 1034-1042, publié en ligne le 15 mai 2020.
73 Plus de 20% des français étaient isolés pendant le confinement, dont un tiers âgé de plus de 70 ans et près de 10% vivaient dans un logement surpeuplé. Enquête COCONEL, effectuée du 31 mars au 2 avril 2020, note de synthèse n° 1.

74 Cash R. *et al.*, « The art of medicine - Has COVID-19 subverted global health ? », *Lancet,* 2020, 395, pp. 1687-1688, publié en ligne le 5 mai 2020.
75 Horton R., « Offline : COVID-19 is not a pandemic », *Lancet,* 2020, 396, p. 874.
76 Marston C. *et al.*, « Community participation is crucial in a pandemic », *Lancet,* 2020, 395, pp. 1676-1678, publié en ligne le 4 mai 2020.
77 Jouanna J., *Hippocrate,* Paris, Les Belles Lettres, 2017, pp. 216-218.
78 Les passages aux urgences ont baissé de 36% pendant l'épidémie et les admissions de 17%, les AVC et les cardiopathies ischémiques de 10% environ. Santé Publique France, COVID-19 - Point épidémiologique hebdomadaire du 14 mai 2020, pp. 23-24.
79 Marijon E. *et al.*, « Out-of-hospital cardiac arrest during the COVID-19 pandemic in Paris, France : a population-based, observational study », *Lancet Public Health,* 2020, 5, pp. E437-443.
80 Kerleroux B. *et al.*, « Mechanical thrombectomy for acute ischemic stroke amid the COVID-19 outbreak - Decreased activity, and increased care delays », *Stroke,* 2020, 51, pp. 2012-2017. Hauguel-Moreau M. *et al.*, « Impact of coronavirus disease 2019 outbreak on acute coronary syndrome admissions : four weeks to reverse the trend », *Journal of Thrombosis and Thrombolysis,* htttps://doi.org/10.1007/s11239-020-02201-9, publié en ligne le 29 juin 2020.
81 Loupy A. *et al.*, « Organ procurement and transplantation during the COVID-19 pandemic », *Lancet,* 2020, 395, pp. E95-96.
82 Les hôpitaux représentent un quart des regroupements de cas identifiés en Ile-de-France fin juin 2020. Santé Publique France, COVID-19 - Point épidémiologique hebdomadaire du 25 juin 2020.
83 Un cardiologue explique ainsi que le risque d'infection par le SARS-CoV2 à l'hôpital a fait changer d'avis un malade souffrant d'angine de poitrine et devant subir une revacularisation programmée des artères coronaires, au demeurant discutable. Kittleson MM., « The invisible hand - Medical care during the pandemic », *N. Eng. J. Med.,* 2020, 382, pp. 1586-1587.
84 Jusqu'en avril 2020, l'hypothèse dominante était que le SARS-CoV-2 se transmettait comme le SARS-CoV, exclusivement à partir du début des symptomes, ce qui explique la controverse sur l'intérêt d'élargir le port du masque à toute la population. Wei WE. *et al.*, « Présymptomatic transmission of sars-cov 2, - Singapore, January 23-March 16, 2020 », *Centers for Disease Control and Prevention Morbidity and Mortality Weekly Reports,* 2020, 69, pp. 1-5, publié en ligne le 1er avril 2020. He X. *et al.*, « Temporal dynamics in viral shedding and transmissibility of COVID-19 », *Nature Medicine,* 26, pp. 672-675, publié en ligne le 15 avril 2020.
85 COVID Surg Collaborative, « Mortality and pulmonary complications in patients undergoing surgery with perioperative SARS-CoV-2 infection : an international cohort study », *Lancet,* 2020, 396, pp. 27-38.
86 Le bureau de la SPILF, dépistage pré-opératoire du COVID 19 : l'avis de la Société de Pathologie Infectieuse de Langue Française (SPILF), 29 avril 2020.
87 Arons MM. *et al.*, « Presymptomatic SARS-CoV-2 infections and transmission in a skilled nursing facility », *N. Eng. J. Med.,* 2020, 382, pp. 2081-2090, publié en ligne le 24 avril 2020.
88 L'utilisation des corticoïdes et des anticoagulants, l'application de méthodes de ventilation non invasives permettent d'améliorer le pronostic de la COVID 19 mais l'impact exact de ces traitements sur les séjours hospitaliers est encore imparfaitement connu.
89 Hodgson HS. *et al.*, « What defines an efficacious COVID-19 vaccine ? A review of the challenges assessing the clinical efficacy of vaccines against SARS-CoV-2 », *Lancet Inf. Dis.,* 2020, https://doi.org/10.1016/S1473-3099(20)30773-8, publié en ligne le 27 octobre 2020.

90 Un seul des trois essais du laboratoire Astra Zeneca a inclus une faible proportion (9%) de sujets de plus de 70 ans. Dans l'essai des laboratoires Pfizer-BioNTech, moins de 5% des sujets inclus dans l'analyse d'efficacité ont plus de 75 ans et dans celui du laboratoire Moderna, un quart des sujets ont plus de 65 ans. Voisey M. *et al.*, « Safety and efficacy of the ChAdOx1 nCoV-19 vaccine (AZD1222) against SARS-CoV-2 : an interim analysis of four randomised controlled trials in Brazil, South Africa, and the UK », *Lancet Inf. Dis.*, 2020, https://doi.org/10.1016/S0140-6736(20)32661-1, publié en ligne le 8 décembre 2020. Polack FP. *et al.*, « Safety and efficacy of the BNT162b2 mRNA Covid-19 vaccine », *N. Eng. J. Med.*, 2020, DOI :10.1056/NEJMoa2034577, publié en ligne le 10 décembre 2020. Baden LR. *et al.*, « Efficacy and safety of the mRNA-1273 SARS-CoV-2 vaccine », *N. Eng. J. Med.*, 2020, DOI: 10.1056/NEJMoa2035389, publié en ligne le 30 décembre 2020.
91 Trois laboratoires ont fait état des résultats favorables de leurs vaccins, 22 jours avant la publication de l'essai thérapeutique pour Astra Zeneca, 31 jours pour Pfizer-BioNTech et 44 jours pour Moderna. News/ Pfizer and BioNTech announce vaccine candidate against COVID-19 achieved success in first interim analysis from phase 3 study, communiqué de presse, 9 novembre 2020. Moderna's COVID-19 vaccine candidate meets its primary efficacy endpoint ni the first interim analysis of the phase 3 COVE Study. communiqué de presse, 16 novembre 2020. AZD 1222 vaccine met primary efficacy endpoint in preventing COVID-19, communiqué de presse, 23 novembre 2020.
92 Doshi P. « Pfizer and Moderna's "95% effective" vaccines - let's be cautious and first see the full data », *The BMJ Opinion,* publié en ligne le 26 novembre 2020. Martin-Moreno JM. *et al.*, « Covid-19 vaccines : where are the datas ? », *The BMJ Opinion,* publié en ligne le 27 novembre 2020.
93 Krause PR. *et al.*, « Maintening confidentiality of emerging results in COVID-19 vaccine trials is essential », *Lancet,* 2020, 396, pp. 1611-1613, publié en ligne le 27 octobre 2020.
94 Haute Autorité de Santé, *Recommander les Bonnes Pratiques - Stratégie vaccinale contre la Covid-19 : Recommandations intermédiaires sur les modalités de mise en œuvre de la vaccination,* document provisoire soumis à consultation publique, 9 novembre 2020.
95 Comité consultatif national d'Ethique - Opinion, *Enjeux éthiques d'une politique vaccinale contre le SARS-CoV-2,* 18 décembre 2020, p. 9.

Révolution

1 Laennec RTH., *De l'auscultation médiate, tome I,* Paris, J-A Brosson et J-S Chaudé, 1819, p. 3.
2 *Ibid.,* p. 8.
3 *Ibid.,* pp.10-11.
4 Déjerine J., « Introduction », in *Sémiologie des affections du système nerveux*, Paris, Masson, 1914, p. V.
5 Bernard C., *Introduction à l'étude de la médecine expérimentale,* Paris, Baillière, 1865, p. 347.
6 *Ibid.,* p. 348.
7 *Ibid.,* p. 349.
8 *Ibid.,* p. 365.
9 *Ibid.,* p. 366.
10 Oxman AD. *et al.*, « Users' guide to the medical littérature I - How to get started », *JAMA,* 1993, 270, pp. 2093-2095.

11 Guyatt GH. *et al.*, « Users' guide to the medical littérature II - How to use an article about therapy or prevention. A. Are the results of the study valid ? » *JAMA,* 1993, 270, pp. 2598-2601. Guyatt GH, *et al.*, « Users' guide to the medical litterature II - How to use an article about therapy or prevention. B. What were the results and will they help me in caring for my patients ? », *JAMA,* 1994, 271, pp. 59-63.

12 Hayward RSA. *et al.*, « Users' guide to the medical litterature VIII - How to use clinical practice guidelines. A. Are the recommandations valid ? », *JAMA,* 1995, 274, pp. 570-574.

13 Greenhalgh T. *et al.*, « Evidence based medicine : a movement in crisis ? », *BMJ,* 2014, 348, g3725.

14 Ellul J., *Le système technicien*, Paris, Le Cherche Midi, 2012, p. 273.

15 Jonas H., *L'art médical et la responsabilité humaine*, Paris, Le Cerf 2012, p. 24.

16 *Ibid.*, p. 25.

17 L'industrie investit prioritairement dans le traitement des cancers et des maladies vasculaires, majoritaires dans les pays les plus développés, mais délaisse les maladies infectieuses, dominantes dans les pays les moins développés. Ironie du sort, la COVID 19 a principalement frappé les premiers. O Neill J., *Tackling drug-resistant infections globally : final reports and recommandations,* Mai 2016.

18 Les rétrécissements de l'artère carotide interne cervicale sont très souvent opérés malgré l'absence de symptôme neurologique, alors que le bénéfice de l'intervention est incertain, en particulier chez les sujets âgés. L'intervention pouvant se compliquer d'un AVC, sa mise en œuvre indiscriminée aboutit paradoxalement à augmenter leur nombre et non à le réduire. Jones DW. *et al.*, « Trials and frontiers in carotid endarterectomy and stenting », *Stroke,* 2018, 48, pp. 1776-1783.

19 Jonas H., *op. cit.*, p. 32..

20 Moynihan R. *et al.*, « Covid-19 : an opportunity to reduce unnecessary healthcare », *BMJ,* 2020, 370, m2752.

21 COVID : 2,3 millions de séjours hospitaliers non réalisés en 2020 (FHF). Paris, 23 mars 2021 (APMnews).

22 Rey-Debove I. et Rey A. (dir.), *Le nouveau petit Robert, Dictionnaire de la langue française*, Paris, Dictionnaires Le Robert, 2003, p. 2298.

23 OECD, Tackling wasteful spending on health - Better policies for better lives, 2017.

24 Rosenbaum L., « The untold toll – The pandemic's effects on patients without Covid-19 », *N. Eng. J. Med.* 2020, 382, pp. 2368-2371, publié en ligne le 17 avril 2020.

25 Hanna TP. *et al.*, « Mortality due to cancer treatment delay : systematic review and meta-analysis », *BMJ,* 2020, 371, m4087.

26 L'hétérogénéité des cancers et les maladies associées peuvent en partie rendre compte des retards de mise en œuvre des traitements anti-cancéreux et du mauvais pronostic observé. Parmar A. *et al.*, « Prioritising research into cancer treatment delays - Better data are essential for effective cancer care both during and after the covid-19 pandemic », *BMJ,* 2020, 371, m4261.

27 Kepenekian V. *et al.*, « COVID ou cancer : choix tragique et dilemme éthique », *Hépato-Gatro et Oncologie Digestive*, 1er mai 2020.

28 Beaucoup d'actes assurés par les médecins peuvent être délégués aux infirmiers : suivi du diabète et de l'hypertension artérielle, réalisation des rétinographies et des électro-cardiogrammes, mesure ambulatoire de pression artérielle, ajustement des posologies du traitement antidiabétique ou hypotenseur, etc. Le médecin interviendrait à l'initiation et aux changements de traitements ou lors d'événements intercurrents. Ces évolutions se heurtent au

corporatisme farouche de la médecine de ville et supposent une refonte complète de la médecine libérale.
29 Breault P. *et al.,* « Et si la COVID-19 vous avait sauvé(e) ? », *Le Devoir* 2020. Jun 15. https//www.ledevoir.com/opinion/idees/580791/et-si-la-covid-19-vous-avait-sauve-e.
30 Rey A. (dir.), *Dictionnaire historique de la langue française,* 5ème éd., Paris, Le Robert, 2019, pp. 3541-3542.
31 Lombard J., « Aspects de la technè : l'art et le savoir dans l'éducation et le soin », *Le Portique* 2006, 3, 1-12. *Soins et Education I : Sources et attendus philosophiques.*
32 Voici quelques exemples donnés au cours des années 2018 à 2020 par des malades ayant dû s'acquitter de dépassements d'honoraires. Pour une intervention chirurgicale : 1500 euros pour une prothèse de hanche ; 1200 euros pour un cancer de prostate ; 1000 euros pour une désobstruction de l'artère carotide ; 600 euros pour une appendicite ; 150 euros pour une cataracte, donc 300 pour les deux yeux. Pour des explorations : 350 euros pour un électromyogramme ; 300 euros pour une échographie obstétricale ; 100 euros pour un écho-doppler cervical. Pour des consultations : 150 euros pour un spécialiste ; 100 euros pour une consultation d'obstétrique limitée à la mesure de la pression artérielle et à la pesée.
33 Gascard N. *et al.,* 26% de décès supplémentaires entre début mars et mi-avril 2020. Les communnes les plus denses sont les plus touchées, *Insee Focus,* n° 191, paru le 11 mai 2020.
34 Le Dorze M., *et al.,* « A qui offrir le dernier respirateur ? », *Esprit,* Septembre 2020, pp. 40-47. Archard D. *et al.,* « Is it wrong to prioritise younger patients with covid-19 ? », *BMJ,* 2020, 369, m1509. Painter K., « US ventilator crisis brings patients and doctors face-to-face with life-or-death choices », *BMJ,* 2020, 369, m1800.
35 Jonas H., *op. cit.,* p. 58. Publié en allemand en 1985, le livre garde toute sa force, même si la thérapie génique et les traitements ciblés du cancer ont remplacé la transplantation cardiaque évoquée par l'auteur.
36 Jonas H., *op. cit.,* p. 60.
37 Jonas H. *op. cit.,* p. 37.
38 Boitte P. *et al.,* « Les défis d'une éthique de l'accès aux soins », *Revue d'Ethique et de Théologie Morale,* 2006, 241, pp. 9-40.
39 Singer M. *et al.,* « Syndemics and the biosocial conception of health », *Lancet,* 2017, 389, pp. 941-950.
40 Wilkinson R. Marmot M. (dir.), *Les déterminants sociaux de la santé : les faits,* 2ème ed., Bibliothèque de l'Organisation Mondiale de la Santé, 2004, p. 7.
41 Baudelaire C., « Le crépuscule du soir », in *Les Fleurs du Mal,* Paris, Gallimard, 1972, p. 129.
42 Canguilhem G., « Les maladies », in *Ecrits sur la médecine,* Paris, Seuil, 2002, p. 35.
43 Todorov T., *Le jardin imparfait - La pensée humaniste en France,* Paris, Grasset, 1998, p. 20.
44 Michel FB. *et al.* « Un humanisme médical pour notre temps », *Bull. Acad. Natle Med.,* 2011, 195, pp. 1345-1368.
45 Kahn A., « Humanisme et humanisme médical », in Mignon M, Sureau C. (dir.), *Humanisme médical - Pour la pérennité d'une médecine à visage humain,* John Libbey Eurotext, 2003, pp. 1-7.
46 Von Gebsattel VEF., cité par Benaroyo L., « Ethique et herméneutique du soin », in Benaroyo L, Lefève C, Mino JC, Worms F, (dir.), *La philosophie du soin,* Paris, PUF, 2010, pp. 23-36.
47 Canguilhem G., *Le normal et le pathologique,* Paris, PUF, 1966, p. 170.Canguilhem G., *Le normal et le pathologique,* Paris, PUF, 1966, p. 170.

48 Goldstein K., *La structure de l'organisme,* Paris, Gallimard, 1983, pp. 354-355.
49 Canguilhem G., *op. cit.* p. 204.
50 Lefève C., « De la philosophie de la médecine de Georges Canguilhem à la philosophie du soin médical », *Revue de Métaphysique et de Morale,* 2014, 2, pp. 197-221.
51 Jonas H., *op. cit.,* p. 47.
52 Canguilhem G., « Puissance et limites de la rationalité en médecine », in *Etudes d'histoire et de philosophie des sciences concernant les vivants et la vie,* Paris, Librairie Philosophique J. Vrin, 2002, p. 409.
53 Levinas E. « La signification et le sens », in *Humanisme de l'autre homme,* Le Livre de Poche, 1972, pp. 67-69.
54 *Ibid.,* p. 64.

Structures éditoriales du groupe L'Harmattan

L'Harmattan Italie
Via degli Artisti, 15
10124 Torino
harmattan.italia@gmail.com

L'Harmattan Hongrie
Kossuth l. u. 14-16.
1053 Budapest
harmattan@harmattan.hu

L'Harmattan Sénégal
10 VDN en face Mermoz
BP 45034 Dakar-Fann
senharmattan@gmail.com

L'Harmattan Cameroun
TSINGA/FECAFOOT
BP 11486 Yaoundé
inkoukam@gmail.com

L'Harmattan Burkina Faso
Achille Somé – tengnule@hotmail.fr

L'Harmattan Guinée
Almamya, rue KA 028 OKB Agency
BP 3470 Conakry
harmattanguinee@yahoo.fr

L'Harmattan RDC
185, avenue Nyangwe
Commune de Lingwala – Kinshasa
matangilamusadila@yahoo.fr

L'Harmattan Congo
67, boulevard Denis-Sassou-N'Guesso
BP 2874 Brazzaville
harmattan.congo@yahoo.fr

L'Harmattan Mali
Sirakoro-Meguetana V31
Bamako
syllaka@yahoo.fr

L'Harmattan Togo
Djidjole – Lomé
Maison Amela
face EPP BATOME
ddamela@aol.com

L'Harmattan Côte d'Ivoire
Résidence Karl – Cité des Arts
Abidjan-Cocody
03 BP 1588 Abidjan
espace_harmattan.ci@hotmail.fr

L'Harmattan Algérie
22, rue Moulay-Mohamed
31000 Oran
info2@harmattan-algerie.com

L'Harmattan Maroc
5, rue Ferrane-Kouicha, Talaâ-Elkbira
Chrableyine, Fès-Médine
30000 Fès
harmattan.maroc@gmail.com

Nos librairies en France

Librairie internationale
16, rue des Écoles – 75005 Paris
librairie.internationale@harmattan.fr
01 40 46 79 11
www.librairieharmattan.com

Lib. sciences humaines & histoire
21, rue des Écoles – 75005 Paris
librairie.sh@harmattan.fr
01 46 34 13 71
www.librairieharmattansh.com

Librairie l'Espace Harmattan
21 bis, rue des Écoles – 75005 Paris
librairie.espace@harmattan.fr
01 43 29 49 42

Lib. Méditerranée & Moyen-Orient
7, rue des Carmes – 75005 Paris
librairie.mediterranee@harmattan.fr
01 43 29 71 15

Librairie Le Lucernaire
53, rue Notre-Dame-des-Champs – 75006 Paris
librairie@lucernaire.fr
01 42 22 67 13

www.ingramcontent.com/pod-product-compliance
Lightning Source LLC
LaVergne TN
LVHW050052061026
849532LV00001BA/110